Medizinische Fachangestellte

3. Ausbildungsjahr

von

Dr. Uta Groger
Albert Mergelsberg
Dr. Rebecca Traurig
Gundel Lehnhardt
Susanne Schubert
Simone Cyprian

In Zusammenarbeit mit
der Verlagsredaktion

Cornelsen

Verlagsredaktion: Dr. Franz Schaller, Susanne Stucki, Menemsha MacBain
Außenredaktion: Dietlind Grüne, Silja von Rauchhaupt, Stefan Schiefer, Lars Wilker
Videoredaktion: Lisa Budzynski
Redaktionelle Mitarbeit: Julia Siegers
Rechte und Lizenzen: Birke Fähnrich, Anabel Schuster
Umschlaggestaltung: ROSENDAHL, Berlin
Umschlagfoto: Werner Krüper, Steinhagen
Layoutkonzept: vitaledesign, Berlin
Technische Umsetzung: vitaledesign, Berlin; Satz-Rechen-Zentrum Hartmann + Heenemann GmbH & Co. KG, Berlin; Straive, Chennai

Begleitmaterialien für Lernende:
ISBN 978-3-06-451895-7 (Lösungen zum Schulbuch als Download)

www.cornelsen.de

2. Auflage, 3. Druck 2025

Druck: Drukarnia Dimograf Sp. z o.o., Bielsko-Biała

ISBN: 978-3-06-451893-3 (Schulbuch)
ISBN: 978-3-06-451894-0 (E-Book)

PEFC
PEFC/32-31-076

PEFC-zertifiziert
Dieses Produkt stammt aus nachhaltig bewirtschafteten Wäldern und kontrollierten Quellen
www.pefc.pl

Vorwort

Liebe Leserin, lieber Leser,

der Beruf der Medizinischen Fachangestellten ist gut etabliert. Die Berufsbezeichnung drückt aus, was das Aufgabenfeld ausmacht: Medizinische Fachangestellte organisieren die Praxis. Sie sind mit der Praxissoftware vertraut, führen diagnostische und therapeutische Maßnahmen durch bzw. bereiten sie vor und assistieren. Sie planen und dokumentieren medizinische Leistungen und Hygienemaßnahmen, sie managen den Materialbestand. Für ihre vielfältigen Aufgaben besitzen Medizinische Fachangestellte solides Fachwissen und bilden sich weiter fort, um stets auf dem aktuellen Stand der Medizin zu sein.

Medizinische Fachangestellte sind die ersten Ansprechpartner der Patienten – und dabei offen für die Fragen, Sorgen und Nöte der ihnen anvertrauten Menschen. Dabei müssen Patienten keine Kranken sein. Präventions- und individuelle Gesundheitsleistungen gehören zum Leistungsspektrum vieler Praxen und lassen Patienten zu Kunden werden. In jedem Fall ist der Patient der eigentliche Arbeitgeber jeder Arztpraxis mit ihrem gesamten Team.

Die medizinischen Grundlagen sowie ein umfassendes Verständnis für den Aufbau, die Funktion und die krankheitstypischen Fehlfunktionen des Körpers vermittelt dieses Lehrbuch – aus der Erfahrung und Überzeugung heraus, dass Verstehen nachhaltiger und besser auf „jede" Situation anwendbar ist als auswendig gelernte Einzelheiten. Situationsgerechtes Mitdenken, Urteilsvermögen und vorausschauendes, verantwortliches und selbstständiges Handeln sollen erlernt und geübt werden.

Lernen und Lehren ist effektiver, wenn es Spaß macht. Daher werden die Fakten und die Zusammenhänge anschaulich dargestellt, reich illustriert und mit treffenden Karikaturen buchstäblich untermalt. Terminologie-Tabellen helfen beim Lernen und Behalten der Fachbegriffe. Aufgaben am Kapitelende helfen, das erworbene Wissen des jeweiligen Abschnitts zu überprüfen. Mithilfe der neuen „Ich-kann"-Seiten können Sie Ihren Wissens- und Kompetenzzuwachs testen und dokumentieren. Vielfältige Erklärvideos machen komplizierte Inhalte und Vorgänge klar und leicht begreifbar.

Danken möchten wir dem Team des Cornelsen Verlages und der freien Mitarbeiter für die stets professionelle, immer angenehme und sehr motivierende, konstruktive Zusammenarbeit. Unseren Familien, Schüler*innen, Leser*innen, Lehrer- und ärztlichen Kolleg*innen, Freund*innen und Models danken wir herzlich für die vielfältige Unterstützung bei der Entstehung dieses Lehrwerks.

Ihnen als Auszubildende*r, Lehrkraft und ausbildendem Arzt bzw. ausbildender Ärztin wünschen wir viel Freude und Erfolg beim Lernen, Lehren und Arbeiten mit dem vorliegenden Buch.

Bielefeld, im Mai 2021

Dr. med. Uta Groger

Hinweis: Im Sinne der Geschlechtergerechtigkeit wird konsequent zwischen den einzelnen Lernfeldern die weibliche und die männliche Form abwechselnd verwendet. Selbstverständlich sind damit auch alle anderen Geschlechter gemeint.
Das Buch ist nicht zur Selbstdiagnose oder -therapie gedacht und geeignet.

Arbeiten mit diesem Fachbuch

Ungeplante Blutentnahmen, vor denen die Patientin gegessen hat, führen zu Abweichungen bei Blutzucker- und Fettwerten. Sofern es nicht um diese Messwerte geht, muss die Patientin nicht unbedingt nüchtern sein. Einige Hormonspiegel (TSH, Cortisol) verändern sich im Tagesverlauf. Deshalb sind morgendliche Blutentnahmen am besten.

Materialien: dünnwandige Einmalhandschuhe, Tablett, Staubinde, ggf. Keilkissen zur Lagerung des Unterarms, Probenröhrchen (mit Vor- und Nachnamen sowie Geburtsdatum der Patientin beschriftet und/oder mit Strichcode beklebt und in der richtigen Reihenfolge bereitgelegt), Kanüle(n), **Adapter** (Verbindungsstück zwischen Kanüle und Probenröhrchen), Ständer zum aufrechten Lagern der Röhrchen, Abwurfgefäß für Kanülen, zwei Tupfer, Hautdesinfektionsspray, Pflaster

Blutentnahmesysteme: Für eine hygienische Blutgewinnung sind verschiedene Systeme auf dem Markt. Häufig werden BD Vacutainer® Blutentnahmeröhrchen oder S-Monovetten® verwendet. Die Probenröhrchen sind auf die Messapparate des Labors abgestimmt. Alle Systeme werden mit Sicherheitskanülen verwendet, um Nadelstiche und Kontakt mit Patientenblut zu vermeiden.

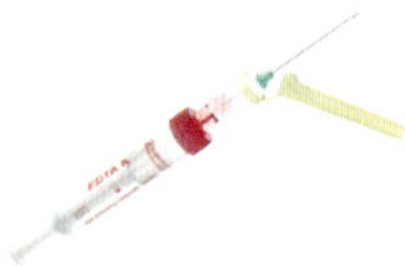

Abb. 1 S-Monovette®-System zur Blutentnahme; nach dem Befüllen der S-Monovette® bricht man deren Stiel an der Ansatzstelle ab. Nur das volle Röhrchen wird ins Labor geschickt.

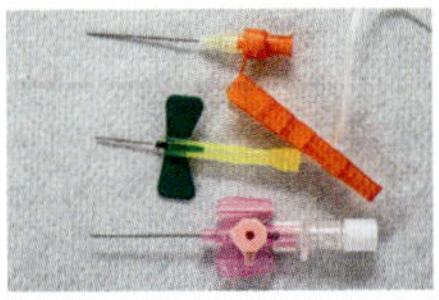

Abb. 2 Sicherheitskanülen, geöffnet

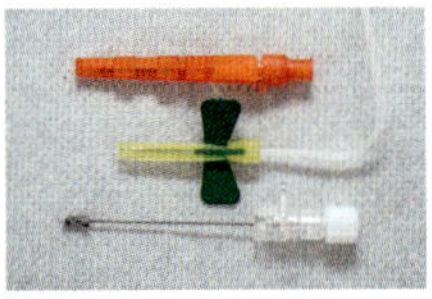

Abb. 3 Sicherheitskanülen, geschlossen

Informationen zu Sicherheitskanülen bietet u. a. die Broschüre M612 „Risiko Nadelstich" der BGW: www.bgw-online.de

Zusätze in Probenröhrchen: Für verschiedene Untersuchungen darf das Blut nicht gerinnen und wird deshalb mit Antikoagulanzien vermischt. **Citrat** (für Gerinnungstests) oder **EDTA** (für Blutbild und HbA_{1c}) binden Calcium und verhindern so die Blutgerinnung. Im Gegensatz dazu beschleunigen Kügelchen oder andere Zusätze in Serumröhrchen die Gerinnung. Serum wird für Lagerung und Transport möglichst vom Thrombus getrennt. Dies geschieht in einer **Zentrifuge** (Trennschleuder) und wird durch ein Trenngel, das sich in Serumröhrchen befindet, erleichtert. Das Gel liegt nach dem Zentrifugieren zwischen Serum und Thrombus.

Antikoagulanzien → LF 5, S. 188
Citrat → LF 5, S. 220
EDTA → LF 5, S. 220

Reihenfolge der Probenröhrchen: Um korrekte Werte zu erhalten, werden die Probenröhrchen in einer festgelegten Reihenfolge gefüllt:

1. **Serum**röhrchen, denn beim Einstich werden Gerinnungsstoffe frei, die in das erste Probenröhrchen gelangen; Gerinnungstests würden sie stören
2. **Citrat**röhrchen, da es keine Gerinnungsstoffe aus der Haut enthalten soll
3. **EDTA**-Röhrchen
4. **Fluorid**röhrchen, wenn ein genauer Blutzuckertest gebraucht wird; Fluorid verhindert, dass die Erythrozyten Glukose aus der Probe verbrauchen und so den Blutzuckerwert senken

MERKE Die richtige Reihenfolge der gebräuchlichsten Probenröhrchen ist **Serum-Citrat-EDTA**. Es ergibt sich die Eselsbrücke: **S**aures **C**itronen-**E**is. Werden zusätzlich Heparin- und Fluoridröhrchen gefüllt, ergibt sich die Reihenfolge **S**erum-**C**itrat-**He**parin-**E**DTA-**F**luorid und die Eselsbrücke **SCHEF**.

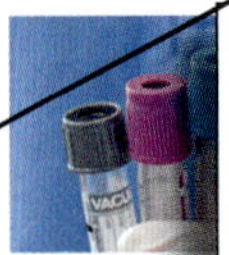

Abb. 4 BD Vacutainer® B… der Reihenfolge der Blut… Serum, Citrat, EDTA, Fluo…

Das **Online-Symbol** weist auf Internetseiten hin, die weitere Informationen zu den behandelten Inhalten liefern.

Seitenverweise zu den einzelnen Begriffen ermöglichen einen schnellen Zugriff auf weitere Informationen im Buch.

In **Merke-Kästen** finden Sie besonders wichtige Erläuterungen zu einem Thema.

Nach der Operation erfolgt **Physiotherapie** mit Anleitung zum selbstständigen Üben, bis wieder ein gesundes Bewegungsbild entstanden ist. Entschließen sich Patienten zur TEP-Operation, besteht oft eine ausgeprägte Schon- bzw. Fehlhaltung mit chronischen Rückenbeschwerden und Muskelatrophie. Die TEP-Operation kann daher nicht auf einmal langjährige Beschwerden wegnehmen, sondern erzeugt zunächst sogar neue. Es handelt sich um eine große Operation mit Verletzung von Knochen, Muskeln, Haut und Bindegewebe. Kunstgelenke halten in der Regel viele Jahre. Sie können sich aber mit der Zeit lockern, sodass ggf. eine erneute Operation nötig wird.

TEP-Operationen gehen mit Blutverlusten einher. Einige Kliniken lassen Patienten, deren Alter und Gesundheitszustand es zulässt, in den Wochen vor der OP **Eigenblut** spenden. Dieses wird fachgerecht gelagert und bei Bedarf dem Spender während des Eingriffs zurückgegeben. Es ist sinnvoll, einige Zeit vor und nach der Operation Eisen- und Vitaminpräparate zur Unterstützung der Blutbildung einzunehmen.

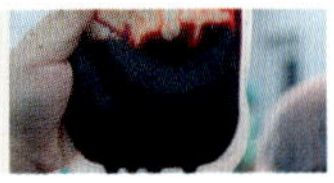

Prävention: Vorbeugend gegen Arthrose wirken eine gute Ernährung, regelmäßige Bewegung ohne Überlastung sowie die rechtzeitige Therapie von Fehlstellungen und anderen gelenkschädigenden Erkrankungen.

→ Terminologie: Arthrose	
Arthralgie	Gelenkschmerz
Arthritis	Gelenkentzündung
Arthrose	degenerative Gelenkerkrankung
Arthrose, aktivierte	entzündliche Reaktion in einem arthrotischen Gelenk
chirurgisch	durch eine Operation; operativ
Gonarthrose	Kniegelenksarthrose
konservativ	bzgl. Therapie: ohne Operation, z. B. mit Medikamenten
Koxarthrose	Hüftgelenksarthrose
Operation	chirurgischer Eingriff
Orthopäde	Facharzt für Erkrankungen des Bewegungsapparates
Osteophyt	arthrosetypischer Knochensporn am Gelenkrand
Physiotherapie	Oberbegriff für Therapie mit aktiver und passiver Bewegung, z. B. Krankengymnastik und Massage
TEP	Totalendoprothese; Gelenkersatz; Kunstgelenk

Aufgaben

1. Erklären Sie in wenigen Sätzen, wie Arthrose entsteht.
2. Erläutern Sie den Teufelskreis „Übergewicht – Arthrose".
3. Welche Therapien wirken bei arthrosebedingter Entzündung lindernd?

Der **Exkurs** gibt Ihnen Zusatzinformationen aus dem Bereich Medizin und aus angrenzenden Gebieten.

In der **Terminologie** finden Sie präzise Erklärungen wichtiger Fachbegriffe, die im vorangegangenen Kapitel benutzt wurden.

Aufgaben bieten die Möglichkeit, erarbeitete Kenntnisse zu wiederholen und anzuwenden.
Die kostenfreien **Lösungen zu den Aufgaben** finden Sie unter der ISBN 978-3-06-451895-7 auf www.cornelsen.de.

Mit den **„Ich-Kann"-Seiten** können Sie Ihren Wissens- und Kompetenzzuwachs testen und dokumentieren.

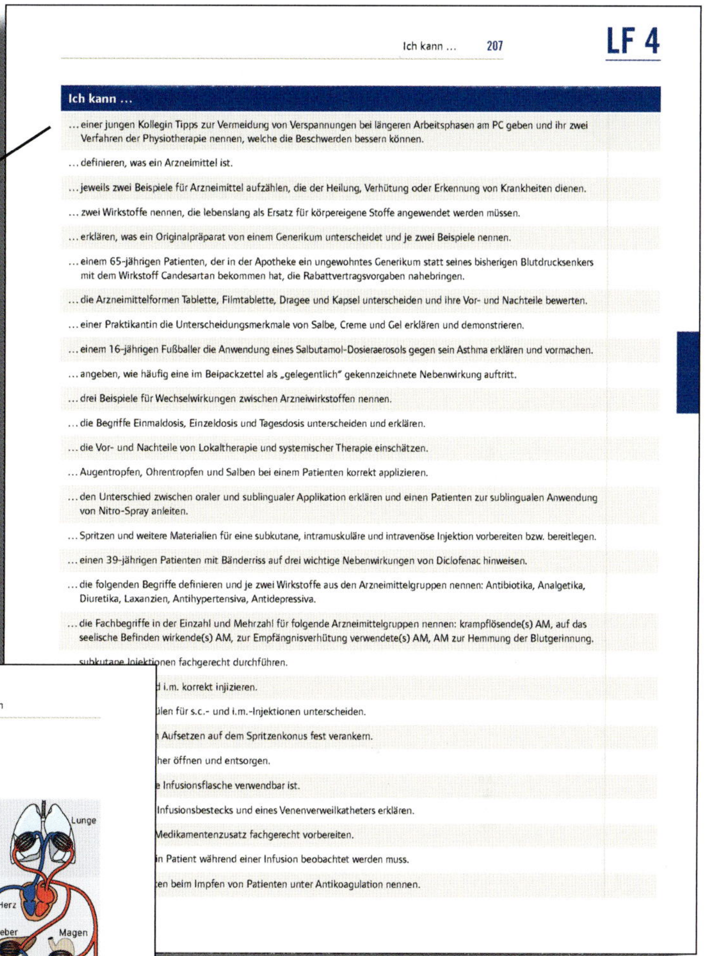

Ich kann … 207

LF 4

Ich kann …

… einer jungen Kollegin Tipps zur Vermeidung von Verspannungen bei längeren Arbeitsphasen am PC geben und ihr zwei Verfahren der Physiotherapie nennen, welche die Beschwerden bessern können.

… definieren, was ein Arzneimittel ist.

… jeweils zwei Beispiele für Arzneimittel aufzählen, die der Heilung, Verhütung oder Erkennung von Krankheiten dienen.

… zwei Wirkstoffe nennen, die lebenslang als Ersatz für körpereigene Stoffe angewendet werden müssen.

… erklären, was ein Originalpräparat von einem Generikum unterscheidet und je zwei Beispiele nennen.

… einem 65-jährigen Patienten, der in der Apotheke ein ungewohntes Generikum statt seines bisherigen Blutdrucksenkers mit dem Wirkstoff Candesartan bekommen hat, die Rabattvertragsvorgaben nahebringen.

… die Arzneimittelformen Tablette, Filmtablette, Dragee und Kapsel unterscheiden und ihre Vor- und Nachteile bewerten.

… einer Praktikantin die Unterscheidungsmerkmale von Salbe, Creme und Gel erklären und demonstrieren.

… einem 16-jährigen Fußballer die Anwendung eines Salbutamol-Dosieraerosols gegen sein Asthma erklären und vormachen.

… angeben, wie häufig eine im Beipackzettel als „gelegentlich" gekennzeichnete Nebenwirkung auftritt.

… drei Beispiele für Wechselwirkungen zwischen Arzneiwirkstoffen nennen.

… die Begriffe Einmaldosis, Einzeldosis und Tagesdosis unterscheiden und erklären.

… die Vor- und Nachteile von Lokaltherapie und systemischer Therapie einschätzen.

… Augentropfen, Ohrentropfen und Salben bei einem Patienten korrekt applizieren.

… den Unterschied zwischen oraler und sublingualer Applikation erklären und einen Patienten zur sublingualen Anwendung von Nitro-Spray anleiten.

… Spritzen und weitere Materialien für eine subkutane, intramuskuläre und intravenöse Injektion vorbereiten bzw. bereitlegen.

… einen 39-jährigen Patienten mit Bänderriss auf drei wichtige Nebenwirkungen von Diclofenac hinweisen.

… die folgenden Begriffe definieren und je zwei Wirkstoffe aus den Arzneimittelgruppen nennen: Antibiotika, Analgetika, Diuretika, Laxanzien, Antihypertensiva, Antidepressiva.

… die Fachbegriffe in der Einzahl und Mehrzahl für folgende Arzneimittelgruppen nennen: krampflösende(s) AM, auf das seelische Befinden wirkende(s) AM, zur Empfängnisverhütung verwendete(s) AM, AM zur Hemmung der Blutgerinnung.

… subkutane Injektionen fachgerecht durchführen.

… d i.m. korrekt injizieren.

… ülen für s.c.- und i.m.-Injektionen unterscheiden.

… n Aufsetzen auf dem Spritzenkonus fest verankern.

… her öffnen und entsorgen.

… e Infusionsflasche verwendbar ist.

… Infusionsbestecks und eines Venenverweilkatheters erklären.

… Medikamentenzusatz fachgerecht vorbereiten.

… in Patient während einer Infusion beobachtet werden muss.

… ten beim Impfen von Patienten unter Antikoagulation nennen.

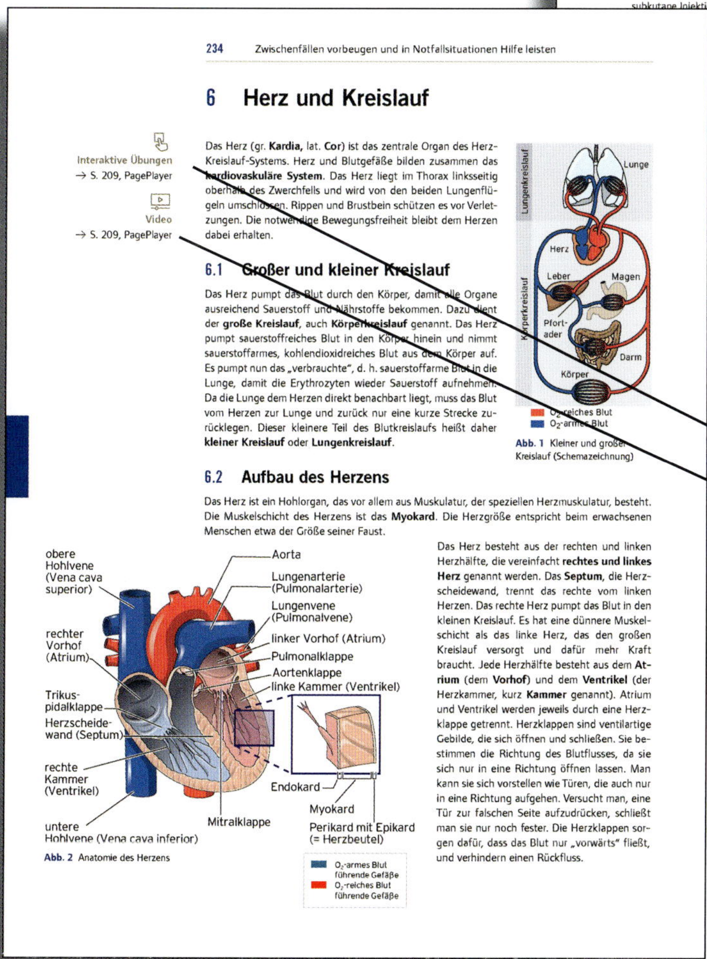

234 Zwischenfällen vorbeugen und in Notfallsituationen Hilfe leisten

6 Herz und Kreislauf

Interaktive Übungen
→ S. 209, PagePlayer

Video
→ S. 209, PagePlayer

Das Herz (gr. **Kardia,** lat. **Cor**) ist das zentrale Organ des Herz-Kreislauf-Systems. Herz und Blutgefäße bilden zusammen das **kardiovaskuläre System**. Das Herz liegt im Thorax linksseitig oberhalb des Zwerchfells und wird von den beiden Lungenflügeln umschlossen. Rippen und Brustbein schützen es vor Verletzungen. Die notwendige Bewegungsfreiheit bleibt dem Herzen dabei erhalten.

6.1 Großer und kleiner Kreislauf

Das Herz pumpt das Blut durch den Körper, damit alle Organe ausreichend Sauerstoff und Nährstoffe bekommen. Dazu dient der **große Kreislauf**, auch **Körperkreislauf** genannt. Das Herz pumpt sauerstoffreiches Blut in den Körper hinein und nimmt sauerstoffarmes, kohlendioxidreiches Blut aus dem Körper auf. Es pumpt nun das „verbrauchte", d. h. sauerstoffarme Blut in die Lunge, damit die Erythrozyten wieder Sauerstoff aufnehmen. Da die Lunge dem Herzen direkt benachbart liegt, muss das Blut vom Herzen zur Lunge und zurück nur eine kurze Strecke zurücklegen. Dieser kleinere Teil des Blutkreislaufs heißt daher **kleiner Kreislauf** oder **Lungenkreislauf**.

Abb. 1 Kleiner und großer Kreislauf (Schemazeichnung)

6.2 Aufbau des Herzens

Das Herz ist ein Hohlorgan, das vor allem aus Muskulatur, der speziellen Herzmuskulatur, besteht. Die Muskelschicht des Herzens ist das **Myokard**. Die Herzgröße entspricht beim erwachsenen Menschen etwa der Größe seiner Faust.

Abb. 2 Anatomie des Herzens

Das Herz besteht aus der rechten und linken Herzhälfte, die vereinfacht **rechtes und linkes Herz** genannt werden. Das **Septum**, die Herzscheidewand, trennt das rechte vom linken Herzen. Das rechte Herz pumpt das Blut in den kleinen Kreislauf. Es hat eine dünnere Muskelschicht als das linke Herz, das den großen Kreislauf versorgt und dafür mehr Kraft braucht. Jede Herzhälfte besteht aus dem **Atrium** (dem **Vorhof**) und dem **Ventrikel** (der Herzkammer, kurz **Kammer** genannt). Atrium und Ventrikel werden jeweils durch eine Herzklappe getrennt. Herzklappen sind ventilartige Gebilde, die sich öffnen und schließen. Sie bestimmen die Richtung des Blutflusses, da sie sich nur in eine Richtung öffnen lassen. Man kann sie sich vorstellen wie Türen, die auch nur in eine Richtung aufgehen. Versucht man, eine Tür zur falschen Seite aufzudrücken, schließt man sie nur noch fester. Die Herzklappen sorgen dafür, dass das Blut nur „vorwärts" fließt, und verhindern einen Rückfluss.

Über die **Cornelsen PagePlayer-App** können Sie weitere digitale Inhalte öffnen:

Interaktive Übungen für das Smartphone

Videos für Smartphone und Tablet

Dazu scannen Sie einfach die Doppelseite am Lernfeldbeginn (Seite 6/7, 102/103, 150/151, 230/231)
Anleitung: Siehe hinterer Buchdeckel.

LF 9 Patienten bei diagnostischen und therapeutischen Maßnahmen der Erkrankungen des Verdauungssystems begleiten

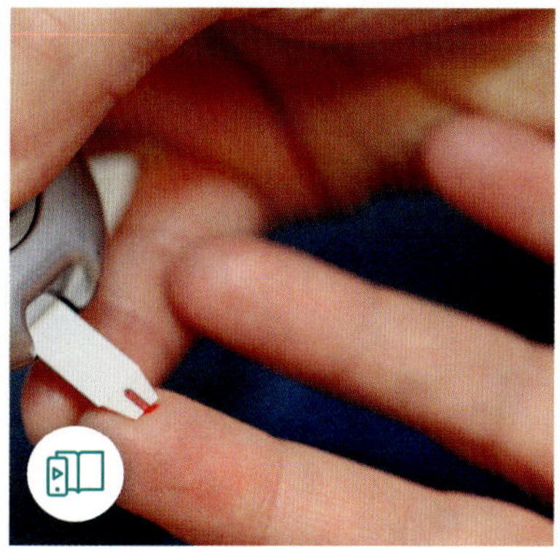

Videos und interaktive Übungen zu diesem Lernfeld können Sie mit einem Smartphone aufrufen, indem Sie mit der PagePlayer-App diese Seite scannen.

Ihr Bauchgefühl ist entscheidend

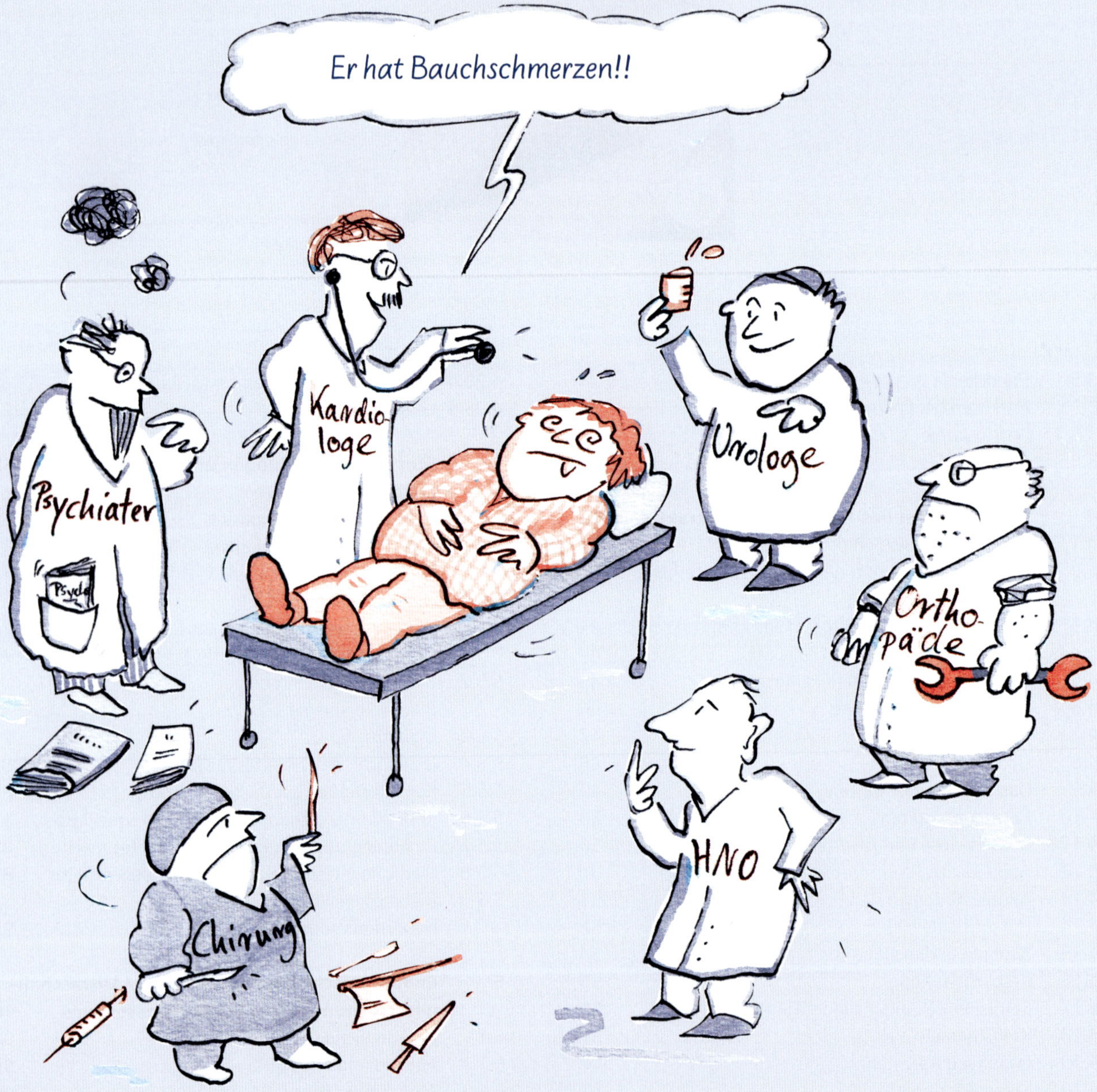

Der Bauch enthält eine Vielzahl Organe…

und ist der Ort, an dem eine große Zahl unterschiedlicher Beschwerden empfunden werden. Es gibt keinen „Bauch-Arzt“, denn Krankheiten der gesamten Inneren Medizin, der Chirurgie, Urologie, Gynäkologie und Geburtshilfe, der Orthopädie, Psychiatrie – und sogar der HNO- und der Augenheilkunde – können Bauchsymptome hervorrufen. Daher werden Sie als MFA, unabhängig davon, in welcher Fachpraxis Sie arbeiten, immer wieder mit Patienten, die Bauchsymptome aufweisen, konfrontiert werden.

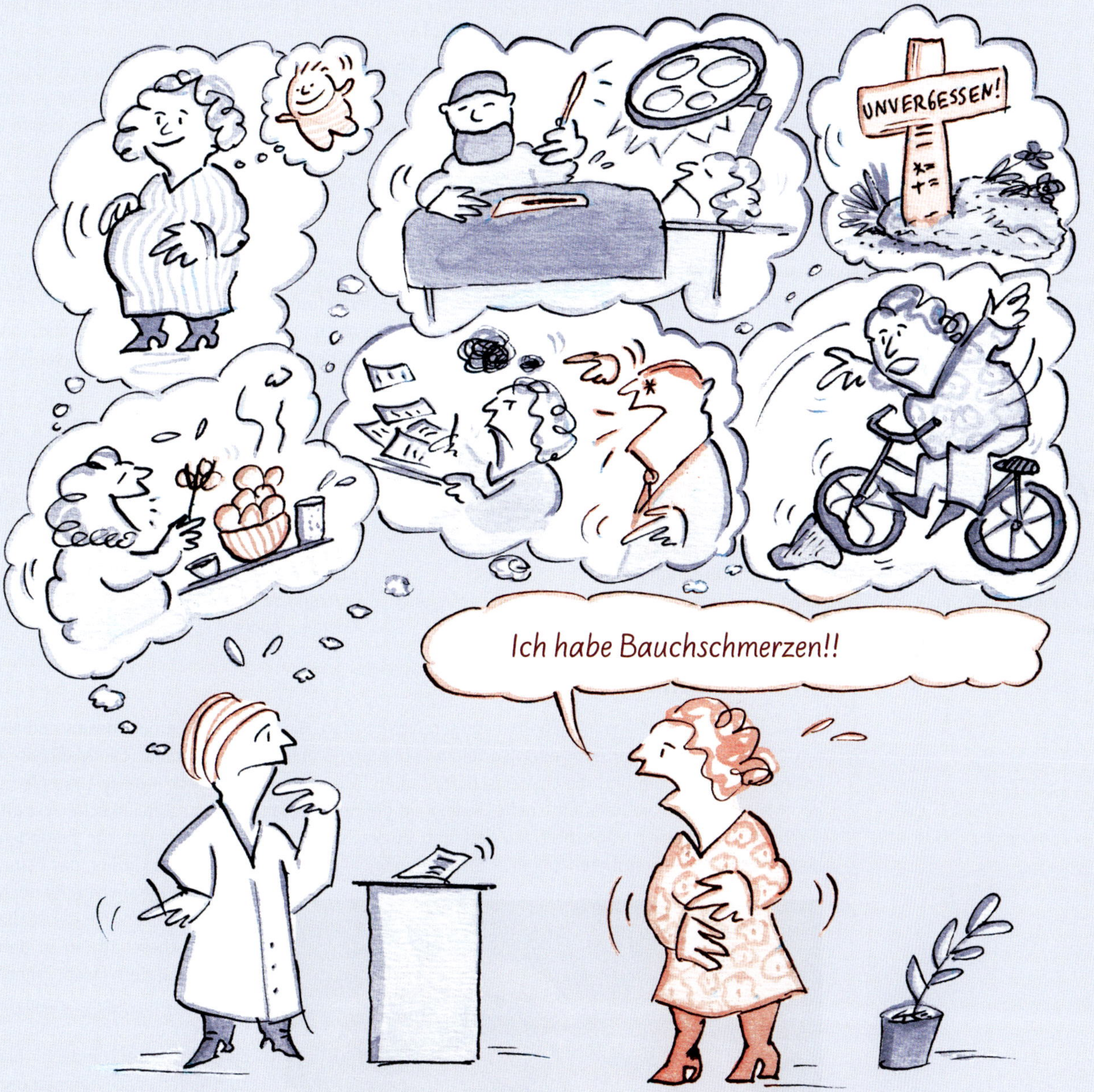

Von harmlosen Alltagsbeschwerden …

wie Blähungen und Verstopfung über Blasenentzündungen und Magen-Darm-Infekte können auch lebensbedrohliche Zustände wie Appendizitis, Eileiterschwangerschaft oder Magenblutung dahinterstecken. Sie als MFA sind – schon am Telefon – gefordert, das im wahrsten Sinne richtige „Bauchgefühl" zu spüren. Sie kennen Alarmsymptome und beachten genau das Aussehen, den Tonfall und die Anamnese Ihrer Patienten.

1 Ernährung, Verdauung und Stoffwechsel

Interaktive Übungen
→ S. 7, PagePlayer

Unser Organismus verbraucht ständig Energie, um wichtige Körperfunktionen wie Atmung, Kreislauf, Nierentätigkeit, Zellerneuerung und Temperaturregulation pausenlos aufrechtzuerhalten. Die Nahrung liefert uns hierfür Energie und Baustoffe.

Ernährung ist die Zufuhr von Nahrung, um daraus Baustoffe und Energie für alle Körperfunktionen zu gewinnen. **Verdauung** ist die Zerlegung der Nahrung in so kleine Teile, dass diese, die **Nährstoffe**, ins Blut aufgenommen werden können. Nach der Aufnahme, der **Resorption**, werden die Nährstoffe mit dem Blut zu den Zellen transportiert und dort verwertet. Die Umwandlung von Nährstoffen in Baustoffe und Energie und ist der **Stoffwechsel (Metabolismus)**:

- Der **Baustoffwechsel** verwendet Nährstoffe für Wachstum und Zellerneuerung.
- Der **Energiestoffwechsel** gewinnt aus Nährstoffen Bewegungsenergie und Wärme.

Wichtige Funktionen im Energiestoffwechsel erfüllen die Mitochondrien. Sie wandeln Nährstoffe wie Glukose in die von allen Organellen nutzbare Energieform **ATP** (**A**denosin**tri**phosphat) um. Neben der Nährstoffzufuhr ist die Aufnahme von Wasser und Sauerstoff sowie die Abgabe von Kohlendioxid, d. h. die Atmung, eine Voraussetzung für einen funktionierenden Stoffwechsel.

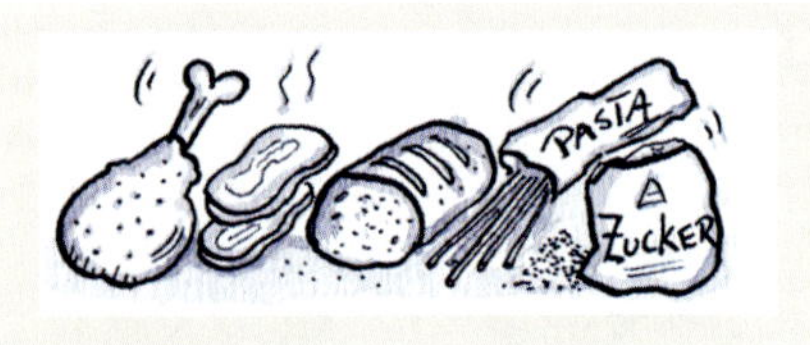

Ernährung
Aufnahme von Nahrung als Nährstofflieferant

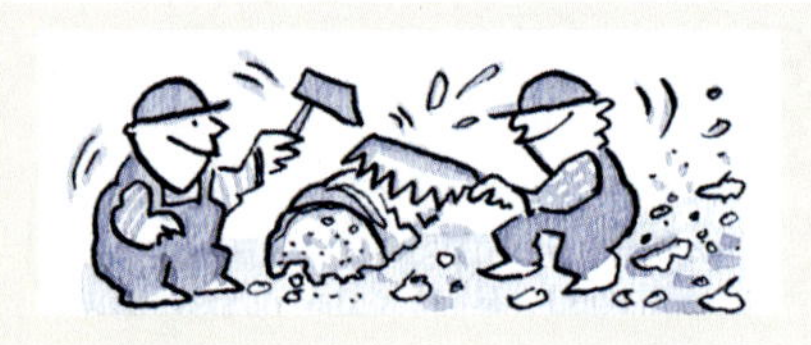

Verdauung
Zerlegung der Nahrung in Nährstoffe und Resorption ins Blut

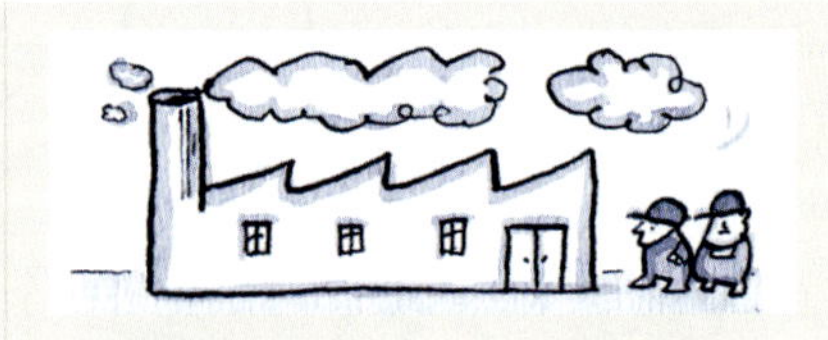

Stoffwechsel
Nutzung der Nährstoffe als Baustoffe und Energiespender

1.1 Ernährung

Die Nahrung versorgt uns mit lebenswichtigen Nährstoffen. Sie soll uns außerdem gesund erhalten. Essen ist untrennbar mit Kultur, sozialem Leben und Sinnlichkeit verbunden. Die Mahlzeiten sollen uns schmecken und die Gemeinschaft stärken. Mit gutem Geschmack motiviert die Natur den Menschen für die Nahrungssuche, indem sie die Selbsterhaltung buchstäblich schmackhaft macht. Kalorienreiche Nährstoffe wie Fett und Zucker schmecken besonders gut. Sie belohnen den Esser für die – in früheren Zeiten – anstrengende Nahrungssuche. Das gute Gefühl, das Essen erzeugt, regt auch heute noch den Appetit an. Heute ist die Nahrungsbeschaffung in den Industrieländern nicht mehr mit aufwendigem Laufen, Sammeln und Jagen verbunden. Weltweiter Handel bis hin zum Lieferservice nehmen uns die Arbeit ab. Unsere Ernährung könnte sehr gesund sein, birgt aber durch das Zuviel an Essen und das Zuwenig an Bewegung neue Probleme.

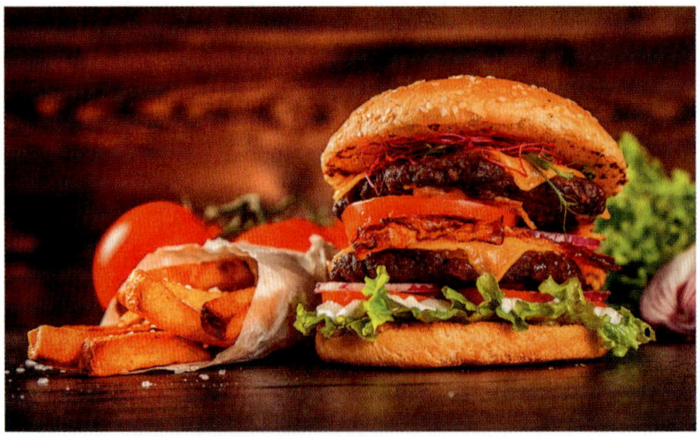

Abb. 1 Die Ernährung hat sich in der Menschheitsgeschichte stark verändert.

Ein großer Teil unseres Ernährungswissens kommt aus Erfahrungen mit Mangelerscheinungen und -krankheiten. Sie waren früher häufig, als große Teile der Bevölkerung unterernährt waren. Fehlende Transport-, Konservierungs- und Kühlmöglichkeiten sowie Kriege und Armut beschränkten besonders im Winter die Versorgung der Bevölkerung. Die Seefahrerkrankheit **Skorbut**, die auf **Vitamin-C-Mangel** beruht, kommt heute nur noch bei Fehlernährung vor. Rachitis, die **Vitamin-D-Mangel-Krankheit** der Kinder, ist durch die Vitamin-D-Gabe an Säuglinge selten geworden. Zahlreiche Folgen des Vitamin-D-Mangels sind in allen anderen Altersklassen allerdings häufig. Über- und Fehlernährung verursachen hierzulande viel mehr Probleme als Nährstoffmangel.

Die Inhaltsstoffe unserer Nahrung zeigt folgende Tabelle:

<table>
<tr><th colspan="3">Nährstoffe</th><th>Unverdauliche Stoffe</th><th>Zusatzstoffe</th></tr>
<tr><td>Energie und Baustoffe liefernde Nährstoffe</td><td colspan="2">nicht energieliefernde, aber ebenfalls wichtige Nährstoffe</td><td rowspan="5">Ballaststoffe
unverdauliche Kohlenhydrate aus Pflanzen, die eine wichtige Rolle für die Darmfunktion spielen, indem sie als Quellstoffe das Volumen des Darminhaltes erhöhen, die Darmflora pflegen und Verstopfung verhindern</td><td rowspan="5">natürliche oder chemische Stoffe, die Aussehen, Geschmack, Beschaffenheit und/oder Haltbarkeit der Lebensmittel verändern oder produktionsbedingt bzw. ungewollt in der Nahrung enthalten sind; dazu zählen Farbstoffe, Gewürz- und Aromastoffe, Verdickungsmittel, Konservierungsstoffe, Antibiotika als sog. Wachstumsförderer von Schlachttieren und Umweltgifte (z. B. Schadstoffe und Schwermetalle)</td></tr>
<tr><td>Eiweiß = Protein</td><td>Vitamine</td><td rowspan="3">Wasser</td></tr>
<tr><td>Kohlenhydrate (Stärke, Zucker)</td><td>Mineralstoffe und Spurenelemente</td></tr>
<tr><td>Fette</td><td>sekundäre Pflanzenstoffe = Schutzstoffe aus Obst und Gemüse, essenzielle Aminosäuren und Fettsäuren</td></tr>
</table>

Zur optimalen Nahrungszusammensetzung gibt es unterschiedliche Meinungen, die durch Weltanschauung und Religion beeinflusst werden. Einige allgemein akzeptierte Grundsätze zeigt der Ernährungskreis der Deutschen Gesellschaft für Ernährung (→ Abb. 1).

Die **Nahrung** sollte größtenteils pflanzlicher Herkunft sein. Sie soll richtig kombinierte Eiweiße, sättigende Stärke und wertvolle Fette enthalten. Obst und Gemüse sollten mehrmals täglich verzehrt werden, Süßigkeiten und Alkohol möglichst selten. Genügend Wasser zu trinken und bewusst zu essen ist wichtig.

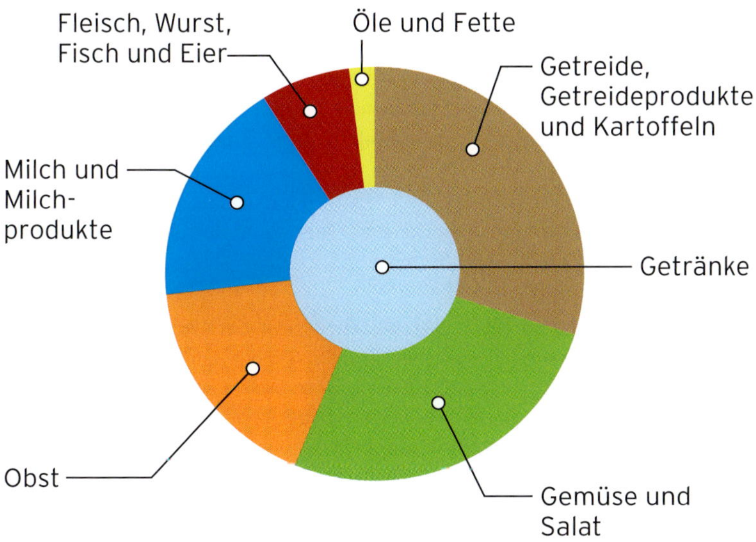

Abb. 1 Anteile der Lebensmittelgruppen entsprechend DGE-Ernährungskreis

Verlässliche Ernährungsinformationen bieten:
www.dgvs.de
www.dge.de
www.bzga.de
www.test.de

1.2 Nährstoffe

Die wichtigsten Energie liefernden Nährstoffe sind **Proteine**, **Kohlenhydrate** und **Fette**. Nicht Energie liefernde Nährstoffe sind **Vitamine**, **Mineralstoffe**, **Spurenelemente** und **sekundäre Pflanzenstoffe** sowie Wasser.

1.2.1 Protein (Eiweiß)

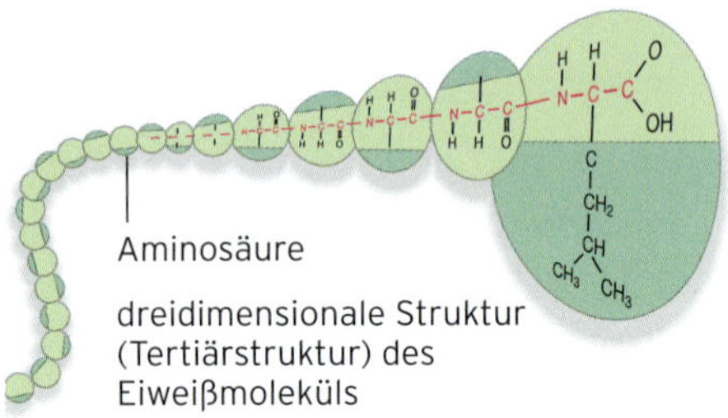

Abb. 1 Struktur eines Eiweißmoleküls = Proteins

Protein wurde Eiweiß genannt, weil es zuerst im Eiklar gefunden wurde. Proteine sind Moleküle aus mindestens 100 **Aminosäuren**, den Eiweißbausteinen. Jedes Protein hat eine eigene Folge und Anordnung von Aminosäuren sowie eine typische Form, in der die Aminosäurenketten zusammengesetzt und räumlich angeordnet sind.

20 verschiedene Aminosäuren kommen in unzähligen Kombinationen vor. Sie bilden eine große Zahl an Proteinen und kleineren Molekülen, den **Peptiden**. Wichtig ist neben der Eiweißmenge die Auswahl der Nahrungsproteine. Erst durch die richtige Kombination verschiedener Nahrungsproteine wird sichergestellt, dass der Organismus genug **essenzielle Aminosäuren** erhält. Das sind Aminosäuren, die der Körper benötigt, aber nicht selbst herstellen kann. Für eine gute Versorgung mit essenziellen Aminosäuren sind Nahrungsmittelkombinationen am besten, z. B. Kartoffeln und Ei, Bohnen und Mais sowie Getreide und Milch.

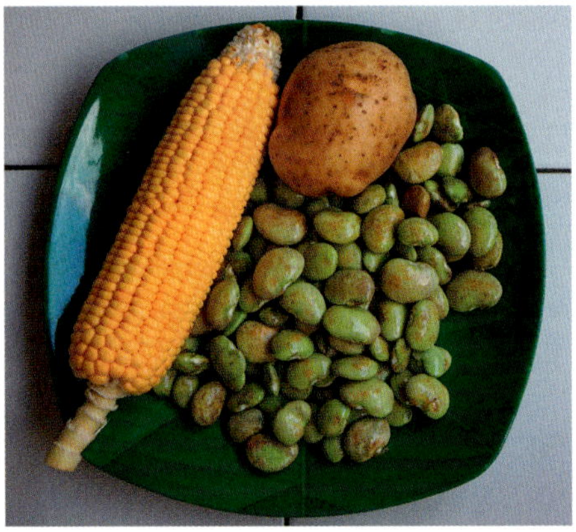

Abb. 2 Proteinlieferanten sollten kombiniert werden.

Ein Erwachsener braucht ein Gramm Protein pro Kilogramm Körpergewicht am Tag. Ein Gramm Eiweiß enthält 4,1 **Kilokalorien** (kcal), entsprechend 17,3 **Kilojoule** (kJ). Entscheidend für eine gesunde Entwicklung von Säuglingen und Kleinkindern ist die Zufuhr essenzieller Aminosäuren. Bekommen Kinder nicht die notwendigen Proteine und Proteinarten, können Nerven-, Sinnes- und Gehirnfunktionen einschließlich Geh- und Sehfähigkeit sowie Intelligenz bleibend eingeschränkt sein. Später kann auch eine optimale Ernährung solche Einschränkungen nicht mehr beheben. **Vegane**, d. h. rein pflanzliche Ernährung ist daher für Säuglinge, Schwangere und stillende Mütter ungeeignet.

Ausgeprägter Nahrungs- und Proteinmangel kann zu einem Defizit an Plasmaproteinen (Bluteiweißen) führen. Da sie – ähnlich wie kleine Schwämme – Wasser in der Blutbahn halten, entstehen bei Eiweißmangel durch Plasmaaustritt ins Gewebe Ödeme. Proteinmangel führt durch Antikörpermangel zu Immunschwäche und Störungen der Wundheilung, des Haarwuchses usw. Wichtige Proteinquellen sind Milchprodukte (v. a. Käse), Fleisch, Eier, Hülsenfrüchte (Bohnen, Erbsen, Linsen), Brot bzw. Getreide (besonders Hafer), Nüsse und Kartoffeln. Ein Proteinmangel entsteht bei normaler Mischkost nicht, auch nicht bei Sportlern.

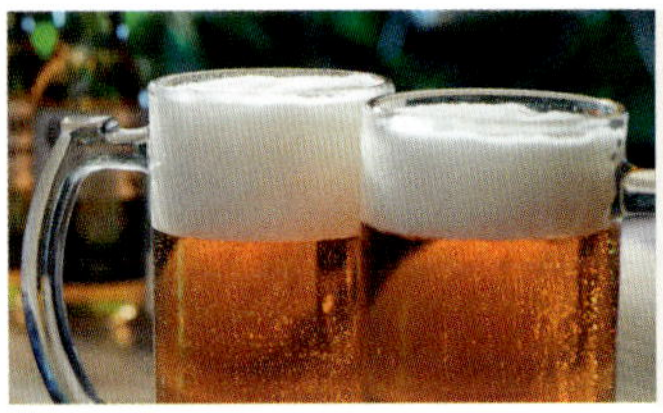

Alkohol ist auch ein Nährstoff ... allerdings ein giftiger. Der Alkohol Ethanol hat mit 7,1 kcal (29,3 kJ) fast so viel Energie wie Fett. Wird Alkohol zum Essen getrunken, kümmert sich die Leber zuerst um den Abbau des giftigen Stoffes und lässt Fett und Kohlenhydrate solange auf die Verarbeitung warten. Sie werden in Fettdepots und in der Leber selbst eingelagert. Bei regelmäßigem Konsum entsteht so eine Fettleber, Übergewicht, Hypertonie und Demenz werden begünstigt. Einen sicheren Alkoholkonsum gibt es nicht.

1.2.2 Kohlenhydrate

Kohlenhydrate sind Moleküle, die in ähnlicher Anzahl Kohlenstoff (C) und Wasser (H_2O; gr. hydor = Wasser) enthalten. Davon leitet sich ihr Name ab. Kohlenhydrate heißen auch **Saccharide**. Dieser Begriff schließt Zucker, Stärke und andere Moleküle bzw. Stoffe, die aus Zuckerbausteinen bestehen, ein. Je nach Anzahl ihrer Einzelbausteine bezeichnet man Saccharide als

- **Monosaccharide** (Einfachzucker),
- **Disaccharide** (Doppelzucker),
- **Polysaccharide** (Vielfachzucker).

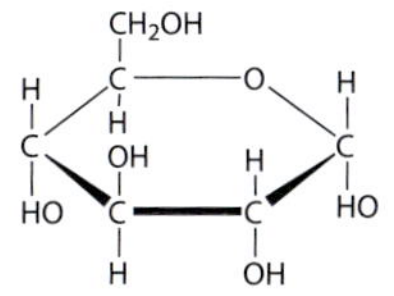

Abb. 1 Strukturformel (Molekülaufbau) eines Monosaccharids

Kohlenhydrate sind unentbehrliche Nährstoffe als Energielieferanten und „Sattmacher". Verdauliche Kohlenhydrate wie Zucker und Stärke liefern pro Gramm 4,1 kcal (17,3 kJ) Energie. Unverdauliche Kohlenhydrate sollen reichlich verzehrt werden, denn sie fördern als **Ballaststoffe** Darmflora und Darmfunktion. Der Tagesbedarf an Kohlenhydraten richtet sich nach der körperlichen Aktivität. Nicht sofort benötigte Saccharide speichert der Organismus in Form von **Glykogen** vor allem in Leber und Muskulatur. Das Polysaccharid Glykogen ähnelt im Aufbau der pflanzlichen Stärke. Bei Bedarf kann Glykogen wieder in Glukose zerlegt werden. Bei zu hoher Zufuhr werden Kohlenhydrate in Fett umgebaut und im Fettgewebe eingelagert. Bei der sog. Zuckerkrankheit, dem Diabetes mellitus, ist zu viel Glukose im Blut, da das Hormon Insulin fehlt oder seine Wirkung nicht ausreicht.

Saccharid	Molekülart	Vorkommen und Eigenschaften
Glukose Traubenzucker	Monosaccharide	in Früchten; Baustein von Stärke und Glykogen; wird durch Insulin in Zellen eingeschleust
Fruktose Fruchtzucker		in Früchten und Honig; gelangt ohne Insulin in die Zellen
Maltose Malzzucker	Disaccharid aus zwei Molekülen Glukose	entsteht in Mund und Darm aus Stärke und bei der Malzherstellung aus Gerste (daher der Name Malzzucker)
Saccharose Kristallzucker	Disaccharid aus Glukose und Fruktose	„Kochzucker" aus Rüben oder Zuckerrohr; schmeckt süßer als Glukose, Fruktose und Maltose; wird auch Sucrose genannt
Laktose Milchzucker	Disaccharid aus Glukose und Galaktose	in Milch; führt zu Durchfall, wenn das Darmenzym Laktase fehlt (Laktoseintoleranz); wirkt in großer Menge blähend und abführend
Stärke (pflanzlich)		langkettiges pflanzliches Kohlenhydrat z. B. aus Getreide; gut und lange sättigend
Glykogen sog. tierische Stärke	Polysaccharide aus Glukose	verzweigtes Polysaccharid, das bei Glukoseüberschuss gebildet und bei Mangel (Hunger, Stress) wieder zerlegt wird
Zellulose (Pflanzenfaserstoff)		langkettiges pflanzliches Kohlenhydrat; für Menschen ein unverdaulicher Ballaststoff

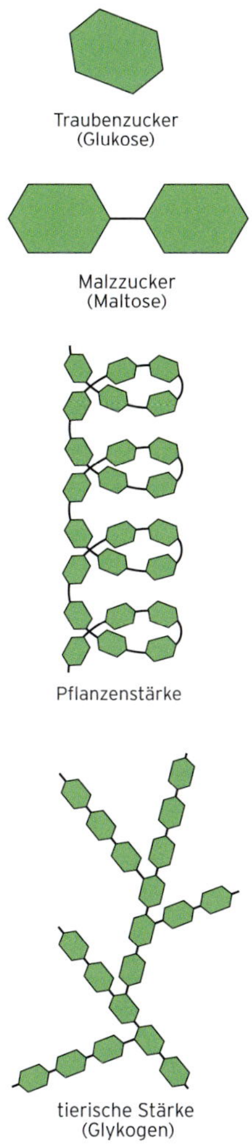

Abb. 2 In unterschiedlichen Kombinationen bauen Einfachzucker sowohl Doppelzucker als auch Vielfachzucker auf.

1.2.3 Fette (Lipide)

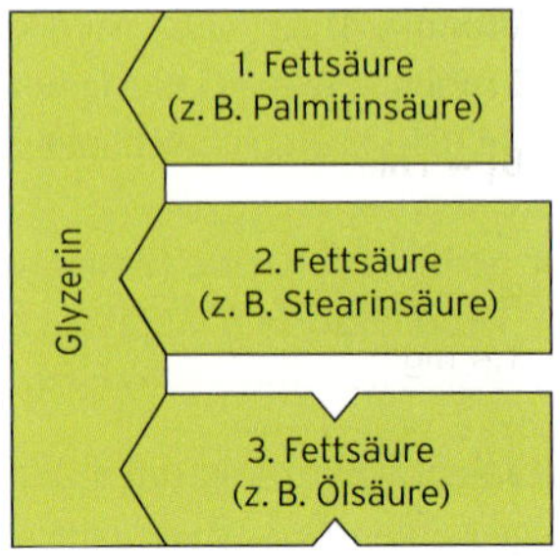

Abb. 1 Beispiel eines Fettmoleküls

Fette sind chemische Verbindungen, die nicht wasserlöslich sind und viel Energie liefern: 9,3 kcal (39,3 kJ) pro Gramm. Nahrungsfett enthält vor allem **Triglyzeride**, d. h. Verbindungen aus drei Fettsäuren und Glyzerin (→ Abb. 1). Auch **freie Fettsäuren** und **Cholesterin** werden mit der Nahrung aufgenommen. Zusätzlich bildet die Leber körpereigenes Cholesterin. Der fettähnliche Stoff ist als Membran- und Hormonbaustein lebenswichtig. Tierische Fette (außer Fischfett), z. B. in Fleisch und Milch, sind cholesterinreich. Einen Cholesterinmangel gibt es nicht. Zu viel Cholesterin im Blut fördert Arteriosklerose. Man unterscheidet **gesättigte und ungesättigte Fettsäuren**. Ungesättigte Fettsäuren sind sehr gesund, da sie der Arteriosklerose entgegenwirken. Die mehrfach ungesättigten Omega-3-Fettsäuren senken den Cholesterinspiegel. Sie sind vor allem in fettreichen Fischen (Lachs, Makrele und Hering) und einigen Pflanzenölen (z. B. Rapsöl) enthalten. Nahrungsfett dient nicht nur der Energiezufuhr, sondern auch der Aufnahme der fettlöslichen Vitamine A, D, E und K. Fett schmeckt gut. Daher überschreiten die meisten Menschen hierzulande die täglich empfohlene Menge von 30 % der Energiezufuhr.

1.2.4 Vitamine und sekundäre Pflanzenstoffe

Vitamine sind natürliche Nahrungsbestandteile mit lebenswichtiger Bedeutung. Der Körper muss sie mit der Nahrung aufnehmen. Der Begriff Vitamin ist über 100 Jahre alt. Damals wurden die Vitamine entdeckt, benannt und nach Buchstaben geordnet.

Weitere energiefreie Nahrungsbestandteile, die wichtige Körperfunktionen und die Gesundheit fördern, sind die **sekundären Pflanzenstoffe**. Sie wirken Arteriosklerose und anderen Alterungsvorgängen entgegen und sind in Früchten und Gemüse enthalten. Für eine ausreichende Versorgung mit Vitaminen und sekundären Pflanzenstoffen sollen täglich etwa fünf Handvoll Obst und Gemüse – roh oder gegart – gegessen werden.

Übersicht über die Vitamine

Fettlösliche Vitamine (Merkformel „EDEKA" aus E, D, K und A)

Vitamin, Tagesbedarf Erwachsene	Wirkung, Aufgabe (Beispiele)	Mangelerscheinungen (Beispiele)	Natürliches Vorkommen (Beispiele)
A = Retinol Vorstufe Carotin bzw. Beta-Carotin 0,8 mg	Sehvitamin; Hautschutz, Wachstum, Hormonbildung	Nachtblindheit, Hornhautschäden am Auge, Fruchtbarkeits- und Wachstumsstörungen	gelbe, orangefarbene und rote Gemüse, Leber, Ei, Milch Cave: Überdosierung durch Vitaminpräparate
D = Calciferol 800 I.E. = 20 µg	Knochenaufbau, Immunsystem	Rachitis bzw. Osteomalazie, Immunschwäche	Fischleber und -fett, Lebertran, Bildung durch UV-Licht in der Haut
E = Tocopherol 14 mg	Oxidationsschutz für körpereigene Fette	vorzeitige Alterung, Fertilitätsstörungen, Impotenz	pflanzliche Öle, Nüsse
K = Phyllochinon 80 µg	Blutgerinnung, Knochenaufbau	Blutungsneigung wie bei Phenprocoumon-Therapie, Osteoporose	Kohl, Salat; auch die Darmflora bildet Vitamin K

Wasserlösliche Vitamine			
Vitamin, Tagesbedarf Erwachsene	**Wirkung, Aufgabe (Beispiele)**	**Mangelerscheinungen (Beispiele)**	**Natürliches Vorkommen (Beispiele)**
B_1 = Thiamin 1,2 mg	Enzymbestandteile, die die Wirkung zahlreicher Zellfunktionen ermöglichen	Mangelkrankheit Beriberi: Lähmungen, Herzschwäche	Vollkorn, Fleisch, Sonnenblumenkerne, Soja
B_2 = Riboflavin 1,4 mg		Haut- und Schleimhautentzündungen	Vollkorn, Milchprodukte, Fleisch, Leber, Käse
B_6 = Pyridoxin 1,6 mg		Krämpfe, Anämie, Hautveränderungen	
B_{12} = Cobalamin 4 µg	Enzymbestandteil, Erythrozytenbildung, Nervenfunktionen	Anämie mit hohem MCV und MCH, neurologische und psychische Störungen	Leber, Fleisch, Ei, Milch; Vitamin B_{12} ist nicht in pflanzlicher Nahrung enthalten
C = Ascorbinsäure 110 mg	Infektabwehr, Wundheilung	Skorbut: Zahnfleischentzündung, Blutungen	frisches Obst und Gemüse, Sauerkraut
Folsäure 300 µg	Blutbildung, Wachstum	Anämie, embryonale Wirbelsäulen-Fehlbildungen	grüne Blattgemüse, Hefe, Leber, Milch
Pantothensäure 5 mg	dienen als Coenzyme, d. h., sie tragen in Stoffwechselvorgängen zur Enzymwirkung bei	Müdigkeit, Ekzeme, Schlafstörungen	Hefe, Eigelb, Vollkorn
Biotin 40 µg		Haarausfall, Ekzeme, Depression	Leber, Ei, Getreide, Nüsse
Niacin 15 mg		raue, entzündete Haut, neurologische Störungen	Vollkorn, Fisch, Kaffee

1.2.5 Mineralstoffe und Spurenelemente

Mineralstoffe sind wichtige Bestandteile des Organismus, die mit der Nahrung aufgenommen werden müssen. Sie befinden sich als Salze, Elektrolyte und als Teile chemischer Verbindungen im Körper. **Spurenelemente** haben eine ähnliche Bedeutung, sind aber in kleineren Mengen, in „Spuren", erforderlich.

Mineralstoffe			
Stoff, chemisches Zeichen, Tagesbedarf	**Funktion (Beispiele)**	**Erscheinungen bei Mangel (M) oder Überschuss (Ü) (Ursachen)**	**Vorkommen (Beispiele)**
Natrium Na 1500 mg	wichtig im Wasser- und Salzhaushalt	**M:** Hypotonie, Salzhunger (Diuretika) **Ü:** Durst (hoher Salzverzehr, zu hohe NaCl-Zufuhr per Infusion)	alle salzhaltigen Speisen (Kochsalz = NaCl)
Kalium K 4 g		**M:** bei Diuretikaeinnahme **Ü:** bei Niereninsuffizienz	Obst, Gemüse
Chlorid Cl 2300 mg	Wasser- und Salzhaushalt, bildet Magensäure (HCl)	**M/Ü:** Störungen des Säure-Basen-Gleichgewichts	salzhaltige Speisen (Kochsalz = NaCl)
Calcium Ca 1 g	Baustoff für Knochen und Zähne, Muskelfunktionen, Blutgerinnung	**M:** Osteoporose, Zahndefekte, Muskelkrämpfe **Ü:** Knochenveränderungen	Käse u. a. Milchprodukte, Mineralwasser
Magnesium Mg 350 mg	reguliert Nerven- und Muskelfunktionen	**M:** Wadenkrämpfe, Herzrhythmusstörungen (Diuretika, Durchfall)	Obst, Gemüse, Mineralwasser
Phosphat P 700 mg	Bestandteil von Knochen und ATP	**M:** Knochendefekte (Antazida, Cola)	Hafer, Milch

Spurenelemente

Stoff, chemisches Zeichen, Tagesbedarf	Funktion (Beispiele)	Erscheinungen bei Mangel (M) oder Überschuss (Ü) (Ursachen)	Vorkommen (Beispiele)
Eisen Fe 15 mg	Blutbildung, Enzyme, Haut, Immunsystem	**M:** Eisenmangelanämie, Immunschwäche, Müdigkeit	Fleisch, Hafer, Soja, Obst
Jod I 200 µg	Bildung der Schilddrüsenhormone	**M:** Struma, Hypothyreose	Seefisch, Sushi, Jodsalz
Fluor F 3,8 mg	Zahn- und Knochenbestandteil	**M:** Karies, Knochendefekte **Ü:** weiße Zahnflecken	Trinkwasser, Tee, Zahncreme
Zink Zn 14 mg	Enzymbestandteil z. B. in Abwehrzellen	**M:** Immunschwäche, Fertilitätsstörungen, Haarausfall	Fleisch, Hafer, Nüsse, Austern
Selen Se 70 µg	Immun- und Schilddrüsenfunktionen	**M:** Krebs, Immunschwäche, Schilddrüsenknoten	Paranüsse
Kupfer, Mangan, Kobalt, Chrom, Molybdän u. a.	Blutbildung, Wachstum, Gehirnfunktionen, Enzymbestandteile	Mangel und Überschuss sind bei normaler, gemischter Ernährung unwahrscheinlich	

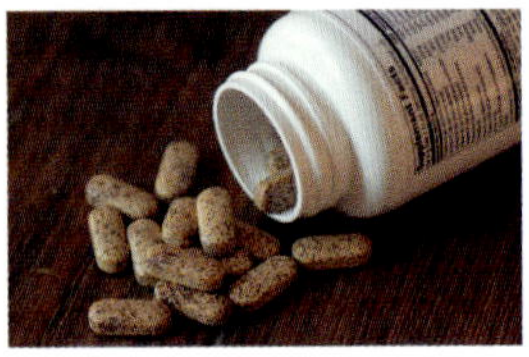

Tabletten führen dem Körper einfach und schnell Vitamine, Mineralstoffe usw. zu. In der Natur kommen sie als reine, isolierte Stoffe jedoch nicht vor. Nicht alle Präparate sind harmlos; bei Rauchern erhöht z. B. Beta-Carotin das Krebsrisiko. Die Vorteile der „Pillen" überwiegen bei nachgewiesenem Mangel, der durch Ernährung nicht ausgleichbar ist. Beispiele: Eisen bei Eisenmangelanämie, Folsäure in der Frühschwangerschaft, Vitamine B_{12} und D bei veganer Ernährung, Jod bei Jodmangelstruma und Vitamin D zur Rachitis- und Osteoporoseprophylaxe.

→ Terminologie: Ernährung

Aminosäure	kleinster Eiweißbaustein
Ballaststoffe	unverdauliche Kohlenhydrate, welche die Darmfunktion fördern
Disaccharid	Doppelzucker (z. B. Saccharose)
Ernährung	Nahrungsaufnahme zur Deckung des Nährstoffbedarfs
essenzielle Aminosäuren	Aminosäuren, die der Körper benötigt, da er sie nicht selbst herstellen kann
Glykogen	Speicherform der Glukose; sog. tierische Stärke
Kilojoule (kJ)	SI-Einheit für (Nahrungs-)Energie (1 kcal = 4,2 kJ) (SI = Système international d'unités – Internationales Einheitensystem)
Kilokalorie (kcal)	herkömmliche Einheit für Energie bzw. Nahrungsenergie; wird meistens „Kalorie" genannt
Mineralstoffe	kalorienfreie Nährstoffe mit Baustoff- und/oder Elektrolytfunktionen (z. B. Calcium, Natrium, Kalium)
Monosaccharid	Einfachzucker (z. B. Glukose)
Nährstoff	chemischer Stoff, der als Energie- oder Baustofflieferant dient (Energie liefernde Nährstoffe) oder andere Funktionen ermöglicht (nicht Energie liefernde Nährstoffe)
Peptid	Molekül aus 2 bis 99 Aminosäuren

Polysaccharid	Vielfachzucker (z. B. Stärke und Glykogen)
Protein	Eiweiß
Resorption (Verb **resorbieren**)	Stoffaufnahme über Haut oder Schleimhaut ins Blut
Saccharide	(sprich: „Sacharide") Zuckerstoffe; Kohlenhydrate
sekundäre Pflanzenstoffe	gesundheitsfördernde Inhaltsstoffe aus Früchten und Gemüse, die nicht zu den Vitaminen gerechnet werden
Spurenelemente	kalorienfreie Nährstoffe, die in geringen Mengen gebraucht werden (z. B. Eisen, Jod, Selen)
Stoffwechsel Metabolismus	Umwandlung aufgenommener Stoffe in Baustoffe (Baustoffwechsel) oder Bewegung und Wärme (Energiestoffwechsel)
Triglyzerid	Fettmolekül aus drei Fettsäuren und einem Glyzerinmolekül
vegan	bzgl. Ernährung: rein pflanzlich
Vitamine	kalorienfreie Stoffe, die der Körper benötigt und nicht selbst herstellen kann

Sogenannte „Superfoods" ... d. h. Nahrungsmittel, die besondere gesundheitsfördernde Fähigkeiten haben sollen wie Chia-Samen, Goji-Beeren, Algen usw., sind gut, machen eine sonst unausgewogene Ernährung aber nicht gesund. Sinnvoller als teure „Supernahrung" sind natürliche, frische Grundnahrungsmittel.

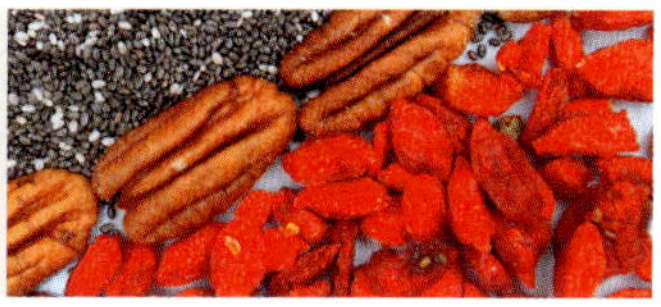

Aufgaben

1 Für welche Vorgänge benötigt der menschliche Körper ständig Energie?
2 Erklären Sie den Begriff Stoffwechsel.
3 Was versteht man unter Nährstoffresorption und wo findet sie statt?
4 Nennen Sie Vorkommen und Nutzen der Vitamine C, B_{12} und K.
5 Welche Vitamine verbergen sich hinter den Namen Retinol und Calciferol?
6 Wozu dient dem Organismus Calcium?
7 Erklären Sie mit einfachen Worten die grundlegenden Ernährungsregeln.
8 Was versteht man unter sekundären Pflanzenstoffen?
9 Wie viele Kalorien enthalten jeweils Protein, Kohlenhydrate, Fett und Alkohol pro Gramm?
10 Für welches Organ ist Jodmangel schädlich?
11 Zu welchen Erkrankungen kann Jodmangel führen?
12 Welche Nahrungsmittel können einem Jodmangel vorbeugen?
13 Nennen Sie je zwei Mono-, Di- und Polysaccharide.
14 Geben Sie die Vorteile einer ballaststoffreichen Ernährung an.
15 In welchen Nahrungsmitteln sind reichlich Ballaststoffe enthalten?
16 Erklären Sie, weshalb ein hoher Ballaststoffanteil der Nahrung eine hohe Trinkmenge erfordert.
17 Nennen Sie die Mangelkrankheit, die bei Vitamin-C-Mangel entsteht.
18 Wie nennen sich die Vitamin-D-Mangelkrankheiten bei Kindern bzw. Erwachsenen?
19 Geben Sie an, welche Nahrungsmittel reich an Vitamin D sind.

2 Aufbau und Funktion des Verdauungsapparates

Interaktive Übungen
→ S. 7, PagePlayer

Video
→ S. 7, PagePlayer

Die Verdauung findet im **Gastrointestinaltrakt (GI-Trakt**; Magen-Darm-Trakt) statt. Er besteht aus dem Verdauungskanal, d. h. einer Abfolge schlauchförmiger Organe vom Mund bis zum After (→ Abb. 1), die der Aufnahme, Zerlegung und Resorption der Nahrung bzw. Nährstoffe dienen. Leber, Gallenblase und Bauchspeicheldrüse gehören ebenfalls zum GI-Trakt, da auch sie wichtige Funktionen bei der Nahrungsverarbeitung erfüllen.

Die **Gastroenterologin** ist Internistin mit dem Schwerpunkt **Gastroenterologie**. Sie behandelt Erkrankungen des GI-Trakts einschließlich Gallen-, Leber- und Pankreasleiden.

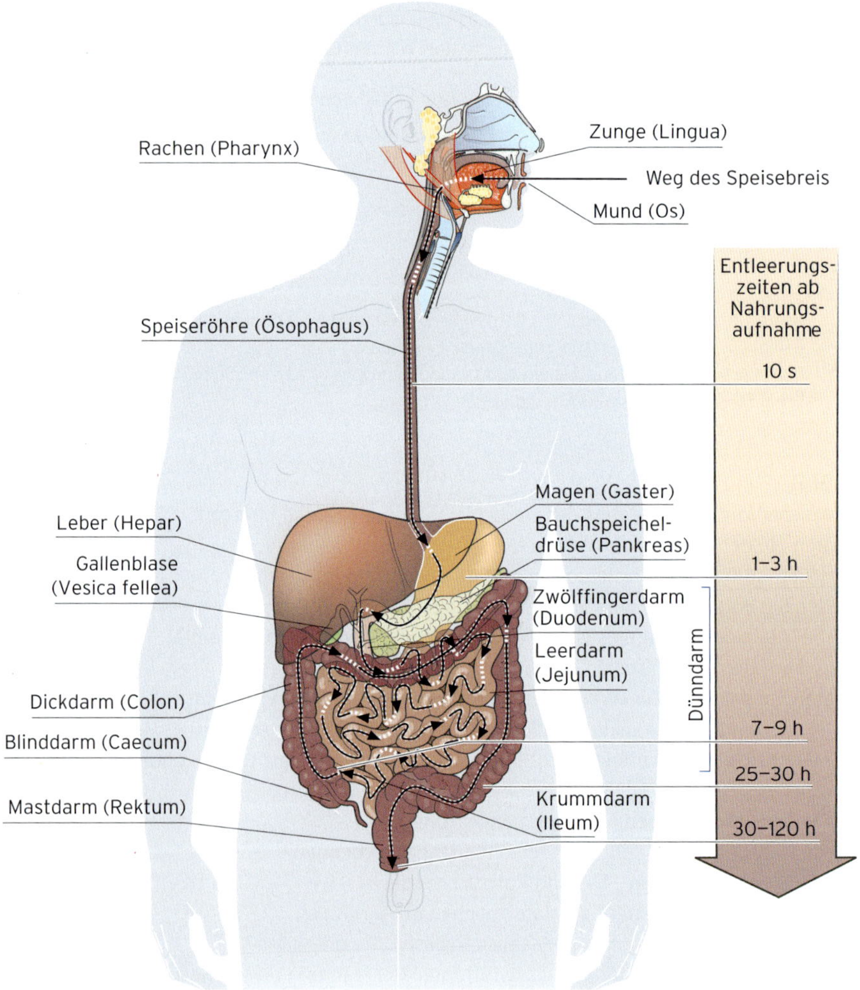

Abb. 1 Verdauungstrakt des Menschen

Alle schlauchförmigen Organe des GI-Trakts haben einen gemeinsamen Grundaufbau. Die innere Schicht besteht aus Schleimhaut mit den für die Aufgaben des jeweiligen Organs passenden Eigenschaften. Die mittlere Schicht besteht aus zwei Lagen glatter Muskulatur. Längs- und Ringmuskulatur sorgen dafür, dass der Speisebrei bzw. der Darminhalt bewegt wird. Die automatische, wellenförmige Bewegung in Richtung After heißt **Peristaltik**. Die Peristaltik arbeitet normalerweise nur **in Richtung Darmausgang**. Daher kann man selbst im Handstand (mit einem Trinkhalm) trinken und schlucken. Beim Erbrechen kehrt sich die Peristaltik um. Dieser Schutzreflex hilft dem Körper, Gifte wie Alkohol oder Bakterientoxine loszuwerden.

2.1 Mund und Speiseröhre

Der Mund **(Os)** nimmt die Speisen auf. Beim Kauen zerkleinern die Zähne die Nahrung. Sie wird mit Speichel vermischt und dabei verflüssigt und vorverdaut. Die großen Speicheldrüsen, v. a. die Ohrspeicheldrüse (→ Abb. 1), geben hierfür bedarfsgerecht Speichel ab. Viele kleine Speicheldrüsen in der Mundschleimhaut tragen ebenfalls zur Verflüssigung des Speisebreis bei. Der Speichel enthält neben Wasser Mineralstoffe zur Pflege des Zahnschmelzes, andickende Proteine und Immunglobuline für die Erregerabwehr. Das Speichelenzym **Amylase** spaltet Stärke in kleinere Saccharide und verdaut so die Nahrung vor.

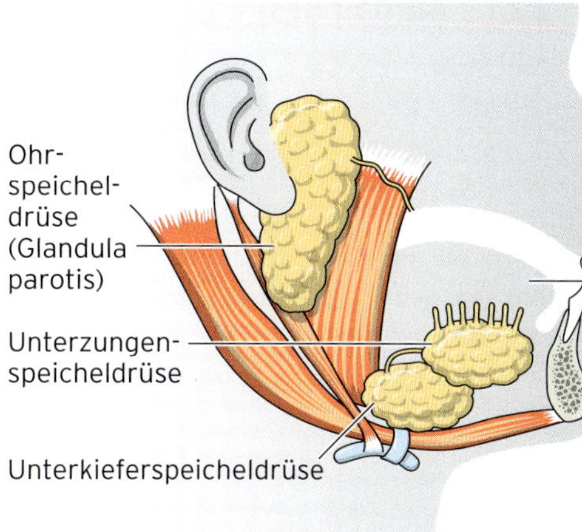

Abb. 1 Große Speicheldrüsen

Die Zunge prüft mit ihrem feinen Tastsinn die Nahrung auf Qualität, Fremdkörper und Zerkleinerungsgrad. Sie schiebt den Speisebrei so lange immer wieder zwischen die Zähne, bis der Kauvorgang abgeschlossen ist. Die Geschmackswahrnehmung findet nur zum kleinen Teil auf der Zunge statt. Die meisten Aromastoffe schmecken wir mit den Riechzellen im obersten Teil der Nasenhöhle. Viele Menschen können bei Schnupfen nicht schmecken, weil die Riechschleimhaut so dick geschwollen ist, dass Aromamoleküle nicht bis zu den Sinneszellen durchdringen.

Der Schluckvorgang ist ein kompliziertes Zusammenspiel mehrerer Organe. Wir können den Schluckvorgang starten, indem wir den Speisebrei mit der Zunge in Richtung Rachen schieben und durch die willkürlich steuerbare Rachenmuskulatur schlucken. Der Kehldeckel verschließt dann automatisch den Kehlkopfeingang und verhindert so, dass Nahrung in die Atemwege gelangt. Die glatte Muskulatur des **Ösophagus** befördert den Speisebrei in den Magen (→ Abb. 2). Der **untere Ösophagussphinkter** (→ S. 20, Abb. 1), der ringförmige Muskel, der die Speiseröhre vom Magen abgrenzt, öffnet sich automatisch im richtigen Moment und verschließt sich direkt nach dem Schlucken wieder.

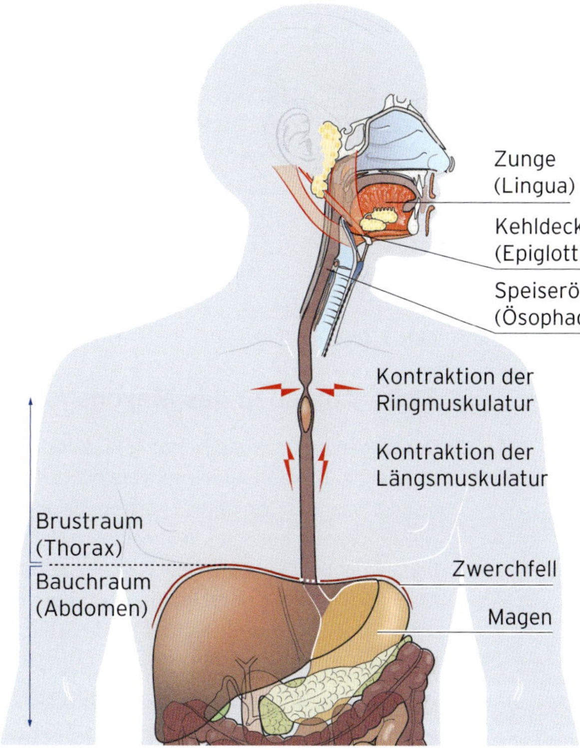

Abb. 2 Die Speiseröhre bringt die Nahrung vom Rachen zum Magen.

Das **Zwerchfell** ist eine quer verlaufende, nach oben gewölbte Muskelplatte, die den Brustraum (Thorax) vom Bauchraum (Abdomen) trennt. Im Zwerchfell befindet sich eine Muskellücke, der **Hiatus**, durch die der Ösophagus zum Magen hindurchtritt. Die Zwerchfellmuskulatur unterstützt den unteren Ösophagussphinkter beim Verschließen des Mageneingangs. Da im Alter alle Muskeln schwächer werden, tritt bei älteren Patientinnen oft Sodbrennen auf, d. h. ein Rückfluss (Reflux) von Magensäure in die Speiseröhre.

Video
→ S. 7, PagePlayer

2.2 Magen

2.2.1 Aufbau des Magens

Der Magen (gr. **Gaster**, lat. **Ventriculus**) ähnelt von ventral betrachtet einer breiten Sichel (→ Abb. 1). Die innere Rundung der Sichel ist die **innere Kurvatur**, die äußere Rundung die äußere Kurvatur (Magenkrümmung). Der Speisebrei gelangt vom Ösophagus in die **Kardia**, den Mageneingang, und in das Magengewölbe (den **Fundus**). Von dort folgt er der von Schleimhautfalten gebildeten sog. Magenstraße in Richtung **Korpus** (Magenkörper; Mittel- bzw. Hauptteil des Magens). Die Falten passen sich der Magenfüllung an und werden bei vollem Magen flacher. Durch das **Antrum**, den Magenausgang, erreicht der Mageninhalt den ringförmigen Schließmuskel **Pylorus**, den Magenpförtner. Am Pylorus beginnt der Zwölffingerdarm (das **Duodenum**) und damit der Dünndarm.

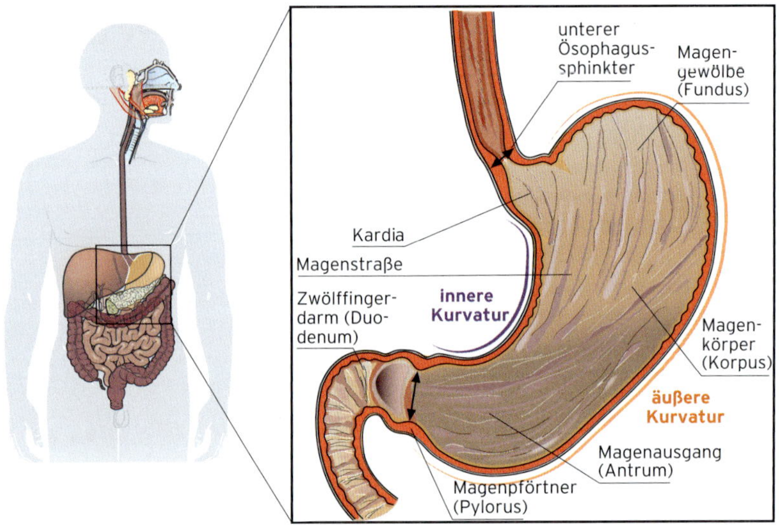

Abb. 1 Magenaufbau

2.2.2 Aufgaben des Magens

Der Magen sammelt die Nahrung und desinfiziert sie mit seiner starken Säure. Nur große Erregermengen, z. B. Nahrung mit sehr vielen Salmonellen oder besonders virulente und säurefeste Organismen wie das Norovirus, können daher Infektionen im GI-Trakt hervorrufen. Medikamente, welche die Säurebildung hemmen, wie Omeprazol, erhöhen das Risiko infektiöser Magen-Darm-Erkrankungen. Die Säure verändert auch Proteine und macht sie für Enzyme leichter zerlegbar. Die Magenschleimhaut selbst schützt sich durch eine lückenlose zähe Schleimschicht vor der aggressiven Säure. Ohne diese fest haftende Schutzschicht würde sich der Magen selbst verdauen.

Die enzymatische Verdauung beginnt im Magen mithilfe des Eiweiß spaltenden Enzyms **Pepsin**. Neben Sekreten, d. h. Magensaft, -schleim, -säure und Pepsin, bildet die Magenschleimhaut auch den **Intrinsic Factor**. Dieser Stoff ist notwendig, um Vitamin B_{12} ins Blut aufzunehmen. Der Intrinsic Factor verbindet sich mit dem Vitamin, das mit der Nahrung in den Magen gelangt. Diese Verbindung wird im letzten Dünndarmabschnitt ins Blut aufgenommen. Vitamin-B_{12}-Mangel tritt daher sowohl bei mangelnder Zufuhr als auch bei Magen- und Dünndarmerkrankungen auf. Die Nahrungszusammensetzung und ihr Säuregehalt werden in Magen und Duodenum ständig durch spezielle Messfühler überprüft. Nach Bedarf gibt der Magen Hormone ab, welche die Produktion von Magensaft und Säure anregen. Weitere Botenstoffe erzeugen das Sättigungsgefühl, das u. a. von der Magenfüllung abhängt. Auch Ekelgefühl und das bei Vergiftungen sinnvolle Erbrechen entstehen über Botenstoffe, die passend zum Mageninhalt ausgeschüttet werden. Hohe Alkohol- und Fettmengen lösen daher oft Übelkeit und Erbrechen aus.

Sobald der Magen die Vorverdauung abgeschlossen hat, tritt sein Inhalt durch den Pylorus ins Duodenum über.

2.3 Dünndarm

2.3.1 Aufbau des Dünndarms

Der menschliche Dünndarm gliedert sich in drei Abschnitte:
- den ca. 30 cm langen, c-förmigen Zwölffingerdarm **(Duodenum)**
- den ca. 1,5 m langen Leerdarm **(Jejunum)**
- den ca. 3 m langen Krummdarm **(Ileum)**

Video
→ S. 7, PagePlayer

Das Ileum mündet im rechten Unterbauch in den ersten Teil des Dickdarms, das **Caecum** (**Zökum**; Blinddarm). Der letzte Abschnitt des Ileums heißt **terminales Ileum**. Hier wird die Verbindung aus Intrinsic Factor und Vitamin B_{12} resorbiert. An der Einmündung des Ileums ins Caecum befindet sich die ventilartige **Ileozökalklappe** (→ Abb. 1).

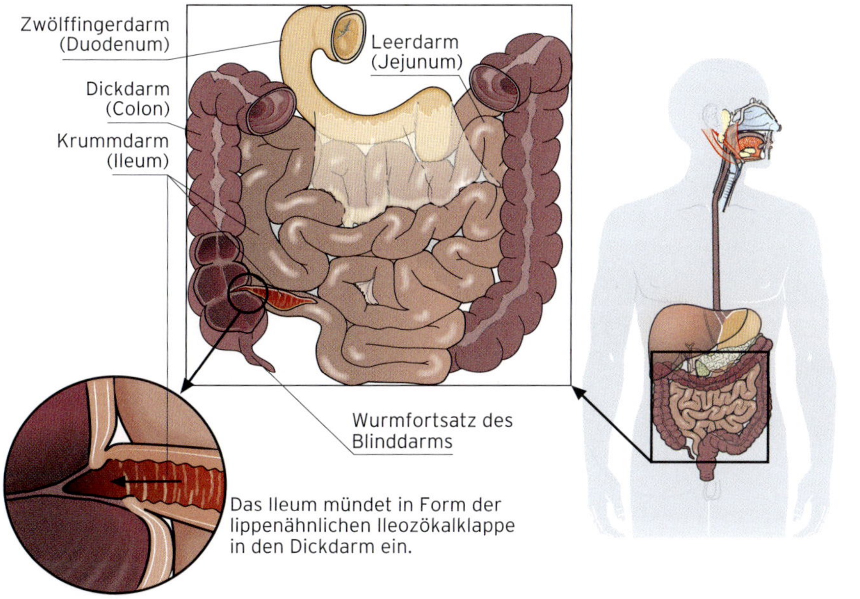

Abb. 1 Dünndarmabschnitte und Übergang zum Dickdarm

2.3.2 Aufgaben des Dünndarms

Die Aufgabe des Dünndarms ist die **Resorption von Nährstoffen**. Diese entstehen durch Zerkleinerung und Aufspaltung der Nahrung. Wichtig sind hierfür die Enzyme des Bauchspeichels, den der exokrine Teil der Bauchspeicheldrüse (das **Pankreas**; → Abb. 2) bildet und ins Duodenum abgibt. Auch hier steuern Messfühler und Botenstoffe die bedarfsgerechte Sekretbildung und -abgabe sowie die Darmbewegungen. Auch die Dünndarmschleimhaut bildet Enzyme, z. B. die Milchzucker spaltende **Laktase** und die Fett spaltende **Lipase**. Die Galle, d. h. die Gallenflüssigkeit, unterstützt die Fettverdauung, indem sie große Fetttropfen zerkleinert und für die Lipase leichter zerlegbar macht. Da viele Verdauungsenzyme durch Säure gehemmt werden, neutralisiert das alkalische Pankreassekret den Speisebrei. Die Ausführungsgänge von Pankreas und Gallenblase münden ins Duodenum (→ Abb. 2). Nach der Zugabe von Pankreas- und Gallensekret wird der Darminhalt gut durchmischt, damit die Enzyme gründlich einwirken und die Nährstoffe freigesetzt werden können.

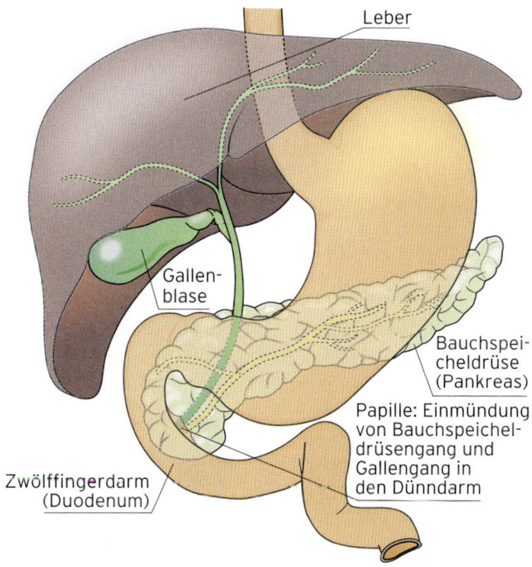

Abb. 2 Anatomie und Lage der Bauchspeicheldrüse

Die Nährstoffe als Endprodukte der Verdauung sind so klein, dass die Darmschleimhaut sie **resorbieren** (ins Blut aufnehmen) kann. Fette werden auch von Lymphgefäßen aufgenommen und mit der Lymphe herznahen Venen zugeführt. Der Darminhalt wird im Dünndarm durch automatische Pendelbewegungen der glatten Muskulatur gründlich durchmischt. Sie bewirken – ähnlich wie die Bewegungen einer Waschmaschinentrommel – die Vermengung des Speisebreis mit Wasser, Enzymen und Gallenwirkstoffen.

Um schnell große Mengen Wasser und Nährstoffe resorbieren zu können, hat die Dünndarmschleimhaut eine sehr große Oberfläche (→ Abb. 1). Sie entsteht zum einen durch die große Länge des Dünndarms und durch die vielen Falten. Jede Falte ist zusätzlich mit unzähligen Zotten besetzt, deren Epithel wiederum dicht mit Saughärchen bedeckt ist. Durch diese Struktur hat der Dünndarm eine Resorptionsfläche von über 200 m^2.

Der größte Teil des Darms ist mit dem **Peritoneum** (Bauchfell) überzogen. Das einschichtige Epithel ist glatt und feucht und ermöglicht eine geschmeidige, reibungsfreie Bewegung aller Darmabschnitte.

Oberflächenvergrößerung am Beispiel des Dünndarms

- Der Dünndarm ist ca. fünf Meter lang.
- Durch seine Falten verdreifacht er seine Oberfläche.
- Durch die Zotten verzehnfacht er sie.
- Durch die Saughärchen an der Zelloberfläche verzwanzigfacht er sie.

So wird eine 3 x 10 x 20 = 600-fache Oberflächenvergrößerung erreicht.

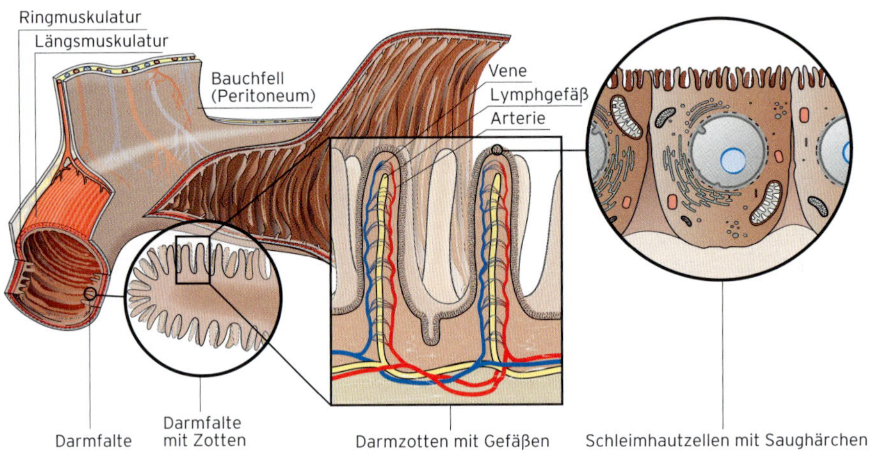

Abb. 1 Aufbau des Dünndarms und der Darmzotten

Der Dünndarm ist der wichtigste Darmabschnitt, weil nur hier Nährstoffe resorbiert werden können. Bei bestimmten Krebserkrankungen kann es erforderlich sein, Abschnitte des GI-Trakts operativ zu entfernen. Muss der Ösophagus entfernt werden, kann Spezialnahrung durch einen Schlauch direkt in den Magen gegeben werden. Wenn man den Magen entnimmt, wird der Ösophagus ans Duodenum angeschlossen. Bei Verlust des Dickdarms, Enddarms bzw. Afters kann ein künstlicher Darmausgang am Bauch angelegt werden. In all diesen Fällen gibt es zwar Ernährungs- und Verdauungsprobleme, aber die Patientin kann weiterhin Nahrung aufnehmen. Fehlt hingegen der Dünndarm als Resorptionsorgan, ist die Betroffene lebenslang auf parenterale Ernährung, d. h. Infusionen mit Nährlösungen, angewiesen.

GLP-1-Analoga → S. 92

Besonderheiten: Dünn- und Dickdarm bilden das Sättigungshormon **GLP-1**. Es wird nach dem Essen ins Blut abgegeben, verstärkt die Insulinabgabe des Pankreas und macht satt. Biochemisch hergestellte Stoffe mit ähnlicher Wirkung, sog. GLP1-Analoga, werden bei Übergewicht und Typ-2-Diabetes eingesetzt.

Enzyme ... sind natürliche Stoffe, die biochemische Vorgänge im Körper ermöglichen. Sie können z. B. Moleküle zerlegen oder zusammensetzen. Auch in Waschmitteln wirken Enzyme. Sie lösen stärke- und eiweißhaltige Flecken aus der Wäsche. Frische Ananas enthält Enzyme, die bei reichlichem Genuss zum Wundwerden der proteinhaltigen Zungenoberfläche führen. Bei oraler Aufnahme werden Enzyme im Magen-Darm-Trakt selbst verdaut und zerlegt.

2.4 Dickdarm

2.4.1 Aufbau des Dickdarms

Der Dickdarm eines Menschen ist etwa so lang wie seine Armspanne (ca. 1,5 m). Er liegt im Unterbauch und umrahmt den geschlungenen Dünndarm (→ Abb. 1). Der Dickdarm besteht aus mehreren Abschnitten:

- **Caecum** (Coecum; Zökum; Blinddarm)
- **Colon** (**Kolon**; Grimmdarm) mit seinen vier Abschnitten
  - Colon ascendens (aufsteigendes Kolon),
  - Colon transversum (quer verlaufendes Kolon),
  - Colon descendens (absteigendes Kolon),
  - Colon sigmoideum **(Sigma; Sigmoid; S-Darm)**
- **Rektum** (Mastdarm)

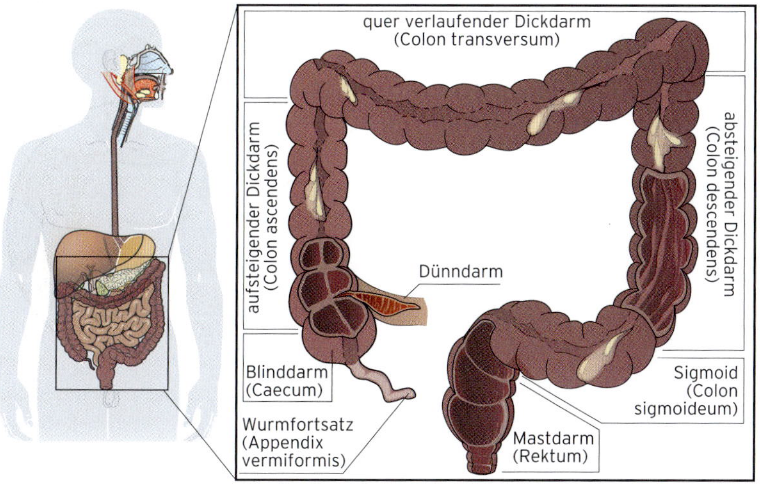

Abb. 1 Dickdarmabschnitte

Der letzte Darmabschnitt, bestehend aus Sigma, Rektum und Anus, wird als **Enddarm** bezeichnet. Den Abschluss des Dickdarms bzw. den Darmausgang bildet der **Anus** (After). Er enthält den mehrschichtigen Schließmuskel, der den Anus für die Stuhl- und Gasentleerung öffnet und danach wieder verschließt (→ Abb. 2).

Das Caecum heißt Blinddarm, weil es nach kaudal „blind" endet. Es bildet eine sackähnliche Ausbuchtung, an der sich die **Appendix vermiformis**, der Wurmfortsatz, befindet (→ Abb. 3). Die Appendix hat u. a. immunologische Aufgaben. Die häufige Appendizitis ist eine Entzündung des Wurmfortsatzes, die fälschlich „Blinddarmentzündung" genannt wird.

Vom Caecum aus verlaufen das aufsteigende Kolon nach kranial, das quer verlaufende Kolon von rechts nach links und das absteigende Kolon nach kaudal. Es schließen sich das Sigma (der s-förmige S-Darm) und das Rektum an. Das Rektum geht in den Anus über.

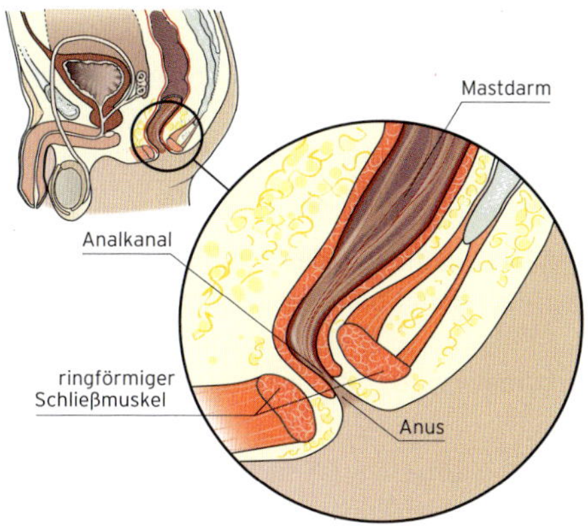

Abb. 2 Anus (After)

Appendizitis
→ S. 51

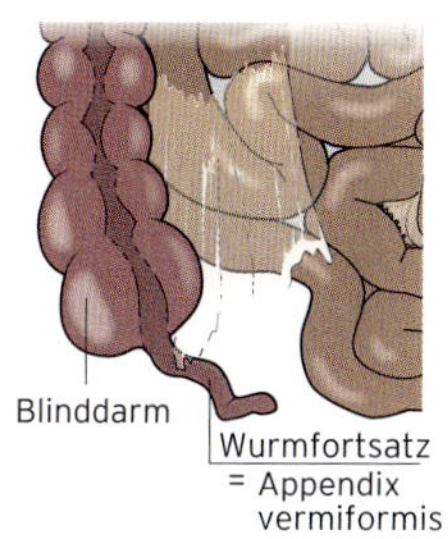

Abb. 3 Wurmfortsatz

2.4.2 Aufgaben des Dickdarms

Die Hauptaufgaben des Dickdarms sind die Eindickung des Darminhalts durch Wasserresorption und die Formung des Stuhls. Ein großer Teil des Wassers, das in den oberen Abschnitten des GI-Trakts zugemischt worden war, wird im Dickdarm resorbiert.

Ca. 9 Liter **Speichel, Magen-, Gallen-, Pankreas- und Jejunumsekret** werden täglich durch Drüsen bzw. Schleimhäute in das Lumen des GI-Trakts abgegeben. Ebenso viel Flüssigkeit resorbieren Ileum und Kolon ins Blut, sodass die Flüssigkeitsbilanz des GI-Trakts ausgeglichen ist. Da **Sekretion** und Resorption nebeneinander passieren, sind die 9 Liter Flüssigkeit nicht gleichzeitig im GI-Trakt.

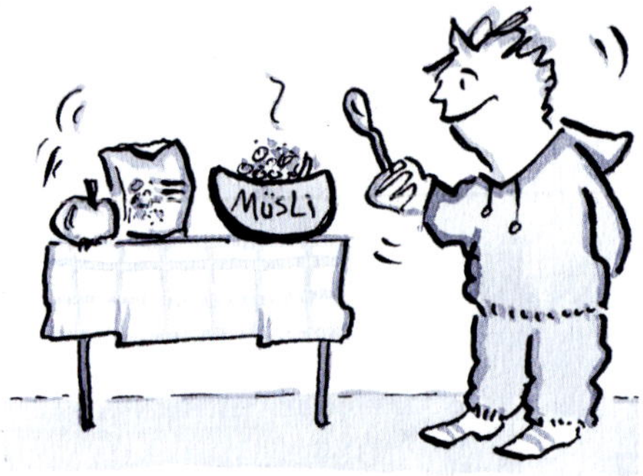

Abb. 1 Ballaststoffreiche Nahrung regt die Darmtätigkeit an.

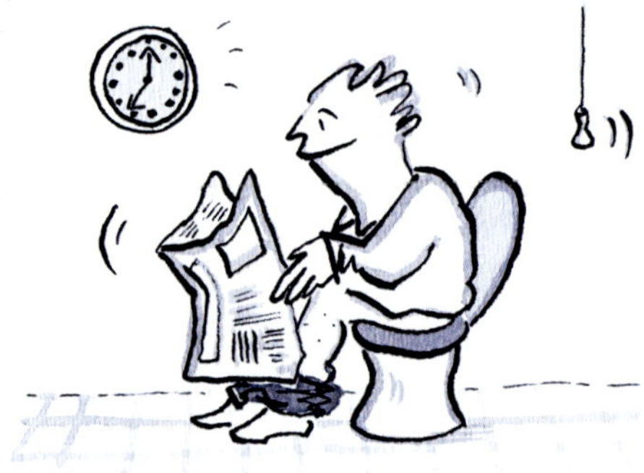

Abb. 2 Morgendlicher Entleerungsreflex des Enddarms

Im Dickdarm lebt die **Darmflora**, die aus mehreren hundert Arten anaerober Bakterien besteht, u. a. dem Bakterium **E. coli (Escherichia coli)**. Die Darmflora hat umfangreiche, z. B. immunologische Aufgaben. Sie unterdrückt die Vermehrung pathogener Keime, bildet Vitamin K für die Blutgerinnung und spaltet bisher unverdaute Kohlenhydrate, z. B. aus Getreide und Hülsenfrüchten, teilweise auf. Völlig unverdauliche Kohlenhydrate, die Ballaststoffe, quellen im Kolon auf und regen durch ihr Volumen die Darmmuskulatur an. So wirkt ballaststoffreiche Nahrung der Stuhlverstopfung (**❙Obstipation)** entgegen. Auf Ernährungsumstellungen mit erhöhter Ballaststoffzufuhr reagiert der Darm ggf. zunächst mit Blähungen. Mit der Zeit passt sich die Darmflora an und zerlegt die Kohlenhydrate so gründlich, dass kaum noch Gase gebildet werden.

Obstipation
→ S. 41

Im Sigma wird der Stuhl geformt. Die Entleerung kann erfolgen, wenn die zahlreichen Nerven im unteren Rektum die Füllung des Mastdarms ans Gehirn senden. Die Stuhlentleerung wird willkürlich gestartet (oder unterdrückt), erfolgt aber überwiegend vegetativ gesteuert. Die Füllung des Magens bewirkt eine große Kolonbewegung und damit eine Entleerung des Enddarms. Dieser Reflex ist morgens am stärksten. Auch Reizungen des Magens, z. B. bei der Gastritis (Magenschleimhautentzündung), bewirken den Entleerungsreflex, weshalb Durchfall bei Gastritis, u. a. durch NSAR, häufig vorkommt.

Der Anus wird durch den **Sphinkter**, den Schließmuskel, verschlossen. Für den Feinabschluss sorgen über dem Sphinkter liegende weiche Gefäßpolster, die **Hämorrhoiden**. Sie hat und braucht jeder Mensch. Erst eine Vergrößerung und Entzündung des Hämorrhoidalpolsters führt zum ❙Hämorrhoidalleiden, das unkorrekt „Hämorrhoiden" genannt wird.

Hämorrhoidalleiden
→ S. 52

Ungefähr 100 Billionen Bakterien besiedeln den Menschen und bilden die Darm-, Haut-, Vaginalflora und weitere „Gesellschaften". Die Mikro-Mitbewohner sind das menschliche Mikrobiom. Es hat viele, erst teilweise bekannte Aufgaben, z. B. für das Immunsystem, den Stoffwechsel und die Psyche. Das Mikrobiom lässt sich kaum beeinflussen, auch wenn viele Nahrungsergänzungsmittel dafür angeboten werden. Bei Darmkrankheiten wie Colitis ulcerosa sind Darmbakterien und sogar „Stuhlspenden" von Gesunden in Kapselform in manchen Fällen hilfreich.

2.5 Leber, Gallenblase, Pfortader und Pankreas

2.5.1 Aufbau der Leber

Die Leber **(Hepar)** ist ein ca. 1,5 bis 2 kg schweres Organ im rechten Oberbauch. Sie liegt dem Zwerchfell an und grenzt kaudal an Kolon und rechte Niere. Die Gallenblase liegt an der Unterseite der Leber und ist im gesunden Zustand nicht tastbar (→ Abb. 1).

Video
→ S. 7, PagePlayer

2.5.2 Aufgaben von Leber, Gallenblase und Pankreas

Die Leber
- bildet Plasmaproteine, Gerinnungsfaktoren, Fibrinogen, Cholesterin usw.,
- bildet die Gallenflüssigkeit und gibt sie ab,
- entgiftet toxische Stoffe aus dem GI-Trakt, z. B. Alkohol und Medikamente,
- speichert Glukose als Glykogen, Fett, Vitamine, Eisen (und Schwermetalle).

Bildlich betrachtet ist die Leber eine chemische Fabrik, die Stoffe herstellt. Gleichzeitig ist sie eine Kläranlage, die Gifte und Abbauprodukte entfernt und außerdem ist sie eine Lagerhalle zur Speicherung von Nährstoffen und anderen Substanzen.

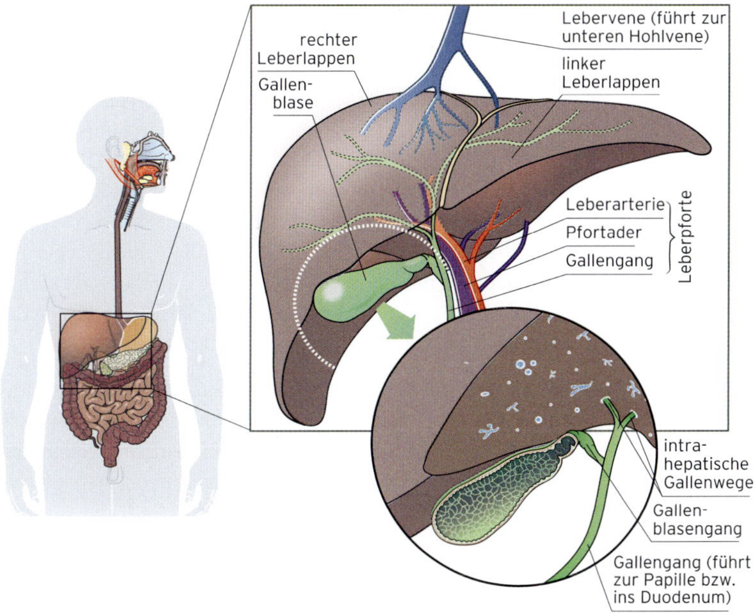

Abb. 1 Aufbau und Lage von Leber und Gallenblase

Entgiftung bedeutet, dass die Leber Giftstoffe abbaut oder umbaut und ihnen so die toxischen Eigenschaften nimmt. Sie verändert einige Stoffe auch so, dass sie wasserlöslich werden und die Nieren sie ausscheiden können. Alle gespeicherten Nährstoffe gibt die Leber bedarfsgerecht an den Blutkreislauf ab. Beim Fasten spaltet sie z. B. Glukose aus langkettigen Glykogenmolekülen ab und hebt so den Blutzuckerspiegel an. Bei Überernährung und/oder Alkoholmissbrauch lagert sie viel Fett ein. Bei Nahrungsmangel bzw. bei gesunder, fettarmer Ernährung wird dieses Fett verbraucht. Wird vermehrt Blut gebildet, z. B. nach einer Blutspende oder in der Schwangerschaft, gibt die Leber gespeichertes Eisen in den Blutkreislauf ab, damit das Knochenmark es in Hämoglobin einbaut. Die Speicherfähigkeit führt auch zur Einlagerung von Schwermetallen wie Blei und Cadmium im Lebergewebe.

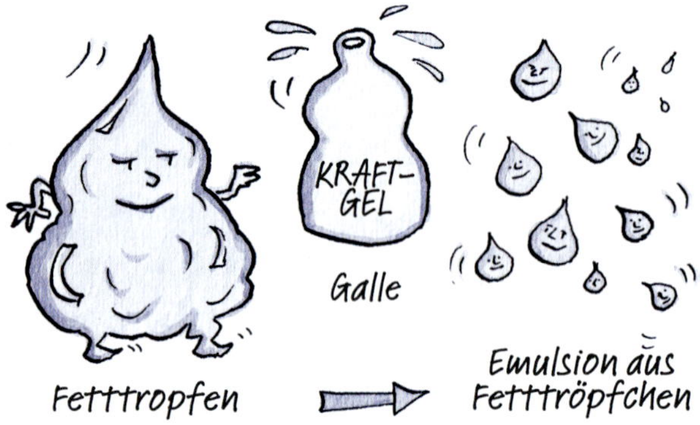

Abb. 1 Emulgieren heißt, Fetttropfen zu zerkleinern.

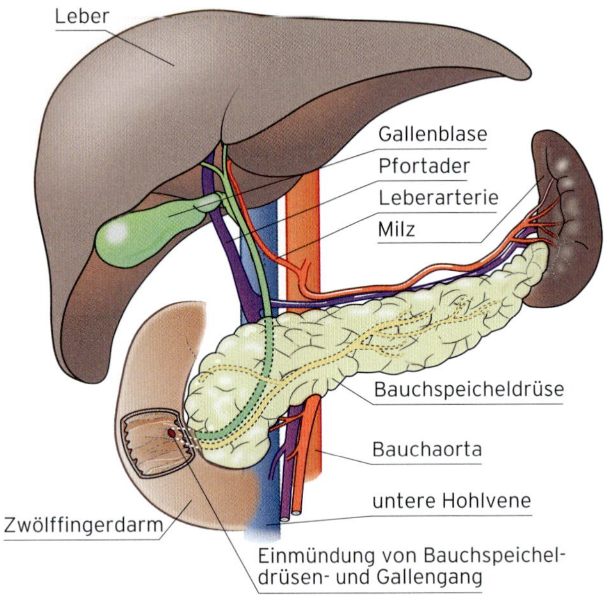

Abb. 2 Leber mit Pfortader (schematisch)

Leberwerte
→ S. 30
Langerhans-Inseln
→ Bd. 2, S. 258

Video
→ S. 7, PagePlayer

Die **Galle**, d. h. die Gallenflüssigkeit, fließt als wässriges Sekret aus den Gallenwegen der Leber direkt ins Duodenum bzw. wird in der Gallenblase gesammelt und eingedickt. Die wässrige Galle heißt **Lebergalle** und das Konzentrat aus der Gallenblase heißt **Blasengalle**. Die Galle **emulgiert** Nahrungsfette, d. h. sie verteilt Fetttröpfchen in Wasser zu einer milchigen Flüssigkeit (→ Abb. 1). Kleine Fetttröpfchen sind durch Lipase viel leichter zu zerlegen als große.

Die Leber nimmt sämtliche durch den Darm resorbierten Stoffe zunächst auf.

Das ganze Blut aus Magen und Darm wird dazu in der **Pfortader** (→ Abb. 2) zusammengeführt und in die Leber geleitet. Sie filtert und prüft das Pfortaderblut und entgiftet darin enthaltene Schadstoffe. Die Leber muss dabei auch Eiweiß aufnehmen, weil konzentrierte Proteine das Gehirn schädigen würden. Bei Leberzirrhose führt der Wegfall dieser Filterfunktion zu vielfältigen neurologischen und psychischen Störungen.

Werden Leberzellen geschädigt bzw. zerstört, treten Enzyme und andere Stoffe aus dem Leberzell-Zytoplasma ins Blut über. Diese Enzyme können als sog. Leberwerte im Serum gemessen werden und zeigen das Ausmaß und die Art von Leberschäden an. Je mehr Zellen zerfallen, desto höher steigen die Leberwerte an. Da ständig Leberzellen erneuert werden und das Zytoplasma alter, zerfallener Leberzellen mit dem Blut fortgeschwemmt wird, sind die Leberwerte nie „Null", sondern haben eine zur Größe der Leber passende normale Höhe. Da Frauen eine kleinere Leber mit weniger Zellen haben, sind die Normbereiche der Leberwerte für Frauen niedriger als für Männer.

Das **Pankreas**, die Bauchspeicheldrüse, bildet als exokrine Drüse den größten Teil der Verdauungsenzyme. Der endokrine Teil, d. h. die Inselzellen der sog. Langerhans-Inseln, geben das blutzuckersenkende Hormon Insulin, das blutzuckersteigernde Hormon Glukagon sowie weitere Botenstoffe ab, die v. a. die Magen-Darm-Tätigkeit regeln. Glukagon regt bei Hunger bzw. hohem Energiebedarf die Leber an, gespeichertes Glykogen wieder in Glukose aufzuspalten. Eine „Pasta-Party" am Vorabend ist daher eine beliebte Methode von Sportlern, um am Wettbewerbstag ohne Verdauungsarbeit über viel Glukose zu verfügen. Glykogen ist im Körper immer mit Wasser verbunden. Möchte man schnell abnehmen und fastet, wird Glykogen abgebaut und man scheidet viel Wasser aus. So verliert man zwar schnell „Pfunde", aber kein Fett.

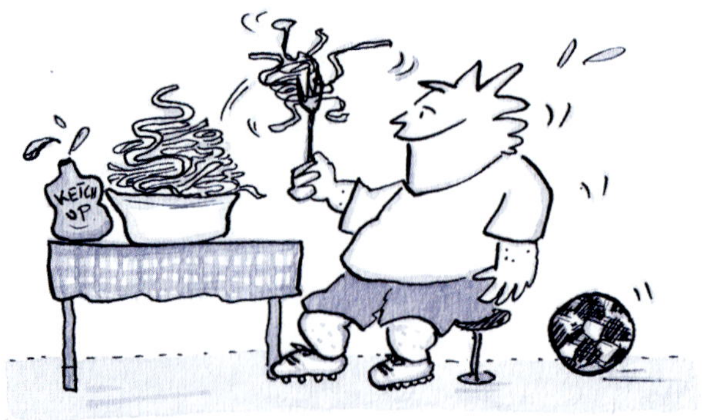

Abb. 3 Pasta-Party

Übersicht über die Organe des Gastrointestinaltrakts und ihrer Funktionen		
Organ	**Sekret(e)**	**Wichtige Funktion(en)**
Mund Os	Speichel	Prüfung, Zerkleinerung und Verflüssigung der Nahrung
Speicheldrüsen Glandula parotis usw.	Speichel mit Amylase	Verflüssigung der Nahrung und Beginn der Stärkespaltung
Speiseröhre Ösophagus		Transport der Nahrung zum Magen
Magen Gaster, Ventriculus	Magensäure, Magensaft mit Pepsin; Verdauungshormon Gastrin, Intrinsic Factor	Sammeln und Desinfektion, Verflüssigung und Durchmischung der Nahrung, Beginn der Proteinverdauung, Vorbereitung der Vitamin-B_{12}-Resorption
Zwölffingerdarm Duodenum		Durchmischung des Speisebreis mit Bauchspeichel und Galle
Bauchspeicheldrüse Pankreas	exokrin: säureneutralisierendes Bikarbonat, Amylase, Lipase, Eiweiß spaltende Enzyme = Proteasen endokrin: v. a. Insulin, Glukagon, Somatostatin	Neutralisierung der Magensäure, enzymatische Zerlegung des Darminhalts, Regulation des Zuckerstoffwechsels und der Tätigkeit des GI-Trakts
Leber Hepar	gering konzentrierte Gallenflüssigkeit (Lebergalle)	die Galle emulgiert, d. h. zerkleinert Fetttropfen; die Leber speichert u. a. Nährstoffe, Vitamine, entgiftet konzentrierte bzw. toxische Stoffe, bildet Plasmaproteine usw.
Gallenblase Vesica fellea/biliaris	konzentrierte Gallenflüssigkeit (Blasengalle)	dickt die Lebergalle ein und gibt bei fettreicher Nahrung Blasengalle ins Duodenum ab
Leer- und Krummdarm Jejunum und Ileum	Laktase, Lipase	Durchmischung und enzymatische Zerlegung des Darminhalts, Resorption, Bildung und Abgabe von Sättigungshormonen wie GLP-1
Wurmfortsatz Appendix vermiformis		immunologische Funktionen; bietet der Darmflora einen Schutzraum, von wo aus sie nach Durchfallerkrankungen den Darm neu besiedelt
Dickdarm Caecum, Colon	Schleim, der die Gleitfähigkeit des Darminhalts verbessert	Rückresorption von Wasser, Spaltung unverdauter Kohlenhydrate und Vitamin-K-Bildung durch die Darmflora, Bildung und Beförderung des Stuhls
Mastdarm Rektum		sammelt den Stuhl bis zur Ausscheidung
After Anus		Stuhl- und Gasentleerung mithilfe von Reflexen, Verschluss des Darmausgangs

→ Terminologie: Anatomie und Funktion des Magen-Darm-Trakts	
Amylase	Stärke spaltendes Enzym aus Speicheldrüsen und Pankreas
Anus	After; Darmausgang
Antrum	Magenausgang
Appendix vermiformis	Wurmfortsatz
Caecum **Coecum; Zökum**	Blinddarm; erster Dickdarmabschnitt nach dem Dünndarm

Colon **Kolon**	Grimmdarm, bestehend aus aufsteigendem, quer verlaufendem und absteigendem Kolon sowie dem Sigmoid
Colon ascendens	aufsteigender Kolonanteil
Colon descendens	absteigender Kolonanteil
Colon transversum	quer verlaufender Kolonanteil
Dickdarm	Zökum, Kolon und Rektum
Dünndarm	Duodenum, Jejunum und Ileum
Duodenum	Zwölffingerdarm
Escherichia coli **(E. coli)**	von Theodor Escherich entdecktes Darmbakterium
Enddarm	Sigma, Rektum und Anus
Fundus	Magengewölbe
Gaster **Ventriculus**	Magen; bestehend aus den Teilen Kardia, Fundus, Korpus und Antrum
Gastroenterologie	Lehre von den Erkrankungen des Magen-Darm-Trakts
Gastrointestinaltrakt **(GI-Trakt)**	Magen-Darm-Trakt; Verdauungstrakt
Hämorrhoiden	weiches Gefäßpolster für den Feinabschluss des Anus
Hepar	Leber
Hiatus	Zwerchfellöffnung für den Durchtritt des Ösophagus
Ileozökalklappe	ventilartiger Übergang zwischen terminalem Ileum und Caecum
Ileum	Krummdarm (längster Dünndarmabschnitt)
Intrinsic Factor	von der Magenschleimhaut gebildeter Stoff, der für die Resorption von Vitamin B_{12} im Dünndarm erforderlich ist
Jejunum	Leerdarm (Dünndarmabschnitt zwischen Duodenum und Ileum)
Korpus	Magenkörper
Kurvatur	Magenkrümmung
Laktase	Milchzucker spaltendes Enzym der Dünndarmschleimhaut
Lipase	Fett spaltendes Pankreas- und Dünndarmenzym
Ösophagus	Speiseröhre
Os (Adj. **oral**)	(sprich: „Ohs“) Mund
Pankreas	Bauchspeicheldrüse
Pepsin	Eiweiß spaltendes Enzym des Magensaftes
Peristaltik	wellenförmige Bewegungen des Darms in Richtung Anus

Peritoneum	Bauchfell
Pfortader **Vena portae**	Blutgefäß, welches das Blut aus dem GI-Trakt zur Leber führt
Protease	Eiweiß spaltendes Enzym
Pylorus	Magenpförtner (Schließmuskel am Magenausgang)
Rektum (Rectum)	Mastdarm
Sekretion (Verb **sezernieren**)	Absonderung eines Sekrets durch eine Drüse
Sigma; Sigmoid; S-Darm; Colon sigmoideum	S-Darm (s-förmiger Teil des Kolons am Übergang zum Rektum)
Sphinkter	Schließmuskel
terminales Ileum	letzter Dünndarmabschnitt vor dem Caecum
unterer Ösophagus-sphinkter	unterer Speiseröhrenschließmuskel, der die Speiseröhre gegenüber dem Mageneingang abschließt
Vesica fellea **Vesica biliaris**	Gallenblase

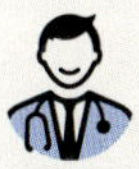

Seitenstiche ... entstehen bei sportlicher Betätigung besonders nach dem Essen. Eine Theorie ihrer Entstehung ist: Nach Mahlzeiten befindet sich viel Blut im GI-Trakt, weil er dann intensiv arbeitet. Muskelaktivität erfordert ebenfalls eine Menge Blut. Leber und Milz enthalten viel Blut, das als Reservepool bezeichnet wird. Bei Bedarf geben sie es in den Funktionspool, das zirkulierende Blut des Kreislaufs, ab. Das „Ausquetschen" der Blutreserven erzeugt Seitenstechen. Möglicherweise sind auch Zwerchfell und Peritoneum am Entstehen der rätselhaften Schmerzen beteiligt. Eine Pause hilft gegen die Beschwerden.

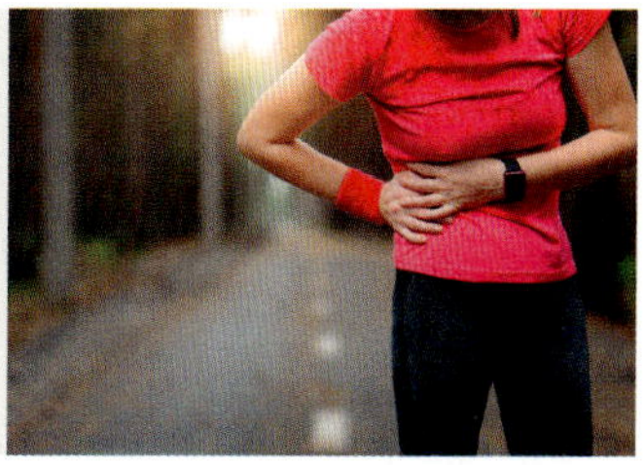

Aufgaben

1 Zählen Sie die Organe auf, welche die Nahrung, vom Mund beginnend, passiert.
2 Nennen Sie Verdauungsenzyme und die von ihnen gespaltenen Stoffe.
3 Welche Aufgaben erfüllt die Leber?
4 Geben Sie an, welche Drüsen ihr Sekret ins Duodenum abgeben.
5 Welche Stoffe bildet die Magenschleimhaut und welche Funktionen haben sie?
6 Woraus besteht die Darmflora und welche Funktionen erfüllt sie?
7 Erklären Sie den Begriff Oberflächenvergrößerung am Beispiel des Dünndarms.
8 Warum ist der Begriff Blinddarmentzündung nicht korrekt?
9 Welche Sekrete bilden der exokrine und endokrine Teil des Pankreas?
10 Wie entsteht ein Anstieg der Leberwerte?
11 Aus welchen Darmanteilen bestehen jeweils Dünndarm, Dickdarm und Enddarm?
12 Erklären Sie Lage und Funktion der Hämorrhoiden.
13 Welcher Nährstoff wird nach der Resorption in Lymphgefäßen transportiert?
14 Nennen Sie die Funktionen der Gallenflüssigkeit und der Gallenblase.

Interaktive Übungen
→ S. 7, PagePlayer

3 Diagnostik bei Erkrankungen des Gastrointestinaltrakts

3.1 Anamnese und klinische Untersuchung

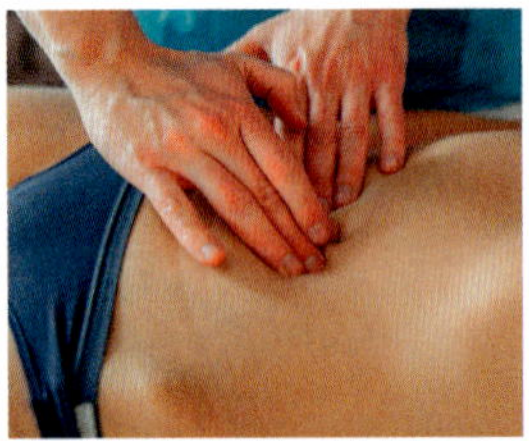

Abb. 1 Palpation des Abdomens

Die gründliche **Anamnese** ist auch bei Erkrankungen des GI-Trakts wichtig. Die richtigen Fragen können helfen, z. B. ein Magengeschwür von Gallenkoliken und ein Hämorrhoidalleiden von einer infektiös bedingten Darmblutung zu unterscheiden.

Auch die **Inspektion** liefert wichtige Hinweise. So kann eine Abmagerung auf chronischen Durchfall oder Krebs hindeuten, ein Ikterus (Gelbfärbung der Haut) bei Leberkrankheiten (z. B. Metastasen) auftreten oder ein auffallend dickes **Abdomen** bei Aszites (Bauchwassersucht) als Hinweis auf eine Leberzirrhose vorkommen.

Gastritis
→ S. 42
Appendizitis
→ S. 51

Bei der **Palpation** des Abdomens (→ Abb. 1) zeigt sich, ob die Bauchdecke weich ist oder ob ein Widerstand, eine sog. **Resistenz**, tastbar ist. Hinter Resistenzen können sich Tumoren verbergen, aber auch Stuhlverstopfung oder sogar eine nicht bekannte Schwangerschaft, d. h. ein Fetus. Oft sind bestimmte Stellen schmerzhaft auf Druck bzw. auf Berührung, z. B. der Magen bei Gastritis und der rechte Unterbauch bei Appendizitis. Ist die Bauchdecke brettartig verhärtet, spricht man von Abwehrspannung. Sie kommt bei Bauchfellentzündung vor, z. B. nach einem Darmdurchbruch. Die **Auskultation** der Darmgeräusche zeigt eine verstärkte oder fehlende Peristaltik an und weist z. B. auf eine entzündliche Krankheit oder einen Darmverschluss hin.

Entzündungswerte
→ Bd. 1, S. 305
Nierenfunktionswerte
→ Bd. 2, S. 247
Tumormarker
→ Bd. 2, S. 296

3.2 Blutuntersuchungen

Die Labordiagnostik bei Krankheiten des Abdomens umfasst zahlreiche Blutuntersuchungen, z. B. Entzündungs-, Nieren- und Leberwerte sowie serologische Tests und Tumormarker. Bei Erkrankungen bzw. Verdacht auf Erkrankungen der Leber und des Pankreas werden bestimmte Blutwerte im Serum bestimmt:

Serumdiagnostik bei Leber- und Pankreaskrankheiten

Messwert und Bedeutung	Normbereich Frau/Mann		Ursachen erhöhter Werte (Beispiele)
GOT = AST = ASAT (Leberenzym) **G**lutamat-**O**xalacetat-**T**ransaminase	<35 U/L	<50 U/L	Leberzellschaden durch Fettleber, Alkohol, Medikamente, Virushepatitis, Autoimmunkrankheiten, Metastasen bzw. Kombinationen schädlicher Einflüsse
GPT = ALT = ALAT (Leberenzym) **G**lutamat-**P**yruvat-**T**ransaminase			
Gamma-GT = γ-GT = GGT (Leberenzym) **G**amma-**G**lutamyl-**T**ransferase	<40 U/L	<60 U/L	
AP (Gallenwegs- und Knochenenzym) alkalische **P**hosphatase	35–105 U/L	40–130 U/L	Leberschaden und/oder Knochenumbau
Bilirubin (Gallenfarbstoff; Sekretionsleistung)	<1,2 mg/dL		Hepatitis, Gallenstau
Cholinesterase (Syntheseleistung der Leber)	4–13 U/mL		**erniedrigt** bei Leberschaden
Gesamteiweiß (Syntheseleistung der Leber)	6–8,4 g/dL		
INR (Maß für die Gerinnungsstoffproduktion)	1,0		Leberschaden, Phenprocoumon-Therapie
Amylase (Enzym aus Glandula parotis und Pankreas)	<100 U/mL		Pankreatitis, Parotitis
Lipase (Pankreas-Enzym)	<60 U/L		Pankreatitis

3.3 Stuhldiagnostik

3.3.1 Stuhlprobengewinnung

Bei Verdacht auf eine infektiöse Darmerkrankung, z. B. eine Durchfallerkrankung durch Salmonellen, wird eine Stuhlprobe zur mikrobiologischen Diagnostik ins Labor geschickt. Für den Probentransport gibt es Spezialröhrchen (→ Abb. 1). Die Patientin nimmt eine etwa bohnengroße Menge Stuhl mit dem am Deckel angebrachten Löffel auf, füllt sie in das Röhrchen und schraubt es zu. Die MFA prüft, ob der Deckel fest verschlossen ist, und legt das Probenröhrchen in eine passende, mit saugfähigem Papier ausgelegte Transporthülse. Sie verschließt das Transportgefäß, beschriftet es mit den notwendigen Daten und gibt es mit dem Begleitschein dem Boten zum Versand. Nur ausnahmsweise werden Stuhlproben per Post bzw. Transportdienst versandt, da lange Lagerung und extreme Temperaturen Proben verändern können.

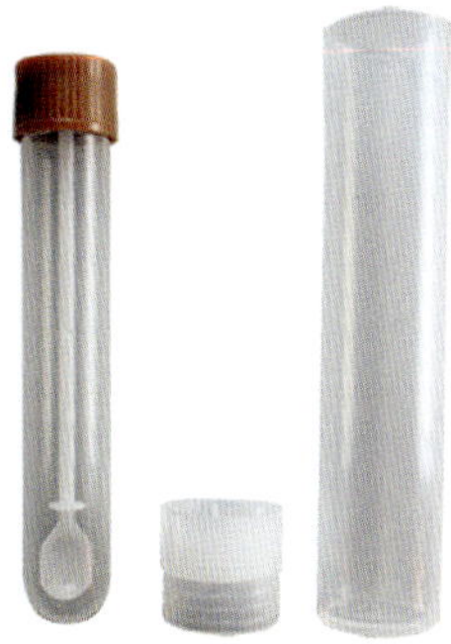

Abb. 1 Stuhlprobenröhrchen mit Transporthülse

Die meisten Toiletten sind heute Tiefspül-WCs, bei denen der Stuhl ins Wasser des Abflussrohres fällt. Dies erschwert die Stuhlprobengewinnung. Klemmt man ein mehrfach gefaltetes Zeitungspapier zwischen Toilettenschüssel und -brille, kann der Stuhlgang auf das Papier erfolgen. Die Probennahme ist dann einfach und das verschmutzte Papier kann nach dem Abspülen des Stuhls entsorgt werden. Beim **iFOBT** wird ein spezieller Papierstreifen als Stuhlauffanghilfe mitgeliefert, der mit dem Stuhl abgespült werden kann.

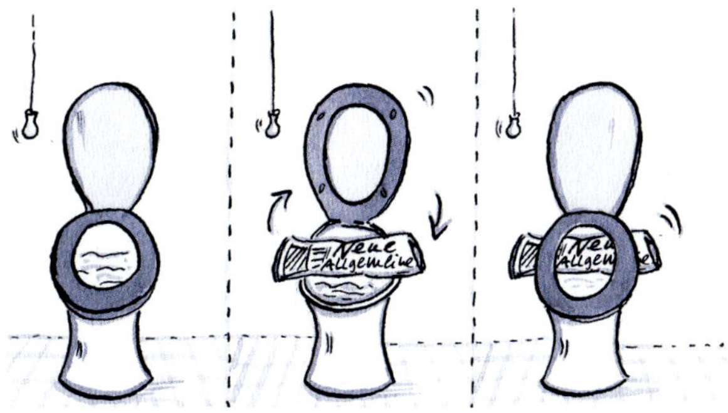

3.3.2 Stuhltest auf okkultes Blut (Okkultbluttest)

iFOBT
→ S. 32

Krankhafte Veränderungen des Darms, wie Darmkrebs und seine Vorstufen, haben eine empfindliche Oberfläche mit dünnen Blutgefäßen. Daraus kann Blut in oder auf den Stuhl gelangen. Kleine Blutspuren sind mit bloßem Auge nicht sichtbar. Stuhltests zum Nachweis von **okkultem,** d. h. nicht sichtbarem Blut werden als Screening-Tests durchgeführt. Das heißt, sie dienen in einer Zielgruppe mit erhöhtem Krankheitsrisiko zur Früherkennung (noch) symptomloser Krankheiten.

Indikation: Der präventive **Okkultbluttest** wird zur Darmkrebs-Früherkennung Patientinnen und Patienten zwischen 50 und 54 Jahren jährlich, ab 55 Jahren (nur bei Ablehnung der Vorsorge-Darmspiegelung) alle zwei Jahre angeboten. Männern wird die erste Vorsorge-Darmspiegelung schon mit 50 Jahren ermöglicht, Frauen mit 55 Jahren. Zum Nachweis eines Blutverlusts über den Darm, d. h. kurativ, kann der Test auch bei anderen Patientengruppen und Altersklassen eingesetzt werden.

MERKE Sieht eine Patientin Blut auf dem Stuhl, mit dem Stuhl vermischt oder am Toilettenpapier, ist der Nachweis einer Blutung aus dem Gastrointestinaltrakt bereits positiv. Ein Okkultbluttest ist dann nicht mehr sinnvoll. Die Blutungsquelle muss durch Koloskopie abgeklärt und behandelt werden.

Vorbereitung: Die Patientin kann sich vor dem Okkultbluttest **iFOBT** (**i**mmunologischer **f**äkaler **O**kkult**b**lut**t**est) normal ernähren. Der Test kann jederzeit nach dem Stuhlgang durchgeführt werden, möglichst an einem Arbeitstag (s. u.). Frauen, die noch ihre Regelblutung haben, führen den Test erst drei Tage nach dem Ende der Menstruation durch.

Durchführung: Die MFA gibt der Patientin das Stuhltest-Set mit. Es besteht aus dem Probenröhrchen (→ Abb. 2), einer schriftlichen Anleitung, einer Stuhlauffanghilfe aus Papier und einem blickdichten Beutel für die Rückgabe. Die Patientin klebt den Papierstreifen nach Anleitung auf den Toilettensitz (→ Abb. 1) und setzt darauf den Stuhl ab. Sie sticht dann – nach Herstellerangabe – das Entnahmestäbchen z. B. viermal in den Stuhl ein und streicht anschließend damit einmal kreuzweise über die Stuhloberfläche. Dann steckt sie das Stäbchen in das Probenröhrchen, in dem sich eine spezielle Flüssigkeit befindet, verschließt das Röhrchen und schwenkt es leicht hin und her.

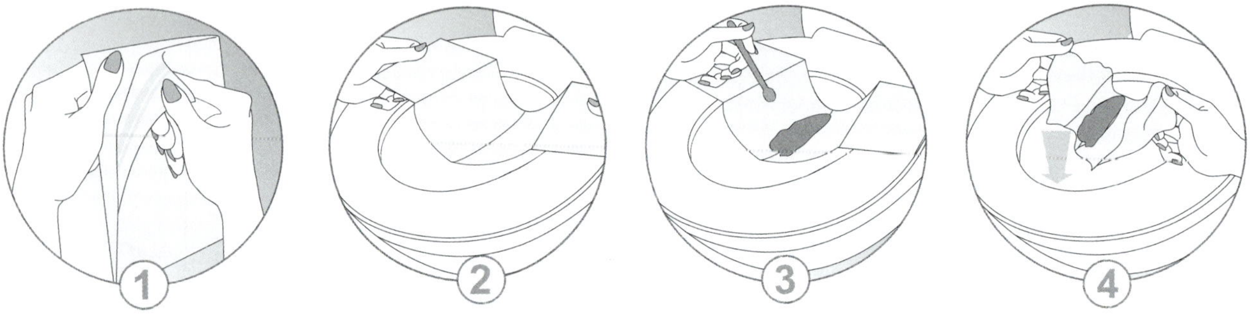

Abb. 1 Benutzung der Stuhlauffanghilfe

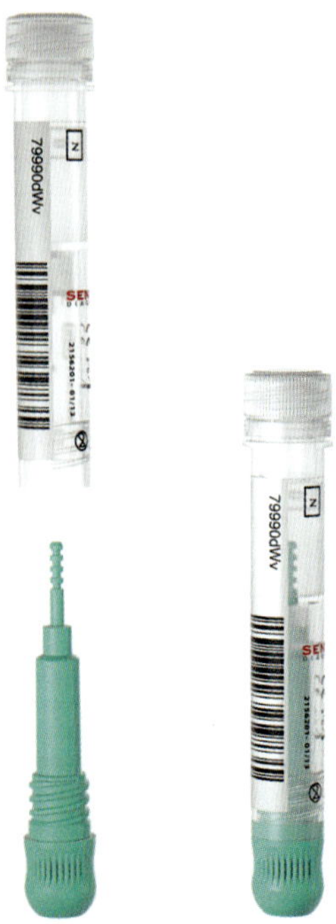

Abb. 2 Probenröhrchen für den iFOBT

Probenrückgabe und -weiterleitung: Die MFA weist die Patientin bei der Testausgabe an, dass sie **am Tag der Probennahme**, spätestens aber am Folgetag, das Röhrchen in der Praxis abgibt. Das ist wichtig, da frische Proben am besten geeignet sind. Deshalb sollte die Patientin den iFOBT nicht vor Wochenenden oder Feiertagen durchführen. Ältere Proben führen eher zu falsch negativen Ergebnissen. Das heißt, dass okkultes Blut nicht nachgewiesen wird und damit Darmkrebs nicht oder nicht früh genug entdeckt wird. Die MFA sendet das beschriftete Röhrchen mit Begleitschein in das auswertende Labor weiter.

Aussagekraft und Bewertung: Der iFOBT weist okkultes Blut im Stuhl nach. Bei positivem iFOBT ist eine Darmerkrankung, auch Darmkrebs, wahrscheinlicher. Meistens liegt aber kein Darmkrebs vor, sondern nur ein oder mehrere Darmpolypen. Ein **Polyp** ist eine (noch) gutartige Schleimhautwucherung, die mit der Zeit zu einem Karzinom werden kann. Polypen lassen sich bei der Koloskopie gut finden und meistens auch abtragen. **Ein positiver iFOBT ist eine Indikation zur Koloskopie.** Durch sie kann nicht nur Darmkrebs früh entdeckt, sondern ggf. sogar die Krebsentstehung verhindert werden, indem (noch) gutartige Polypen entfernt werden. Der iFOBT kann so die Darmkrebs-Sterblichkeit vermindern. Die beste Aussagekraft hat aber die Koloskopie, weil dabei die gesamte Dickdarmschleimhaut gründlich nach Veränderungen abgesucht wird. Der iFOBT kann bei Patientinnen und Patienten zwischen 50 und 54 Jahren Polypen und Krebs ggf. früh erkennen, die Vorsorge-Koloskopie ab 55 Jahren (für Männer ab 50 Jahren) ist aber eine weit bessere und sicherere Früherkennungsuntersuchung als der iFOBT alle zwei Jahre. Bei Beschwerden, d. h. kurativ, ist ohnehin eine Koloskopie indiziert.

Befundmitteilung (Vorschlag):

MFA: „In Ihrem Stuhltest sind Blutspuren nachgewiesen worden."

(mit einer Pause gibt die MFA der Patientin die Gelegenheit, Fragen zu stellen)

MFA: „Die Ärztin wird mit Ihnen besprechen, welche Untersuchung zur Klärung der Ursache für Sie infrage kommt."

(kurzfristigen Gesprächstermin in der Arztpraxis vereinbaren)

MFA: „Viele Menschen mit positivem Testergebnis haben sog. Polypen, d. h. gutartige Schleimhautwucherungen im Darm. Diese können nach Jahren zu Darmkrebs werden. Bei einer Darmspiegelung kann man Polypen schmerzlos entfernen, bevor sie gefährlich werden. Es war gut, dass Sie den Test durchgeführt haben."

3.4 Sonografie des Abdomens

Definition: Ultraschalluntersuchung des Bauchraums und des **Retroperitoneums**. Das Retroperitoneum ist der Bereich dorsal des Bauchraums, in dem sich u. a. die Nieren, die Bauchaorta und zahlreiche Lymphknoten befinden.

Untersuchungsprinzip: Der Schallkopf sendet **Ultraschall** aus, d. h. Schallwellen oberhalb des vom Menschen hörbaren Bereichs (über 20 000 Hz). Die Gewebe **reflektieren** den Schall. Sie werfen ihn je nach Gewebeart in unterschiedlicher Weise zurück. Der reflektierte Ultraschall ist das Echo der ausgesandten Schallwellen. Der Schallkopf nimmt die reflektierten Schallwellen auf und das Gerät erstellt daraus bewegte Schwarz-Weiß-Bilder. Diagnostischer Ultraschall ist unschädlich und wird auch bei Kindern und Schwangeren eingesetzt. Die Abdomen-Sonografie dauert ca. 15 min und ist schmerzfrei.

Hertz (Hz)
Einheit für Frequenz;
1 Hz = eine Welle/Sekunde

Untersuchte Organe: Bei der Abdomen-Sonografie werden routinemäßig Leber, Gallenblase, Milz, Pankreas, Bauchaorta und Nieren beurteilt. Auch die Blase, evtl. nach Miktion darin verbliebener Restharn und ggf. die Prostata können dargestellt werden. Zur Untersuchung des Darms trägt die Sonografie nur in bestimmten Fällen bei; in den meisten Fällen ist die Endoskopie die am besten geeignete Methode.

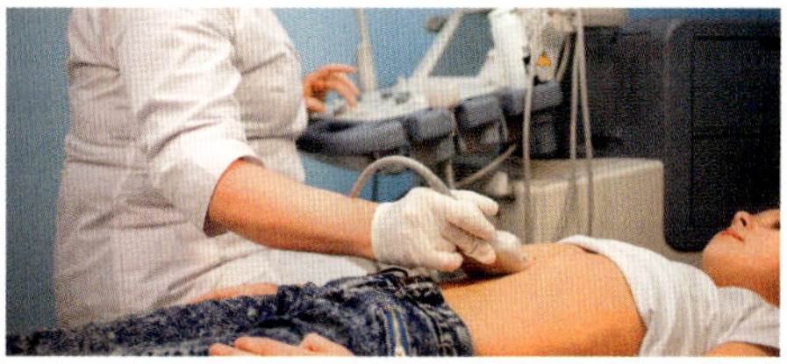

Abb. 1 Sonografie des Abdomens

Indikationen: Beschwerden im Bereich des Bauchraums und der Nierengegend; Befunde, die auf Krankheiten von Bauchorganen und Nieren hindeuten, z. B. erhöhte Blutwerte; Verlaufskontrollen, Staging (Feststellung des Stadiums der Krebsausbreitung) und Nachsorge bei Krebs

3.4.1 Vorbereitung

Die Patientin bleibt mindestens 6 h vor der Sonografie nüchtern. Speisen im Magen würden die Sicht z. B. auf das Pankreas stören und fetthaltige Speisen und Getränke, z. B. Milch im Kaffee, würden zur Entleerung der Gallenblase führen, wodurch sie nicht mehr beurteilbar wäre. Die MFA bittet die Patientin, den Bauch frei zu machen und sich mit dem Rücken auf die Untersuchungsliege zu legen. Hose bzw. Rock werden bis zur Leiste hinuntergezogen und mit Papier vor dem Ultraschallgel geschützt. Das Kopfteil der Liege kann etwas erhöht werden. Die MFA dunkelt den Raum ab und gibt die Patientendaten in das Ultraschallgerät ein.

3.4.2 Durchführung

Die Ärztin gibt Ultraschallgel auf den Schallkopf. Das Gel verhindert, dass sich Luft zwischen Schallkopf und Haut befindet, und verbessert so das Bild. Sie bewegt den Schallkopf über den Bauch der Patientin, um die einzelnen Organe darzustellen. Die Patientin atmet auf Aufforderung tief ein und hält die Luft an, z. B. für die Untersuchung der Nieren. Sie verlagern sich bei tiefer Inspiration nach kaudal, werden dann nicht mehr von den Rippen verdeckt und sind so besser zu sonografieren. Einige Organe können dreidimensional vermessen werden, z. B. Nieren und Milz. Die Sonografie-Ergebnisse werden dokumentiert, die aussagekräftigsten Bilder gespeichert und ggf. ausgedruckt. Nach der Untersuchung reicht die MFA der Patientin Papiertücher zum Entfernen von Gelresten und entsorgt diese anschließend. Gebrechlichen Patientinnen entfernt sie das Gel und hilft beim Ankleiden.

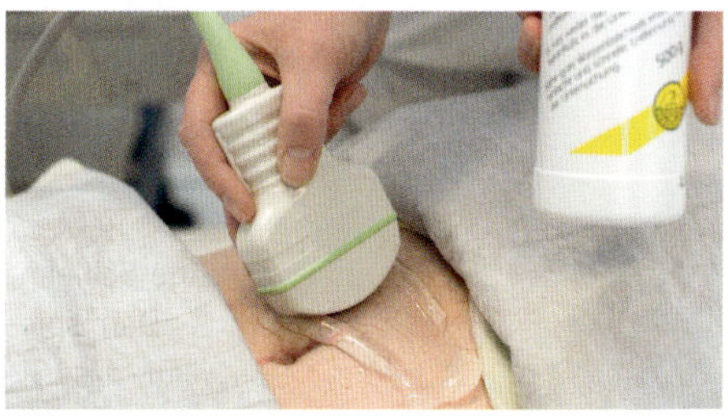

Abb. 2 Ultraschallkopf mit Gel

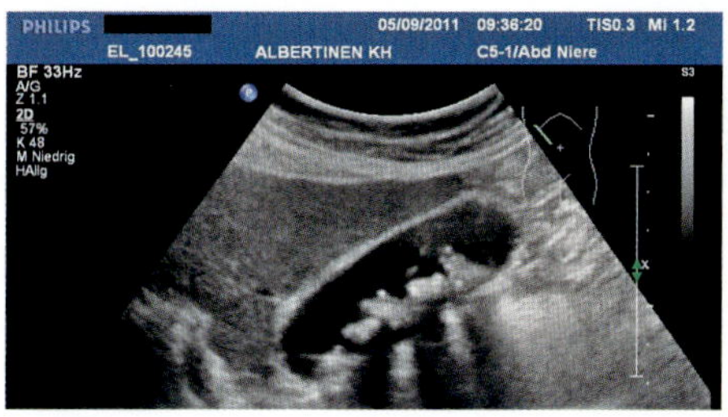

Abb. 3 Gallenblase mit Steinen im Ultraschallbild

Typische diagnostische Möglichkeiten und Befunde der Sonografie (Beispiele)

Organ	D = diagnostische Aussage; B = typische Befunde; S = Sonstiges	ggf. Vorbereitung
Sonografie des Abdomens und Retroperitoneums		
Leber	**D:** Größe, Dichte, Struktur **B:** Verdichtung bei Fettleber oder Zirrhose, Metastasen, Aszites (Bauchwassersucht) **S:** Sichtkontrolle bei Leberbiopsie	– Terminvergabe: morgens nüchtern einbestellen, ggf. wenig fettfreie Flüssigkeit trinken und notwendige Medikation einnehmen lassen – am Vortag der Untersuchung sollte auf blähende Speisen verzichtet werden – Untersuchungsraum abdunkeln, Liege vorbereiten, Papiertücher bereitlegen
Gallenblase	**D:** Konkremente (Steine), Tumor **B:** Gallensteine oder Gallengrieß, Tumor	
Gallengänge	**D/B:** Erweiterung, Gallenstau, Steine, Tumor	
Pankreas	**D:** Entzündung, Tumor, Abflussstau **B:** Pankreatitis, Tumor, Verkalkungen	
Milz	**D:** Größe, Struktur, Verletzung **B:** Milzvergrößerung, Milzriss nach Unfall	
Nieren	**D/B:** Steine, Zysten, Entzündung, Tumor	keine
Bauchaorta	**D/B:** Aneurysma, Arteriosklerose	
Sonografie weiterer Organe		
Beinvenen	**D/B:** Beinvenenthrombose	keine
Schilddrüse	**D:** Größe, Struktur, Knoten, Tumor **B:** Vergrößerung, Verkleinerung, Knoten, Zysten, Karzinom **S:** Sichtkontrolle bei Biopsie	– Kopfteil der Untersuchungsliege flach stellen – Hals frei machen und Halsschmuck abnehmen lassen

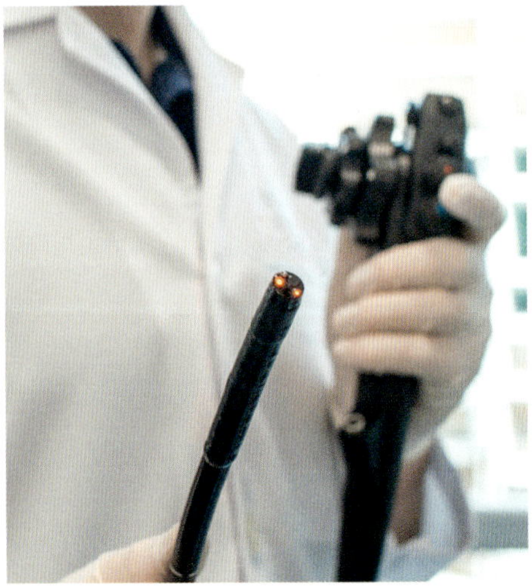

Abb. 1 Video-Endoskop

3.5 Endoskopie

Definition: Endoskopie heißt wörtlich „Hineinschauen". Gemeint ist das Ausleuchten und Betrachten von Hohlorganen und Körperhöhlen mit einem **Endoskop**.

Endoskope sind meist biegsame schlauchförmige Instrumente mit glatter Oberfläche sowie einer Lichtquelle und einem Videochip am beweglichen Ende. Viele Endoskope haben Absaug-, Spül- und Instrumentierkanäle. Sie ermöglichen es, am Endoskopende mit Wasser zu spülen, abzusaugen und Injektionen, Biopsien und andere Eingriffe durchzuführen. Die endoskopischen Bilder werden auf einen Monitor übertragen und stark vergrößert dargestellt.

Endoskopien und Endoskope werden nach dem untersuchten Organ benannt, z. B.
- Gastroskopie: Inspektion des Magens mit dem Gastroskop
- Koloskopie: Inspektion des Dickdarms mit dem Koloskop
- Laparoskopie: Inspektion der Bauchhöhle mit dem Laparoskop
- Rektoskopie: Inspektion des Mastdarms mit dem Rektoskop

Risiken: Endoskopien können zu Verletzungen der untersuchten Organe führen. Blutungen können nicht immer endoskopisch gestillt werden. Eine seltene Komplikation ist die **Perforation** (Durchstoßen der Organwand) mit dem Endoskop. Perforationen erfordern eine unverzügliche Operation zum Verschluss der Verletzung. Bei **Narkose** bzw. **Sedierung** kommt das Narkoserisiko hinzu. Vorsorglich werden Blutgerinnung (INR, PTT) und Thrombozytenzahl vor der Endoskopie überprüft, da es bei der Biopsie immer etwas blutet und Blutungsquellen in Hohlorganen nicht durch Druck gestillt werden können. Antikoagulanzien, sog. Blutverdünner, werden nach ärztlicher Anweisung in der Regel vor Endoskopien abgesetzt.

INR, PTT
→ Bd. 2, S. 18

3.5.1 Narkosen bei Endoskopien

Viele Menschen haben Angst vor der Endoskopie, auch vor Schmerzen bei der Untersuchung oder empfinden Schamgefühl. Daher wünschen sie sich eine Sedierung bzw. Narkose. Andere möchten die Untersuchung bei vollem Bewusstsein erleben und/oder anschließend arbeiten und Auto fahren, sodass sie auf eine Beruhigungsspritze bzw. Narkose lieber verzichten.

Definition: Bei einer **Narkose** (Allgemeinanästhesie, Vollnarkose) wird die Patientin medikamentös in einen bewusstlosen Zustand gebracht. Reflexe, Schmerzempfinden und Muskelspannung sind stark herabgesetzt bzw. ausgeschaltet. Da nun auch die Atmung aussetzt, muss die Patientin während einer Vollnarkose beatmet werden. Dazu wird sie in der Regel intubiert. Man spricht daher von **Intubationsnarkose (ITN)**. Sie ist für größere chirurgische Eingriffe notwendig. Bei der **Regional-** und **Lokalanästhesie** (regionale bzw. lokale Betäubung) ist die Patientin wach, während ein Teil ihres Körpers durch Lokalanästhetika schmerzfrei gemacht wird. Ein Beispiel für eine Regionalanästhesie ist die Rückenmarksnarkose, z. B. beim Kaiserschnitt. Lokalanästhesien werden etwa vor dem Nähen von Platzwunden oder der Entfernung von Muttermalen gesetzt.

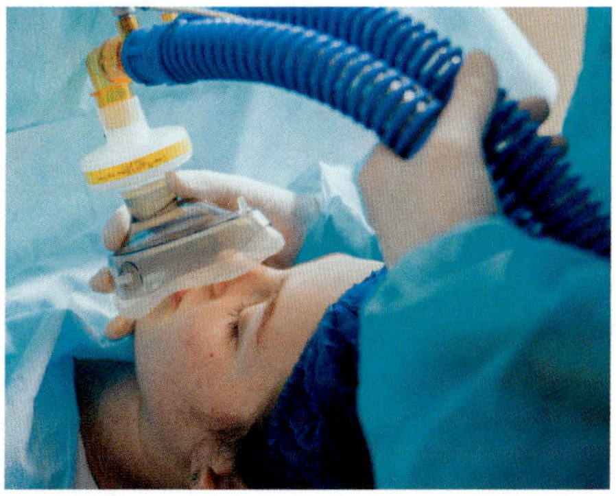

Abb. 1 Narkose

Intubation
→ Bd. 2, S. 83

Vorgehen: Für Endoskopien wird die Patientin nur medikamentös sediert; d. h. sie atmet selbst und kann ggf. reagieren, wenn sie etwa zum Schlucken oder zum Lagewechsel aufgefordert wird. Man spricht auch von „Schlafnarkose" oder „Beruhigungsspritze". Nach der Untersuchung kann die Patientin sich an die Zeit in Narkose, auch an die Untersuchung, nicht erinnern. Die Sedierung, die meistens mit den Wirkstoffen Midazolam oder Propofol erfolgt, birgt Risiken, z. B. einen Atemstillstand. Die genannten Medikamente dürfen daher nur von **Anästhesistinnen** (Narkoseärztinnen) oder anästhesiologisch ausgebildeten Ärztinnen angewendet werden. Nach der Endoskopie ruht sich die Patientin einige Zeit in der Praxis aus und wird überwacht, bis die Narkoseeffekte abgeklungen sind.

Nachbeobachtung: Die sedierten Patientinnen dürfen mindestens 12 Stunden lang nicht am Straßenverkehr teilnehmen – auch nicht zu Fuß – und müssen von einer Begleitperson abgeholt werden. Es ist ratsam, unter den Nachwirkungen der Sedierung keine Maschinen zu bedienen, Entscheidungen zu treffen usw.

3.5.2 Gastroskopie

Definition: Die Endoskopie des Magens mit einem flexiblen Gastroskop heißt eigentlich **Ösophago-Gastro-Duodenoskopie (ÖGD)**, da Ösophagus, Magen und Duodenum untersucht werden. Meistens sagt man aber nur „Gastroskopie".

Indikationen: Beschwerden im Bereich von Ösophagus, Magen und Duodenum, Suche nach der Ursache gastrointestinaler Blutungen, unklare Anämien, Tumorsuche bei Allgemeinsymptomen, die auf eine Krebserkrankung hinweisen (Gewichtsabnahme usw.), Tumornachsorge

Vorbereitung: Die Patientin bleibt 6–8 h vor der Gastroskopie nüchtern, d. h., sie isst und trinkt in dieser Zeit nichts. So wird sichergestellt, dass der Magen leer ist und keine Speisen aspiriert werden können. Durch die Narkose und das Einführen des Gastroskops könnte die Patientin erbrechen. Die Narkose erhöht die Gefahr, dass Erbrochenes beim Atmen in die Luftwege eingesaugt wird; dies nennt man Aspiration. Auf Rauchen muss sie verzichten, da Nikotin die Magensäureproduktion verstärkt und so die Aspirationsgefahr erhöht. Um den Magensaft zu entschäumen, schluckt die Patientin kurz vor der Untersuchung etwas Simeticon-Lösung (z. B. Espumisan®). Das anschließende Einsprühen der Rachenhinterwand mit einem Lokalanästhetikum vermindert den Würgereiz während der Gastroskopie. Ein Kunststoffring im Mund der Patientin schützt ihre Zähne und das Gastroskop.

Lokalanästhetikum → Bd. 1, S. 437

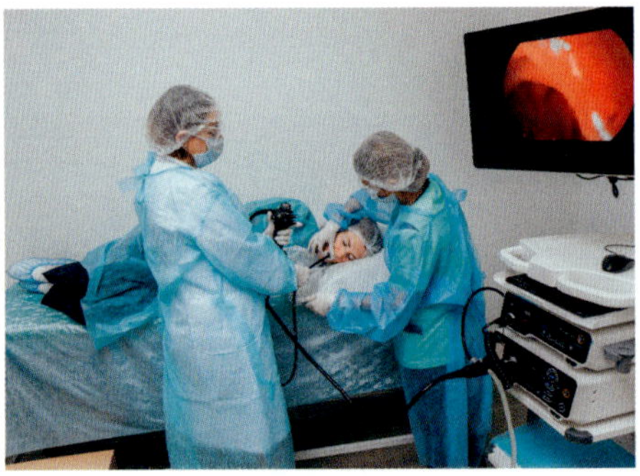

Abb. 1 Video-Gastroskopie

Durchführung: Die Patientin liegt auf ihrer linken Seite. Die Ärztin führt das Gastroskop durch den Mund der Patientin in den Ösophagus ein, schiebt es in den Magen und weiter ins Duodenum vor. Sie inspiziert die Schleimhaut eingehend und biopsiert bei Bedarf. Die Gewebeproben werden in Gefäße mit Fixierlösung gegeben, welche die MFA vorbereitet und beschriftet hat. Nach der Untersuchung zieht die Ärztin das Gastroskop vorsichtig heraus. Die diagnostische Gastroskopie dauert etwa 5–10 min.

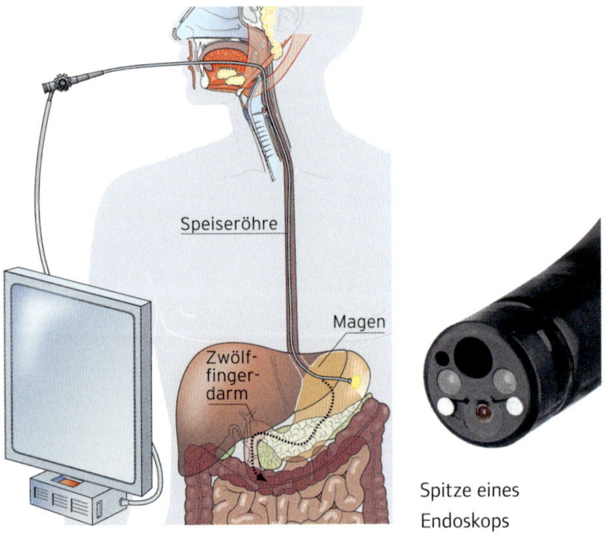

Abb. 2 Prinzip der Gastroskopie

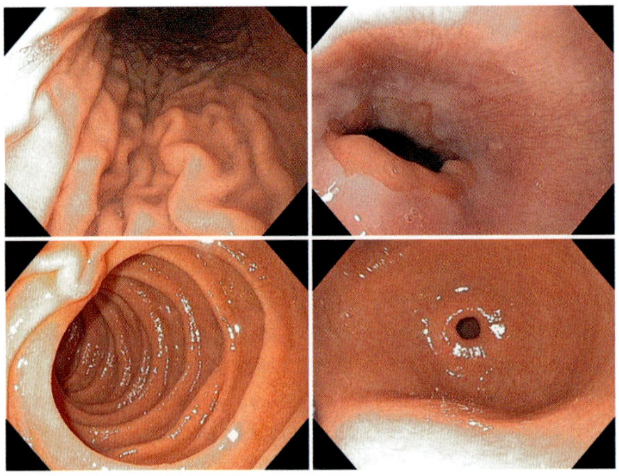

Abb. 3 Vier Ansichten eines normalen Gastroskopiebefundes: die Längsfalten des Magens (links oben), das Duodenum mit den typischen Querfalten (links unten), der Übergang zwischen Ösophagus und Kardia (rechts oben), der Magenausgang (Antrum und Pylorus) (rechts unten)

Nachbereitung: Die Patientin ruht sich aus und darf nach Abklingen der Rachenanästhesie, d. h. nach ca. 30 Minuten, wieder etwas trinken. Wenn sie sich dabei nicht verschluckt, darf sie auch wieder essen. Die MFA überwacht die Patientin im Aufwachraum, überprüft ihren Blutdruck und ihre Ansprechbarkeit. Bei gutem Befinden wird sie mit ihrer Begleitperson entlassen. Die Ärztin teilt ihr zuvor den Gastroskopiebefund mit. Die eingehende Befundbesprechung erfolgt einige Tage später, wenn der Pathologiebericht vorliegt und die Narkose nicht mehr nachwirkt.
Besonderheit: Die **Endosonografie** kombiniert Endoskopie und Sonografie. Das Endoskop trägt einen Schallkopf und hilft dabei, verdächtige Schleimhautareale oder unter der Schleimhaut gelegene Wandveränderungen zu beurteilen.

3.5.3 Koloskopie

Definition: Endoskopie des gesamten Dickdarms einschließlich des terminalen Ileums mit einem flexiblen Koloskop. Die Koloskopie wird vereinfacht Darmspiegelung genannt.
Indikationen: Beschwerden und Befunde, die auf eine Dickdarmerkrankung hindeuten, Früherkennung des kolorektalen Karzinoms, Abklärung von Anämien, positivem iFOBT und Blutungen aus dem After bzw. Blut auf dem Stuhl, Kontrollen bei Darmkrankheiten und im Rahmen der Tumornachsorge
Vorbereitung: Die Patientin muss den Dickdarm vollständig leeren und säubern, damit die Darmschleimhaut gut beurteilbar ist. In der Woche vor der Koloskopie sollte sie auf körnerhaltige Speisen wie Leinsamen, Tomaten und Kiwis verzichten. Am Morgen des Vortags der Spiegelung darf sie ein leichtes Frühstück zu sich nehmen. Danach sind nur noch Getränke erlaubt, die frei von Ballaststoffen, Fruchtfleisch und Milch sind. Ab 18 Uhr trinkt die Patientin die Darmspüllösung. Je nach Präparat trinkt sie z. B. 2 L angerührte Lösung innerhalb von 2 h und anschließend einen weiteren Liter klarer Flüssigkeit nach Wunsch. Nach 2–3 h setzt der Stuhlgang ein. Die Stuhlentleerungen setzen sich fort, bis nur noch hellgelbe klare Flüssigkeit erscheint. Die Gelbfärbung der Flüssigkeit ist durch die grüngelbe Galle bedingt. Bei manchen Präparaten und bei unvollständiger Darmreinigung wird ein weiterer Liter Darmspüllösung getrunken, ggf. noch am Morgen der Untersuchung. Die Trinklösung schmeckt schlecht und die Darmreinigung strengt an, aber sie ist wichtig und muss korrekt durchgeführt werden.

MERKE Die **Aussagekraft der Koloskopie** hängt von der Sauberkeit des Dickdarms ab.

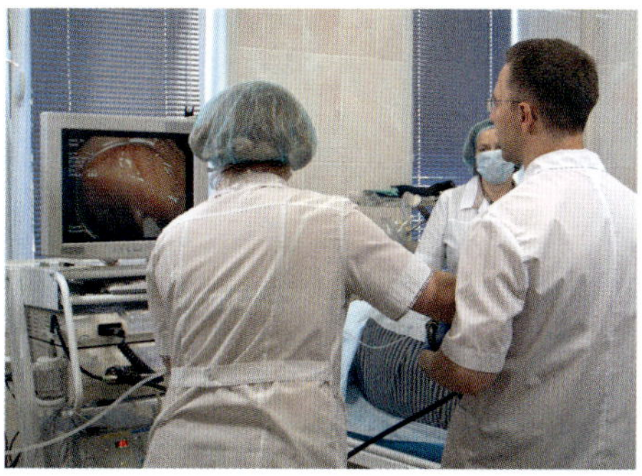

Abb. 1 Koloskopie

Durchführung: Die Patientin liegt in Linksseitenlage auf der Untersuchungsliege. Die Ärztin führt eine rektale Tastuntersuchung durch und untersucht dann das Rektum und den Analkanal mit einem **Proktoskop**. Danach führt sie das Koloskop ein. Es wird mithilfe der MFA langsam bis zum Caecum vorgeschoben. Vorsicht und Erfahrung sind dabei wichtig, um den Darm nicht auf das Endoskop „aufzufädeln“ und ihn vor allem nicht zu perforieren (durchstoßen). Die Patientin wird ggf. gebeten, sich umzulagern bzw. wird umgelagert. Ist das terminale Ileum erreicht und inspiziert, zieht die Ärztin das Endoskop langsam zurück. Dabei betrachtet sie die Darmschleimhaut eingehend. Nun können Biopsien durchgeführt und Polypen entfernt werden.
Besonderheit: Koloskopien und andere diagnostische und therapeutische Darmspiegelungen sind Eingriffe in die Intimsphäre des Menschen. Je einfühlsamer und professioneller das Team mit den ihm anvertrauten Patientinnen umgeht, desto leichter fällt diesen die Untersuchung. Abdecktücher helfen, dass niemand „bloßgestellt“ wird. Die Untersucherin bzw. Anästhesistin achtet darauf, dass das Narkosemittel vor dem Einführen des Proktoskops bzw. Koloskops sicher wirkt.

Eingriffe: Während der Koloskopie erfolgen sog. Stufenbiopsien, d. h. an verschiedenen Stellen des Darms werden mit einer Biopsiezange kleine Gewebeproben entnommen. Die Entnahme der Proben ist schmerzlos. Die MFA beschriftet die Probengefäße mit den Patientendaten und der Entnahmestelle. Findet sich ein Polyp, kann er z. B. mit einer Elektroschlinge abgetragen werden. Nach der Abtragung des Polypen, der **Polypektomie**, wird dieser Polyp geborgen und zur Untersuchung zur Pathologin geschickt. Darüber hinaus sind u. a. Lasertherapien, lokale Tumorbehandlungen und Blutstillungen koloskopisch möglich.

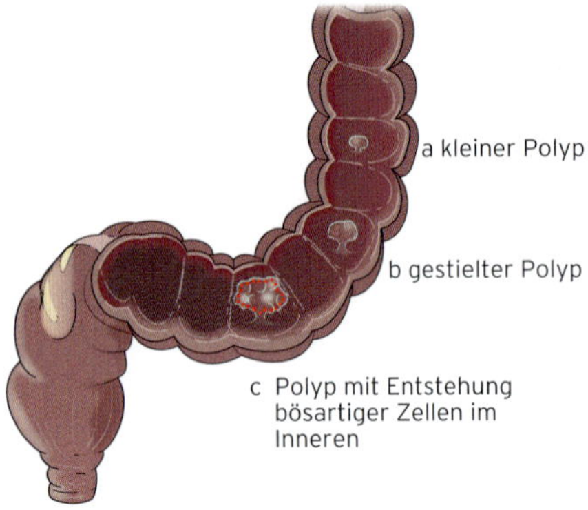

Abb. 1 Darmpolypen

Polypektomie im Rahmen der Koloskopie

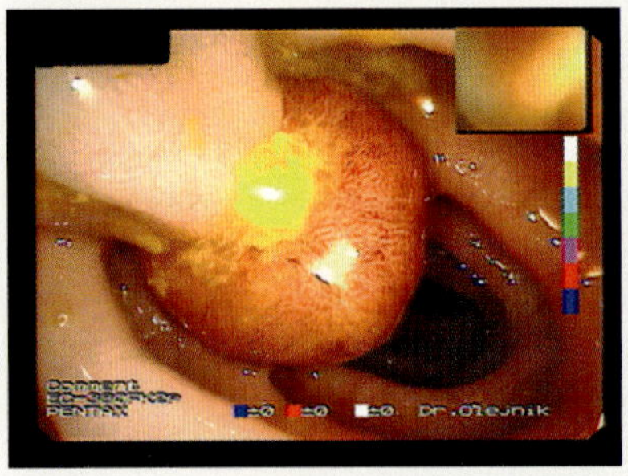

Gestielter Polyp aus erkennbar verändertem Gewebe

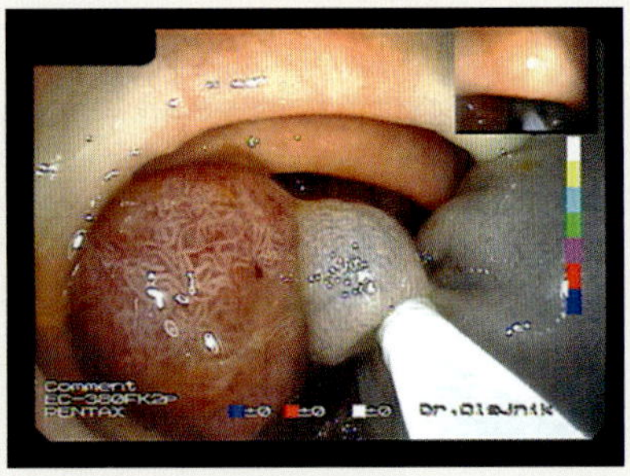

Der Polyp wird am Stiel mit einer Schlinge umfasst und abgetrennt.

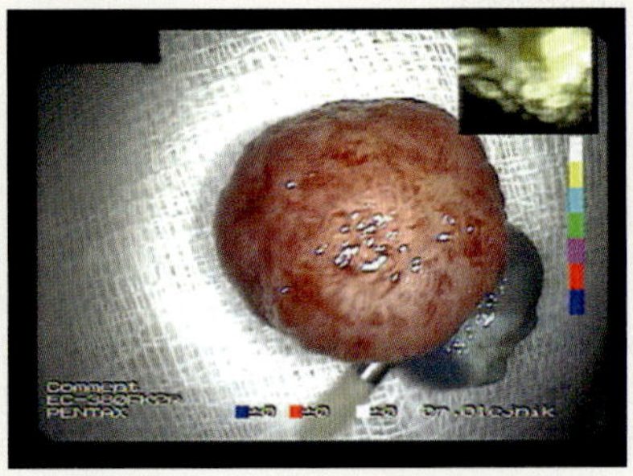

Der Polyp wird im Ganzen geborgen.

Nachbereitung: Die Patientin wird nach der Koloskopie im Aufwachraum überwacht. Hat sie eine Kurznarkose erhalten, muss sie nach Hause begleitet werden. Insbesondere nach einer Polypektomie kann es zur Nachblutung kommen, da die Verletzung größer ist als nach einer Routine-Biopsie. Die Patientin bleibt dann länger in der Praxis und sollte auch zu Hause in den folgenden Stunden nicht allein sein. Bei Blutabgang oder Verschlechterung des Allgemeinzustandes muss sie sofort vorgestellt werden. Die Befundbesprechung erfolgt nach einigen Tagen, wenn der Pathologiebericht vorliegt und die Narkosewirkung abgeklungen ist.

Besonderheit: Der Dünndarm ist – mit Ausnahme des Duodenums – der klassischen Endoskopie nicht zugänglich. Dafür ist er zu lang und seine Wand zu zart. Zur Endoskopie des Jejunums und Ileums werden daher **Kapselendoskope** verwendet. Die „Kamera-Pille" ist eine Kunststoffkapsel mit eingebauter Lichtquelle und Kamera, welche die Patientin schluckt, um ihren Dünndarm endoskopieren zu lassen. Das Gerät speichert die Bilder, die es auf seiner Reise durch den Dünndarm macht, und sendet sie an ein Empfangs- und Auswertungsgerät. Die Kapselendoskopie wird z. B. dann eingesetzt, wenn Gastroskopie und Koloskopie eine Darmkrankheit nicht erklären können. Die Kapsel wird auf natürlichem Wege ausgeschieden.

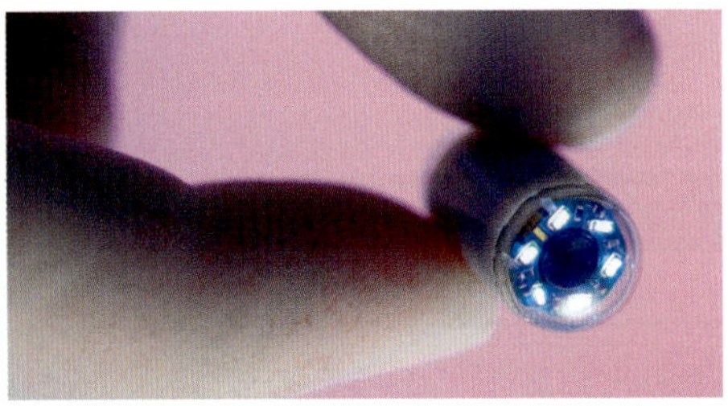

Abb. 2 Kapselendoskop

→ Terminologie: Diagnostik des Magen-Darm-Trakts	
Abdomen	Bauchraum; Raum zwischen Thorax und Pelvis (Becken)
Anästhesie	(wörtl.: Empfindungslosigkeit) Oberbegriff für Narkose, Regionalanästhesie und Lokalanästhesie
Anästhesistin **Anästhesiologin**	Fachärztin für Anästhesiologie; Narkoseärztin
Endosonografie	Endoskopie, die mit Ultraschalltechnik kombiniert wird
Gastroskopie (Ösophago-Gastro-Duodenoskopie)	Magenspiegelung; eigentlich Endoskopie von Ösophagus, Magen und Duodenum
Intubationsnarkose (ITN)	Narkose, bei der die Patientin intubiert und beatmet wird
Koloskopie	Dickdarmspiegelung; Kw. Darmspiegelung
Narkose **Allgemeinanästhesie**	Betäubung; künstlich hergestellter Zustand der Empfindungslosigkeit (mit Bewusstlosigkeit, Schmerzfreiheit, Muskelentspannung)
Okkultbluttest	Stuhltest auf unsichtbares Blut im Stuhl
Perforation	Durchbruch; Durchstoßen der Wand eines Hohlorgans
Polyp	Schleimhautwucherung bzw. -vorwölbung in das Lumen eines Hohlorgans, z. B. Kolonpolyp, Nasenpolyp
Polypektomie	Entfernung eines Polypen
Proktoskop	starres, spekulumähnliches Instrument zur Untersuchung des Analkanals und des unteren Rektums
Reflexion (Verb **reflektieren**)	Zurückwerfen von Wellen, z. B. Licht oder Schall
Rektoskopie	Endoskopie des Mastdarms
Resistenz	bei der Palpation fühlbarer Widerstand
Retroperitoneum	Raum dorsal des Abdomens, das Nieren, Aorta usw. enthält
Sedierung	medikamentöse Beruhigung (mit einem Sedativum)
Ultraschall	Schallwellen oberhalb des menschlichen Hörbereichs

Aufgaben

1 Erklären Sie den Begriff Endoskopie.
2 Nennen Sie Vorteile und Risiken von Endoskopien.
3 Wie heißen die speziellen Endoskope für die Magenspiegelung, die Dickdarmspiegelung, die Endoskopie der Bronchien und die Gelenkspiegelung?
4 Erläutern Sie die Vorbereitung zur Gastroskopie und Koloskopie.
5 Welche Medikamente müssen vor Endoskopien abgesetzt werden und warum?
6 Erklären Sie die Begriffe Allgemein-, Regional- und Lokalanästhesie.

4 Erkrankungen des Gastrointestinaltrakts

Interaktive Übungen
→ S. 7, PagePlayer

Jeder Mensch erleidet im Laufe seines Lebens Erkrankungen des Magen-Darm-Trakts. Besonders häufig ist die virale Gastroenteritis. Mit zunehmendem Alter werden Beschwerden wie Sodbrennen, Blähungen und Verstopfung immer häufiger.

4.1 Gastrointestinale Symptome

Die Tabelle gibt eine Übersicht über häufige Symptome des Gastrointestinaltrakts:

Symptom und Definition	Ursachen (U), Diagnostik (D), Therapie (T) (Beispiele)
Appetitverlust	**U:** Infektionen, Stress, Depression, (Magen-)Krebs **D:** bei anhaltendem Appetitverlust gründliche Anamnese und Untersuchung **T:** je nach Ursache
Übelkeit und Erbrechen	**U:** Infektionen, Gastritis, Leberkrankheiten, Nieren- und Herzinsuffizienz, Migräne, Erkrankungen des Gehirns, Schwangerschaft, Medikamentennebenwirkung **D:** siehe Appetitverlust **T:** kausal je nach Ursache; ggf. symptomatische Therapie mit Antiemetika (→ Bd. 1, S. 435)
Aufstoßen	**U:** Beim Schlucken von Speisen und Getränken, v. a. kohlensäurehaltigen Getränken, gelangt Luft bzw. Gas in den Magen. Es kommt zum Aufstoßen. Auch Stress kann zum vermehrten „Luftschlucken" führen. Bei Gastritis ist das Symptom ein Zeichen für die Funktionsstörung des entzündeten Organs. **D/T:** nur bei Leidensdruck
Refluxbeschwerden Sodbrennen usw.	**U:** Rückfluss von Magensäure bzw. -inhalt bei unvollständigem Schluss des unteren Ösophagussphinkters, durch Diätfehler (Alkohol, Zucker, Fett, Nikotin), Adipositas, hohes Alter, Schwangerschaft und Stress **D:** bei anhaltenden Beschwerden Gastroskopie **T:** möglichst kausal, ggf. Antazida oder Säureblocker wie Omeprazol
Meteorismus (Blähbauch) und **Flatulenz** (Blähbauch mit vermehrtem **peranalem** Gasabgang)	**U:** blähende Speisen und/oder Laktose- bzw. Fruktoseintoleranz, wobei unverdaute Kohlenhydrate im Darm zur Gasbildung führen, oft auch zu Diarrhö **D:** bei anhaltenden Beschwerden Laktose- bzw. Fruktosetoleranztest **T:** Bei Laktose- oder Fruktoseintoleranz Auslassdiät, allgemein Verzicht auf blähende Speisen; Medikamente entschäumen nur den Darminhalt und helfen selten.
Bauchschmerzen und Koliken krampfartige, wellenförmig auftretende Bauchschmerzen	**U:** vielfältige organische Ursachen, z. B. Infektionen, Gastritis, Geschwüre, gynäkologische und urologische Erkrankungen, Gallensteine, Medikamentennebenwirkungen (NSAR), Stress und seelische Erkrankungen **D:** Anamnese, klinische Untersuchung, ggf. apparative und Labordiagnostik **T:** Möglichst kausal. MERKE Bei unklaren Bauchschmerzen dürfen keine NSAR gegeben werden.

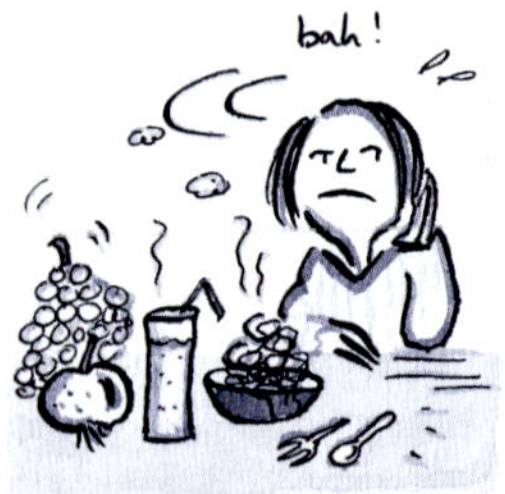

Abb. 1 Appetitverlust

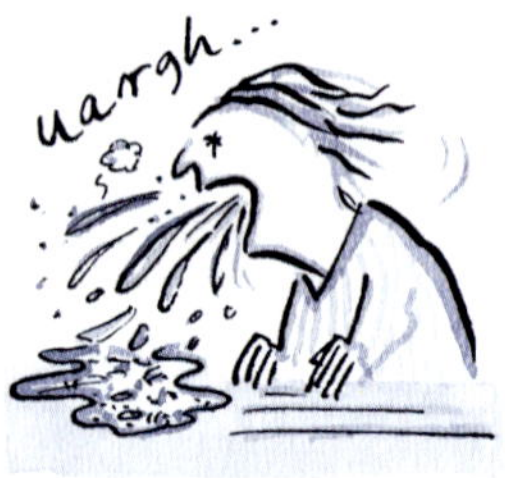

Abb. 2 Erbrechen

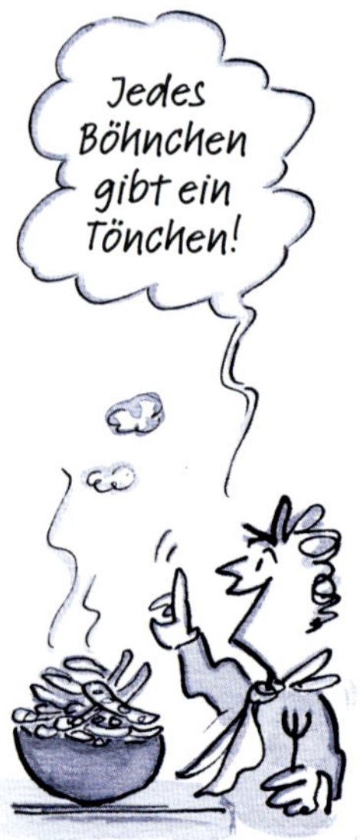

Abb. 3 Flatulenz

Symptom und Definition	Ursachen (U), Diagnostik (D), Therapie (T) (Beispiele)
Diarrhö Durchfall Definition: mehr als drei dünnflüssige Stühle am Tag	**U:** Infektionen, am häufigsten virale Gastroenteritis, Laktoseintoleranz (→ S. 44), Zöliakie (Unverträglichkeit des Getreideproteins Gluten durch Enzymmangel im Dünndarm), Gastritis, Schilddrüsenüberfunktion, chronisch entzündliche Darmerkrankungen (→ S. 49) **D:** bei anhaltender Diarrhö Laktosetoleranztest, ggf. Endoskopie mit Biopsie **T:** wenn möglich kausal, z. B. laktose- oder glutenfreie Kost, ausnahmsweise Antidiarrhoika, d. h. Hefekapseln oder Loperamid, bei akuter Gastroenteritis (→ S. 42) Durchfalldiät

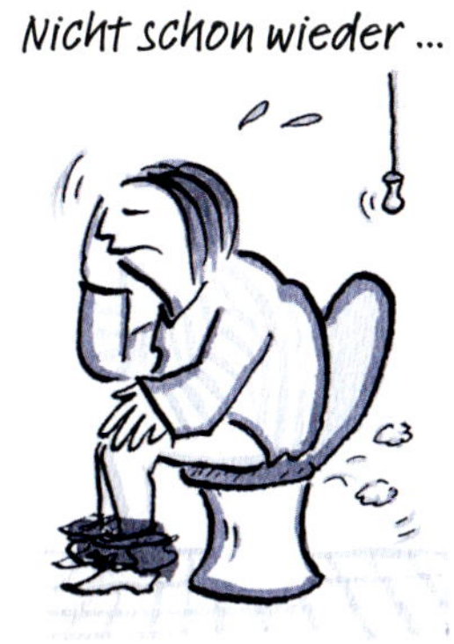

Abb. 1 Diarrhö

Jede **Veränderung der Stuhlgewohnheiten**, z. B. neu aufgetretene Diarrhö oder Obstipation sowie wechselnde Stuhlkonsistenz – insbesondere bei Menschen über 50 Jahren –, ist verdächtig auf Darmkrebs und muss endoskopisch abgeklärt werden.

Obstipation Stuhlverstopfung Definition: Stuhlgang seltener als dreimal pro Woche, weniger als 35 g am Tag, harter Stuhl und/oder Beschwerden beim Stuhlgang	**U:** Meistens Veranlagung, v. a. bei Frauen im Alter; der Darminhalt wird verlangsamt durch den Darm bewegt. Fehlende Bewegung, geringe Ballaststoff- und Flüssigkeitsaufnahme, chronische Krankheiten und Medikamente (v. a. Morphin und verwandte Schmerzmittel) können die Neigung zur Obstipation verstärken. Hypothyreose (→ Bd. 3, S. 260). **D:** gründliche Untersuchung, Koloskopie zum Tumorausschluss v. a. bei neu aufgetretener Obstipation **T:** Je nach Ursache; Optimierung der Lebensweise: – ballaststoffreiche Ernährung mit Vollkornbrot, rohem und gegartem Gemüse, Obst und Hülsenfrüchten – täglich ausreichend Bewegung, z. B. Spaziergänge – Zeit und Ruhe für den Stuhlgang einplanen Hilft dies nicht oder nicht ausreichend, können Medikamente eingesetzt werden, z. B.: – Macrogol bindet Wasser im Darmlumen und macht den Stuhl weich. Es wird mit viel Flüssigkeit eingenommen, aber nicht zusammen mit anderen Medikamenten. Macrogol ist auch auf Dauer unschädlich und für Schwangere erlaubt, da es nicht resorbiert wird. – Lactulose (abgewandelter Milchzucker) reizt den Dickdarm leicht, sodass der Stuhl schneller bewegt wird und mehr Wasser behält; Lactulose kann Blähungen erzeugen.
peranaler Blutabgang Blutung aus dem After mit oder ohne Stuhlgang	**U:** Infektionen, Entzündungen, Reizungen, chronisch entzündliche Darmerkrankungen, Polypen, benigne und maligne Tumoren, Hämorrhoidalleiden; unter Antikoagulanzien treten Darmblutungen vermehrt auf. **D:** Koloskopie **T:** Therapie der Blutungsursache

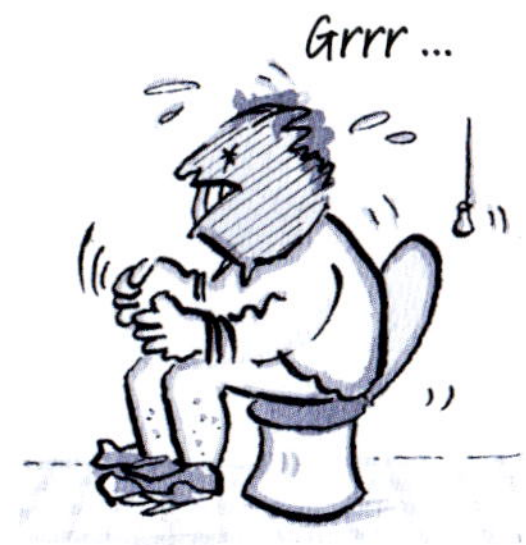

Abb. 2 Obstipation

Auch bei bekanntem Hämorrhoidalleiden darf bei **peranaler Blutung** nicht auf eine Koloskopie verzichtet werden, um keinen Tumor zu übersehen.

Foetor ex ore Mundgeruch	**U:** Chronischer Mundgeruch geht oft auf Zahnfleischentzündungen, mangelnde Zahnhygiene und/oder Zungenbelag zurück. Infektionen und Entzündungen im Mund-Rachen-Raum und im Magen können ebenfalls Foetor ex ore erzeugen. **D:** zahnärztliche Untersuchung, ggf. Gastroskopie **T:** Zahnhygiene optimieren, ggf. Grundkrankheit behandeln

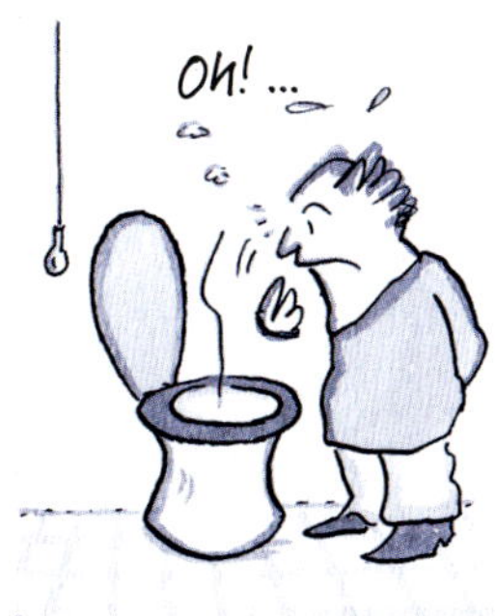

Abb. 3 Peranaler Blutabgang

4.2 Magen-Darm-Infektionen: Gastritis, Enteritis und Gastroenteritis

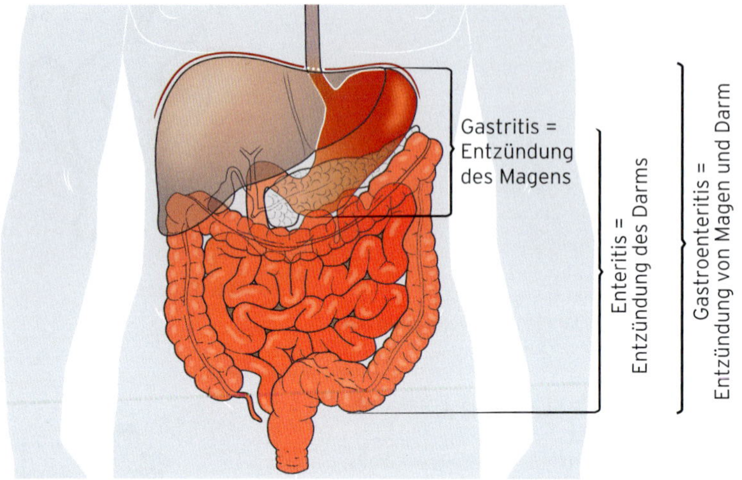

Abb. 1 Magen-Darm-Infektionen

Definition: Infektionen des Magens und/oder Darms durch Viren, Bakterien oder Protozoen.

- Ist vor allem der Magen bzw. die Magenschleimhaut betroffen, liegt eine **Gastritis** vor.
- Ist v. a. der Dünndarm erkrankt, besteht eine **Enteritis**.
- Bei Erkrankung von Magen und Darm handelt es sich um eine **Gastroenteritis**.

Häufigkeit/Ursachen: Die virale Gastroenteritis, z. B. durch Noroviren, ist besonders häufig. Die bakterielle Gastroenteritis tritt als Lebensmittelinfektion durch Salmonellen oder Campylobacter und als Reisediarrhö durch fremde E. coli auf. Nach Fernreisen kommen auch Enteritiden durch Protozoen, z. B. Amöben, vor.

virale Gastroenteritis → Bd. 1, S. 326
bakterielle Gastroenteritis → Bd. 1, S. 319

ETEC, d. h. **e**intero**t**oxische **E**. **c**oli-Stämme, bilden Toxine (Giftstoffe), welche die Darmschleimhaut schädigen. Sie gehören in vielen Reiseländern zur Darmflora der einheimischen Bevölkerung, sodass jeder Tourist sie innerhalb weniger Tage aufnimmt. Der fremde Darmkeim stört vorübergehend die Darmflora und erzeugt heftigen Durchfall.

Pathogenese: Die Erreger werden über Tröpfchen, Hände und/oder Speisen aufgenommen. Sie befallen die Schleimhäute des Magens und/oder des Darms. Sie sind auf bestimmte Epithelien spezialisiert, an denen sie besonders gut haften können. Deshalb können z. B. Noroviren keinen Schnupfen hervorrufen und Erkältungsviren keinen Durchfall. Die Schleimhaut reagiert auf die Infektion mit einer Entzündung, die zu einer Funktionsstörung des betroffenen Organs führt.

Symptome:

- Organsymptome wie Übelkeit, Erbrechen, Magen- und Darmkrämpfe, Durchfall
- Allgemeinsymptome, v. a. bei schweren Infektionen, z. B. Fieber, Kopf- und Gliederschmerzen, Schwächegefühl und Kollapsgefahr

Komplikationen: Die größte Gefahr ist der Flüssigkeitsverlust (→ Abb. 2). Eine **Exsikkose** (Austrocknung des Körpers) kann tödlich enden. Auch blutige Diarrhöen können lebensbedrohlich verlaufen. Selten, z. B. nach Yersinien-Infektionen, kommt es Wochen nach der Diarrhö zur reaktiven Arthritis, d. h. einer immunologisch ausgelösten Gelenkentzündung.

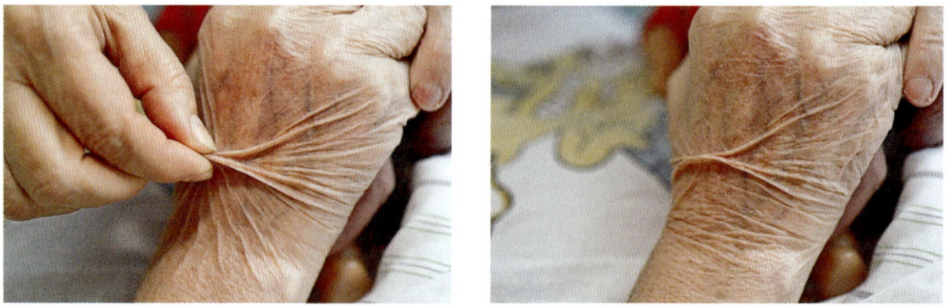

Abb. 2 „Stehende" Hautfalten bei Exsikkose

Diagnostik: Meistens genügen Anamnese und klinische Untersuchung; bei schwerem Verlauf und bei Ausbrüchen ist der Erregernachweis aus Stuhlproben sinnvoll.

Therapie: Die wichtigste Therapiemaßnahme ist die Flüssigkeitszufuhr. Antiemetika können helfen, das ausreichende Trinken zu ermöglichen. Empfehlenswert ist die einfach und preisgünstig anzufertigende WHO-Durchfalllösung. Gelingt eine orale Zufuhr auch bei schluck- bzw. löffelweiser Gabe nicht, ist eine parenterale Zufuhr durch Infusionen indiziert.

Milch sollte während einer Enteritis nicht getrunken werden, da die gereizte Darmschleimhaut eine Laktoseintoleranz zeigt oder entwickeln kann. Medikamente wie das peristaltikhemmende Loperamid (Imodium®, Lopedium®) sind nicht bei jeder Diarrhö sinnvoll. Sie vermindern die Anzahl der Stuhlgänge, können aber auch zum längeren Verweilen von Erregern bzw. Erregergiften beitragen.

Laktoseintoleranz
→ S. 44

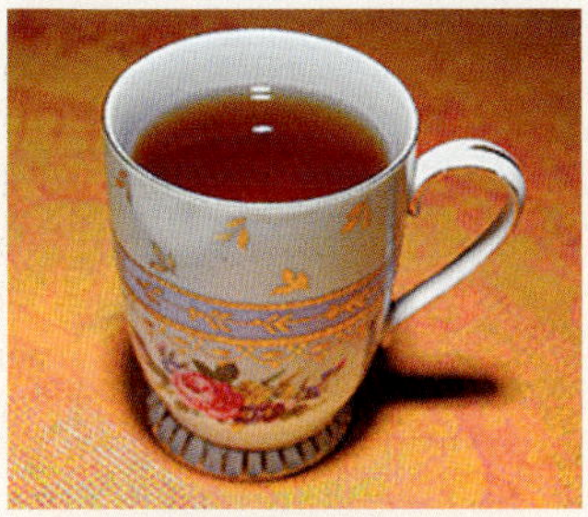

Die **WHO-Durchfalllösung** wird hergestellt aus:
- 1 L Wasser (ggf. abgekocht) oder Tee
- 4 Esslöffel Traubenzucker (Glukose), ersatzweise Zucker
- 1,5 g Kaliumchlorid, z. B. in Form einer Tasse Orangensaft
- 3/4 Teelöffel Kochsalz (NaCl)
- 1 Teelöffel Backpulver (als Ersatz für mit der Diarrhö verlorenes Bikarbonat)

Es sollten pro Tag 1–2 L der warmen oder kalten Lösung schluckweise getrunken werden.

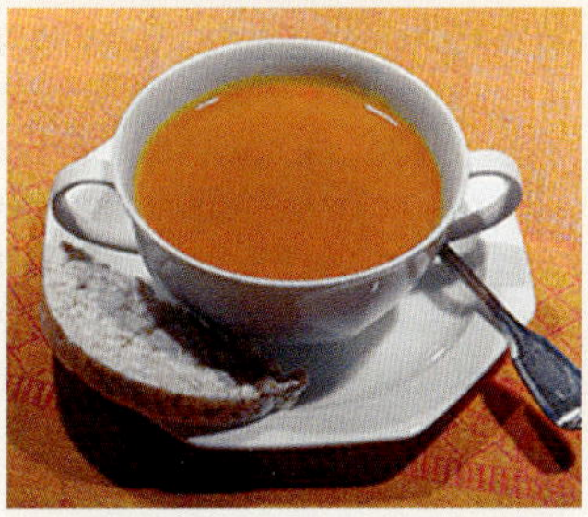

Die **Durchfalldiät** soll Flüssigkeit und Kalorien liefern und Wasser im Darm binden, um den Stuhl zu verfestigen. Gut sind Zwieback, Kartoffelpüree ohne Milch, mit Wasser und Salz gekochter Reis und geriebener Apfel. Geriebener Apfel enthält viel Pektin, einen pflanzlichen Quellstoff. Dieser kann sehr viel Flüssigkeit binden. Ebenso wirkt die **Moro-Möhrensuppe**, die der Kinderarzt Moro vor gut 100 Jahren erfand: 500 g Möhren zerkleinern und mit ½ Liter Wasser weichkochen, pürieren und mit Salz, Fleisch- oder Gemüsebrühe abschmecken. Schluckweise trinken.

Prävention: Im Praxisalltag schützen uns die regelmäßige Händedesinfektion sowie die Flächendesinfektion von Türklinken, Tastaturen usw. Händewaschen vor dem Essen bietet im Privatbereich einen gewissen Schutz vor Gastroenteritis-Viren. Gegen bakterielle Erreger wie Salmonellen hilft konsequente Lebensmittelhygiene. **„Cook it, boil it, peel it or forget it"** – auf Reisen in Länder, in denen die Reisediarrhö durch ETEC häufig ist, sollten keine ungekochten Speisen und Getränke konsumiert werden. Roh zu verzehrende Nahrungsmittel werden vor allen anderen Lebensmitteln zubereitet. Schwämme, Schneidbretter, Messer, Spülbürsten und Geschirrtücher sind regelmäßig zu desinfizieren (durch ausreichend heiße Maschinenwäsche).

4.3 Laktoseintoleranz (Laktosemalabsorption)

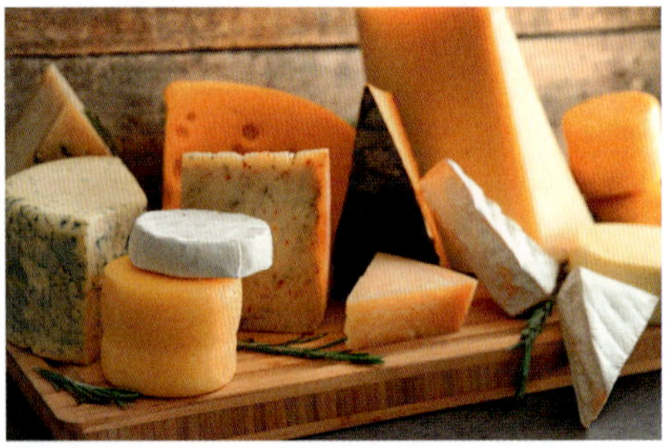

Abb. 1 Die meisten Milchprodukte enthalten Laktose.

Definition/Häufigkeit: genetisch bedingte Milchzuckerunverträglichkeit, z. B. bei 98 % der Bevölkerung in China, 70 % in Sizilien und 15 % in Deutschland

Ursache/Pathogenese: Die Laktoseintoleranz ist keine Allergie, sondern beruht auf einem Enzymmangel. Nach der Stillzeit braucht der Mensch nicht mehr unbedingt Milch. Daher ist das Milchzucker spaltende Enzym Laktase etwa ab dem zweiten Lebensjahr nicht mehr lebensnotwendig. In Ländern, in denen traditionell viel Milch konsumiert wird, haben jedoch viele Menschen mutierte, d. h. veränderte, Gene, durch die lebenslang Laktase vorhanden ist. Das ist – weltweit betrachtet – die biologische Ausnahme und die Laktoseintoleranz eigentlich der Normalfall.

Symptome: Blähungen und/oder Diarrhö nach dem Verzehr laktosehaltiger Milchprodukte. Die Symptome sind mengenabhängig; Laktose als Hilfsstoff in Tabletten wird problemlos vertragen.

Diagnostik: Laktosetoleranztest. Die nüchterne Patientin trinkt eine Laktoselösung. Wird die Laktose nicht gespalten, bildet sich im Dickdarm Wasserstoff, der in der Atemluft gemessen werden kann. Statt dieses **H_2-Atemtests** ist auch ein Selbstversuch möglich: Nach einer Woche laktosefreier Ernährung trinkt man 50 g Laktose in Wasser. Kommt es jetzt zu keiner Diarrhö, liegt keine Laktoseintoleranz vor.

Therapie: laktosearme Ernährung, evtl. Einnahme von Laktase-Tabletten zu milchhaltigen Speisen

Besonderheit: Noch häufiger ist die **Fruktosemalabsorption**, die der Laktoseintoleranz ähnelt und ebenfalls auf einem Enzymmangel beruht. Nimmt man viel Fruktose zu sich (z. B. als Zucker oder Limonade) oder Sorbit, einen Zuckeraustauschstoff, reagiert der Darm mit Blähungen und Diarrhö. Ein Atemtest kann die Fruktoseintoleranz beweisen. Therapeutisch hilft es, stark zuckerhaltige Lebensmittel und große Obstportionen zu vermeiden.

4.4 Glutenunverträglichkeit (Zöliakie)

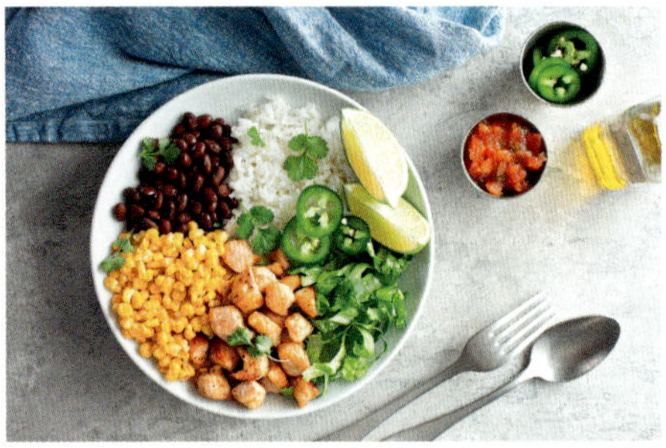

Abb. 2 Ein Gericht aus glutenfreien Lebensmitteln

Definition: Autoimmunkrankheit mit Durchfällen nach glutenhaltiger Nahrung

Häufigkeit: 0,5–1 % der Bevölkerung leiden an Zöliakie.

Pathogenese: Gluten (sprich: „Glutehn") ist ein Getreideprotein, das v. a. in Weizen, Dinkel, Roggen und Gerste vorkommt. Bei der genetisch bedingten Zöliakie schädigt glutenhaltige Nahrung die Dünndarmschleimhaut und erzeugt Durchfälle.

Symptome: Durchfall nach glutenhaltiger Nahrung; Gedeihstörung bei Säuglingen

Diagnostik: Antikörpernachweis im Serum, ÖGD mit Nachweis fehlender Dünndarmzotten durch pathologische Untersuchung von Duodenalschleimhaut

Therapie: lebenslang glutenfreie Ernährung

Besonderheit: Gluten ist zum Backen wichtig, da es die Brotstruktur verbessert. Glutenfreies Brot kann z. B. aus Mais, Reis, Buchweizen, Quinoa, Esskastanien, Nüssen und Kartoffeln gebacken werden. Zurzeit werden viele Beschwerden auf Gluten geschoben, nur selten liegt aber eine Zöliakie vor. Eine glutenfreie Ernährung ist für Menschen ohne Zöliakie nicht gesünder als eine glutenhaltige.

4.5 Gastroösophageale Refluxkrankheit

Definition: Beschwerden durch **Reflux** (Rückfluss) von Mageninhalt in den Ösophagus

Häufigkeit: kommt oft vor, besonders im Alter und bei Übergewicht

Ursachen/Pathogenese: Schließt der untere Ösophagussphinkter nicht richtig, kommt es zum Übertritt von Mageninhalt in die Speiseröhre. **Risikofaktoren** bzw. Ursachen und Auslöser sind:

- Muskelschwäche im **Alter** betrifft auch den Ösophagus-Schließmuskel und das Zwerchfell.
- Bei **Übergewicht** drückt der Bauch den Magen gegen den Ösophagussphinkter, was diesen öffnet.
- **Genussmittel** (Nikotin, Alkohol, Zucker, Kakao) lockern den Ösophagussphinkter.
- In der **Schwangerschaft** lockert das Hormon Progesteron den Ösophagussphinkter.
- **Stress** stört die Funktion des unteren Ösophagussphinkters und verstärkt die genannten Risikofaktoren.

Der fehlende Abschluss des obersten Magenteils bzw. des Übergangs zum Ösophagus heißt **Kardiainsuffizienz**. Oft ist die Ursache eine **Hiatushernie**, d. h. ein Zwerchfellbruch. Dies bedeutet, dass die Zwerchfelllücke für den Ösophagus (der Hiatus) zu weit ist, sodass ein Teil des Magens in den Thorax hineinragt. Dies verhindert den Magenschluss nach kranial.

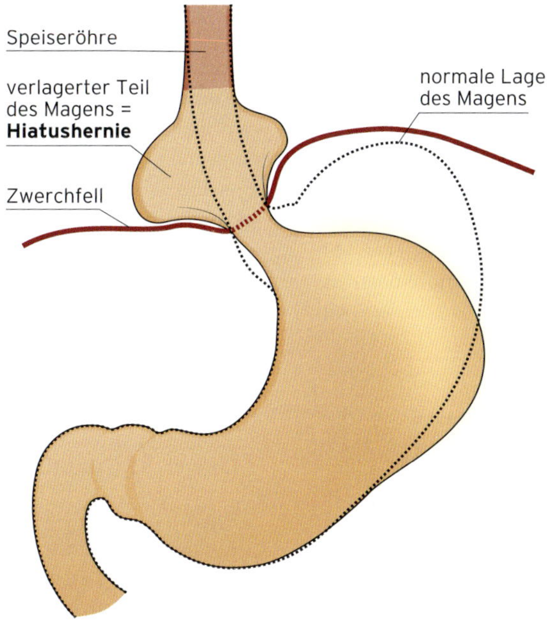

Abb. 1 Hiatushernie

Symptome: Sodbrennen, d. h. ein brennendes Gefühl in der Speiseröhre und/oder im Rachen. Starke Schmerzen im Bauch- und Brustbereich können zur Verwechslung mit einem Herzinfarkt führen.

Komplikationen: Der Ösophagus hat im Gegensatz zum Magen keine Schleimschicht zum Schutz vor Säure und Enzymen. Es kommt daher durch die Magensäure leicht zur **Refluxösophagitis** (→ Abb. 2), d. h. zur Speiseröhrenentzündung. Diese kann zur Vernarbung und Verengung des Ösophagus führen und selten – über Vorstufen – zum Ösophaguskarzinom. Nächtlicher Reflux kann die Bronchien schädigen und Asthma bronchiale hervorrufen.

Diagnostik: Die Gastroskopie mit Biopsie bestätigt die Verdachtsdiagnose. Sie ermöglicht eine Unterscheidung zwischen Refluxkrankheit mit oder ohne Ösophagitis sowie die Erkennung von Krebs und Krebsvorstufen.

Therapie: Siehe Risikofaktoren. Oft werden **Protonenpumpenhemmer (PPI)** wie Omeprazol und Pantoprazol gegeben. Diese sog. Säureblocker hemmen die Magensäurebildung und bessern säurebedingte Beschwerden. Sie schützen aber nicht vor den Wirkungen des enzymhaltigen Magensafts und ändern nichts am Reflux selbst. Für den Dauergebrauch eignen sie sich nicht, da sie Osteoporose, Pneumonien, Vitamin-B_{12}-Mangel und Magen-Darm-Infektionen begünstigen.

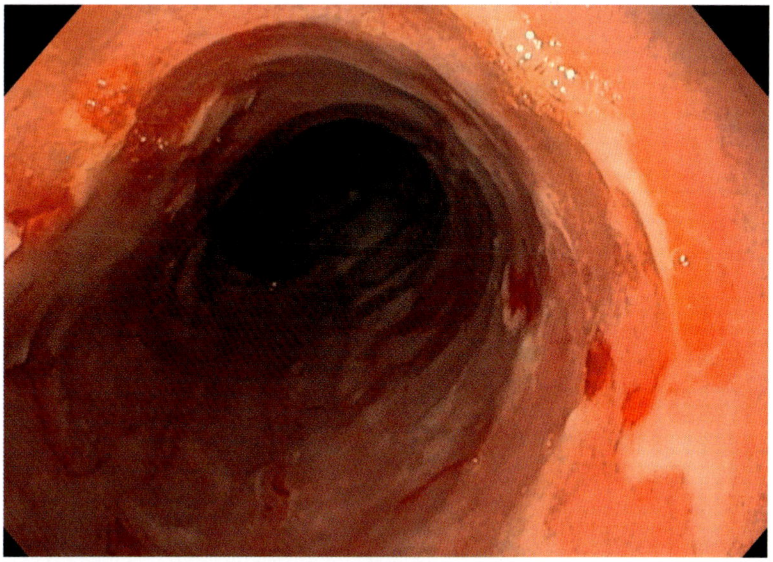

Abb. 2 Refluxösophagitis (Speiseröhrenentzündung) im endoskopischen Bild

Prävention: Siehe Risikofaktoren.

4.6 Gastritis und Duodenitis

Definition: Eine **Gastritis** ist eine Magenschleimhautentzündung. Eine Entzündung der Duodenalschleimhaut nennt sich **Duodenitis**.
Ursachen/Pathogenese: Überwiegen die Schleimhaut schädigenden Faktoren die Schleimhaut schützenden Faktoren (→ Abb. 1), kommt es zur Entzündung. Die **akute Gastritis** entsteht meist durch eine magenschädliche Lebensweise (Rauchen, Alkohol, Stress, NSAR; Ulkusleiden) und/oder Infektionen (infektiöse Gastritis).

Ulkusleiden → S. 48
infektiöse Gastritis → S. 42

Bei der **chronischen Gastritis** gibt es drei Arten, die auch kombiniert vorkommen:

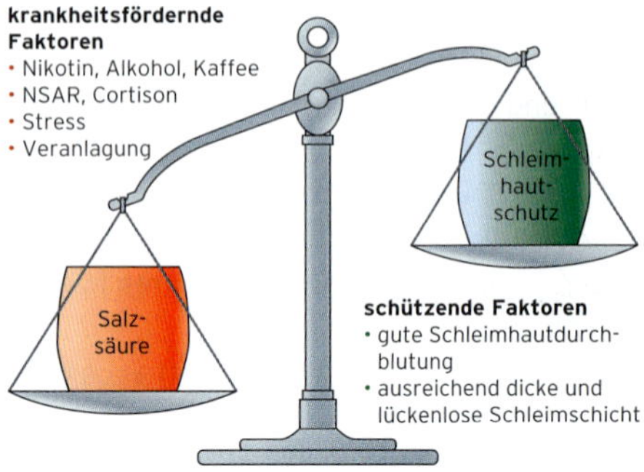

Abb. 1 Ungleichgewicht zwischen die Schleimhaut angreifenden und die Schleimhaut schützenden Faktoren

Chronische Gastritis	Ursachen (U) und Besonderheiten (B)
Typ A **Autoimmungastritis** Merkhilfe: im **A**lter, **a**trophisch, **a**utoimmun	**U:** Autoimmunentzündung der Magenschleimhaut, die zur Schleimhautatrophie führt. Sie kommt oft im Alter vor. **B:** Die A-Gastritis führt oft zum Vitamin-B_{12}-Mangel, da auch Intrinsic Factor bildende Zellen abgebaut werden.
Typ B **bakteriell ausgelöste Gastritis**	**U:** Befall der Magenschleimhaut mit dem Bakterium Helicobacter pylori **B:** Typ B kann auf Dauer zum Magenkarzinom führen.
Typ C **chemisch ausgelöste Gastritis**	**U:** chemische Stoffe, welche die Magenschleimhaut schädigen, z. B. NSAR-Schmerzmittel, Alkohol, Nikotin **B:** Nimmt eine Patientin NSAR und Cortison ein, vervielfacht dies das Gastritis- und Ulkusrisiko. Da NSAR die Magenschleimhaut schädigen und das Schmerzempfinden vermindern, wird die Magenschädigung ggf. nicht oder zu spät bemerkt.

Symptome: Appetitverlust, Übelkeit, Erbrechen (ggf. blutig oder kaffeesatzartig), Brennen und Schmerzen im Magen bzw. mehr rechtsseitig im Duodenum. Oft Aufstoßen, Blähbauch-Gefühl und ggf. Durchfall. Manche Betroffene haben das Gefühl, ein Stein läge in ihrem Magen.
Komplikationen: Übergang in ein Ulkus, akuter und chronischer Blutverlust

Ulkus → S. 48

Diagnostik: Gastroskopie mit Biopsie, um maligne Veränderungen und das Bakterium Helicobacter pylori sicher nachzuweisen
Therapie: Führt die A-Gastritis zu einem Vitamin-B_{12}-Mangel, so muss dieser parenteral behandelt werden, z. B. durch s.c.-Injektion von 1 mg Cobalamin alle 4 Wochen.
Bei der B-Gastritis hilft eine medikamentöse Therapie. Die C-Gastritis wird durch Weglassen der Ursache und symptomatisch mit Protonenpumpenhemmern behandelt.

Protonenpumpenhemmer → S. 45

Prävention: Die C-Gastritis ist durch gesunde Lebensweise und Verzicht auf NSAR vermeidbar.

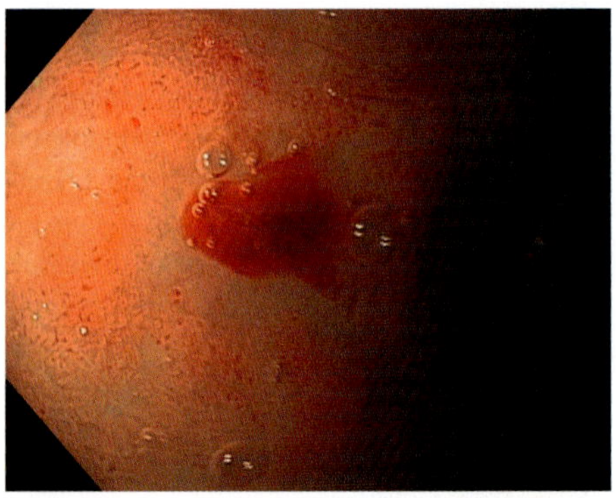

Abb. 2 Akute hämorrhagische (blutende) Duodenitis

4.7 Erkrankungen durch Helicobacter pylori

Definition/Pathogenese: Helicobacter pylori (Hp) ist ein auf den Magen spezialisiertes Bakterium. Es bildet Stoffe, welche die Säureproduktion erhöhen, dadurch die Magenschleimhaut schädigen und die entstehende Entzündung weiter verstärken. So kann eine Gastritis und/oder ein Magengeschwür **(Ulcus ventriculi)** entstehen.

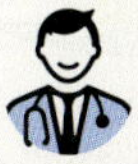

Barry Marshall (links) und **John Robin Warren** (rechts) entdeckten 1982 den Helicobacter pylori und erhielten dafür 2005 den Nobelpreis. Prof. Marshall bewies im Selbstversuch, dass die Infektion die Ursache von Gastritis und Geschwüren ist: Er trank einen Helicobacter-„Cocktail" und erkrankte 14 Tage später an einer B-Gastritis. Er therapierte sie erfolgreich mit Medikamenten. Vor der Entdeckung des Keims behandelte man Geschwüre mit großen Magenoperationen und uneffektiven Kamillenteekuren und hielt Veranlagung und Stress für die Hauptursachen von Gastritis und Magengeschwüren.

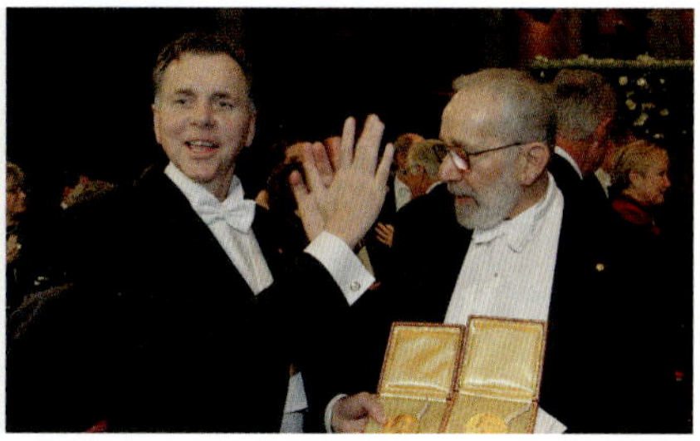

Infektionsweg: Der Keim wird durch Küssen sowie fäkal-oral, d. h. über kontaminierte Lebensmittel, übertragen.

Häufigkeit: Bei 5 % der Kinder und 25 % der Erwachsenen in Deutschland ist Helicobacter pylori nachweisbar. Ca. 10 % davon entwickeln eine Magenerkrankung.

Symptome: Der Helicobacter-Befall ist in 90 % der Fälle asymptomatisch; in 10 % der Fälle erzeugt er eine Gastritis, ein Magenulkus und/oder nach Jahren ein Magenkarzinom.

Komplikationen: chronische und akute Blutungen, Magenkarzinom

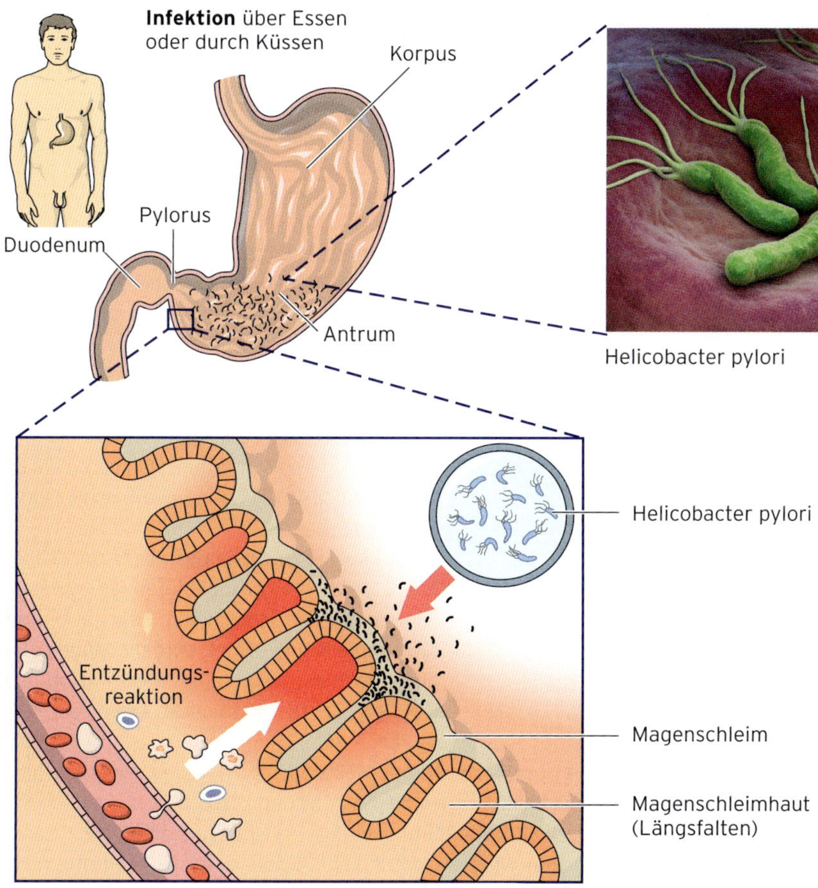

Abb. 1 Infektion mit Helicobacter pylori

Diagnostik: Sicher gelingt der Nachweis in Gewebeproben, die bei der Gastroskopie aus der Magenschleimhaut entnommen werden. Atemtests, serologische Tests und Stuhltests werden eher zum Ausschluss eines Befalls und zur Kontrolle des Behandlungserfolgs nach **Eradikationstherapie** als zum Nachweis angewandt.

Therapie: Eradikationstherapie, wörtlich Ausrottungsbehandlung mit vier Medikamenten gleichzeitig. In der Regel sind dies zwei Antibiotika, das antibakterielle Metall Bismut und ein PPI, z. B. Esomeprazol. Die Medikamente werden über mindestens eine Woche zweimal täglich eingenommen.

Prävention: Helicobacter-Befall ist bei schlechten Hygieneverhältnissen häufiger. Gezielte Prävention ist nicht möglich. Eine Partnertherapie ist nicht nötig. Die Neuansteckungsrate nach Eradikation beträgt nur ca. 1 % pro Jahr.

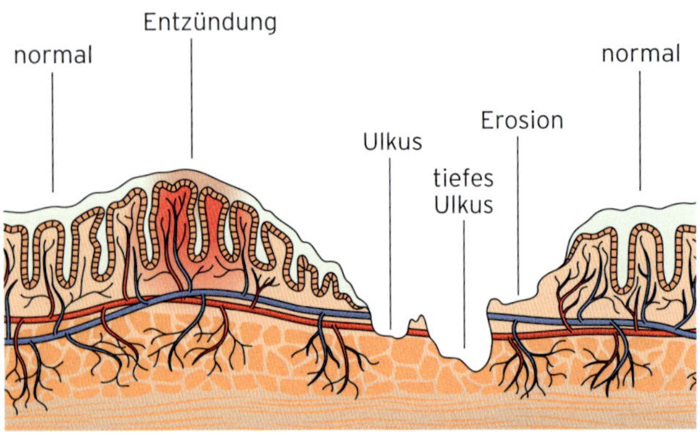

Abb. 1 Entstehung eines Ulkus

4.8 Ulkuskrankheit

Definition: Ein **Ulkus** ist ein Geschwür, d. h. ein **tiefer Gewebsdefekt** über die Epithelgrenzen hinaus. Das Magengeschwür heißt **Magenulkus (Ulcus ventriculi)**, das Zwölffingerdarmgeschwür **Duodenalulkus (Ulcus duodeni)**.

Ursachen/Pathogenese: Während bei der Gastritis nur oberflächliche Gewebsdefekte **(Erosionen)** vorliegen, geht das Ulkus tiefer. Es zerstört das gesamte Epithel und ggf. auch darunter liegende Gewebsschichten (→ Abb. 1). Die Ursachen entsprechen der Gastritis. Bei der Gastritis wird das Epithel angedaut, beim Ulkus stellenweise verdaut bzw. verätzt. Dabei gilt der Grundsatz „ohne Säure kein Ulkus".

MERKE Ein Geschwür ist ein tiefer Gewebsdefekt, d. h. es fehlt Gewebe. Eine Geschwulst ist ein tumorartiges Gewächs, d. h. es ist zusätzliches Gewebe gewachsen. Der verbreitete Begriff „Krebsgeschwür" für einen Tumor, also eine Geschwulst, ist meistens falsch. Erst wenn ein Karzinom an der Oberfläche zerfällt, was in Spätstadien vorkommen kann, bildet sich wirklich ein Krebsgeschwür.

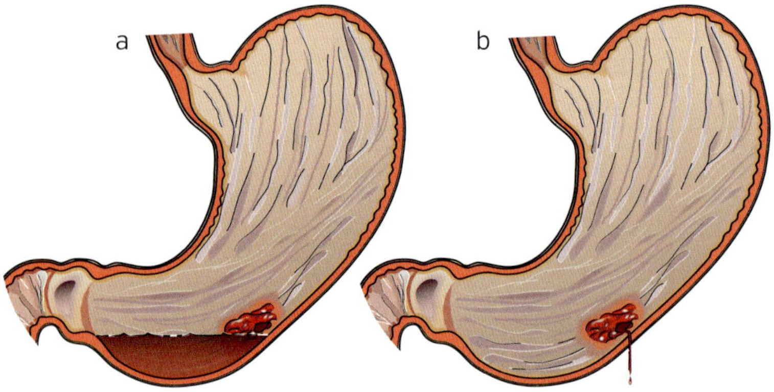

Abb. 2 Komplikationen des Magengeschwürs: Blutung (a), Perforation (Durchbruch der Magenwand) (b)

Symptome: Magen- und Duodenalulzera sind Wunden der Magen- bzw. Duodenalschleimhaut. Diese offenen Schleimhautstellen sind der Magensäure schutzlos ausgesetzt. Daher schmerzen sie besonders stark bei Säurekontakt. Betroffene mit Nüchternschmerzen neigen dazu, oft kleine Mahlzeiten zu sich zu nehmen, um die Säure zu binden. Betroffene mit Schmerzen nach dem Essen neigen dazu, die Nahrungsaufnahme zu vermeiden.

Komplikationen: Siehe Gastritis; zusätzlich erhöhte Gefahr von Magenblutungen, wenn die Säure unter der Schleimhaut liegende Blutgefäße angreift und öffnet. Wird die Magenwand durchbrochen, liegt eine **Perforation** vor (→ Abb. 2). Der Blutverlust kann zum Tode führen.

Diagnostik: Gastroskopie mit Biopsie zum Nachweis von Helicobacter pylori und zum Ausschluss eines Magenkarzinoms. Die Symptome ähneln denen bei Gastritis und Ulkus.

Therapie/Prävention: siehe Gastritis; bei akuter Blutung endoskopische Blutstillung, bei Perforation notfallmäßig operativer Verschluss der Magenwand und ggf. Ausgleich des Blutverlustes durch Transfusionen

4.9 Gastrointestinale Blutung

Definition: Blutung im GI-Trakt; man unterscheidet die

- **obere gastrointestinale Blutung** (die Blutungsquelle liegt in Ösophagus, Magen und/oder Duodenum) und die
- **untere gastrointestinale Blutung** (die Blutungsquelle liegt im Dickdarm bzw. Enddarm).

Obere und untere gastrointestinale Blutungen können akut und chronisch verlaufen.

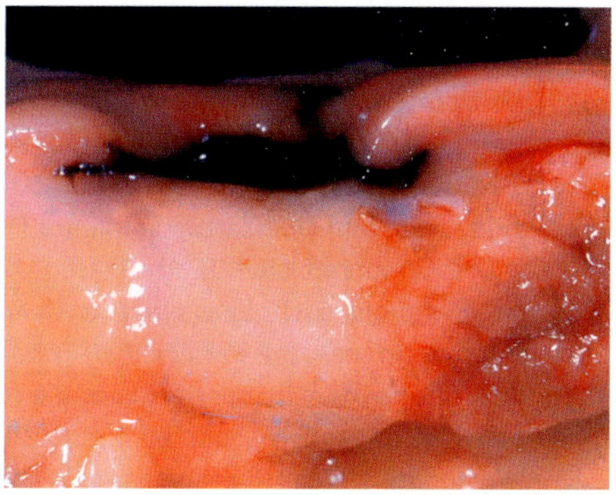

Abb. 1 Magenulkus mit geronnenem Blut

Ursachen/Pathogenese: Bei der Gastritis können Erosionen zu flächenhaften Blutungen führen. Auch ein Ulkus kann leicht bzw. chronisch bluten (→ Abb. 1). Kommt es beim Ulkus zur Eröffnung eines Blutgefäßes, kann das zur massiven, ggf. arteriellen Blutung führen. Bei Leberzirrhose können sich Venen in der Speiseröhre erweitern, d. h. es bilden sich weiche, empfindliche Ösophagusvarizen, die sehr stark bluten können. Blutungsquellen im unteren GI-Trakt sind Polypen, Tumoren sowie Entzündungen. Enddarmblutungen kommen auch beim Hämorrhoidalleiden vor. Im Alter steigt das Blutungsrisiko durch Schleimhautatrophie, Divertikulose und die Häufigkeit notwendiger Antikoagulanzieneinnahme.

Leberzirrhose → S. 65
Hämorrhoidalleiden → S. 52
Divertikulose → S. 50

Symptome: Die obere gastrointestinale Blutung kann zu Bluterbrechen oder zu Hämatinerbrechen führen. **Hämatin** entsteht durch Säureeinwirkung aus Hämoglobin. Das hämatinhaltige Erbrochene erinnert an Kaffeesatz. Blut aus dem oberen GI-Trakt kann auch verdaut und als tiefschwarzer, klebriger, übel riechender **Teerstuhl** ausgeschieden werden. Bei der unteren gastrointestinalen Blutung ist das Blut mit dem Stuhl vermischt oder diesem aufgelagert. Bei massiven Blutungen erscheint Blut allein oder mit Stuhl bzw. Schleim vermischt.

MERKE Eisenpräparate können den Stuhl dunkel färben, erzeugen aber keinen Teerstuhl.

Diagnostik: Bei oberer gastrointestinaler Blutung Gastroskopie, bei unterer gastrointestinaler Blutung Koloskopie. Gegebenenfalls erfolgt erst eine Gastroskopie und direkt im Anschluss eine Koloskopie.

Therapie: endoskopische und/oder chirurgische Blutstillung, ggf. Bluttransfusion

Komplikationen: Chronische Blutungen führen zur Anämie, akute ggf. zum Verbluten, d. h. zum tödlichen Volumenmangelschock.

Prävention: Siehe Gastritis, Ulkus und Leberzirrhose. Cortison, NSAR und Antikoagulanzien erhöhen das Blutungsrisiko v. a. im GI-Trakt. Die Gefahr vervielfacht sich bei Kombinationstherapien. Die Gabe von Protonenpumpenhemmern wie Omeprazol als „Magenschutz" bei NSAR-Einnahme senkt das Risiko einer Magenblutung, bietet aber keinen sicheren Schutz.

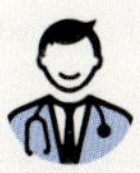

Chronisch entzündliche Darmerkrankungen (CED) ... sind Autoimmunkrankheiten, die u. a. mit Entzündungen der Darmschleimhaut einhergehen. Die Ursache ist genetisch; Stress verstärkt oft die Beschwerden. Bei **Morbus Crohn** betreffen sie die ganze Organwand und treten vorwiegend im Dünndarm (Ileum) auf, während sie bei **Colitis ulcerosa** eher oberflächlich sind und besonders das Kolon befallen. Beide Erkrankungen führen zu schweren Diarrhöen, zu Anämie und zu Gewichtsverlust. Colitis ulcerosa erhöht das Darmkrebsrisiko, sodass wiederholt Koloskopien mit Biopsien erfolgen müssen. Die Diagnose erfolgt histologisch nach Endoskopie und Biopsie. Die Therapie erfolgt u. a. durch Immunsuppressiva.

www.kompetenznetz-ced.de
www.dccv.de

4.10 Reizdarmsyndrom

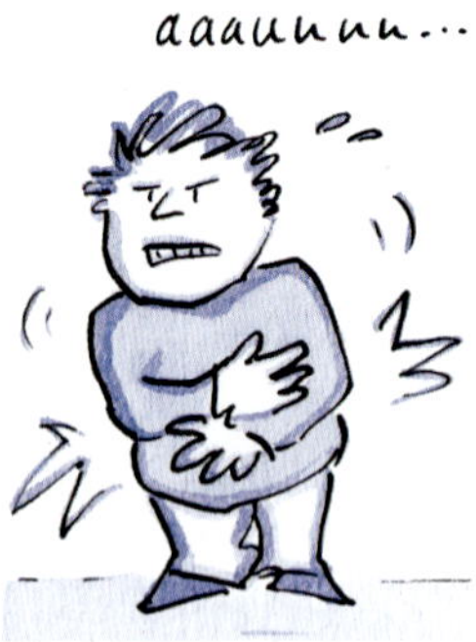

Definition: Darmfunktionsstörung ohne nachweisbare Ursache; vermutlich Überempfindlichkeit des Darms auf Stresshormone. Reizdarm ist eine **Ausschlussdiagnose**, d. h., sie wird nur gestellt, wenn alle Untersuchungen ohne krankhaften Befund sind.

Symptome: Bauchschmerzen mit **Diarrhö** und/oder Obstipation

Diagnostik: Koloskopie mit Biopsien; Laktose- und Fruktosetoleranztest zum Nachweis eines Enzymmangels, der zum Übertritt unverdauter Disaccharide in den Dickdarm und damit zu Blähungen und Diarrhö führen kann; Bluttests und ÖGD zum Ausschluss einer Zöliakie

Therapie: Symptomatisch: Spasmolytika, Flohsamen usw. können versucht werden. Eine gleichzeitig bestehende seelische Krankheit zu behandeln, führt oft zur Besserung.

Besonderheiten: Oft hilft bei Reizdarm die (teilweise) Vermeidung bestimmter Nahrungsmittel, die viel **FODMAP** (sprich „Fodmap") enthalten. Das sind schwer verdauliche Ballaststoffe und Zuckerarten, die den Darm reizen können. Die Abkürzung bedeutet: **F**ermentierbare **O**ligosaccharide, **D**i- und **M**onosaccharide, **P**olyole. Das A kommt von engl. **a**nd = und.

4.11 Divertikulose und Divertikulitis

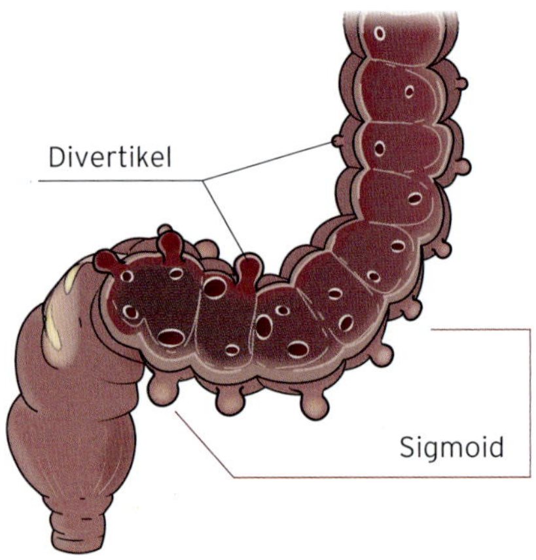

Abb. 1 Divertikel am absteigenden Dickdarm und am Sigmoid

Definition: Schleimhautausstülpungen in der Wand des Dickdarms bzw. Sigmas heißen **Divertikel**. Sind sie zahlreich vorhanden, liegt eine **Divertikulose** vor. Entzünden sich Divertikel bzw. das sie umgebende Gewebe, spricht man von einer **Divertikulitis**.

Häufigkeit: häufig im Alter und bei chronischer Obstipation

Ursachen/Pathogenese: Die glatte Muskulatur im Kolon besteht aus einem längs und einem quer verlaufenden Teil. Bei chronischer Obstipation gerät die Darmwand unter hohen Druck. Dadurch stülpt sich stellenweise Schleimhaut zwischen den Muskelfasern hindurch nach außen. So bilden sich Divertikel, d. h. hauchdünne Schleimhautbläschen mit punktförmiger Öffnung zum Darmlumen. Gerät Darminhalt in Divertikel hinein, kann es zur Entzündung, der **Divertikulitis**, kommen. Neben den Divertikeln betrifft sie das umgebende Gewebe.

Symptome/Komplikationen: Die Divertikulose allein ist symptomlos. Die Divertikulitis führt zur entzündlichen Schwellung der Darmwand. Sie erzeugt lokale Schmerzen, Durchfall und Fieber und kann sowohl zum Darmverschluss **(Ileus)** als auch zum Durchbruch, d. h. zur Perforation, führen. Bei der Perforation tritt bakterienreicher Dickdarminhalt in die Bauchhöhle aus und verursacht eine lebensbedrohliche **Peritonitis** (Bauchfellentzündung). Erbrechen, hohes Fieber, Abwehrspannung und eine Verschlechterung des Allgemeinzustandes sind Anzeichen solcher Komplikationen (akutes Abdomen). Auch untere GI-Trakt-Blutungen kommen bei Divertikulose und -itis vor.

akutes Abdomen → S. 51

Diagnostik: Nachweis der Divertikulose durch Koloskopie, oft als Zufallsbefund bei der Vorsorge-Koloskopie. Bei Entzündungsverdacht klinische Untersuchung, Bestimmung der Entzündungswerte im Blut, aber keine Endoskopie (Cave: Perforation).

Therapie: Bei bekannter Divertikulose ballaststoffreiche Kost, um eine Obstipation mit Bildung weiterer Divertikel zu verhindern. Bei Divertikulitis ballaststofffreie Kost, ggf. Antibiotika, Analgetika und/oder Spasmolytika. Bei rezidivierender Divertikulitis wird der betroffene Darmabschnitt operativ entfernt. Das beseitigt oft die zugrunde liegende Obstipation.

Prävention: Stuhlregulierung zur Vermeidung chronischer Obstipation

4.12 Appendizitis (Wurmfortsatzentzündung)

Definition: Entzündung der Appendix vermiformis, die besonders Kinder und Jugendliche betrifft, aber in jedem Lebensalter vorkommen kann. Die Appendix (wörtl.: das Anhängsel) befindet sich am Blinddarm, weshalb die Appendizitis fälschlich „Blinddarmentzündung" genannt wird.
Ursache: Möglicherweise bewirkt ein Stau von Darminhalt in der Appendix die Entzündung.
Symptome/Komplikationen: Zunächst Übelkeit, Erbrechen und ggf. kolikartige Oberbauchschmerzen. Die Schmerzen verlagern sich allmählich in den rechten Unterbauch. Das Krankheitsgefühl nimmt stetig zu, da die Appendix durch Eiterbildung anschwillt. Eine Verschlechterung des Allgemeinzustandes weist auf eine Perforation bzw. eitrige Peritonitis hin. Cave: Direkt nach der Perforation kann es den Betroffenen kurzfristig besser gehen, da die Appendix dann nicht mehr prall gespannt ist und deshalb nicht mehr schmerzt.
Diagnostik: Klinische Untersuchung. Oft sind bestimmte Punkte am Unterbauch druckschmerzhaft, z. B. der McBurney-Punkt (sprich: „MäcBörni"). Er liegt auf einer gedachten Linie zwischen dem rechten Darmbeinstachel und dem Nabel (→ Abb. 2). Bei der Diagnose der Appendizitis ist auch die Sonografie hilfreich, die sonst bei Darmkrankheiten nur selten eingesetzt wird. Entzündungsdiagnostik im Blut.
Therapie: Appendektomie, d. h. chirurgische Entnahme der Appendix. Bei rechtzeitiger Diagnosestellung erfolgt sie laparoskopisch. Bei Peritonitis muss der Bauch konventionell eröffnet, aufwendig gespült und ebenfalls eine Appendektomie durchgeführt werden. In einigen Fällen kann eine Antibiotikatherapie die Appendizitis zum Abklingen bringen und die Operation unnötig machen. Es besteht aber dann die Gefahr eines Rückfalls.
Prävention: Eine Prävention der Appendizitis ist nicht möglich.

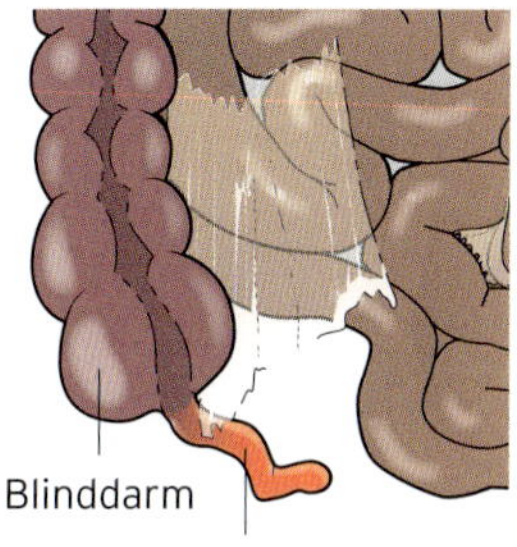

Abb. 1 Appendizitis

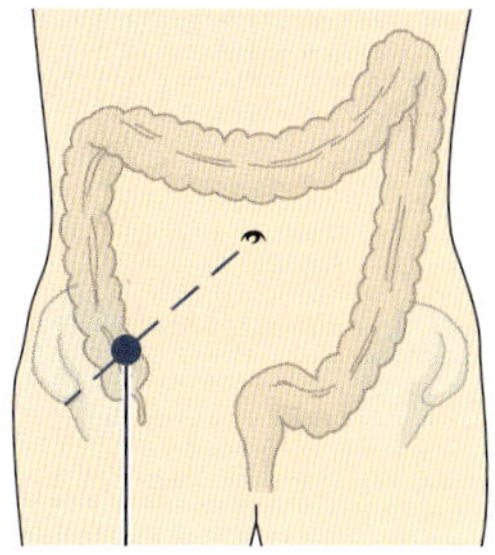

Abb. 2 Lage des McBurney-Punktes

4.13 Akutes Abdomen

Definition: akut einsetzendes schweres Krankheitsbild mit Bauchschmerzen
Ursachen: Erkrankungen aller Bauchorgane können ein akutes Abdomen verursachen. Typische Ursachen sind akute Appendizitis, Entzündungen, Ulzera und Organperforationen in Ösophagus, Magen und Darm, Divertikulitis, akute Pankreatitis, Erkrankungen der Gallenblase, z. B. die akute Cholezystitis, Nierensteine, ausgeprägte Leber- und Milzschwellungen, Extrauteringravidität und Aortenriss. Auch Herzinfarkt und Lungenembolie können als akutes Abdomen wirken.

Pankreatitis → S. 61
Cholezystitis → S. 60
Herzinfarkt → Bd. 2, S. 66
Lungenembolie → Bd. 2, S. 72

Symptome:

- starke Bauchschmerzen
- Abwehrspannung
- Übelkeit und/oder Erbrechen
- Störung der Peristaltik mit Stillstand oder Verstärkung der Darmbewegungen
- Kreislaufstörung, die in einen Schock übergehen kann

Komplikationen: Tod durch Peritonitis, Blutverlust, septischen Schock
Diagnostik: Anamnese, klinische Untersuchung, Labor- bzw. Entzündungsdiagnostik, Harndiagnostik, Sonografie, ggf. Röntgen, Endoskopie, EKG
Therapie: je nach Ursache
Besonderheit: Ein neu aufgetretener Diabetes mellitus Typ 1 kann so starke Bauchschmerzen erzeugen, dass er ein akutes Abdomen vortäuscht. Daher muss bei jeder Patientin mit akutem Abdomen der Blutzucker gemessen werden.

Diabetes mellitus Typ 1 → S. 79

MERKE Das akute Abdomen ist ein **Notfall**, der sofortiger Diagnostik und Therapie bedarf.

„Es ist ein Junge!" … Immer wieder kommen Frauen mit „akuten abdominellen Beschwerden" in Kliniken und gehen mit einem Neugeborenen nach Hause. Die Nicht-Wahrnehmung der Schwangerschaft durch seelische Konflikte kann selbst bei Frauen vorkommen, die schon Kinder geboren haben.

4.14 Hämorrhoidalleiden

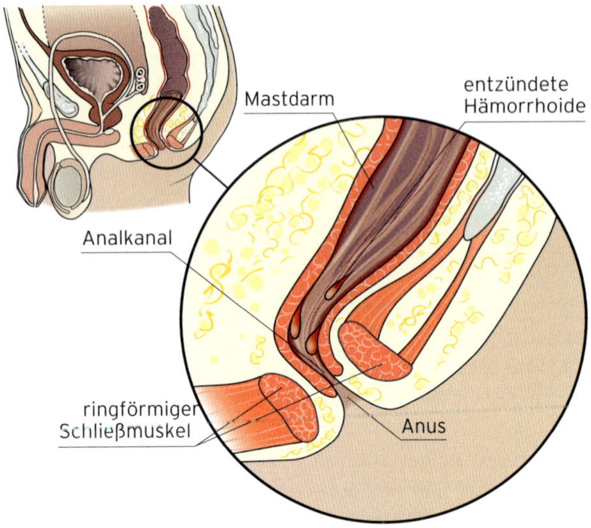

Abb. 1 Hämorrhoidalleiden

Definition: Beschwerden durch Entzündungen und Schwellungen der Hämorrhoiden, d. h. des weichen, schwammartigen Gefäßpolsters, das den Feinabschluss des Anus bildet. Oft wird das **Hämorrhoidalleiden** vereinfacht als **Hämorrhoiden** bezeichnet.

Ursachen/Pathogenese: Durch Veranlagung und Obstipation entsteht starker Druck auf das Hämorrhoidalpolster. Es kommt zu Einrissen, Entzündungen und Schwellungen. Da die Entzündung mit vermehrter Blutfüllung des Gefäßpolsters einhergeht, treten insbesondere beim Pressen Blutungen auf.

Symptome: Nässen, Juckreiz und Ekzeme am After durch den gestörten Feinabschluss, peranale Blutungen, Fremdkörpergefühl und Gefühl der unvollständigen Stuhlentleerung durch die geschwollenen Gefäßpolster, Austritt geschwollener Gefäßknoten

Ekzeme → S. 108

Diagnostik: Proktoskopie. Bei Blutungen auch Koloskopie zum Tumorausschluss, es sei denn, eine Darmspiegelung ist nicht lange her und ergab einen Normalbefund.

Therapie: Entzündungshemmende Lokaltherapie, Verzicht auf feuchte Toilettenpapiere. Letztere rufen oft allergische Ekzeme hervor. Bei anhaltenden Beschwerden werden die vergrößerten Hämorrhoiden mit Injektionen zur Vernarbung und damit zur Schrumpfung gebracht. Auch das Anlegen kleiner Gummiringe kann eine Verkleinerung bewirken. In ausgeprägten Fällen erfolgt eine Operation.

Prävention: Stuhlregulierung, Therapie von Frühstadien

Informationen zum Hämorrhoidalleiden bietet der Berufsverband Deutscher Internisten unter Krankheiten A–Z: **www.internisten-im-netz.de**

MERKE Spezialistin für Enddarmleiden ist die Proktologin, die Internistin bzw. Gastroenterologin oder Chirurgin sein kann.

→ Terminologie: Symptome und Erkrankungen des Gastrointestinaltrakts

akutes Abdomen	schweres, akutes Krankheitsbild mit abdominellen Schmerzen
Appendektomie	chirurgische Entnahme der Appendix vermiformis
Appendizitis	Wurmfortsatzentzündung
chronisch entzündliche Darmerkrankungen	M. Crohn und Colitis ulcerosa; Autoimmunkrankheiten mit Entzündungen der Darmschleimhaut
Diarrhö	Durchfall
Divertikel, das	Ausstülpung der Dickdarmschleimhaut
Divertikulitis	Entzündung von Dickdarmdivertikeln und sie umgebenden Geweben
Divertikulose	Schleimhautausstülpungen im Dickdarm, v. a. im Sigma
Duodenitis	Entzündung der Zwölffingerdarm-Schleimhaut
Enteritis	Dünndarmentzündung (Durchfallerkrankung)
Eradikationstherapie	Medikamentenbehandlung gegen Helicobacter pylori
Erosion	oberflächlicher Gewebsdefekt innerhalb des Epithels; Abschürfung (vgl. Ulkus)

Exsikkose	Austrocknung des Körpers
Gastritis	Magenschleimhautentzündung
Gastroenteritis	Entzündung des Magens und Darms
gastroösophageale Refluxkrankheit	symptomatischer Rückfluss von Mageninhalt bzw. -säure in den Ösophagus
H_2-Atemtest	Atemtest zum Nachweis einer Laktose- bzw. Fruktoseintoleranz
Hämatin	durch Magensäure verändertes Hämoglobin
Hiatushernie	Zwerchfellbruch (Verlagerung von Magenteilen durch die Zwerchfelllücke in den Thorax)
Ileus	(sprich: „Ile-us“) Darmverschluss
Kardiainsuffizienz	Offenstehen des obersten Magenteils bei Hiatushernie
Laktoseintoleranz	Milchzuckerunverträglichkeit durch Laktasemangel
Obstipation	Stuhlverstopfung
peranal	durch den After; aus dem After (z. B. Blutung)
Peritonitis	Bauchfellentzündung
Proktologin	Fachärztin für Enddarmleiden
Protonenpumpenhemmer (Protonenpumpen-inhibitor; PPI)	Arzneimittel, das die Magensäureproduktion durch Hemmung der sog. Protonenpumpen vermindert (z. B. Omeprazol)
Refluxkrankheit	Beschwerden durch gastroösophagealen Reflux
Refluxösophagitis	Speiseröhrenentzündung durch gastroösophagealen Reflux
Reizdarmsyndrom	chronische Darmbeschwerden ohne erkennbare Ursache
Teerstuhl	tiefschwarzer Stuhl nach oberer gastrointestinaler Blutung
Ulcus duodeni	Zwölffingerdarmgeschwür; Duodenalulkus
Ulcus ventriculi	Magengeschwür; Magenulkus
Ulkus (**Ulcus**; Mz. **Ulzera** bzw. **Ulcera**)	Geschwür (tiefer, über die Epithelgrenzen hinausgehender Gewebsdefekt)

Aufgaben

1 Nennen Sie die wichtigste Therapiemaßnahme bei Gastroenteritis.
2 Wie werden die WHO-Durchfalllösung und die Moro-Möhrensuppe zubereitet?
3 Nennen Sie Auslöser der akuten und chronischen Gastritis.
4 Welche Erkrankungen können sich hinter einem akuten Abdomen verbergen?
5 Erläutern Sie den Unterschied zwischen einer Erosion und einem Geschwür.

4.15 Benigne und maligne Tumoren

Der Begriff **Tumor** wird oft mit Krebs gleichgesetzt, bedeutet aber nur Geschwulst, d. h. örtliche Gewebevermehrung. Harmlose Tumoren sind häufig und betreffen vor allem die Haut. Die meisten Fachbegriffe für Tumoren enden auf **-om**. Gutartige Tumoren nennt man **benigne**, bösartige **maligne**. Benigne Tumoren können bei starkem Wachstum gesunde Gewebe zusammendrücken oder verdrängen. Das ist nur selten gefährlich, z. B. bei einem Gehirntumor. Benigne Tumoren führen daher nur selten zum Tode. Sie wachsen zumeist langsam und durchdringen keine anderen Gewebe. Sie metastasieren nicht, d. h. sie bilden keine Tochtergeschwülste bzw. Absiedelungen. Auch beeinflussen sie den Allgemeinzustand im Allgemeinen nicht. Wird ein benigner Tumor entfernt, ist die Erkrankung in der Regel geheilt. Wird ein maligner Tumor entnommen, können Metastasen und/oder vermehrungsfähige Krebszellen zurückbleiben.

Benigne (gutartige) Tumoren	maligne (bösartige) Tumoren
Zellteilung und Zelldifferenzierung	
niedrige Zellteilungsrate, langsames Wachstum	hohe Zellteilungsrate, schnelles Wachstum
die Zellen entsprechen weitgehend dem Ursprungsgewebe, zeigen normale Zellteilungen und haben einen Zellkern pro Zelle	Zellen sind entartet, d. h. sie ähneln nicht mehr dem Ursprungsgewebe, zeigen atypische Mitosen (Teilungen) und haben ggf. mehrere Zellkerne
Ausbreitung	
wachsen verdrängend, aber durchsetzen kein Gewebe und bilden keine Metastasen	durchsetzen und durchdringen Gewebe und bilden Metastasen (Tochtergeschwülste), z. B. indem lebensfähige Krebszellen in Blut- und Lymphgefäße eindringen und sich dann in anderen Regionen und Organen absiedeln

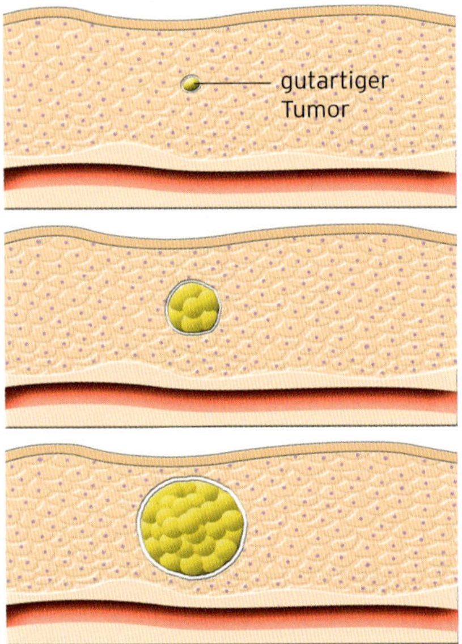

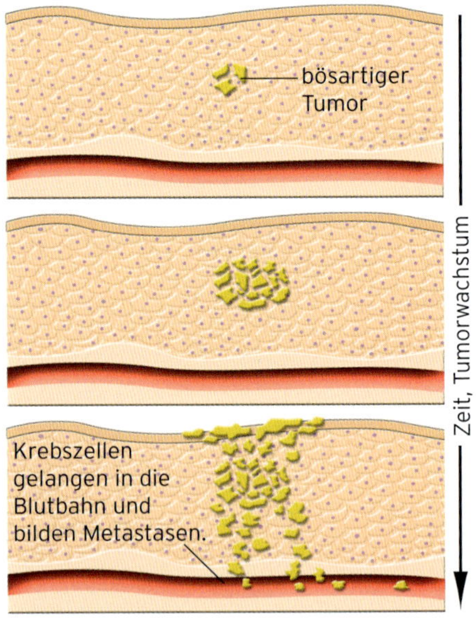

Benigne (gutartige) Tumoren	maligne (bösartige) Tumoren
Beispiele (Ursprungsgewebe und entstehender Tumor)	
Adenom aus Epithel- bzw. Drüsengewebe	**Karzinom** aus Epithelgewebe
Osteom aus Knochengewebe	**Osteosarkom** aus Knochengewebe
Lipom aus Fettgewebe	**Liposarkom** aus Fettgewebe
Nävus (Hautmal, Muttermal) aus Pigmentzellen	**Melanom** (schwarzer Hautkrebs) aus Pigmentzellen

Hinweis: Nur ein Tumor ist weder eindeutig benigne noch maligne – das **Basaliom**, eine Form des hellen Hautkrebses. Das Basaliom metastasiert nicht, breitet sich aber unter Zerstörung des Nachbargewebes lokal aus (→ S. 115). Man nennt das Basaliom daher **semimaligne** (halbmaligne).

4.16 Krebsentstehung

Krebszellen, d. h. maligne Zellen, entstehen aus gesunden Körperzellen. Ursachen und Auslöser der Krebsentstehung sind vielfältig. Bei jeder Zellteilung (Mitose) ist die Erbsubstanz, die DNA, besonders empfindlich für schädliche Einflüsse. Vor allem Strahlen und chemische Karzinogene (krebserzeugende Stoffe) führen dann leicht zu Mutationen (Erbgutveränderungen). Durch eine Mutation können Zellen gesunde Eigenschaften verlieren und neue, z. B. Krebszelleigenschaften, erwerben. Im Körper entstehen oft mutierte Zellen. Sie werden fast immer von Abwehrzellen erkannt und bekämpft. Das Krebsrisiko wird erhöht durch Immunsuppressiva, d. h. Medikamente, welche die körpereigene Abwehr schwächen. Auch durch das Alter nimmt das Krebsrisiko zu, da das Immunsystem schwächer wird und die DNA immer leichter mutiert. Manche Krebsarten kommen familiär gehäuft vor, weil sie genetisch (mit)bedingt sind. Zigarettenrauchen verursacht jeden dritten Krebstod.

DNA
→ Bd. 1, S. 272

Schematische Darstellung der Karzinomentstehung (Krebsentstehung in einem Epithel)

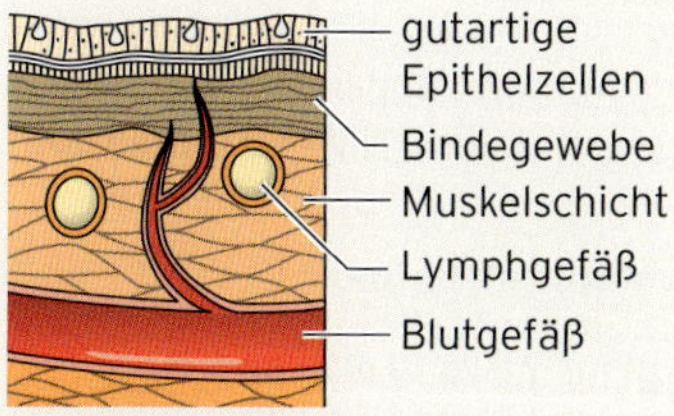

Das Epithel besteht aus normalen, gesunden Zellen. Jede Zelle „respektiert“ die Grenzen der Nachbarzellen und teilt sich nur für die Regeneration: Abgeschilferte und z. B. durch Verletzung abgestorbene Zellen werden durch neue ersetzt.

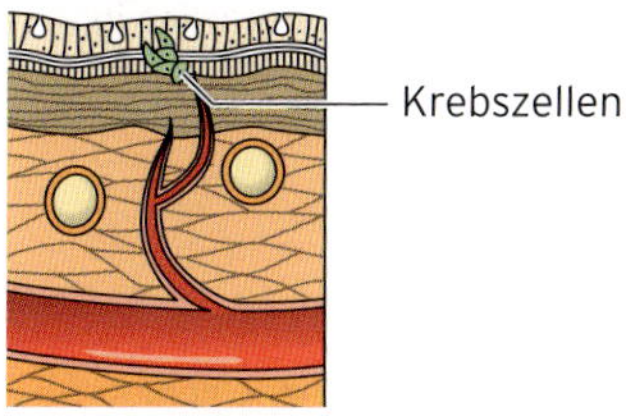

Bei einer Zelle ist eine schwere Mutation aufgetreten. Sie wird zur Krebszelle. Sie vermehrt sich von jetzt an ungehemmt, obwohl sie mit ihren Nachbarzellen ein Gewebe bildet(e). Sie teilt sich viel zu schnell und zeigt auch andere typische Eigenschaften von Krebszellen. Ein **Karzinom** ist entstanden.

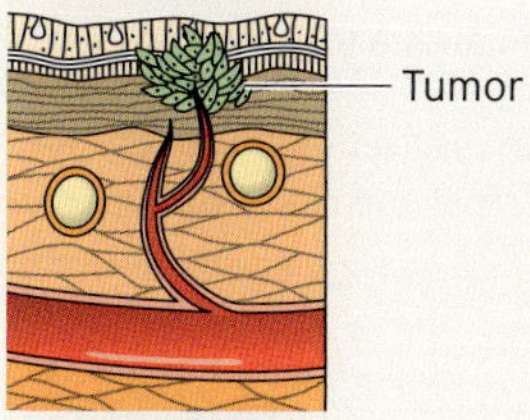

Die Krebszellen vermehren sich rasch. Der Tumor überschreitet die Epithelgrenzen. Dabei zerstört er Zellen und durchsetzt Gewebe. Er benötigt viele Nährstoffe, die er benachbarten Arterien und eigenen, neu gebildeten Blutgefäßen entnimmt.

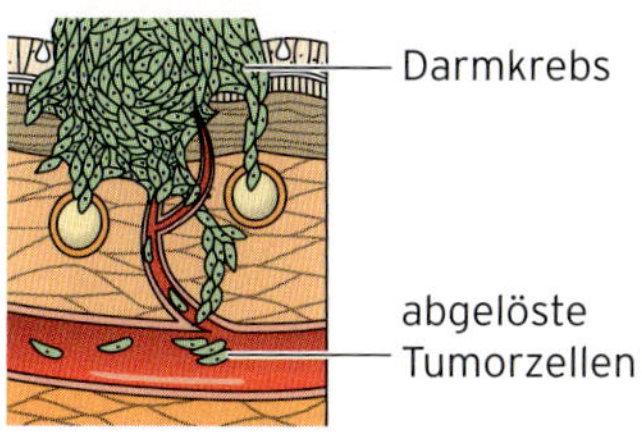

Schließlich können einzelne Krebszellen mit dem Blut- oder Lymphstrom mitschwimmen, sich an anderen Körperstellen absiedeln und sich dort weiter vermehren. So entstehen **Metastasen** (Tochtergeschwülste, Tumorabsiedelungen) in Lymphknoten und anderen Körperteilen bzw. Organen (Leber, Lunge, Gehirn, Haut usw.).

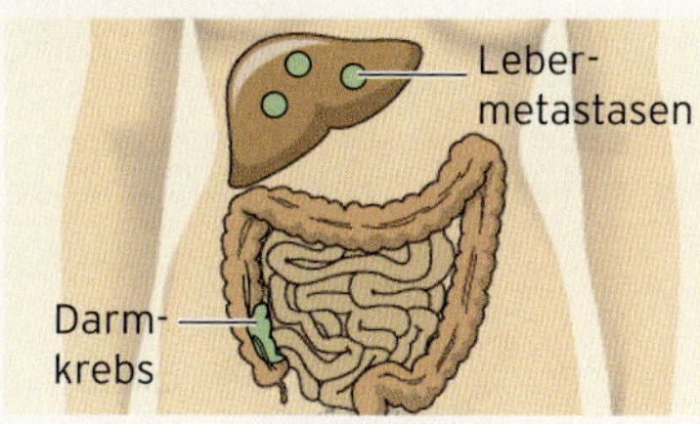

Die Metastasen bilden sich zunächst an typischen Orten. Dort, wo das Blut aus dem betreffenden Organ zunächst hinfließt, bilden sich die ersten Metastasen. Bei Darmkrebs ist es z. B. die Leber. Auf dem Lymphweg entstandene Metastasen befallen zunächst regionale Lymphknotenstationen, z. B. bei Brustkrebs in der gleichseitigen Axilla (Achselhöhle).

Die Diagnose „Krebs" ist zunächst eine Verdachtsdiagnose. Symptome, die auf einen malignen Tumor deuten, sind Appetit- und Gewichtsverlust, Anämie, unklare Blutungen, schlecht heilende Wunden, tastbare unverschiebliche Verhärtungen, Müdigkeit und der sog. Leistungsknick. Leistungsknick bedeutet, dass die Patientin deutlich weniger Energie und Kraft hat als früher, ohne dass sich dies durch Alterung erklären ließe. Bei Krebsverdacht erfolgt eine gründliche Untersuchung zur Tumorsuche und ggf. zur Bestimmung der Ausbreitung. Die Diagnostik umfasst Anamnese, Ganzkörperstatus, Blutuntersuchung – ggf. mit Tumormarkern –, Sonografie und evtl. weitere apparative Untersuchungen (Endoskopie, CT, MRT). Die Diagnose stellt bzw. sichert immer die Pathologin durch Beurteilung des entnommenen Tumors oder einer Probe verdächtigen Gewebes.

MERKE Karzinome werden verkürzt als Ca. (sprich: „C-A") bezeichnet, z. B. Bronchial-Ca.

4.17 Stadieneinteilung maligner Tumoren

Das RKI bietet unter **www.krebsdaten.de** u. a. aktuelle Statistiken zur Häufigkeit von Krebskrankheiten.

Nähere Informationen zur TNM-Klassifikation bietet: **www.krebsinformations-dienst.de**

Haben die pathologischen Befunde die Krebsdiagnose gesichert, wird ein **Staging** (sprich: „Stäidsching"; Bestimmung der Tumorausdehnung) durchgeführt. Dies ist wichtig, weil sich die Therapie u. a. nach der Tumorgröße und -ausbreitung richtet. Zum Staging tragen apparative und pathologische Untersuchungen bei. Die Tumoreinteilung folgt der internationalen **TNM-Klassifikation:**

Abkürzung, Erklärung	Bedeutung bezüglich der Tumorausdehnung
T (**T**umor)	T0, T1, T2, T3 und T4 bezeichnen die Tumorgröße und -ausdehnung; T0 = kein Tumor ist (mehr) nachweisbar
N (**N**odulus = Lymphknoten)	N0 bedeutet, dass keine Lymphknoten befallen sind, N1, N2 und N3 bezeichnen das Ausmaß des Lymphknotenbefalls
M (**M**etastasen)	M0 bedeutet: Metastasen liegen nicht vor M1 bedeutet: Metastasen liegen vor
pTNM-Klassifikation **postoperative** TNM-Einteilung	die p-Einteilung ist die postoperative, d. h. nach einer Operation erstellte TNM-Einteilung, denn während bzw. nach einer Operation können sich neue Erkenntnisse zur Tumorausbreitung ergeben
Weitere Kriterien sind z. B. die **Malignitätsgrade G1 bis G4**, die pathologischen Befunden der Tumorzellen entsprechen, **R0, R1 und R2** für einen **Resttumor** nach Therapie und rTNM für **Rezidivtumoren**, d. h. erneut aufgetretene Tumoren.	

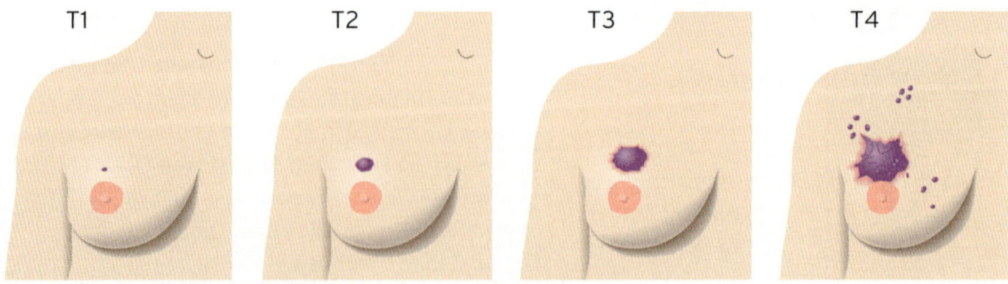

TX - keine Beurteilung möglich
T0 - kein Anhalt für Primärtumor
Tis - Carcinoma in situ (oberflächliches Karzinom, das die Basalmembran nicht durchbrochen hat)
T1 - Tumor bis 2 cm
T2 - Tumor 2–5 cm
T3 - Tumor größer als 5 cm
T4 - beliebige Tumorgröße mit Ausdehnung auf die Brustwand oder mehrere gleichzeitig bestehende Tumoren

Abb. 1 Tumorklassifikation am Beispiel des Mammakarzinoms

4.18 Krebstherapie

Die drei Säulen der Krebstherapie heißen „Stahl, Strahl und Chemie". Mit Stahl ist das chirurgische Messer, das Skalpell, gemeint. Tumoren werden nach Möglichkeit vollständig herausoperiert. Je nach Operationserfolg, Tumorart usw. kann eine therapeutische Bestrahlung („Strahl") das Ergebnis des chirurgischen Eingriffs sichern. Auch wenn keine Operation (mehr) durchführbar ist, kann eine Strahlentherapie den Tumor verkleinern und so z. B. Schmerzen vermindern. Mit „Chemie" ist die Chemotherapie, d. h. die Krebstherapie mit Zytostatika, gemeint. Sie hemmen aber nicht nur das Tumorwachstum, sondern die Zellteilung im gesamten Körper. Sie unterdrücken auch notwendige Erneuerungsvorgänge und können so Nebenwirkungen wie Haarausfall, Anämie, Schleimhautschäden und Immunschwäche hervorrufen. Schwere Nebenwirkungen begrenzen die Möglichkeiten der Zytostatikatherapie.

Zytostatika
→ Bd. 1, S. 438

Die moderne **Onkologie** (Krebsheilkunde) nutzt weitere, gezieltere Therapien. Neue Medikamente enthalten Antikörper, die bestimmte Botenstoffe binden und so z. B. die Gefäßneubildung und das Tumorwachstum hemmen. Immuntherapie aktiviert die körpereigene Abwehr gegen den Tumor. Arzneimittel, welche die Hormonwirkung stoppen, sind bei einigen Mamma- und Prostatakarzinomen wirksam. Die chirurgischen Möglichkeiten haben sich z. B. durch Laser erweitert.
Grundsätzlich unterscheidet man kurative Therapie und Palliativtherapie. Die kurative Therapie dient der Heilung der Krankheit. Die Palliativtherapie lindert nur die Symptome, z. B. Luftnot oder Schmerzen.

4.19 Ösophaguskarzinom

Definition: Speiseröhrenkrebs
Häufigkeit/Prognose: Bei Männern siebenmal häufiger als bei Frauen; nur wenige Betroffene überleben ein Jahr nach Diagnosestellung.
Ursachen/Pathogenese: Alkohol und Nikotin – v. a. kombiniert – begünstigen das Ösophaguskarzinom. Die chronische Refluxkrankheit kann das Risiko erhöhen.
Symptome: Schmerzlose Schluckstörung; die Betroffenen müssen im typischen Fall nach jedem Bissen etwas trinken, weil sonst das Schlucken nicht gelingt.
Komplikationen: Verschluss des Ösophagus, Metastasierung
Diagnostik: ÖGD, Sonografie bzw. Endosonografie, CT, ggf. Röntgenaufnahme bei bzw. nach Schlucken von Kontrastmittel
Therapie: je nach Stadium Operation, Bestrahlung und/oder Chemotherapie
Prävention: siehe Risikofaktoren

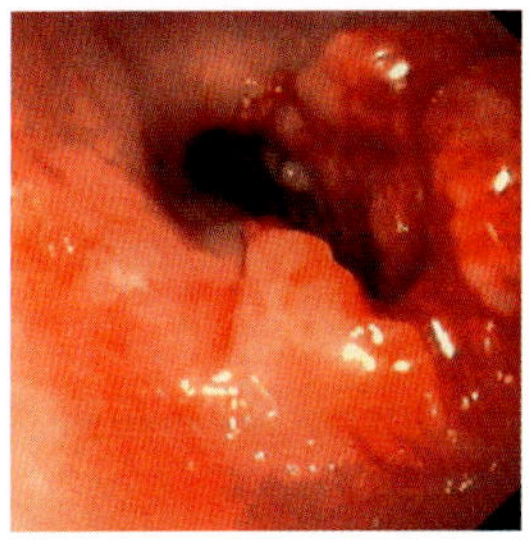

Abb. 1 Stenose der Speiseröhre bei Ösophaguskarzinom

4.20 Magenkarzinom

Definition: Magenkrebs
Häufigkeit/Prognose: tritt oft bei Männern ab 70 Jahren auf, 5-Jahres-Überlebensrate ca. 25 %
Risikofaktoren: Veranlagung, Karzinogene (v. a. aus gegrilltem und gepökeltem Fleisch sowie Zigarettenrauch) sowie A- und B-Gastritis, Magenulkus, Alkohol, Vitaminmangel
Symptome/Komplikationen: Appetitmangel, Abneigung gegen Fleisch, unklare Magenbeschwerden; später Anämie, Gewichtsverlust, bei Tumorzerfall Bluterbrechen und Teerstuhl, ggf. Perforation der Magenwand; Metastasierung v. a. in Lunge, Leber und Haut
Diagnostik: Gastroskopie mit Biopsie
Therapie: Resektion (weitgehende oder vollständige Entnahme) des Magens, ggf. Chemotherapie und/oder Bestrahlung
Prävention: siehe Risikofaktoren

Beginn des Endes

Ein Punkt nur ist es, kaum ein Schmerz,
nur ein Gefühl, empfunden eben;
und dennoch spricht es stets darein,
und dennoch stört es dich zu leben.

Wenn du es andern klagen willst,
so kannst du's nicht in Worte fassen.
Du sagst dir selber: „Es ist nichts!"
Und dennoch will es dich nicht lassen.

So seltsam fremd wird dir die Welt;
und leis verlässt dich alles Hoffen,
bis du es endlich, endlich weißt,
dass dich des Todes Pfeil getroffen.

Aus: Theodor Storm „Die schönsten Erzählungen und Gedichte", Gondrom Verlag 1997, S. 569.

4.21 Kolorektales Karzinom (Dick- und Enddarmkrebs)

Definition: Karzinom des Kolons bzw. Rektums. Bis 16 cm vom Anus aus spricht man vom Rektumkarzinom, weiter oberhalb vom Kolonkarzinom.

Häufigkeit: zweithäufigstes Karzinom nach Mamma-Ca. bei Frauen und Prostata-Ca. bei Männern; tritt oft ab 60 Jahren auf, v. a. bei familiärer Veranlagung früher

Pathogenese: Kolorektale Karzinome entstehen über Jahre aus benignen Epitheltumoren, den **Adenomen**. Adenome entwickeln **Dysplasien**, d. h. gehen über Krebsvorstufen in Karzinome über. Das nennt man **Adenom-Karzinom-Sequenz**.

Risikofaktoren: Übergewicht, fettreiche, ballaststoffarme Ernährung, Rauchen, Colitis ulcerosa, Strahlentherapie und Vererbung

Pathogenese des kolorektalen Karzinoms (Adenom-Karzinom-Sequenz)

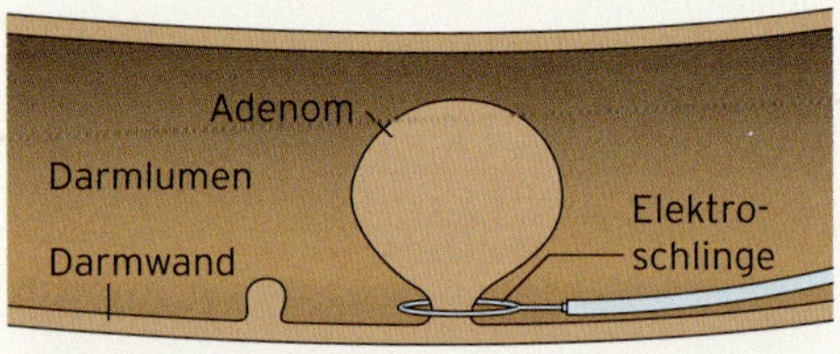

Im Kolonepithel bilden sich **Adenome** (Epithelwucherungen). Sie wachsen und bilden Polypen. Der linke Polyp ist breitbasig, d. h. er sitzt der Schleimhaut direkt auf. Der rechte wächst gestielt, d. h. er ist über eine Gewebebrücke (den „Stiel") mit dem Epithel verbunden. Die vollkommen benignen Polypen könnten, wie die Abbildung zeigt, bei einer Koloskopie mithilfe einer Elektroschlinge abgetragen werden.

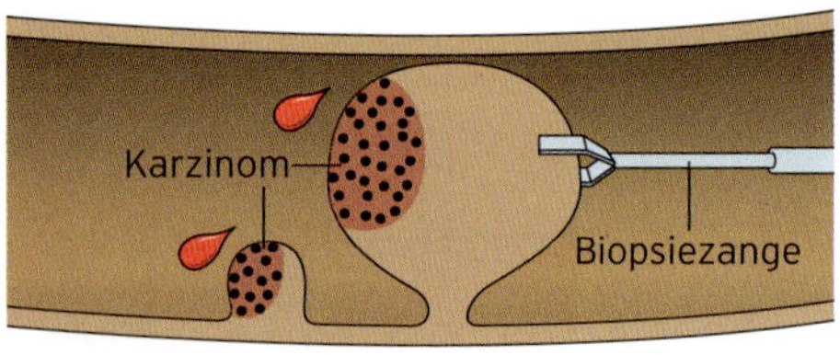

Allmählich bilden sich in den Polypen über pathologische Zellveränderungen **(Dysplasien)** maligne Zellen. Eine Biopsie könnte einen benignen Bereich des Polypen erfassen und dabei das Karzinom unentdeckt lassen. Daher ist die komplette **Polypektomie** (Polypentfernung) wichtig. Gegebenenfalls blutet das krankhafte Gewebe an der Oberfläche und lässt den Okkultbluttest positiv ausfallen.

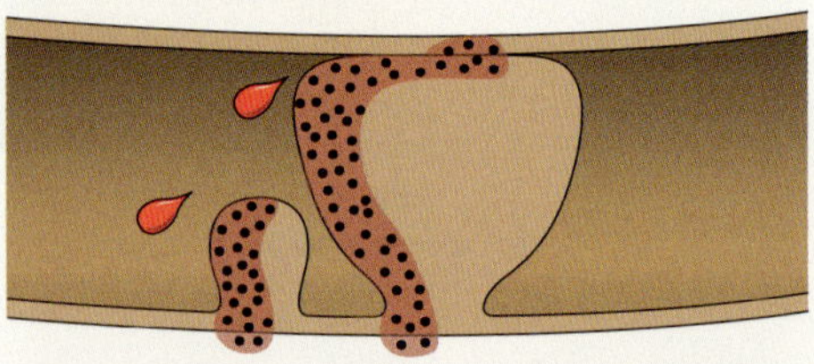

Wächst das Karzinom weiter, kann es die Darmwand infiltrieren, das Darmlumen (die Lichtung) verengen und sich auf dem Blut- und/oder Lymphweg ausbreiten. Die Lumeneinengung kann zur Veränderung der Stuhlgewohnheiten führen. Eine endoskopische Polypektomie könnte die Tumoren nicht mehr komplett entfernen; eine Operation mit Entfernung des betroffenen Darmabschnitts ist nötig. Selbst bei Fernmetastasen kann diese Operation sinnvoll sein, um einen **Ileus** (Darmverschluss) zu verhindern.

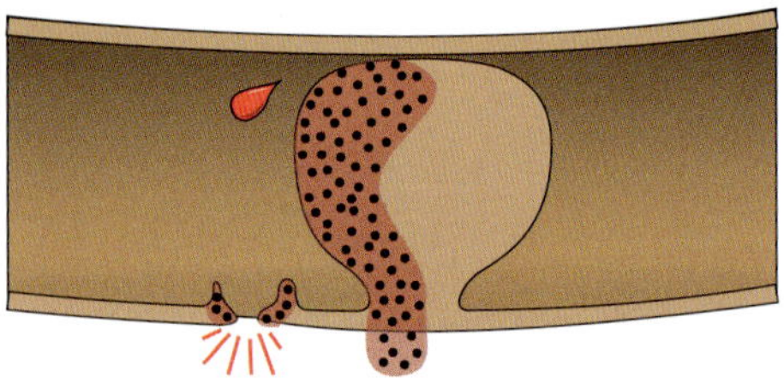

Der linke Polyp ist ulzeriert, d. h. geschwürig zerfallen. Es kommt zur Perforation der Darmwand und zum Austritt bakterienreichen Stuhls in die Bauchhöhle. Eine lebensgefährliche eitrige Peritonitis (Bauchfellentzündung) ist die Folge. Verlegt der rechte Polyp das Darmlumen vollständig, kommt es unbehandelt zum tödlichen Ileus (Darmverschluss).

Symptome/Komplikationen: in Frühstadien symptomfrei; ggf. unspezifische Verdauungsstörungen wie vermehrte Blähungen, Stuhlkonsistenz wechselnd zwischen Obstipation und Diarrhö; sog. Bleistiftstuhl, dessen Durchmesser an einen Bleistift erinnert, weil das Darmlumen eingeengt wird; im Spätstadium Abmagerung, Perforation, Ileus, Metastasen

Diagnostik: Die Koloskopie ist die wichtigste Diagnostikmaßnahme beim kolorektalen Karzinom. Die Pathologin stellt die Diagnose aufgrund des histologischen Befundes der Gewebeprobe(n).

Therapie: Resektion des befallenen Darmabschnitts, bei Enddarmbefall ggf. Anlage eines künstlichen Darmausgangs (**Stoma**; **Anus praeter**; → Abb. 1 und 2, S. 59), ggf. medikamentöse Therapie, Bestrahlung

Prävention: Vorsorgekoloskopie ab 50 Jahren, in Familien mit Darmkrebs früher. Die Polypektomie verhindert das Fortschreiten von Adenomen zu Karzinomen. Ernährung mit wenig Fleisch und viel Obst und Gemüse.
Besonderheit: Nur ca. 25 % der Berechtigten nehmen die Vorsorge-Koloskopie in Anspruch. Als MFA können Sie mehr Patientinnen zur Teilnahme motivieren.

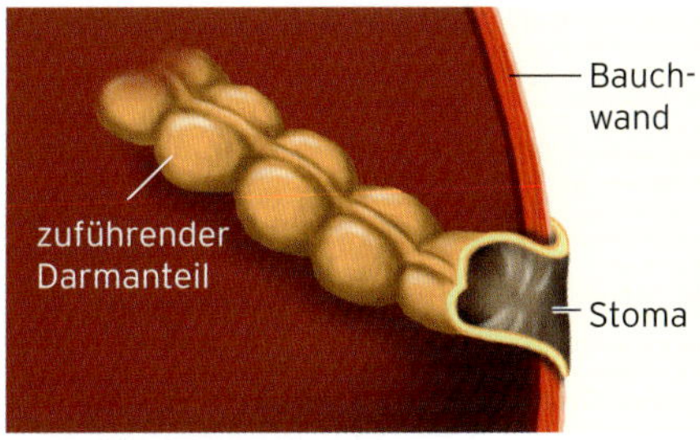

Abb. 1 Stoma (Prinzip)

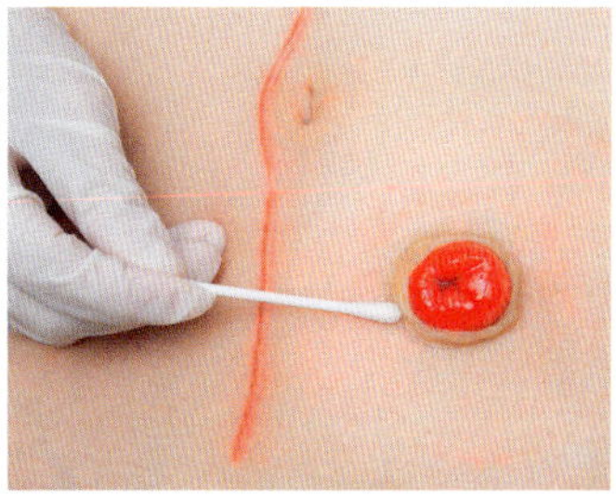
Abb. 2 Stoma (Pflege)

Krebs macht auch die Seele krank … Die Diagnose „Krebs" setzt die Betroffenen unter Schock. Sie brauchen Zeit, um die Diagnose auf- und anzunehmen. Viele Betroffene wollen die Mitteilung zunächst nicht wahrhaben. Oft kommt es zu Wut und Aggression – eigentlich gegen die Krankheit, manchmal stellvertretend aber auch gegen die Ärztin, die MFA und die Angehörigen. Oft wird regelrecht um die Krankheit verhandelt. Manche Patientinnen reagieren mit Überaktivität auf die Krebsdiagnose. Sie suchen z. B. viele Ärztinnen auf und Hilfe bei alternativen Therapien. Viele Krebskranke werden depressiv. Das ist angesichts der Bedrohung durch die Krankheit verständlich. Einfühlung, Wahrhaftigkeit, Offenheit und Geduld sind im Umgang mit Menschen, die an Krebs leiden, daher besonders wichtig.

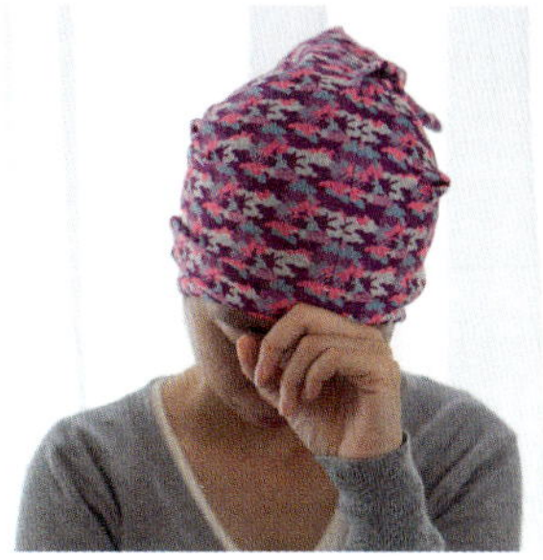

→ Terminologie: Krebsentstehung, Magen- und Darmkrebs

Adenom	benigner Tumor aus Epithel- bzw. Drüsengewebe
Adenom-Karzinom-Sequenz	allmählicher Prozess der Krebsentstehung aus Adenomen beim kolorektalen Karzinom
Dysplasie	1. bzgl. Tumoren: pathologische Zellveränderung, z. B. Krebsvorstufe; 2. bzgl. Hüftgelenk: Fehlbildung
Onkologie	Lehre von den Krebskrankheiten; Krebsheilkunde
Palliativtherapie	lindernde, nicht (mehr) auf Heilung zielende Therapie
Resektion	Entfernung eines kranken Organs oder Organteils
Rezidivtumor	nach Krebstherapie erneut aufgetretener Tumor
semimaligne	halb bösartig; lokal zerstörend, aber nicht metastasierend
Staging	Bestimmung der Tumorausdehnung bei Krebs
Stoma **Anus praeter**	künstlicher Darmausgang
TNM-Klassifikation	System zur Stadieneinteilung maligner Tumoren
Tumor (Mz. **Tumoren**)	Geschwulst; örtliche Gewebevermehrung

Aufgaben

1 Beschreiben Sie die Eigenschaften benigner und maligner Tumoren.
2 Welcher Tumor ist semimaligne und was bedeutet das?
3 Erklären Sie den Begriff Adenom-Karzinom-Sequenz.
4 Nennen Sie Risikofaktoren für Magen-, Speiseröhren- und Darmkrebs.

4.22 Cholelithiasis (Gallensteinleiden)

Definition: Die **Cholelithiasis** (sprich: „Koleliti-asis") ist das Vorhandensein von Gallensteinen in der Gallenblase und/oder den Gallenwegen. Gallensteine sind unlösliche Kristalle aus normalerweise gelösten Bestandteilen der Gallenflüssigkeit.

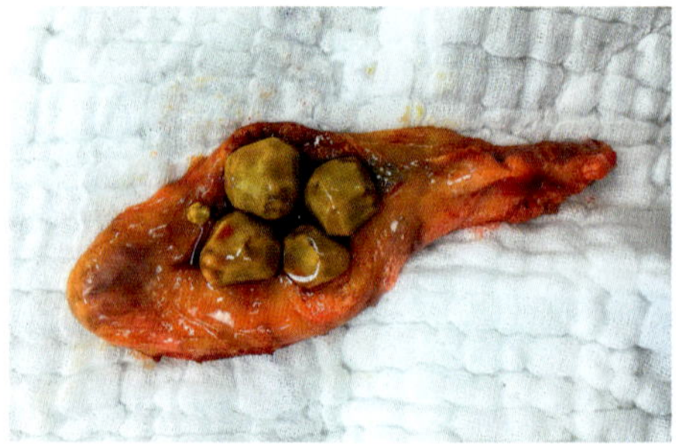

Abb. 1 Gallenblase mit Gallensteinen

Häufigkeit: Etwa 15 % der Frauen und 7 % der Männer in Deutschland haben Gallensteine; mit dem Alter nimmt die Häufigkeit zu.

Ursachen/Pathogenese: Risikofaktoren sind die **„6 F"**: Frauen, die hellhäutig, übergewichtig, um die 40 Jahre alt, schwanger sind oder waren und in deren Familie Gallensteine vorkommen, haben das höchste Risiko. Auch starke Gewichtsreduktion begünstigt die Steinbildung. Steigt die Konzentration steinbildender Stoffe in der Galle an, bilden sich Kristalle unterschiedlicher Größe. Durch peristaltische Bewegungen der Gallenblase und der Gallenwege können sie verlagert werden. Kleinste Steine gehen unbemerkt in den Darm ab. Größere Steine können im Gallengang steckenbleiben und zu überstarker Peristaltik, d. h. schmerzhaften Gallenkoliken, führen.

Marilyn Monroe hatte Gallensteine. Sie unterzog sich einer Cholezystektomie mit Bauchschnitt, denn es gab 1961 noch keine laparoskopischen Operationen. In der letzten Fotoserie „The Last Sitting" ist die Narbe am rechten Rippenbogen zu sehen. Die 6 F trafen z. T. auf „MM" zu; sie war mehrmals schwanger. Unklar ist, ob sie wegen Fehlgeburten oder Abtreibungen kinderlos blieb. Mit 36 Jahren starb Norma Jeane Baker, so ihr bürgerlicher Name, an einer Medikamentenvergiftung.

Die **6 F**:
Female = Frau
Fair = hellhäutig
Fat = Übergewicht
Forty = 40 Jahre
Fertile = fruchtbar
Family = familiäre Veranlagung

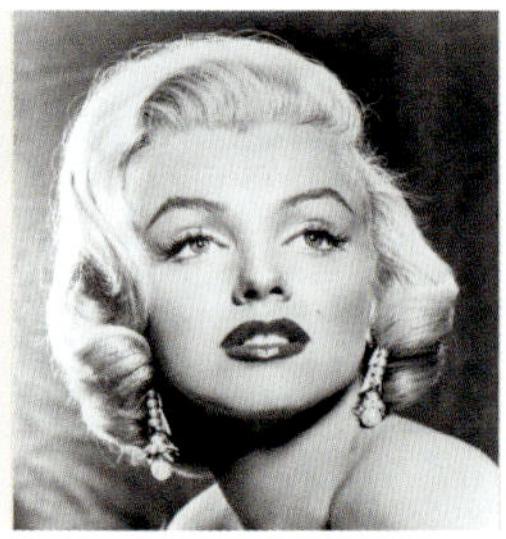

Symptome/Komplikationen: 75 % der Gallensteine sind symptomlos. Gelangt ein Stein bei Bewegungen der Gallenblase in den Gallengang, löst er Koliken aus. Gallenkoliken sind starke wellenförmige Schmerzen im mittleren bis rechten Oberbauch. Sie treten in der Regel wiederholt auf. Bei Gallenkoliken sind Patientinnen oft unruhig und haben das Bedürfnis, sich zu bewegen und herumzugehen anstatt zu liegen. Verlegt ein Gallenstein den Ausführungsgang der Gallenblase, staut sich die Galle und es kommt zum **Verschlussikterus** mit Gelbfärbung von Haut und Schleimhäuten. Verschließt ein Gallenstein den Ausführungsgang der Bauchspeicheldrüse, löst er eine Pankreatitis (s. u.) aus. Die Reizung der Gallenblase durch Steine kann zur Gallenblasenentzündung, der **Cholezystitis**, führen. Gallensteine können zur chronischen Gallenblasenentzündung führen; diese erhöht das Risiko für ein Gallenblasenkarzinom.

Diagnostik: Sonografie. Gegebenenfalls wird eine endoskopische Kontrastmitteldarstellung der Gallenwege (**ERCP**, **e**ndoskopisch **r**etrograde **C**holangio-**P**ankreatikografie) und/oder ein MRT angefertigt.

Therapie: Bei symptomatischer Cholelithiasis ist die **Cholezystektomie** indiziert. Die Gallenblase wird im Ganzen entfernt, da sich bei alleiniger Entfernung der Steine häufig neue bilden. In der Regel erfolgt die Operation laparoskopisch. Auch ohne Gallenblase kann man „alles" essen, denn die dünnflüssige Lebergalle fließt kontinuierlich ins Duodenum. Nur die konzentrierte Blasengalle, die bei der Verdauung sehr fettiger Nahrung hilft, fehlt nach der Cholezystektomie. Fettreiche Kost sollte die Patientin allenfalls in kleinen Mengen verzehren.

Prävention: Bei Normalgewicht ist das Gallensteinrisiko niedriger als bei Übergewicht und Adipositas. Auch starke Gewichtsschwankungen sind ungünstig. Bei rascher Gewichtsabnahme, z. B. nach Magenband-Operationen, erhalten die Patientinnen vorbeugend Medikamente, die die Gallensteinbildung verhindern sollen.

4.23 Pankreatitis

Definition: Bauchspeicheldrüsenentzündung

Pathogenese/Symptome: Das Pankreas gibt sein exokrines Sekret, den Bauchspeichel, ins Duodenum ab. Die darin enthaltenen Verdauungsenzyme werden normalerweise erst im Dünndarm aktiv. Werden die Enzyme schon im Pankreas selbst aktiv, verdauen und zerstören sie das eigene Gewebe. Es kommt zur **akuten Pankreatitis**, einer massiven Entzündung mit extremen Bauchschmerzen (akutes Abdomen) und ggf. Kreislaufschock, der rasch zum Tode führt.

Ursachen: Alkoholmissbrauch, Gallensteine, Medikamente, Infektionen, Eingriffe am Pankreasgang, z. B. die endoskopische Darstellung des Gallen- und Pankreasgangs (**ERCP**) und unbekannte Auslöser

Diagnostik: Sonografie/CT, Messung von Amylase und Lipase im Serum

Therapie: intensivmedizinische Behandlung wie Nulldiät mit Infusionstherapie, hochdosierte Analgetika, Bekämpfung des Kreislaufschocks

Besonderheit: Typisch für die Alkoholkrankheit ist die **chronische Pankreatitis**, die das Organ so weit zerstören kann, dass weder Enzyme noch Insulin gebildet werden. Folgen sind chronische Durchfälle, Abmagerung und Diabetes mellitus.

4.24 Pankreaskarzinom

Definition: Bauchspeicheldrüsenkrebs

Risikofaktoren: Rauchen, Alkoholmissbrauch, Diabetes mellitus Typ 2, Adipositas und Vererbung

Symptome: Das Pankreaskarzinom erzeugt keine Frühsymptome. Es kann den Pankreas-Ausführungsgang verlegen und so zur Pankreatitis führen (→ Abb. 1). Oft fällt das Karzinom durch einen schmerzlos auftretenden **Ikterus** auf, eine Gelbfärbung von Haut und Schleimhäuten.

Diagnostik: Sonografie, CT, MRT, ERCP, Staging

Therapie/Prognose: Nur selten ist das Karzinom bei der Diagnosestellung noch so klein, dass eine Operation sinnvoll ist. Gegebenenfalls erfolgt eine palliative Chemotherapie. Nach fünf Jahren leben nur noch ca. 15 % der Betroffenen.

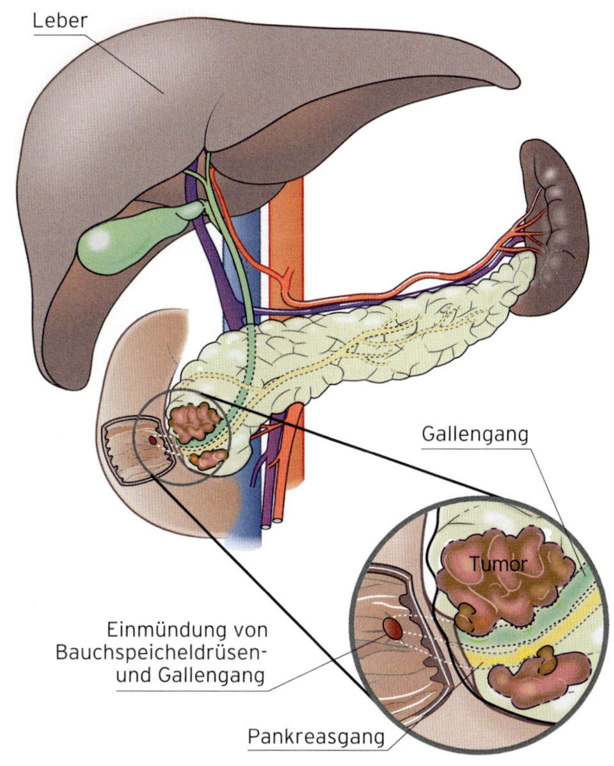

Abb. 1 Pankreaskopfkarzinom (rosa), das Gallen- und Pankreasgang einengt

4.25 Lebererkrankungen

4.25.1 Fettleber (Steatosis hepatis)

Leberwerte → S. 30

Definition/Häufigkeit: Fettablagerung in über 50 % der Leberzellen (→ Abb. 1 und 2). Bei erhöhten Leberwerten liegt gleichzeitig eine Entzündung vor **(Fettleberhepatitis)**. In den Industrieländern ist ca. jeder dritte Erwachsene betroffen.

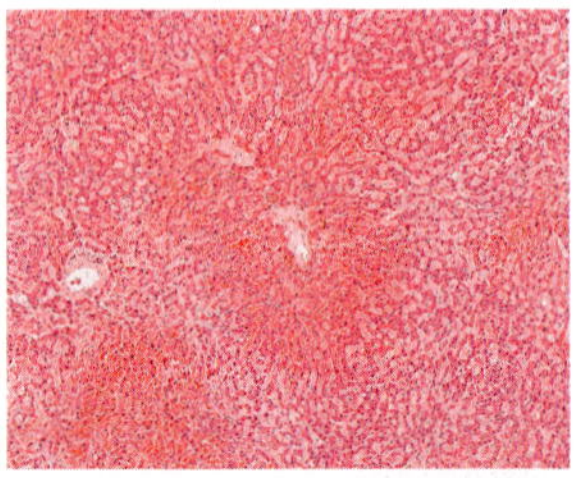

Abb. 1 Gesundes Lebergewebe

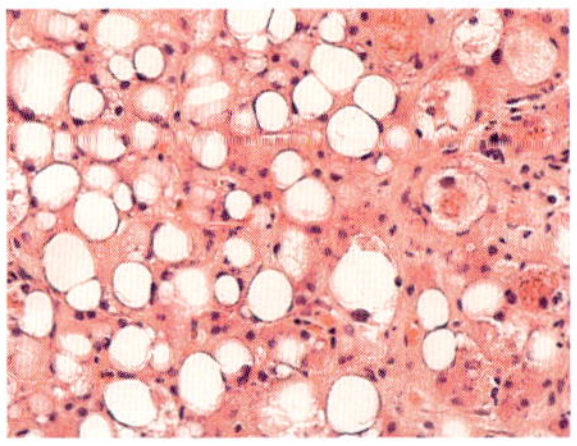

Abb. 2 Fettablagerungen in den Leberzellen bei Steatosis hepatis

metabolisches Syndrom → S. 68
Hepatitis → S. 62
Leberzirrhose → S. 65

Ursachen/Pathogenese: Über- und Fehlernährung, v. a. zu viel Fett und Zucker in Form von Fastfood, Softdrinks und Süßigkeiten. Die Leber ist mit Art und Menge der Nährstoffe überfordert und lagert Fett ein. Die Fettleber (**Steatosis hepatis**) ist bei Übergewicht und beim metabolischen Syndrom sehr häufig. Alkoholkonsum fördert die Fettleber, da das Gift immer zuerst verarbeitet wird und Fett und Zucker dann eingelagert werden. Die Steatosis kann zur Leberentzündung (**Hepatitis**) und Leberzirrhose, damit auch zum Leberversagen und zu Leberkrebs führen.

Symptome/Komplikationen: zunächst keine; in Spätstadien Funktionseinschränkungen durch Leberzirrhose; Leberkrebs

Diagnostik: Sonografie, Messung der Leberwerte im Blut, Ausschluss bzw. Therapie weiterer und anderer Ursachen; in unklaren Fällen Biopsie und Gewebeuntersuchung durch die Pathologin

Therapie/Prävention: Übergewicht, Fehlernährung, Alkohol und unnötige Medikamente meiden; Impfung gegen Hepatitis A und B

4.25.2 Hepatitis

Definition: Leberentzündung; man unterscheidet akute und chronische Hepatitis.

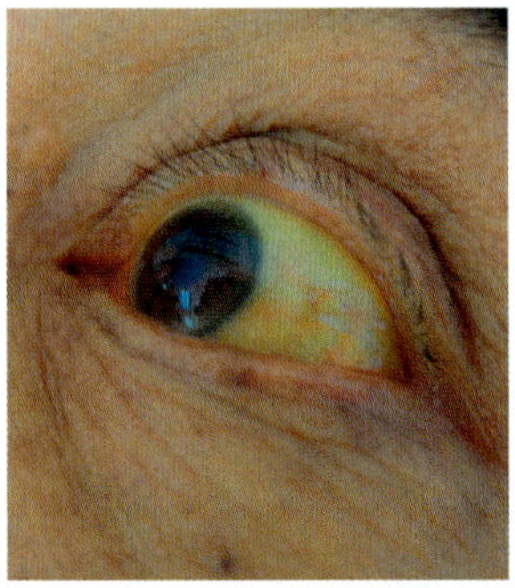

Abb. 3 Ikterus (Gelbfärbung von Haut und Schleimhäuten)

Ursachen/Pathogenese: Viele Leberschädigungen lösen eine Entzündung aus. Die Entzündungsreaktion hat das Ziel, das Gewebe zu regenerieren. Häufige Ursachen sind Alkohol, Virusinfektionen (z. B. Hepatitis A–E, Mononukleose), Autoimmunkrankheiten, Fettleber und lebertoxische Medikamente – oft in Kombination.

Symptome/Komplikationen: Bei leichten Formen keine bzw. mehr oder weniger ausgeprägte Müdigkeit. In schweren Fällen zusätzlich Druckgefühl im rechten Oberbauch, Übelkeit, Appetitverlust, Fettunverträglichkeit und Abneigung gegen Alkohol. Die Hepatitis kann mit einem Ikterus einhergehen (→ Abb. 3). Dann spricht man von Gelbsucht. Bei hochakuten Formen, z. B. durch Pilz- oder Medikamentenvergiftungen, kommt es nach und nach zum Bewusstseinsverlust (sog. Leberkoma) und innerhalb weniger Tage zum tödlichen Leberversagen.

MERKE Ein häufiges Hepatitis-Symptom ist **Müdigkeit** – sie ist der „Schmerz der Leber".

Leberfunktionen → S. 25

Eine chronische Hepatitis kann zum irreversiblen (endgültigen) Gewebeumbau der Leber führen. Die Gewebeveränderung beginnt mit einer Bindegewebsvermehrung **(Leberfibrose)** und geht bei weiterer Schädigung in die **Leberzirrhose** über. Die Zirrhose ist der vollständige Ersatz der Leberzellen durch funktionsloses Narbengewebe. Folge ist die **Leberinsuffizienz**, d. h. der Ausfall aller Leberfunktionen.

Diagnostik: Alkohol-, Medikamenten-, Drogen-, Freizeit- und Familienanamnese, Sonografie, Leberwerte im Blut, Hepatitisserologie, um eine Virushepatitis zu erkennen bzw. auszuschließen.

Therapie: Siehe Ursachen; bei Virus- und Autoimmunhepatitis ggf. spezifische Therapie. Jede Hepatitis erfordert Alkoholverzicht, große Vorsicht mit Medikamenten und ggf. eine Impfung gegen Hepatitisviren A und B, da diese eine kranke Leber besonders stark schädigen.

Prävention: Siehe Ursachen; im medizinischen Alltag sowie auf Reisen optimale Hygiene und Impfungen gegen Hepatitis A und B, Vermeiden von Alkohol- und Medikamentenmissbrauch sowie von häufigem Partnerwechsel. Sexualhygiene.

Leberwerte
→ S. 30
Hepatitisserologie
→ S. 64

4.25.3 Virushepatitis (ansteckende Leberentzündung)

Definition: Leberentzündung durch die Hepatitisviren A–E, seltener durch andere Viren. Über 90 % der Virushepatitiden gehen auf die Hepatitisviren A–C zurück.

Häufigkeit/Infektionswege: Die häufigste Virushepatitis in Deutschland ist die akute Hepatitis A. Die Infektion wird oft aus Urlaubsländern importiert, kann aber auch z. B. durch Muschelverzehr im Inland erworben werden. Hepatitis B und C werden parenteral übertragen, z. B. bei Nadelstichverletzungen in medizinischen Berufen. Hepatitis B ist auch sexuell und vertikal übertragbar. Hepatitis D gibt es nur als Doppelinfektion bei Hepatitis-B-Kranken. Hepatitis E wird wie Hepatitis A fäkal-oral durch kontaminierte Lebensmittel übertragen.

Informationen zu Hepatitis finden Sie unter:
www.hepatitisandmore.de
www.rki.de
→ Infektionskrankheiten A–Z

Infektionswege
→ Bd. 1, S. 298

Übertragung von Hepatitisviren

Hepatitis A und E

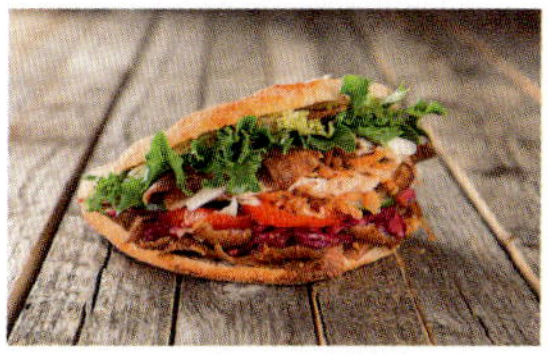

fäkal-orale Infektion (über Speisen, die von Virusausscheidern berührt bzw. zubereitet wurden)

Hepatitis B, C und D

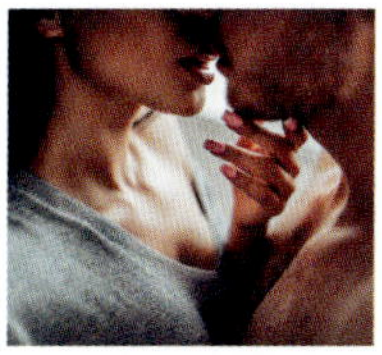

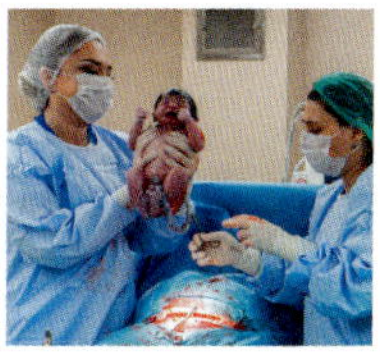

sexuelle und vertikale Infektion (vertikal = von Mutter auf Neugeborenes)

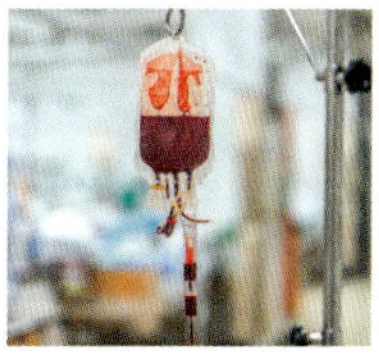

Übertragung über Blutprodukte

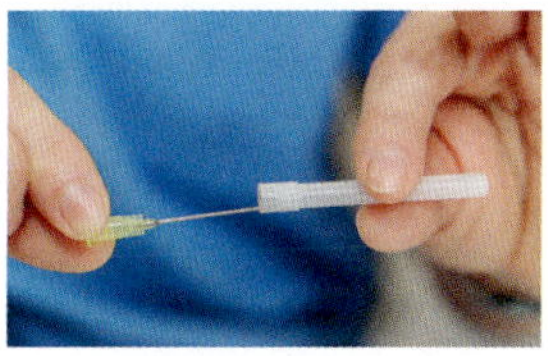

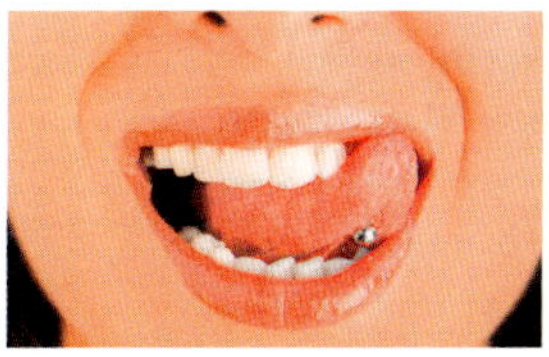

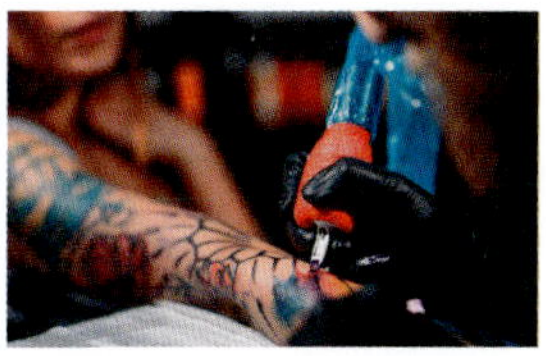

perkutane Infektion bei (vorschriftswidriger) medizinischer Tätigkeit, bei medizinischen oder kosmetischen Eingriffen, Piercings, Tätowierungen usw.

Pathogenese: Nach der Infektion befällt das Virus Leberzellen und bewirkt, dass sie neue Viren produzieren. Die entzündete Leber kann je nach Virusmenge und -virulenz mehr oder weniger Symptome und Schäden entwickeln. Hepatitis A heilt von selbst aus. Hepatitis B und C können ebenfalls spontan heilen und zur Immunität führen. Häufig verlaufen Hepatitis B und vor allem Hepatitis C jedoch chronisch – oft mit fortschreitender Organschädigung.

Symptome: Siehe Hepatitis; erste Allgemeinsymptome sind oft Kopf- und Gliederschmerzen. Tritt ein Ikterus auf, färben sich der Urin braun und der Stuhl gelb, weil die kranke Leber den Gallenfarbstoff Bilirubin nicht über die Galle in den Darm (und damit den Stuhl) abgeben kann. Der gelbbraune Farbstoff Bilirubin wird dann teilweise über die Nieren ausgeschieden.

MERKE Viele Virusträger fühlen sich gesund und wissen nicht, dass die infektiös sind.

Komplikationen: Bei vorgeschädigter Leber ist ein hochakuter, sog. fulminanter Verlauf möglich, der innerhalb von Wochen zum tödlichen Leberversagen führt. Chronische Hepatitis B und C können zur Leberzirrhose führen. Die Zirrhose erhöht das Leberkrebsrisiko.

Leberwerte → S. 30
Entzündungszeichen → Bd. 1, S. 302

Diagnostik: Labordiagnostik. Leberwerte und allgemeine Entzündungszeichen, bei Autoimmunhepatitis Nachweis spezieller Antikörper. Unter **Hepatitisserologie** versteht man die Suche nach bzw. den Nachweis von **Antikörpern** gegen die einzelnen Hepatitisviren bzw. Virusanteile sowie die Suche nach bzw. den Nachweis von **Virusantigen**. Die Laborwerte helfen, Art (z. B. A, B oder C) und Stadium einer Hepatitis (z. B. akut, chronisch oder ausgeheilt) zu erkennen. Die Serologie sagt auch aus, ob eine Patientin infektiös oder immun ist. Solange noch keine Antikörper nachweisbar sind, misst man die Virus-Erbsubstanz mittels PCR. Sie dient auch der Verlaufskontrolle bei chronischer Hepatitis. Mit der quantitativen PCR wird die sog. **Viruslast** bestimmt, die Aussagen zur Indikation und Wirksamkeit einer virostatischen Therapie erlaubt. Ist Virusantigen nachweisbar und/oder die PCR positiv, ist die Patientin infektiös. Sind nur Antikörper nachweisbar und die PCR negativ, ist die Patientin immun und nicht infektiös.

PCR → Bd. 1, 308

Beispiel:
HBs-Ag positiv → Die Patientin scheidet Hepatitis-B-Viren aus und ist infektiös.
HBV-DNA (nachgewiesen durch PCR) positiv → Die Patientin ist infektiös.
Anti-HBs positiv → Die Patientin hat Antikörper gegen HBV; sie ist immun und nicht infektiös.

Therapie: Zunächst nur körperliche Schonung und leichtes, fettarmes Essen. Anstrengung und Sport erst wieder nach Abklingen der Müdigkeit. Bei chronischer Hepatitis B, C und D Virostatika. Die Therapien sind teuer und langwierig, führen auch nicht immer zur Ausheilung. Gute Adhärenz und regelmäßige Kontrollen sind wichtig.
Prävention: Siehe Infektionswege; Aktivimpfung gegen Hepatitis A (Schema 0–6 Monate), gegen Hepatitis B (Schema 0–1–6 Monate), oder gegen HAV und HBV kombiniert (Schema 0–1–6 Monate)

Die häufigsten Formen der Virushepatitis

Hepatitisvirus	A (HAV)	B (HBV)	C (HCV)
Häufigkeit in Deutschland	häufigste akute Virushepatitis	zweithäufigste akute und häufigste chronische Virushepatitis	zweithäufigste chronische Virushepatitis
Inkubationszeit	ca. 2–6 Wochen	ca. 2–6 Monate	ca. 2 Wochen bis 6 Monate
Infektionsweg	fäkal-oral, v. a. in Ländern mit vielen Virusträgern; von dort importierte frische und Tiefkühl-Früchte; sexuell	50 % sexuell; perkutan, vertikal, selten über Blut bzw. Blutprodukte	parenteral, z. B. über kontaminierte Kanülen, ggf. sexuell, vertikal
chronisch	nie	5–10 %	70–80 %
fulminanter Verlauf	<1 %	<1 %	<1 %
	Der hochakute, fulminante Verlauf kommt nur bei vorgeschädigter Leber vor.		
Akuttherapie	keine	bei schwerem Verlauf Virostatika	keine
Therapie bei chron. Verlauf	entfällt	Entecavir oder Tenofovir oral oder Interferon s.c.	Virostatika passend zum Virustyp oral oder Interferon s. c.
Impfung(en)	2-mal (0 und 6 Monate)	3-mal (0–1–6 Monate)	existiert nicht

Eselsbrücke: Hepatitis A wie Ausland, B wie Bett, C wie chronisch, D wie doppelt und E wie Essen.

4.25.4 Hepatitis-B-Prävention für MFAs

Die Impfung gegen Hepatitis B ist in Berufen des Gesundheitsdienstes Pflicht. Sie sollte vor Ausbildungsbeginn durchgeführt werden, damit der Impfschutz rechtzeitig vorliegt. Bei MFAs erfolgt zunächst eine Bestimmung des **Anti-HBs-Titers**, d. h. der Antikörperkonzentration gegen HBV.

- Ist Anti-HBs nachweisbar, aber liegt unter 100 IU/L, erfolgt eine Auffrischimpfung.
- Ist kein Anti-HBs nachweisbar, Grundimmunisierung (0–1–6 Monate)
- 6–8 Wochen nach der letzten Impfung erfolgt wieder eine Titerbestimmung.

Erst ab 100 IU/L darf eine MFA Tätigkeiten mit Infektionsgefahr wie Blutentnahmen und OP-Assistenz ausführen. Ist diese Titerhöhe nach einer Impfserie nicht erreicht, wird maximal 3-mal im Abstand von je 3 Monaten nachgeimpft. Menschen, bei denen Anti-HBs trotz Impfungen nicht nachweisbar wird bzw. deren Titer nicht über 100 U/L ansteigt, werden als **Non-Responder** oder **Low-Responder** bezeichnet. Sie entwickeln durch die Impfung zwar auch einen gewissen Schutz, er ist aber nicht messbar. Non- und Low-Responder sollten keine infektionsgefährdenden Tätigkeiten ausführen und brauchen nach wahrscheinlicher Infektion innerhalb von 48 h eine Passivimpfung. Über das konkrete Vorgehen entscheidet die Betriebs- bzw. D-Ärztin, die nach jeder Nadelstichverletzung aufgesucht werden muss. Beruflich notwendige Blutkontrollen und Impfungen bezahlt laut Gesetz die Arbeitgeberin.

Vorgehen bei Nadelstichverletzung
→ Bd. 2, S. 30

Alkohol ist schädlicher als Cannabis ... lautet ein häufiger Irrtum. Wirk- und Begleitstoffe aus Cannabis, d. h. Marihuana und Haschisch, sind ausgesprochen lebertoxisch. Hinzu kommt das Risiko für irreversible Hirnschäden und Sucht, weil der Hanf im Laufe der letzten Jahrzehnte immer wirkstoffreicher gezüchtet wurde.

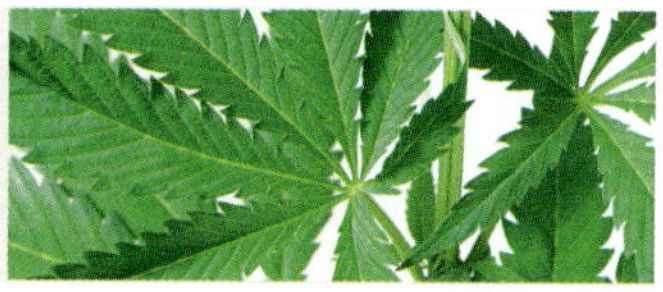

4.25.5 Leberzirrhose

Definition: Lebervernarbung; Ersatz zerstörten Lebergewebes durch Bindegewebe
Ursachen/Pathogenese: Jeder Einfluss, der die Leber stark bzw. anhaltend schädigt, kann zur Leberzirrhose führen. Sie entwickelt sich über das Stadium der Fibrose:

Hepatitis (Entzündung) → **Fibrose** (Bindegewebsvermehrung) → **Zirrhose** (Vernarbung)

Die häufigsten Auslöser sind Alkohol, Fettleber und chronische Virushepatitis, besonders in Kombination. Je mehr Lebergewebe durch Narbengewebe ersetzt wird (→ Abb. 1), desto schwächer wird die Leberfunktion hinsichtlich ihrer

- Stoffwechselleistung (Ab- und Umbau von Nährstoffen, Abbau des gelben Farbstoffs Bilirubin, Entgiftung, Bildung und Abgabe der Galle) und
- Syntheseleistung (Bildung von Plasmaeiweißen, Gerinnungsstoffen, Enzymen usw.).

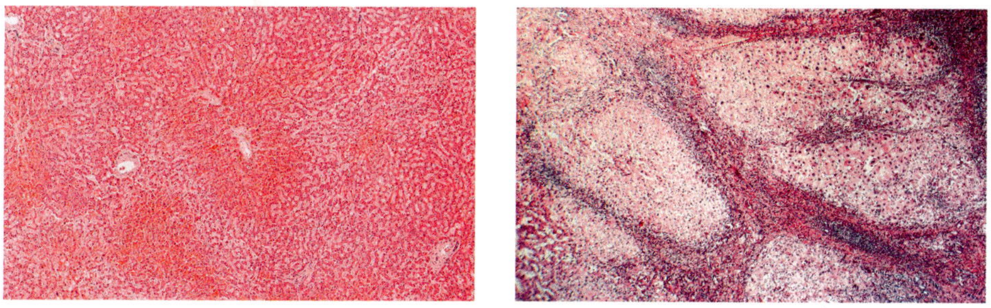

Abb. 1 Normales Lebergewebe (links), Leberzirrhose mit Bindegewebssträngen (rechts)

Symptome/Komplikationen:

- zunehmender Ikterus (Gelbfärbung von Haut und Schleimhäuten)
- Haut- und Schleimhautzeichen; Rötung der Zunge (sog. Lackzunge) und der Handinnenflächen sowie Bildung von Spinnennävi und Verlust der Körperbehaarung
- Ösophagusvarizen (stark erweiterte, verletzbare Venen in der Speiseröhre)
- **Aszites** (Bauchwassersucht mit extrem aufgetriebenem Abdomen)

Da das Lebergewebe mit der Zeit immer fester und dichter wird, kann das Pfortaderblut nicht mehr durch die Leber hindurchfließen und staut sich vor der Leber. So wie bei der Herzinsuffizienz Ödeme durch Stauung entstehen, wird bei Leberzirrhose ebenfalls Blutplasma aus der Pfortader „abgepresst" – und fließt in die Bauchhöhle. So entsteht der Aszites. Der Bauch ist prall mit Flüssigkeit gefüllt, was zu Luftnot und Schmerzen führen kann. Das verbleibende Pfortaderblut umgeht die vernarbte Leber und fließt über Ösophagusvenen zum Herzen. Diese Venen erweitern sich zu **Ösophagusvarizen**. Sie sind extrem verletzlich und können durch trockene Speisen, z. B. Knäckebrot, aufreißen und massiv bluten. Viele Betroffene sterben deshalb an einer **Ösophagusvarizenblutung**. Neurologische und psychische Symptome entstehen dadurch, dass Blut aus dem Magen-Darm-Trakt an der Leber vorbei, d. h. ungefiltert, in den großen Kreislauf gelangt. Konzentrierte Proteine schädigen das Gehirn. Bei Leberzirrhose tritt das **Leberzellkarzinom** (hepatozelluläres Karzinom; Leberkrebs) gehäuft auf.

Diagnostik: Anamnese, Inspektion auf typische Hautzeichen (Ikterus, Spinnennävi, gerötete Handflächen), Leberwerte und Gerinnungstests, Serologie usw. zur Klärung von Ursachen(n) und Schweregrad, Sonografie, in unklaren Fällen Leberbiopsie

Therapie: Ausschaltung der Ursache, sofern möglich. Die Leberzirrhose ist ein irreversibler Geweschaden. Nur selten ist eine Lebertransplantation möglich bzw. Erfolg versprechend.

Prävention: s. Ursachen

Hinweis: Bei der Hepatitis kann die Schwere der Leberzellschädigung an der Höhe der **Leberwerte GOT (ASAT), GPT (ALAT)** und **Gamma-GT (GGT)** abgelesen werden. Diese Enzyme treten aus geschädigten und zerstörten Zellen aus und gehen ins Blut über. Bei Leberzirrhose können die Leberwerte normal sein – wo kaum noch Zellen sind, können keine mehr zerstört werden und Enzyme freigeben.

Typische Symptome bei Leberzirrhose

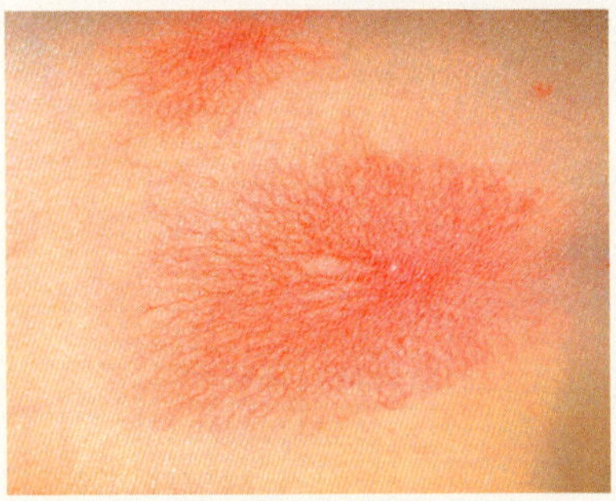

Spinnennävi: typische Gefäßveränderungen der Haut

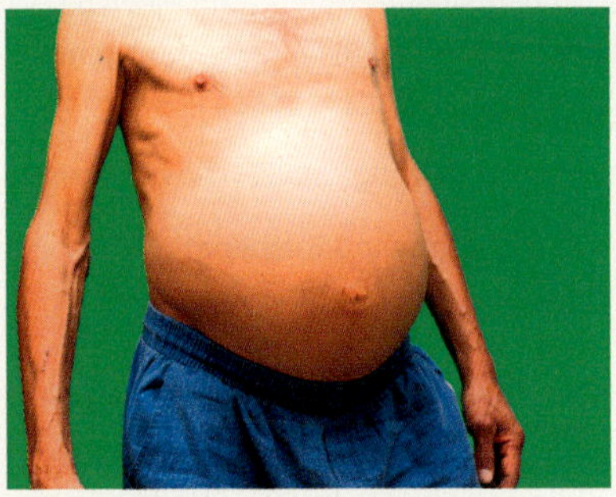

Aszites: prall aufgetriebener Bauch, gleichzeitig Abmagerung und Ikterus

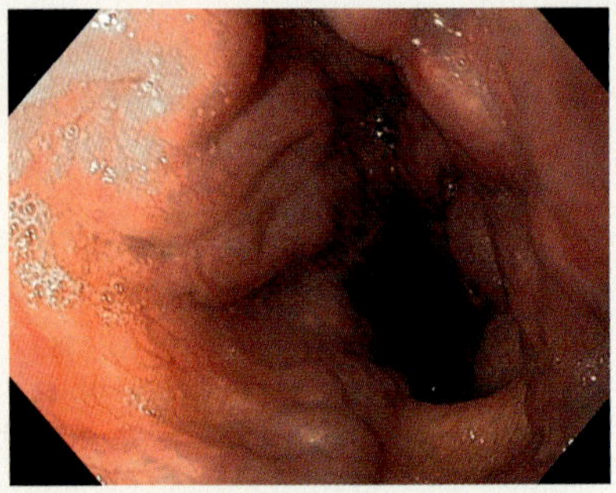

Ösophagusvarizen: dicke, gewundene Venen in der Speiseröhre

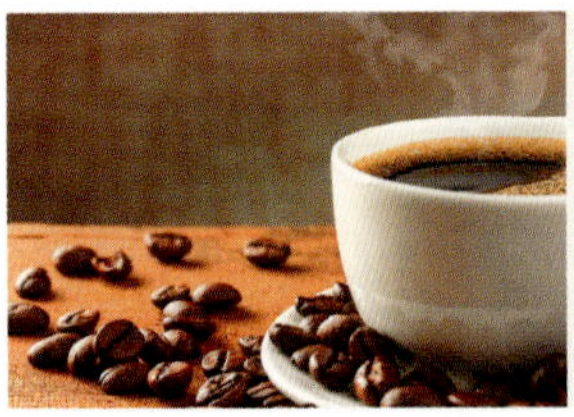

Die gute Nachricht … Kaffee hat viele positive Wirkungen: Er macht wach und leistungsfähig, wirkt günstig gegen zu hohen Cholesterinspiegel, beugt Morbus Alzheimer vor und unterstützt die Leber bei ihrer Arbeit. Regelmäßiger Kaffeegenuss von ca. drei Tassen am Tag senkt die Leberwerte und wirkt der Fibrosebildung entgegen.

→ Terminologie: Gallen-, Pankreas- und Lebererkrankungen	
Anti-HAV, Anti-HBs, Anti-HCV	Antikörper gegen Hepatitisviren A, B bzw. C; der Nachweis bedeutet, dass die Patientin Antikörper hat, d. h. immun ist
Aszites, der	Bauchwassersucht
Cholelithiasis Cholezystolithiasis	Gallensteinleiden
Cholezystitis	Gallenblasenentzündung
ERCP	endoskopische Darstellung des Gallen- und Pankreasgangs
fulminant	hochakut, plötzlich verlaufend
HAV, HBV, HCV, HDV, HEV	Hepatitisviren A, B, C, D und E
HBs-Ag	Hepatitis-B-Virus-Antigen; Zeichen für Infektiosität mit HBV
Hepatitis	Leberentzündung
Ikterus (**Gelbsucht**; Adj. **ikterisch**)	Gelbfärbung von Haut und Schleimhäuten durch den Gallenfarbstoff Bilirubin
Leberfibrose	teilweiser Ersatz von Leberzellen durch Bindegewebe
Leberzellkarzinom	Leberkrebs; Krebs der Hepatozyten (Leberzellen)
Leberzirrhose	Narbenleber; weitgehender Ersatz von Leberzellen durch Bindegewebe (Endstadium verschiedener Leberschäden)
Low-Responder	Impfling, der durch die Hepatitis-B-Impfung keinen ausreichend hohen Anti-HBs-Titer aufbaut
Non-Responder	Impfling, der durch die Hepatitis-B-Impfung keinen Anti-HBs-Titer aufbaut
Ösophagusvarizen	erweiterte Venen in der Speiseröhre, z. B. bei Leberzirrhose
Pankreaskarzinom	Krebs der Bauchspeicheldrüse
Pankreatitis	Entzündung der Bauchspeicheldrüse
Spinnennävus	Hautmal, dessen Aussehen an Spinnenbeine erinnert
Steatosis hepatis	Leberverfettung; Fettleber
Verschlussikterus	Gelbfärbung von Haut und Schleimhäuten durch Verschluss der abführenden Gallenwege
Viruslast	Konzentration von Viren im Serum (Messung mit PCR)

Aufgaben

1 Welche Risikofaktoren für Gallensteine werden durch die „6 F" erfasst?
2 Erklären Sie den Begriff Hepatitis und nennen Sie Ursachen einer Hepatitis.
3 Gegen welche Virushepatitis muss Ihre Arbeitgeberin Sie auf ihre Kosten impfen lassen bzw. Ihren Impfschutz überprüfen?
4 Wie hoch muss Ihr Anti-HBs-Titer sein, damit Sie als MFA Blut abnehmen dürfen?
5 Wie kann eine Patientin mit chronischer Virushepatitis C ihre Leber vor weiteren Schädigungen schützen?

5 Stoffwechselstörungen und -erkrankungen

Interaktive Übungen
→ S. 7, PagePlayer

Der Stoffwechsel (Metabolismus) umfasst alle Vorgänge der Nutzung, Umwandlung und Verwertung der Nährstoffe und des Luftsauerstoffs. Er gliedert sich in Baustoffwechsel und Energiestoffwechsel. Die in den Industrieländern verbreitete Lebensweise mit Überernährung und Bewegungsmangel führt zur chronischen Überforderung des Metabolismus.

5.1 Metabolisches Syndrom

Das **metabolische Syndrom** ist eine Kombination der häufigsten Stoffwechselstörungen und „die" Zivilisationskrankheit. Die Einzelstörungen verstärken einander:

Das metabolische Syndrom und seine Komponenten

Störung	Bedeutung/Definition	Diagnostik/Symptome
Übergewicht oder Adipositas (Fettsucht)	Übergewicht bei BMI ≥ 25 Adipositas bei BMI ≥ 30	Größe und Gewicht messen, BMI errechnen bzw. mit Drehscheibe ermitteln
Stammadipositas	Adipositas mit Fettansammlungen am Bauch	BMI ≥ 30 und/oder Taillenumfang bei Frauen ≥ 88 cm, bei Männern ≥ 102 cm, bzw. Verhältnis Taillen- zu Hüftumfang bei Frauen ≥ 0,85, bei Männern ≥ 1
arterielle Hypertonie	RR ≥ 140/90 mmHg	Ruhe-Blutdruck mehrfach messen
Fettstoffwechselstörungen	Triglyzeride und/oder Cholesterin erhöht, dabei HDL niedrig, LDL hoch	Nüchtern-Blutentnahme und Bestimmung der Fettwerte (Triglyzeride, Gesamt-, HDL- und LDL-Cholesterin)
Diabetes mellitus Typ 2	Störung des Zuckerstoffwechsels mit erhöhtem Blutzuckerspiegel	Nüchtern-Blutzucker ≥ 126 mg/dL (≥ 7 mmol/L) bzw. ≥ 200 mg/dL (≥ 11,1 mmol/L) bei Zufallsmessung, HbA_{1c} ≥ 6,5 % (≥ 48 mmol/mol)
Hyperurikämie bzw. Gicht	erhöhter Harnsäurespiegel, ggf. mit Gichtarthritis	Harnsäurespiegel messen, klinische Untersuchung (Gichtanfall? Gichtknoten?)

Die vier Hauptbestandteile des metabolischen Syndroms sind **Stammadipositas, Hypertonie, gestörter Fett- und Zuckerstoffwechsel**. Aber es ist eine chronische Ganzkörperkrankheit. Fettleber, Gicht, Thromboseneigung, vermehrte allgemeine Entzündungsaktivität und viele weitere Störungen bzw. Folgen sind häufig. Das Risiko für Arteriosklerose und Krebs ist erhöht.

5.2 Übergewicht und Adipositas

Definition: Vermehrte Körpermasse, definiert durch einen erhöhten **Body-Mass-Index (BMI)**.
Der BMI wird nach der Formel **Körpergewicht (kg) : Körpergröße (m)²** errechnet.
Bei z. B. 170 cm Körpergröße und 62 kg Körpergewicht beträgt der BMI 62 : (1,70)² = 62 : 2,89 = 21,45 kg/(m)². Dieser BMI liegt im Normbereich.

MERKE **Body-Mass-Index** ≥ 25 kg/(m)² bedeutet Übergewicht, ≥ 30 kg/(m)² Adipositas (Fettsucht).

Der Normbereich des BMI ist 18–25 kg/(m)². Der BMI ist bei sehr kleinen und großen sowie bei muskulösen Menschen nicht anwendbar. Für Kinder gelten eigene Normbereiche. Auch ein zu großer Bauchumfang, d. h. ein erhöhter **Taille-Hüft-Quotient** (engl. „waist-hip-ratio"), ist ein Diagnosekriterium für die Adipositas (→ S. 70, Abb. 1). Ein Blick auf die Figur und die Fettdepots am Bauch reicht meistens aus, um die Diagnose zu stellen. Es werden drei Adipositas-Schweregrade unterschieden:

MERKE **Adipositas Grad I** (BMI 30–34,9), **Grad II** (BMI 35–39,9) und **Grad III** (BMI ≥ 40)

Häufigkeit: Die Adipositas nimmt im wahrsten Sinne des Wortes zu. Etwa 60 % der Männer, 50 % der Frauen und 15 % der Kinder wiegen zu viel.
Ursachen/Pathogenese: Der Körper verbraucht weniger Energie, als mit der Nahrung zugeführt wird. Der sitzende Lebensstil mit Überernährung und Bewegungsmangel spielt die größte Rolle. Hinzu kommen genetische Einflüsse. Andere Ursachen wie Cortisontherapie, Hypothyreose und bestimmte Syndrome sind viel seltener. Fettzellen sind endokrin aktiv, d. h. sie wirken als kleine Hormondrüsen, die u. a. Cortison, Adrenalin und Östrogen abgeben (→ Abb. 1). Den im Fettgewebe produzierten Botenstoffen entkommt keine Körperzelle und es entstehen vielfältige Störungen im gesamten Organismus.
Symptome/Komplikationen: Je nach Adipositas-Grad und Veranlagung treten früher oder später Stoffwechselstörungen auf. Zu den Hauptkomponenten des metabolischen Syndroms kommt ein erhöhtes Risiko für Arteriosklerose und ihre Folgen, für Thrombosen, Fettleber und Gallensteine, Arthrose (insbesondere Gonarthrose), Refluxkrankheit, Varikose, Schlafapnoe, Mykosen und einige Krebsarten (→ Abb. 2).

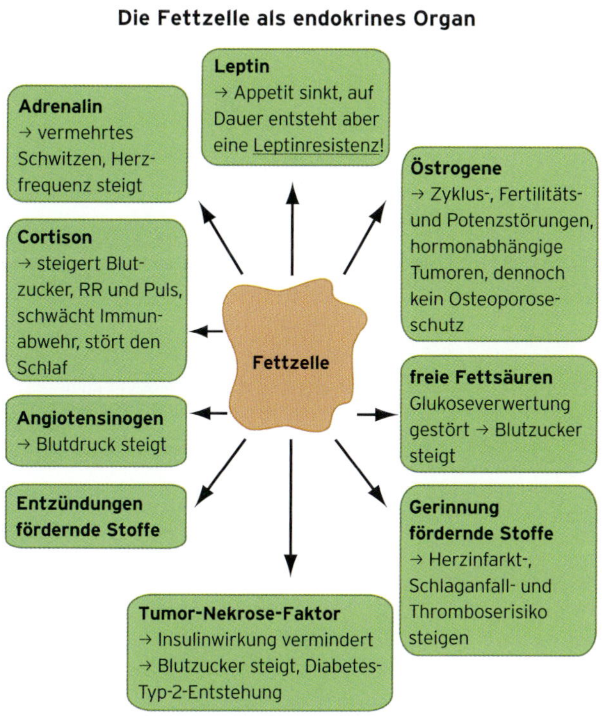

Abb. 1 Die Fettzelle als „Hormonfabrik"

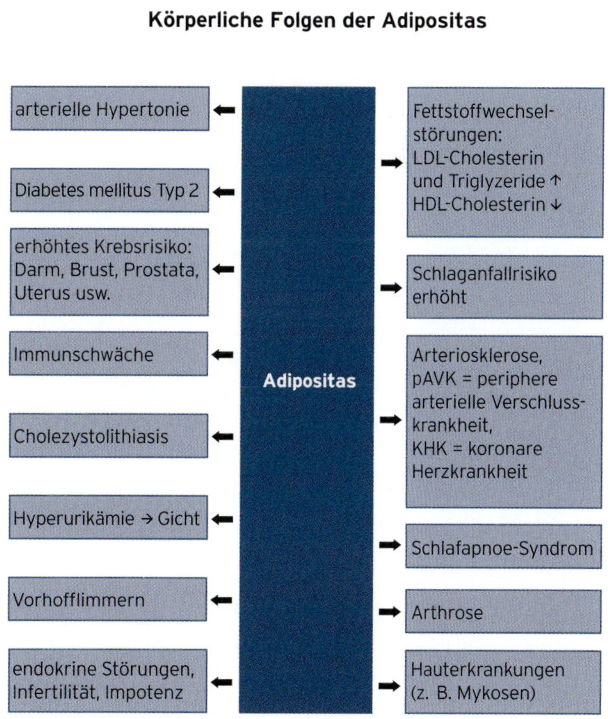

Abb. 2 Adipositas – die körperlichen Folgen

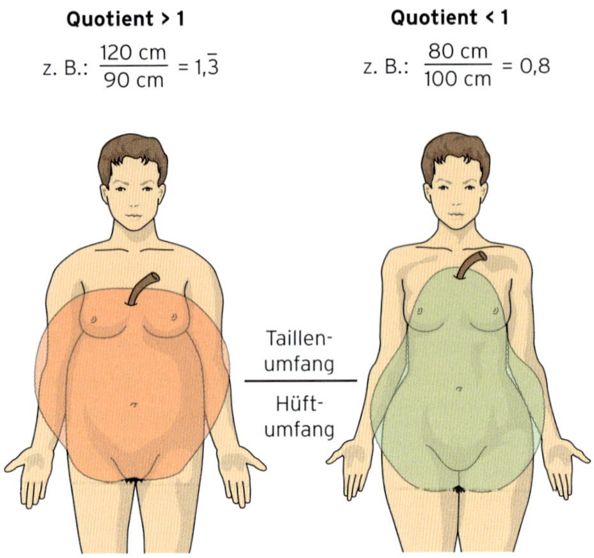

Abb. 1 Taille-Hüft-Quotient bzw. „Apfeltyp“ und „Birnentyp“

Diagnostik: Anamnese, klinische Untersuchung, BMI, Bestimmung der Stoffwechselwerte und des TSH im Blut. Die Frage, welcher Adipositas-Typ vorliegt, ist anhand des Taille-Hüft-Quotienten (→ Abb. 1) bzw. durch einen kritischen Blick zu beantworten. Bauchfett belastet und stört den Stoffwechsel stark und ist daher viel schädlicher als z. B. Hüftfett.

Therapie: Die Adipositastherapie gelingt, wenn mehr Energie verbraucht als zugeführt wird. Wichtig ist es, weniger Fett und Zucker aufzunehmen sowie bewusst zu essen. Alle Bewegungsmöglichkeiten im Alltag zu nutzen erhöht den Energieverbrauch und die Muskelmasse. Das ist wirksamer als ein ungenutzter Vertrag im Fitnessstudio. Bei schwerer Adipositas ist eine Verhaltenstherapie und ggf. Gruppenarbeit sinnvoll, damit die **Reduktionsdiät** zum Erfolg führen kann.

Wer abnehmen will, versucht es oft mit einer sog. Blitzdiät. Der Stoffwechsel reagiert auf den Nahrungsmangel, indem er den Kalorienverbrauch senkt. Er baut Muskeln ab, weil er aus dem Muskeleiweiß Energie gewinnen kann und weil die Muskulatur das Gewebe mit dem höchsten Kalorienverbrauch ist. Auch wird zu Diätbeginn Glykogen zu Glukose abgebaut. Da Glykogen stets an Wasser gebunden ist, wird dann viel Wasser ausgeschieden. Man nimmt scheinbar ab. Isst man nach der Diät wieder normal, nimmt man schnell Fett zu, da der Energieverbrauch niedriger ist als vorher. Das Gewicht steigt mit jeder Diät an **(Jo-Jo-Effekt)**:

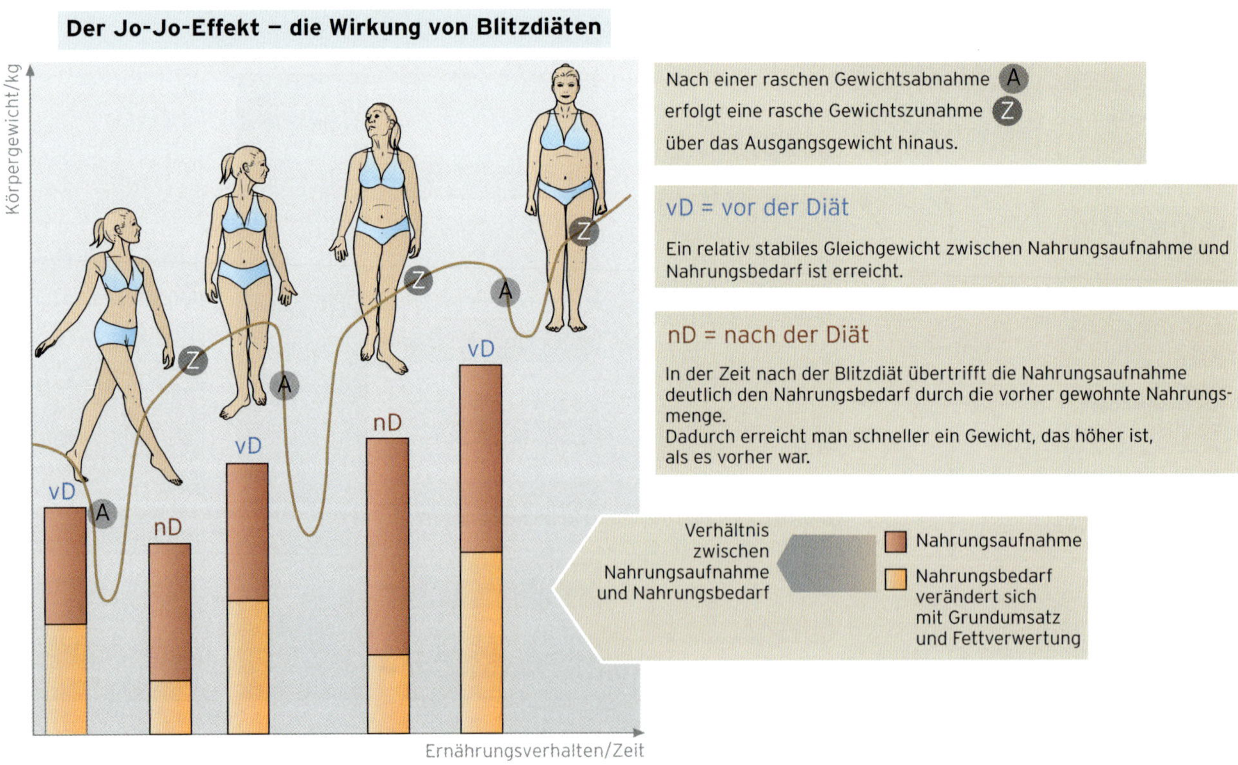

Es gibt viele Lebensmittel, Nahrungsergänzungs- und Arzneimittel, die das Abnehmen erleichtern sollen. Abgesehen davon, dass sie langfristig wirkungslos sind, haben manche z. T. gefährliche Nebenwirkungen. Auch die Vorstellung, dass Schilddrüsenhormone beim Abnehmen helfen, ist falsch; oft steigern sie den Appetit sogar. Von Formeldiäten mit Getränkepulvern, die Mahlzeiten ersetzen sollen, ist ebenfalls abzuraten; sie führen vor allem zum Jo-Jo-Effekt.

Eine „Wunderdiät" gibt es nicht. Gute Reduktionsdiäten bieten eine fettarme, abwechslungsreiche Kost mit langkettigen Kohlenhydraten, viel Eiweiß und reichlich frischem Obst und Gemüse. Das entspricht den Regeln jeder gesunden Ernährung, die – zusammen mit regelmäßiger Bewegung – auf Dauer die Figur erhält. Verboten ist nichts, solange die Menge stimmt. Mehrere kleine Mahlzeiten verhindern Heißhunger und Kaloriensünden.

Die **Adipositaschirurgie** bietet verschiedene sog. **bariatrische** Eingriffe an. Diese erschweren die Aufnahme großer Nahrungsmengen bzw. machen sie unmöglich. Die Patienten nehmen vor allem zu Beginn ab und ihre Stoffwechselwerte verbessern sich. Das Operations- und Narkoserisiko ist aufgrund des Gewichts und der Begleiterkrankungen hoch. Die Eingriffe müssen mit Ernährungsberatung und Bewegungsprogrammen vorbereitet werden. Nach der Operation können die Patienten nur sehr kleine Nahrungsmengen zu sich nehmen. Manche passen sich mit der Zeit an, indem sie häufige Mahlzeiten mit hochkalorischer flüssiger oder breiiger Nahrung konsumieren. Das Fehlen von Teilen des GI-Trakts führt zu Vitaminmangel (vor allem der Vitamine B_{12} und D). Die lebenslange Nachbetreuung ist unzureichend geregelt; Labortests und Nahrungsergänzungsmittel müssen privat bezahlt werden. Zugrunde liegende Essstörungen und andere die Adipositas begünstigende psychische Erkrankungen kann die OP nicht beeinflussen.

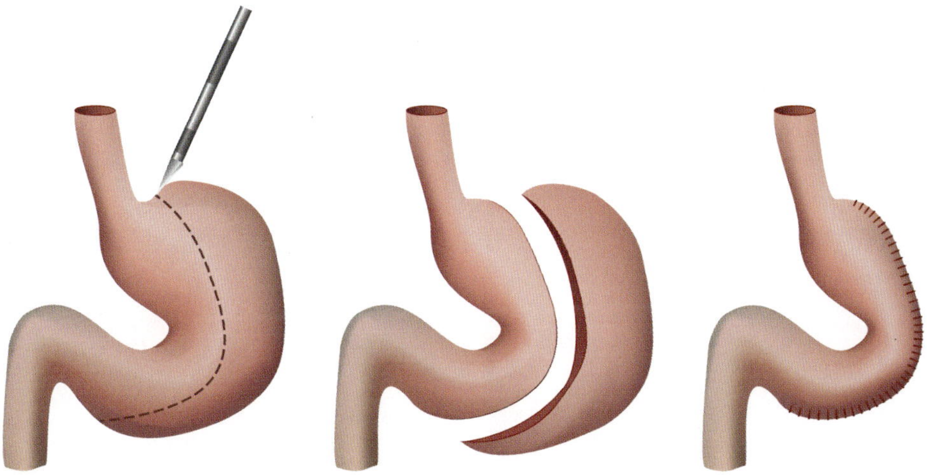

Abb. 1 Prinzip der Magenverkleinerung; es entsteht ein sog. Schlauchmagen

Prävention: bewusste Ernährung und Sport von früher Kindheit an einüben
Hinweis: Bei anfallsweisem Essen (Binge-Eating) und anderen seelisch bedingten Essstörungen ist eine Psychotherapie wichtig. Diäten sind bei anfallsweisem Essen kontraindiziert, da sie Hunger und damit unkontrolliertes Essen auslösen.

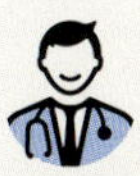

Sie wollen abnehmen? Laufen, schlafen und frieren Sie! ... Die meisten Menschen in den Industrieländern haben ihrem Körper durch Heizung und Klimaanlagen abgewöhnt, sich an Kälte und Wärme anzupassen. Sowohl Schwitzen als auch Frieren verbrauchen zusätzliche Energie. Viel Bewegung in kalter Umgebung und eine niedrige Heiztemperatur erhöhen den Kalorienverbrauch. Schlafmangel (auch durch zu viel Koffein) steigert den Appetit auf Süßigkeiten und sonstige Snacks.

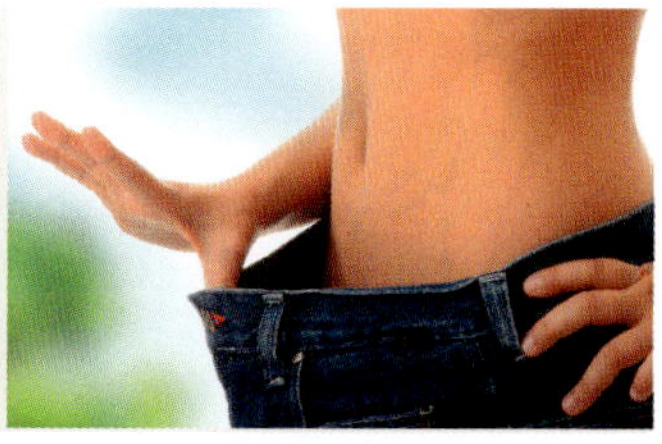

5.3 Fettstoffwechselstörungen (Hyperlipidämie, Dyslipidämie)

Definition: Eine **Hyperlipidämie** ist ein erhöhter Blutfettspiegel (Lipidspiegel), d. h. Blutfettgehalt. Mit Lipiden sind Triglyzeride und Cholesterin gemeint. Man unterscheidet
- **einfache Hyperlipidämie:** Nur der Triglyzeridspiegel ist erhöht.
- **gemischte Hyperlipidämie:** Triglyzerid- und Cholesterinspiegel sind erhöht.
- **Hypercholesterinämie:** Nur der Cholesterinspiegel ist erhöht.

Dyslipidämie, wörtlich ein gestörter Blutfettgehalt, ist ein anderer Ausdruck für Hyperlipidämie; ebenfalls **Hyperlipoproteinämie**, da Lipide im Blut an Proteine gebunden sind.

Häufigkeit: In den Industrieländern ist jeder zweite Erwachsene betroffen.

Ursachen/Pathogenese: Überernährung, v. a. tierische Fette, sowie genetische Veranlagung. Die Triglyzeride steigen vor allem durch hohen Zucker- und Alkoholkonsum sowie Diabetes mellitus Typ 2 an. Das Cholesterin steigt eher durch den Verzehr tierischer Fette an. Die Lipide lagern sich in Form arteriosklerotischer Plaques im Gefäßsystem ab.
Dabei ist zu beachten, dass es einen „guten" Cholesterinanteil gibt, das **HDL-Cholesterin**, und einen „schlechten", das **LDL-Cholesterin**. LDL verstärkt die Plaquebildung, während HDL ihr entgegenwirkt. Daher ist nicht die Höhe des Gesamtcholesterins allein entscheidend für das kardiovaskuläre Risiko. Wichtiger ist das Verhältnis LDL zu HDL **(LDL/HDL-Quotient)**. Triglyzeride und Cholesterin (mit HDL und LDL) bilden das **Lipidprofil**.

Symptome/Komplikationen: Erhöhte Fettwerte spürt man nicht. Erst die kardiovaskulären Erkrankungen bzw. Ereignisse wie pAVK, Herzinfarkt, Schlaganfall usw. erzeugen Symptome. Bei familiären Hypercholesterinämien bestehen ggf. **Xanthelasmen**, d. h. sichtbare Fettablagerungen in der Haut (→ Abb. 1). Xanthelasmen gehen aber nicht immer mit Dyslipidämie einher.

Diagnostik: Nüchternblutentnahme und Bestimmung der Serumspiegel von Triglyzeriden, Gesamtcholesterin, HDL- und LDL-Cholesterin. Errechnen des Quotienten LDL : HDL. Die Familienanamnese ist bei Hyperlipidämien häufig positiv.

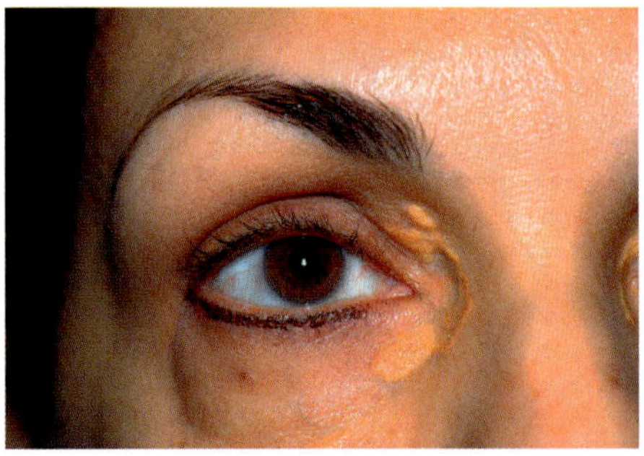

Abb. 1 Xanthelasmen = Fetteinlagerungen in der Oberlidhaut, kommen bei Hyperlipidämie vor

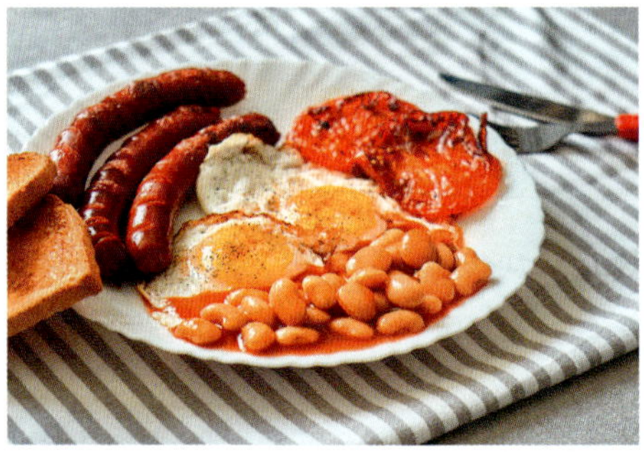

Abb. 2 Schottisches Frühstück mit einem hohen Anteil an tierischen Fetten

Besonderes: Hätte man für die Einschätzung des Stoffwechsels nur einen einzigen Blutwert zur Verfügung, so wäre das das HDL-Cholesterin. Dazu erlaubt ein Blick auf den Bauch (Apfel- oder Birnen-Typ? Bauchfett?) eine schnelle Einschätzung des kardiovaskulären Risikos eines Menschen, der vor einem steht.

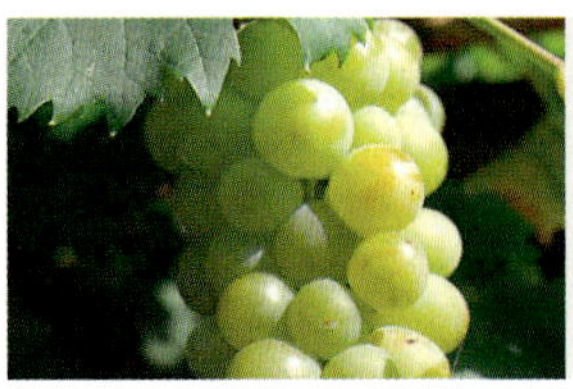

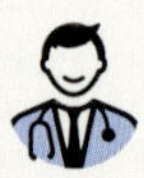

Ein Gläschen in Ehren … kann keine Ärztin empfehlen. Auch kleine Alkoholmengen schaden dem Körper. Über den Anstieg des Blutdrucks und der Triglyzeride fördert Alkohol Arteriosklerose, und lässt das Krebs-, Demenz- und Unfallrisiko steigen.

Blutfette: ihre Bedeutung und Normwerte		
Lipid	**Bedeutung und Funktion**	**Normwert/Zielwert**
Triglyzeride	Nahrungs- und Körperfett	≤ 150 mg/dL
Cholesterin mit Unterfraktionen (Anteilen)		
Gesamtcholesterin	Hormon- und Membranbestandteil; hohe Spiegel fördern Arteriosklerose	≤ 200 mg/dL
LDL-Cholesterin Low-Density-Lipoprotein-Cholesterin	transportiert Cholesterin u. a. in arteriosklerotische Plaques; → „schlechter", weil Arteriosklerose fördernder Cholesterinanteil	Der Zielwert hängt vom persönlichen Risiko ab. Bei niedrigem kardiovaskulärem Risiko wird ein Wert ≤ 100 mg/dL angestrebt, bei mittlerem Risiko ≤ 70 mg/dL und bei akteriosklerotischer Krankheit ≤ 55 mg/dL.
HDL-Cholesterin High-Density-Lipoprotein-Cholesterin	transportiert Cholesterin zur Leber, damit es abgebaut wird; → „guter", weil Arteriosklerose entgegenwirkender Cholesterinanteil	≥ 40 mg/dL, optimal > 60 mg/dL

MERKE Früher errechnete man das Verhältnis von LDL- zu HDL-Cholesterin. Dies hat sich nicht bewährt; ein höheres HDL als 60 mg/dL hat keinen Vorteil. Das LDL sollte aber möglichst niedrig liegen, was therapeutisches Ziel ist.
Merkhilfe: **LDL = lasse dich leiden, HDL = habe dich lieb.**

Für das individuelle Risiko kardiovaskulärer Krankheiten gibt es Risikorechner, z. B. Procam, Heartscore, U-Prevent

Therapie/Prävention: Die Ärztin behandelt nicht Werte, sondern Menschen. Die Therapieentscheidung hängt vom individuellen Risiko ab. Alle Risikofaktoren und ggf. schon vorhandene kardiovaskuläre Krankheiten (KHK, pAVK, Schlaganfall) sowie der Lebensstil sind wichtig (Nikotin? Alkohol?). Liegt das 10-Jahres-Risiko für ein (erneutes) kardiovaskuläres Ereignis über 10%, kann ein Lipidsenkers (wörtl. Fettsenker) indiziert sein. Meistens wird ein **Statin** verordnet, z. B. Rosuvastatin oder Atorvastatin. Statine sind hoch wirksam (oft viel besser als Diät) und gut verträglich. Selten kommen Muskelschäden vor; darüber wird bei der Verordnung aufgeklärt. Zur Kontrolle wird das Muskelenzym Kreatinkinase (CK) gemessen.

Besonderheit: Das **Lipoprotein(a)**, Abk. **Lp(a)** ist ein weiterer Stoff, dessen Höhe das kardiovaskuläre Risiko erhöht. Der Wert bleibt im ganzen Leben gleich und braucht nur einmal gemessen zu werden. Besteht ein hohes familiäres Risiko für KHK usw., wird Lp (a) bestimmt. Bisher ist Lp (a) nicht gezielt zu senken; daher behandelt man die anderen Risikofaktoren.

Ungünstig auf den Lipidspiegel wirken

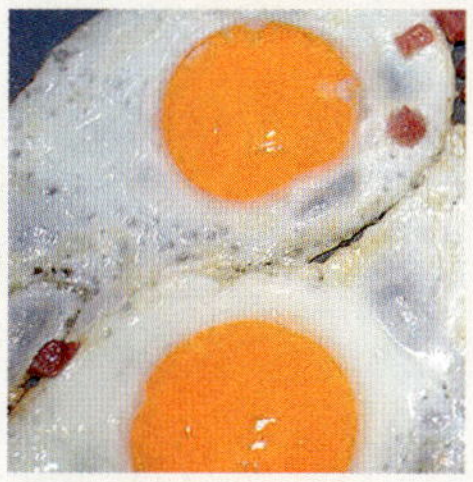

- tierische Fette aus Milch, Eiern und Fleisch
- Transfettsäuren bzw. gehärtete Fette z. B. in Margarine und Backwaren
- reichlicher Alkoholkonsum
- Mangel an natürlichen Vitaminen und sekundären Pflanzenstoffen
- Bewegungsmangel, Übergewicht, Diabetes

Günstig auf den Lipidspiegel wirken

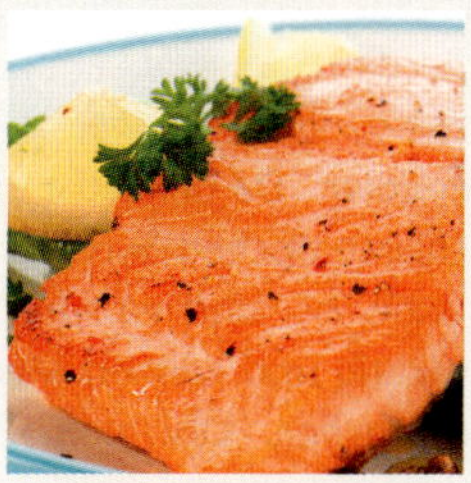

- Fischfette, z. B. aus Lachs, Hering, Makrele
- Nüsse und Mandeln
- pflanzliche Öle, z. B. Raps- und Olivenöl
- Vollkorngetreide aller Art Hafer, v. a. Haferkleie, Hülsenfrüchte
- Äpfel, Birnen und andere Früchte
- regelmäßige Bewegung

5.4 Hyperurikämie und Gicht

Definition/Häufigkeit: Hyperurikämie bedeutet, dass der Harnsäurespiegel über 7 mg/dL (420 µmol/L) liegt. Das ist bei 20 % der Männer in den Industrieländern der Fall. **Gicht** bedeutet, dass die Hyperurikämie Symptome verursacht. Frauen entwickeln zumeist erst nach der Menopause eine Gicht, da Östrogene die Harnsäureausscheidung fördern.

Ursachen/Pathogenese: Harnsäure entsteht im **Purinstoffwechsel**, d. h. beim Abbau von Zellkernen (DNA) aus der Nahrung und dem eigenen Körper. Purinreich sind Fleisch, vor allem Innereien, Fisch und Hülsenfrüchte. Bei Übergewicht, aber auch beim Fasten und unter Zytostatikatherapie, fallen vermehrt Purine an. Sie werden in Harnsäure umgewandelt und über die Nieren ausgeschieden. Bei den meisten Menschen ist die Harnsäureausscheidung bei erhöhtem Spiegel nicht ausreichend möglich. Alkohol und Diuretika hemmen die Harnsäureausscheidung.

Diuretika
→ Bd. 1, S. 436

Symptome/Komplikationen: Die Hyperurikämie selbst ist asymptomatisch. Je höher der Harnsäurespiegel jedoch ansteigt, desto leichter bilden sich Harnsäurekristalle. Sie sind spitz und scharf und erzeugen in Gelenken sehr schmerzhafte Entzündungen, die **Arthritis urica (Gichtarthritis; Gichtanfall)**. Die Gichtarthritis tritt meistens im Großzehengrundgelenk auf (→ Abb. 1). Seltener ist z. B. ein Kniegelenk betroffen. Typische Gichtanfalltage sind der 25. und der 26. Dezember, da fleischreiche Festessen mit Alkoholkonsum Gichtanfälle provozieren. Bei langjährig unbehandelter Hyperurikämie kann sich Harnsäure in subkutanen Knoten, den sog. **Gichttophi** (→ Abb. 2), ablagern oder Nierensteine erzeugen (Gichtniere).

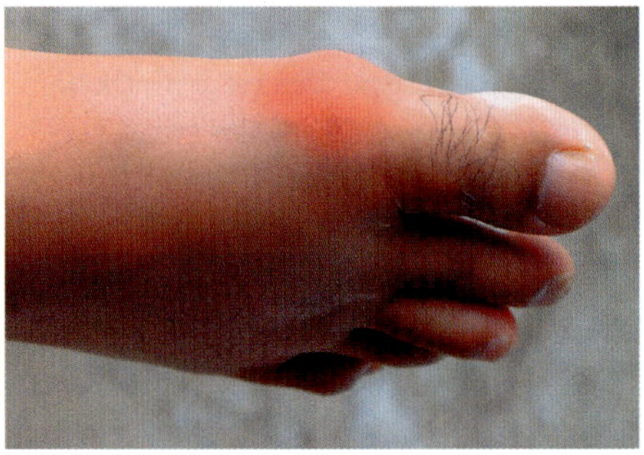

Abb. 1 Gichtanfall an typischer Stelle: Arthritis urica am Großzehengrundgelenk

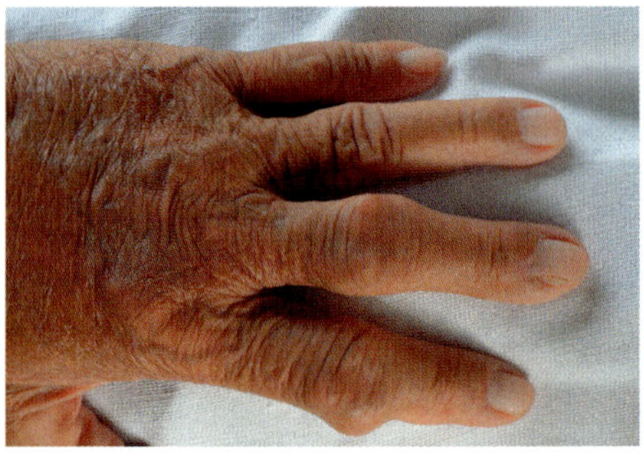

Abb. 2 Gichttophi: Harnsäureablagerungen im Gewebe

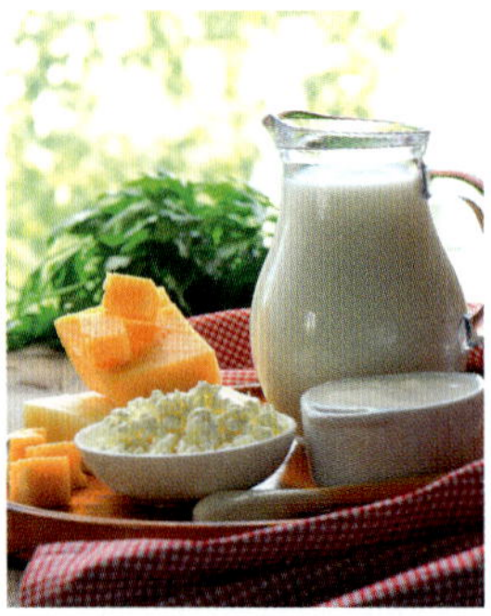

Abb. 3 Milchprodukte sind bei Gicht uneingeschränkt erlaubt.

Diagnostik: Anamnese, klinische Untersuchung, Messung des Harnsäurespiegels

Therapie/Prävention: s. Ursachen. Die Nahrung sollte wenig Fleisch und Fisch, aber viel Gemüse (außer Hülsenfrüchten und Spargel), Getreide, Eier und Milchprodukte enthalten. Alkohol ist zu meiden. Nach einem Gichtanfall oder bei chronischen Ablagerungen (Gichttophi) erfolgt meist eine medikamentöse Therapie, die die Harnsäurebildung senkt und die -ausscheidung erhöht. Meistens wird Allopurinol verordnet. Da die Gicht zumeist Ausdruck eines metabolischen Syndroms bzw. falschen Lebensstils ist, sind entsprechende Maßnahmen wichtig und können Medikamente überflüssig machen. Der akute Gichtanfall wird kurzfristig mit NSAR wie Diclofenac, ggf. auch Cortison oder dem entzündungshemmenden Stoff Colchicin behandelt. Er klingt aber auch ohne Therapie wieder ab.

Purine (mg) und daraus gebildete Harnsäure (mg) bei Verzehr von 100 g	
Ölsardinen	200/480
Kalbsleber	120/288
Schweineschnitzel	88/211
gegarte grüne Erbsen	83/170
Möhre	6/13
Hühnerei	2/5
Quark/Milch/Joghurt	0/0

→ Terminologie: Metabolisches Syndrom	
Adipositas	Fettsucht; BMI ≥ 30 kg/(m)²
bariatrische Chirurgie	Operationen zur Behandlung schwerer Adipositas
BMI (Body-Mass-Index)	Körpermasseindex; Gewicht (kg) : Körpergröße (m)² (Normbereich für Erwachsene 18–25 kg/(m)²)
Dyslipidämie Dyslipoproteinämie	Hyperlipidämie (erhöhter Blutfettspiegel) bzw. Störung der Zusammensetzung der Blutfette (v. a. niedriges HDL)
Gicht	Erkrankung durch Harnsäureablagerungen v. a. in Gelenken
Gichtarthritis Arthritis urica	Gichtanfall; Gelenkentzündung durch Harnsäureablagerungen
HDL-Cholesterin (High-Density-Lipoprotein-Cholesterin)	Cholesterinanteil, der arteriosklerotischen Ablagerungen entgegenwirkt; sog. gutes Cholesterin (Normwert ≥ 40 mg/dL, optimal > 60 mg/dL)
Hypercholesterinämie	erhöhte Serumkonzentration von Gesamt- und LDL-Cholesterin (≥ 200 mg/dL bzw. ≥ 100 mg/dL)
Hyperlipidämie Hyperlipoproteinämie	erhöhter Blutfettspiegel; 1. reine H. = Hypertriglyzeridämie, 2. gemischte/kombinierte H. = Hypertriglyzeridämie und Hypercholesterinämie
Hypertriglyzeridämie	erhöhter Triglyzeridspiegel (> 150 mg/dL)
Hyperurikämie	erhöhter Harnsäurespiegel (> 7 mg/dL)
LDL-Cholesterin (Low-Density-Lipoprotein-Cholesterin)	Cholesterinanteil, der Arteriosklerose fördert; sog. schlechtes Cholesterin (Normwert von ≤ 100 mg/dL bei niedrigem Risiko bis zu ≤ 55 mg/dL bei arteriosklerotischer Krankheit)
Lipidprofil	die wichtigsten Lipidwerte (Blutfettwerte): Triglyzeride, Cholesterin mit HDL und LDL sowie der LDL/HDL-Quotient
Lipidsenker	Arzneimittel, die den Lipid- bzw. Cholesterinspiegel senken
Lp(a)	Lipoprotein(a); kardiovaskulärer Risikofaktor
metabolisches Syndrom	Zivilisationskrankheit mit Stammadipositas, Hypertonie, Diabetes mellitus Typ 2 und Hyperlipidämie
Reduktionsdiät	spezielle Ernährung zum Zweck der Gewichtsabnahme
Statine	Wirkstoffe, die den Lipid- bzw. Cholesterinspiegel senken
Übergewicht	erhöhte Körpermasse mit einem BMI ≥ 25 kg/(m)²
Waist-Hip-Ratio Taille-Hüft-Quotient	Verhältnis des Taillenumfangs zum Hüftumfang (ab 0,85 bei Frauen und 1,0 bei Männern erhöht)

Aufgaben

1 Geben Sie an, wie Übergewicht und Adipositas definiert sind.
2 Nennen Sie die Anteile des metabolischen Syndroms.
3 Erläutern Sie den Unterschied zwischen Hyperurikämie und Gicht.
4 Welche Nahrungs- und Genussmittel sollten Gichtkranke meiden?
5 Erklären Sie die Begriffe reine und gemischte Hyperlipidämie.

5.5 Diabetes mellitus

MERKE **Diabetes mellitus** ist eine Stoffwechselerkrankung mit chronisch erhöhtem Blutzuckerspiegel, die durch eine **fehlende oder zu geringe Insulinbildung** und/oder eine **mangelnde Insulinwirkung (Insulinresistenz)** bedingt ist.

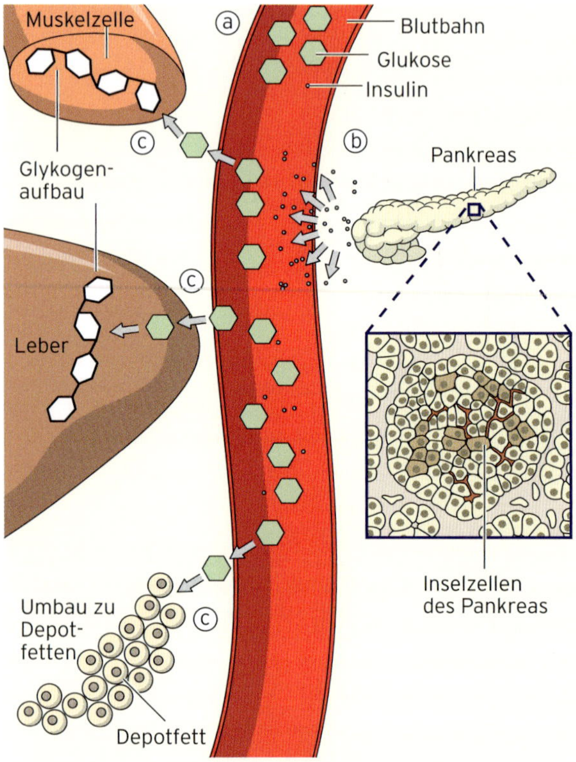

a) Di- und Polysaccharide aus der Nahrung werden im Darm in einzelne Zuckermoleküle (Glukose) gespalten, die dann in die Blutbahn aufgenommen werden. Der Blutzuckerspiegel steigt an.
b) Die Inselzellen des Pankreas reagieren auf den Anstieg der Blutzuckerkonzentration mit einer Insulinausschüttung.
c) Das Insulin gelangt über die Blutbahn zu den Zielgeweben (z. B. Muskel, Leber) und bewirkt dort die Aufnahme von Glukose aus dem Blut in die Zellen – und somit die Senkung des Blutzuckerspiegels. Unter Insulinwirkung wird Glukose im Muskel und in der Leber zur Speicherform Glykogen und im Fettgewebe zu Depotfett umgebaut.

Abb. 1 Zuckerstoffwechsel

Diabetes mellitus heißt wörtlich „honigsüßer Durchfluss", weil der Harn der (unbehandelten) Diabetikerin Zucker enthält. Daher wird der Diabetes mellitus auch Zuckerkrankheit genannt. Meistens wird statt Diabetes mellitus kurz Diabetes gesagt. Die Zuckerkranke heißt **Diabetikerin**. Die Fachärztin für Diabetes mellitus ist die **Diabetologin**. Sie ist Internistin, Allgemeinmedizinerin oder Kinder- und Jugendärztin. Der chronisch erhöhte Blutzuckerspiegel fördert Arteriosklerose, sodass bei Diabetes vermehrt kardiovaskuläre Erkrankungen und Organschäden entstehen, insbesondere an Nieren, Herz, Nerven und Augen.

Diagnosekriterien für Diabetes mellitus sind:
- Blutzucker nüchtern ≥ 126 mg/dL (≥ 7 mmol/L) und/oder
- Zufalls-Blutzucker ≥ 200 mg/dL (≥ 11,1 mmol/L) und/oder
- Blutzucker 2 h nach Einnahme von 75 g Glukose im oralen Glukosetoleranztest (OGTT) ≥ 200 mg/dL (≥ 11,1 mmol/L) und/oder
- **HbA_{1c}** (ein Blutwert, der den Blutzuckerspiegel der letzten Monate wiedergibt) ≥ 6,5 % (≥ 48 mmol/mol)

Zur sicheren Diagnosestellung sind zwei der genannten Kriterien oder eine zweimalige Messung zu unterschiedlichen Zeiten notwendig.

MERKE
- Bei normalem **Blutzuckerspiegel (BZ; Blutglukosespiegel)** besteht eine **Normoglykämie,**
- bei erhöhtem BZ eine **Hyperglykämie** und
- bei zu niedrigem BZ eine **Hypoglykämie**.

5.5.1 Grundlagen des Zuckerstoffwechsels

Alle Körperzellen benötigen Glukose (Traubenzucker) für ihren Energiestoffwechsel. Der Darm nimmt Glukose ins Blut auf. Damit Glukose in die Zellen gelangt, ist ein „Öffner" nötig, das **Insulin**. Das wird in den **Inselzellen** des Pankreas gebildet (→ Abb. 1). Von „Insel" leitet sich auch der Begriff „Insulin" ab. Nimmt der Darm viel Glukose ins Blut auf, steigt der BZ an. Er wird ständig in den Pankreasinseln gemessen. Ein BZ-Anstieg führt zu einer Insulinausschüttung. Insulin heftet sich an Zellmembranen und bewirkt, dass Glukosemoleküle in die Zellen aufgenommen werden. Insulin wirkt für die Glukose wie ein Schlüssel, der die Tür ins Zellinnere öffnet. Glukose tritt in die Zellen ein und der Blutzuckerspiegel sinkt.

OGTT → S. 81

Wenn ein Mensch kohlenhydratreiche Nahrung isst, d. h. mehr Glukose aufnimmt, als er gerade benötigt, bewirkt Insulin eine vermehrte Glukoseaufnahme in die Leber. Leber und Muskulatur speichern Glukose in Form des Polysaccharids **Glykogen**. Sind alle Glykogenspeicher voll, wird Glukose in Fett umgewandelt und im Fettgewebe gespeichert.

Polysaccharid → S. 13
Glykogen → S. 13

Sinkt der BZ, z. B. durch Sport oder Fasten, schütten die Pankreasinseln das Hormon **Glukagon** aus. Glukagon regt die Abspaltung von Glukose aus Glykogen an. Glukagon hebt so den Blutzuckerspiegel. Es ist der Gegenspieler des Insulins.

MERKE Glukosezufuhr erhöht den Blutzucker. **Insulin** schleust Glukose in Zellen ein und senkt so den BZ. Nicht benötigte Glukose wird als Glykogen gespeichert. Sinkt der Blutzucker, wird **Glukagon** abgegeben, das den BZ hebt. Es bewirkt die Zerlegung von Glykogen in Glukose.

Steigt der BZ über ca. 180 mg/dL (10 mmol/L) an, wird Glukose über die Nieren ausgeschieden. Das geschieht nicht, um den BZ zu senken, sondern weil die Nieren bei stark erhöhtem BZ mit der Glukoserückgewinnung überfordert sind. Der Primärharn wird durch Filterung des Blutplasmas hergestellt. Das Filtrat, der Primärharn, enthält Glukose und andere wertvolle Stoffe, welche die Nieren bei der Endharnbereitung ins Blut zurückgewinnen müssen. Bei hohem Blutzucker schafft die Niere es nicht, alle Glukosemoleküle aus dem Primärharn zurückzugewinnen. So gelangt Glukose in den Endharn (Urin) und es kommt zur **Glukosurie**. Da Glukose immer an Wasser gebunden ist, nimmt jedes Glukosemolekül etwas Wasser in den Endharn mit. Daher führt die Glukosurie zu vermehrter Harnausscheidung **(Polyurie)** und verstärktem Durstgefühl **(Polydipsie)**. Polyurie und Polydipsie sind typische Diabetessymptome, die oft zur Diagnosestellung führen.

Glukosurie
→ Bd. 2, S. 250
Polyurie
→ Bd. 2, S. 237

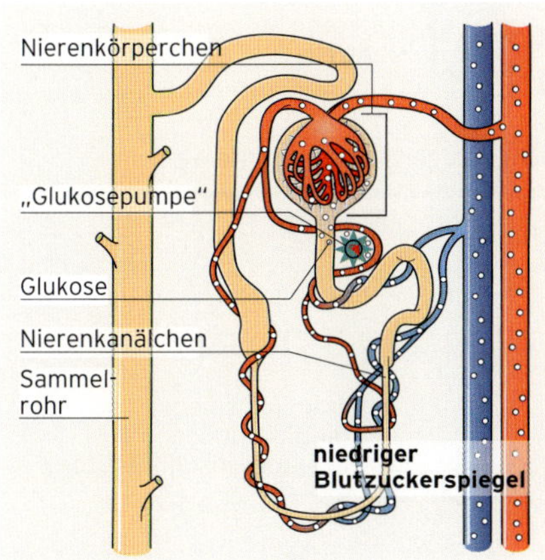

Die Glukosepumpe der Niere kann alle Glukosemoleküle zurückgewinnen und ist noch nicht ausgelastet.

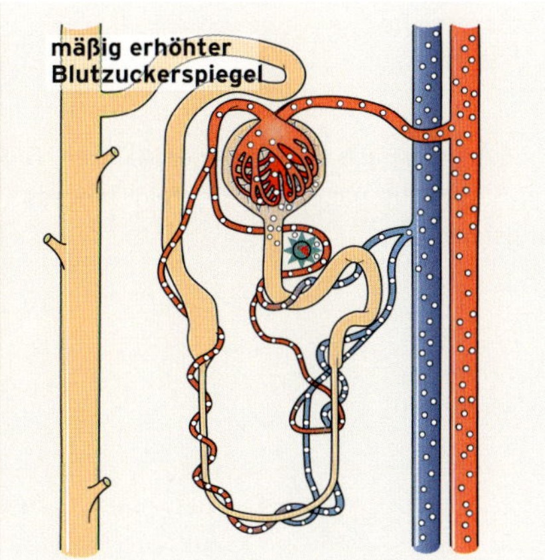

Die Glukosepumpe ist ausgelastet, schafft aber jedes Glukosemolekül zurückzugewinnen.

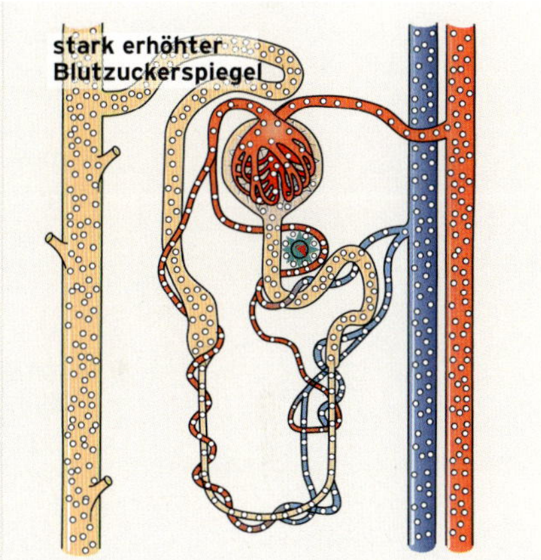

Die Glukosepumpe ist überfordert; viele Glukosemoleküle (begleitet von Wasser) gehen verloren.

5.5.2 Einfluss der Ernährung auf den Blutzuckerspiegel

Zuckerreiche Nahrung führt zu einem schnellen BZ-Anstieg. Dieser Anstieg bewirkt eine Insulinausschüttung. Innerhalb von Minuten wird momentan nicht benötigte Glukose in Leber und Muskeln eingeschleust. Das Insulin befindet sich aber noch in der Blutbahn. Es erzeugt Hunger – ggf. sogar Heißhunger – auf Zucker. Isst man nun weiter Süßes, steigt der BZ erneut. Wieder wird Insulin ausgeschüttet, um ihn zu senken. Auf Dauer wirkt das Insulin immer weniger. Die Zellen reagieren nicht mehr darauf und der BZ steigt an. Es kommt zur **Hyperglykämie**. Sie bewirkt wieder eine Insulinabgabe, was zur **Hyperinsulinämie** (d. h. zu einem erhöhten Insulinspiegel) führt. Die nachlassende Insulinwirkung heißt **Insulinresistenz**. Hyperglykämie und Hyperinsulinämie verstärken einander und führen über Jahre zum Diabetes mellitus Typ 2.

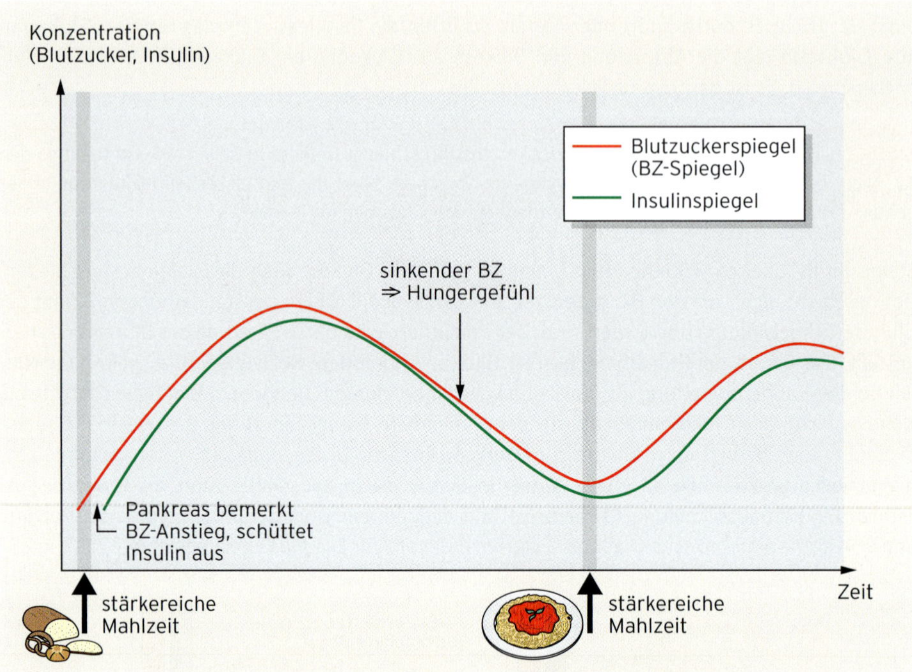

Normaler BZ-Anstieg nach stärkehaltiger Mahlzeit. Die langkettigen Kohlenhydrate werden **langsam** in Glukose gespalten; der BZ steigt **langsam**. Der Insulinspiegel steigt (und sinkt) ebenso **langsam**.

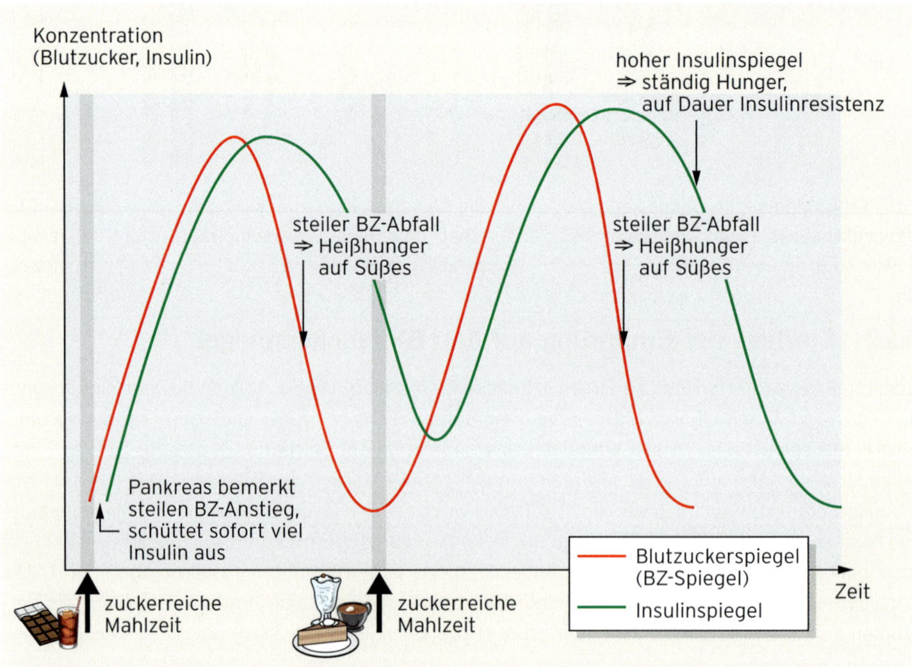

Eine zuckerreiche Mahlzeit lässt den BZ **schnell** ansteigen. **Schnell** wird Insulin ausgeschüttet, das die Glukose **schnell** in die Zellen einschleust. Der immer noch hohe Insulinspiegel führt zu Heißhunger – auf noch mehr Süßes.

5.5.3 Diabetes-Typen

Es gibt mehrere Arten des Diabetes mellitus. Die häufigsten sind:

- **Diabetes mellitus Typ 1** (bei ca. 5 % der Diabetikerinnen)
- **Diabetes mellitus Typ 2** (bei ca. 90 % der Diabetikerinnen)
- **Gestationsdiabetes** (Schwangerschaftsdiabetes)

Häufigkeit: Diabetes mellitus ist die häufigste Stoffwechselkrankheit der Welt. In Deutschland ist etwa jeder 10. Mensch diabeteskrank, oft ohne es zu wissen, denn den Typ-2-Diabetes spürt man erst bei Komplikationen. Bis zu einem Alter von 85 Jahren steigt die Häufigkeit auf fast 30 % an. Bei Männern ist der Anteil der Diabetiker am höchsten, da sie häufiger übergewichtig und adipös sind als Frauen.

Besonderheit: Seltenere Diabetesformen, z. B. durch Cortisontherapie oder Pankreasverlust, werden als „**andere Diabetesformen**" zusammengefasst.

Diabetes mellitus Typ 1 (primär insulinabhängig)

Definition: Diabetes mellitus durch Autoimmunvorgänge, d. h. durch Zerstörung der Insulin bildenden Zellen

Ursachen/Pathogenese: Typ-1-Diabetes ist eine **Autoimmunkrankheit**. Durch genetische und andere Auslöser zerstört das Immunsystem die Insulin bildenden Zellen im Pankreas. Dadurch lässt die Insulinproduktion nach und hört dann endgültig auf. Von da an benötigt die Patientin lebenslang Insulin, um zu überleben.

MERKE **Typ-1-Diabetes** ist **primär insulinabhängig**, d. h. von Anfang an insulinpflichtig.

Symptome: Die Symptome entstehen innerhalb weniger Wochen; typisch sind extreme Schwäche und Müdigkeit. Alle Organe, einschließlich des Gehirns, „hungern", weil die Zellen keine Glukose erhalten. Durch die **Glukosurie** und **Polyurie** entsteht extremer Durst **(Polydipsie)**. Starke Bauchschmerzen können vorkommen, sodass ggf. erst an eine Appendizitis gedacht wird. Im typischen Fall wird die schwerstkranke, ggf. komatöse Patientin notfallmäßig in die Klinik gebracht. Durch den Abbau von Muskeln und Fett sind die Patientinnen oft abgemagert.

Diagnostik: Die Diagnose ist gestellt, sobald der BZ gemessen wird. Blutglukosewerte über 400 mg/dL (22,4 mmol/L) sind bei der Erstdiagnose des Typ-1-Diabetes keine Seltenheit. Bei extremer Hyperglykämie kann die Patientin ins **Koma** fallen. Der Zuckernachweis im Urin ist bei neu aufgetretenem Diabetes Typ 1 stets positiv.

Besonderheiten: Typ 1 tritt meistens bei Kindern, Jugendlichen oder jungen Erwachsenen auf; daher heißt er auch **juveniler** (jugendlicher) **Diabetes**. Eine Präventionsmöglichkeit gibt es nicht. Zur Früherkennung und bei Unsicherheit, ob Typ 1 oder Typ 2 vorliegt, können z. B. Inselzell-Antikörper bestimmt werden. In Familien mit Typ-1-Diabetes kommen andere Autoimmunkrankheiten wie Zöliakie, Weißfleckenkrankheit (Vitiligo), Rheuma und die Hashimoto-Krankheit der Schilddrüse gehäuft vor.

Umfassende Informationen zu Erkrankung, Epidemiologie, Selbsttest, Diagnostik, Therapie, Selbsthilfe und Weiterbildungsmöglichkeiten für MFAs finden Sie unter:
www.diabinfo.de
www.diabetesstiftung.de
www.deutsche-diabetes-gesellschaft.de

Diabetes mellitus Typ 2 (nicht primär insulinabhängig)

Definition: Diabetes mellitus durch Insulinresistenz und/oder mangelnde Insulinbildung

Ursachen/Pathogenese: Diabetes mellitus Typ 2 tritt bei genetischer Veranlagung meistens, d. h. bei ca. 90 % der Typ-2-Diabetikerinnen, durch Übergewicht auf. Je stärker die Erbanlangen und/oder die Überernährung ausgeprägt sind, desto früher kommt es zu Insulinresistenz und zu dauerhafter Hyperglykämie. Lange Zeit produziert das Pankreas vermehrt Insulin, um den erhöhten Blutzuckerspiegel zu senken. Mit der Zeit erlahmen die Inselzellen und stellen die Insulinbildung ein. Der Typ-2-Diabetes bei Schlanken beruht vor allem auf Veranlagung. Menschen, deren Mütter Schwangerschaftsdiabetes hatten, sind besonders gefährdet.

„Check-up 35"
→ S. 154

Symptome: Die Symptome sind bei Typ 2 viel weniger dramatisch als bei Typ 1. Viele Typ-2-Diabetikerinnen spüren gar keine Symptome. Da Insulinresistenz und Hyperglykämie über Jahre entstehen, bemerken viele Betroffene keine Beschwerden. Abmagerung und Schwäche kommen nicht vor. Oft wird der Typ 2 daher bei Routinekontrollen, z. B. vor Operationen oder im Rahmen des „Check-up 35", diagnostiziert. Hautjucken, Hautinfektionen vor allem durch Pilze (Mykosen), Polyurie und Nykturie können bei stark erhöhtem Glukosegehalt in Blut und Geweben auftreten. Oft sind es Spätschäden, die undiagnostizierte Diabetikerinnen zur Ärztin führen, z. B. Nervenschäden mit Missempfindungen oder Schmerzen an den Füßen. Wenn die Inselzellen nach langjähriger Überlastung versagen, muss auch bei Typ 2 Insulin injiziert werden. Da die Insulinabhängigkeit (wenn überhaupt) erst spät auftritt, wird der Typ-2-Diabetes als nicht primär insulinabhängig bezeichnet.

MERKE Der **Typ-2-Diabetes** ist **nicht primär insulinabhängig**, d. h. er wird spät oder nie insulinpflichtig.

Gestationsdiabetes (Schwangerschaftsdiabetes)

Definition: Erstmals in der Schwangerschaft auftretender Diabetes mellitus bei zuvor stoffwechselgesunder Frau
Ursachen/Pathogenese: Die hohen Hormonspiegel rufen bei Schwangeren die metabolischen Probleme hervor, für die sie eine Veranlagung besitzen. Daher treten Hypertonie, Hyperlipidämie und Diabetes mellitus Typ 2 in der Schwangerschaft gehäuft auf. Der Gestationsdiabetes ähnelt dem Typ-2-Diabetes. Oft ist die Familienanamnese positiv. Wurden von der Schwangeren selbst bzw. in ihrer Familie Neugeborene über 4 kg geboren, besteht ebenfalls der Verdacht auf Gestationsdiabetes. Nach der Entbindung normalisiert sich der BZ meistens (zunächst) wieder; die Neigung zum Diabetes Typ 2 bleibt jedoch bestehen.
Der hohe BZ der diabetischen Schwangeren führt dazu, dass der Fetus über die Nabelschnur hyperglykämisches Blut erhält. Sein Pankreas gibt vermehrt Insulin ab, um den BZ auf Normalwerte zu senken. Dadurch nehmen die kindlichen Zellen sehr viel Glukose auf. Das regt das Wachstum und die Gewichtszunahme des Fetus stark an. Neugeborene diabetischer Mütter sind daher oft übermäßig groß und schwer; das nennt man **Makrosomie**. Mit der Geburt hört die Zufuhr des zuckerreichen Blutes zum Kind plötzlich auf. Da der Insulinspiegel des Kindes hoch ist, sinkt sein BZ nach der Geburt stark ab. Der BZ des Neugeborenen muss genau überwacht werden. Es benötigt ggf. vorübergehend Glukoselösung, um nicht zu unterzuckern. Eine schwere Hypoglykämie kann zu bleibenden Gehirnschäden führen.

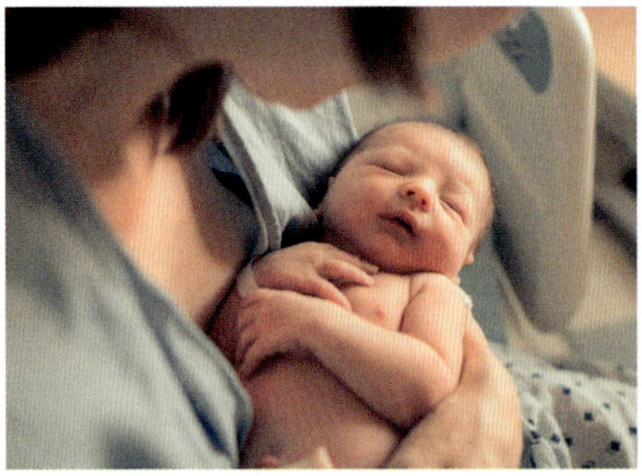

Abb. 1 Normalgewichtiges Neugeborenes

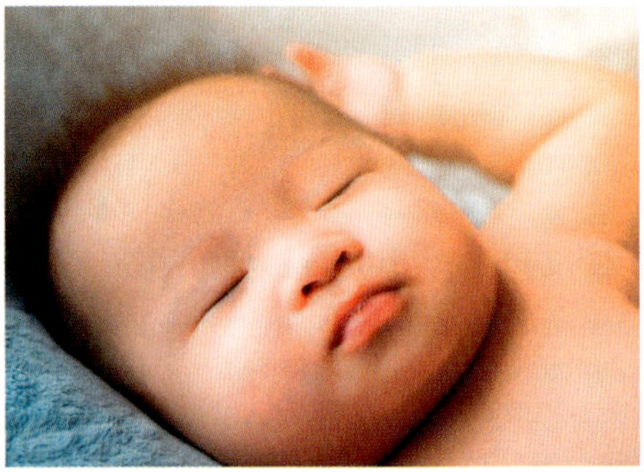

Abb. 2 Makrosomes Baby

Symptome/Diagnostik: Die meisten Schwangeren mit Gestationsdiabetes sind – wie Typ-2-Diabetikerinnen – asymptomatisch. Harnuntersuchungen im Rahmen der Mutterschaftsvorsorge können eine Glukosurie nachweisen, die aber erst bei einem BZ ≥ 180 mg/dL auftritt. Um einen Gestationsdiabetes sicher zu erkennen, bevor es zur Glukosurie kommt, ist ein **oraler Glukosetoleranztest (OGTT)** sinnvoll. Er wird bei Schwangeren als Suchtest mit nur 50 g Glukose durchgeführt. Bei pathologischem Ergebnis erfolgen ggf. ein regulärer OGTT mit 75 g Glukose und/oder eine Überweisung zur Diabetologin.

Therapie: Je nach Ausmaß der Stoffwechselstörung sind beim Gestationsdiabetes Diät mit Sport und/oder Insulin indiziert. Der Blutzucker der Schwangeren wird streng eingestellt, d. h. auf Werte wie bei Gesunden gesenkt, um die Diabetes-Auswirkungen auf das Kind gering zu halten. Die Therapie erfolgt durch die Diabetologin.
Hinweis: Auch schwangere Typ-1- und Typ-2-Diabetikerinnen werden engmaschig überwacht und intensiv therapiert, um den Fetus vor einer Makrosomie zu schützen. Bei ihnen besteht definitionsgemäß jedoch kein Gestationsdiabetes.

5.5.4 Diagnostik des Diabetes mellitus

Oraler Glukosetoleranztest (OGTT)

Die Diagnose Diabetes mellitus wird durch die Messung des Blutzuckers gestellt. In Zweifelsfällen und zur Früherkennung des Gestationsdiabetes wird ein oraler Glukosetoleranztest (OGTT) durchgeführt. Dabei kommt die Patientin morgens nüchtern in die Praxis. Nach Bestimmung des Nüchtern-Blutzuckers trinkt sie die 300 mL Testlösung, die 75 g Glukose enthalten. Die Lösung schmeckt ähnlich wie Johannisbeer-Fruchtnektar. Nach 1 h (bei Schwangeren) und nach 2 h wird erneut der BZ bestimmt. Die Patientin muss während der 2 h auf körperliche Aktivitäten verzichten, um das Testergebnis nicht durch erhöhten Glukoseverbrauch zu verfälschen.

Liegen die Messwerte zwischen der Norm und eindeutig diabetischen Werten, besteht eine **pathologische Glukosetoleranz**. Das ist eine Vorstufe des Diabetes mellitus; man nennt dies **Prädiabetes**.

Steht die Diagnose „Diabetes mellitus" bereits fest, ist der OGTT kontraindiziert. Der Test würde den Stoffwechsel der Diabetikerin unnötig mit 75 g Glukose belasten.

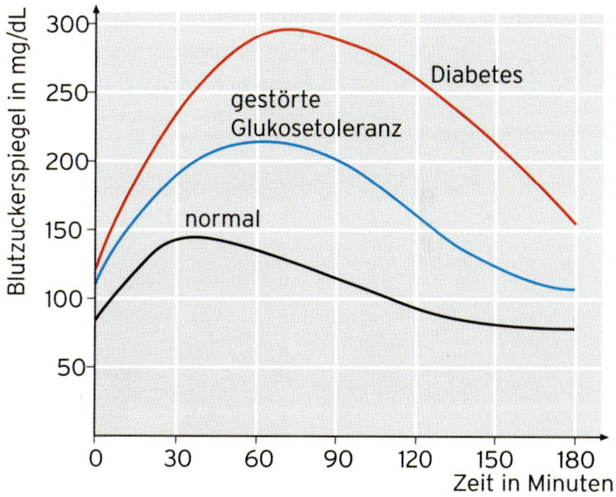

Abb. 1 Verlauf des Glukosetoleranztests bei gesunden Personen, bei gestörter Glukosetoleranz und bei Diabetikerinnen

Bewertung der BZ-Werte im oralen Glukosetoleranztest (OGTT) im Kapillarblut		
Nüchternwert	**2-Stunden-Wert**	**Bewertung**
< 100 mg/dL (< 5,6 mmol/L)	< 140 mg/dL (< 7,8 mmol/L)	normal
≥ 100 mg/dL und < 110 mg/dL (≥ 5,6 mmol/L und < 6,1 mmol/L)	≥ 140 mg/dL und < 200 mg/dL (≥ 7,8 mmol/L und < 11,1 mmol/L)	gestörte Glukosetoleranz Prädiabetes
≥ 110 mg/dL (≥ 6,1 mmol/L)	≥ 200 mg/dL (≥ 11,1 mmol/L)	Diabetes mellitus
Für BZ-Messungen aus Kapillar- und Venenblut (Plasma) gelten unterschiedliche Normwerte. Die Herstellerangaben der verwendeten Materialien sind zu beachten.		

BZ-Grenzwerte im oralen Glukosetoleranztest (OGTT) bei Schwangeren im Kapillarblut			
Die Mutterschaftsrichtlinien empfehlen einen OGTT mit 50 g Glukose, unabhängig von einer Mahlzeit, in der 24.–27. SSW als Screening-Maßnahme. Beträgt der BZ nach 1 h ≥ 135 mg/dL, so wird ein normaler OGTT nüchtern durchgeführt.			
Nüchternwert	**1-Stunden-Wert**	**2-Stunden-Wert**	**Bewertung**
≥ 90 mg/dL (≥ 5 mmol/L)	≥ 180 mg/dL (≥ 10 mmol/L)	≥ 155 mg/dL (≥ 8,6 mmol/L)	Gestationsdiabetes

Kontrolluntersuchungen bei Diabetes mellitus

Bei Diabetes sind regelmäßige BZ-Messungen wichtig, da die Gefäß- bzw. Organschäden mit der Blutzuckerhöhe zunehmen. Die Therapie wird nach den Messwerten eingestellt. Zumeist misst man den Blutzucker im Kapillarblut. Das ist mit modernen Messgeräten einfach und wird von vielen Diabetikerinnen selbst durchgeführt.

Die Patientin sollte vor der Messung die Hände mit warmem Wasser gewaschen und gut abgetrocknet haben. Danach sollte sie bis zur Messung keine Nahrungsmittel anfassen. Zucker auf der Haut kann das Ergebnis verfälschen.

Es gibt Stechhilfen mit sehr dünnen Nadeln, die kaum spürbare Einstiche mit minimalen Verletzungen ermöglichen. Der Einstich für die Blutentnahme erfolgt nicht in die sensible Fingerbeere und nicht am Zeigefinger, sondern im seitlichen Bereich der Fingerkuppe des Ring- oder Mittelfingers. Für die meisten Geräte ist der erste austretende Blutstropfen zur Messung geeignet (Herstellerangabe beachten). Die Messung erfolgt automatisch nach Auftragen des Blutstropfens auf das Messfeld des Teststäbchens. Das Ergebnis erscheint nach wenigen Sekunden im Anzeigefeld des Geräts.

(Selbst-)Kontrolle des Blutzuckerspiegels

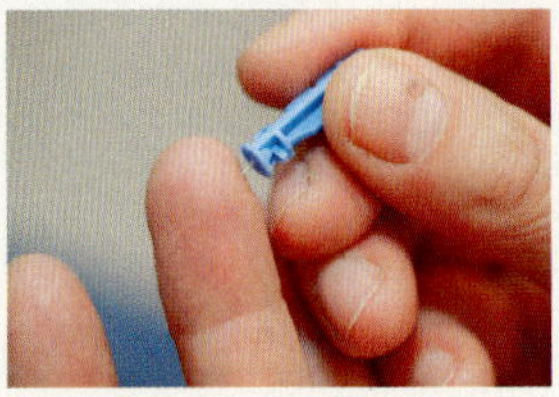

Einstich an der seitlichen Fingerbeere

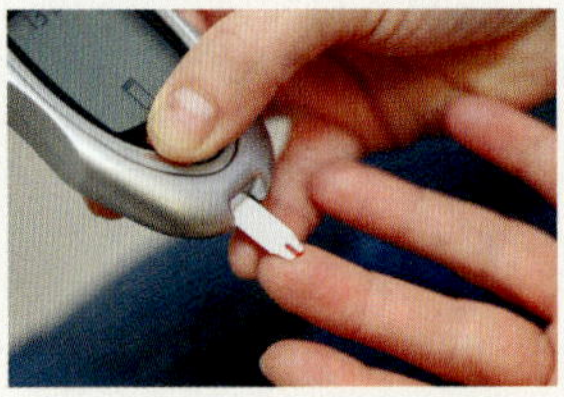

Aufnahme des Blutstropfens in das Testfeld

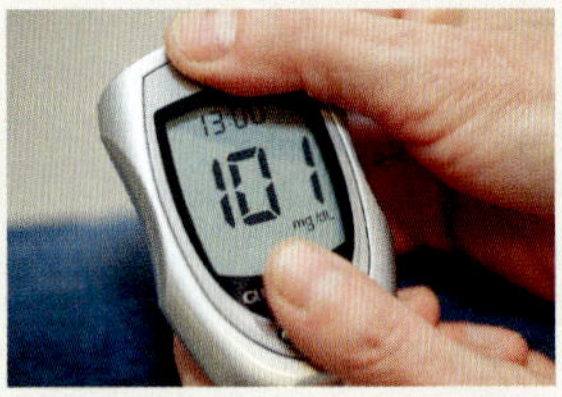

Anzeige des Messergebnisses

Um den Blutzucker im Tagesverlauf zu beurteilen, dient das Blutzucker-**Tagesprofil**. Es umfasst mehrere Messungen: nüchtern, **präprandial** (vor einer Mahlzeit) und **postprandial** (nach einer Mahlzeit), z. B. 2 h nach dem Mittagessen. Vor allem bei Typ 1 sind auch nächtliche Messungen wichtig.

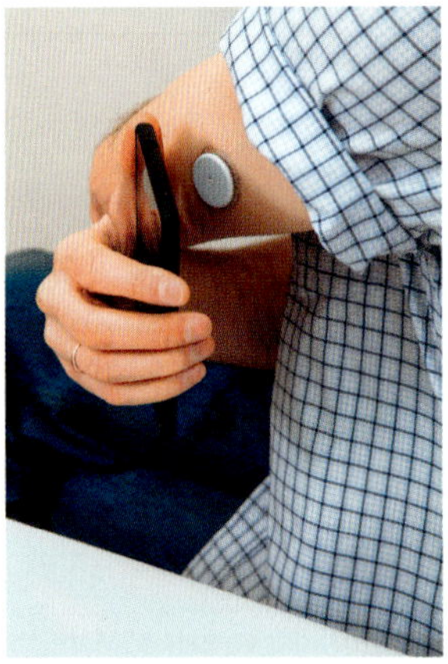

Abb. 1 Kontinuierliche subkutane Glukosemessung

Optimal für die Blutzuckerüberwachung ist die **kontinuierliche** (ständige) **Glukosemessung CGM (Continuous Glucose Monitoring)**. Es wird genau genommen nicht der Blut-, sondern der Gewebezucker in der Unterhaut gemessen, aber die Werte entsprechen dem BZ. CGM ist vor allem bei Typ 1 von Vorteil und unter bestimmten Voraussetzungen Kassenleistung. Ein Glukosesensor („Zucker-Fühler") wird in die Haut hineingedrückt und die Trägerplatte auf die Haut geklebt (→ Abb. 1). Der Sensor bleibt Wochen bis Monate in der Unterhaut und wird dann ausgetauscht. Mit einem Scanner und einer App wird der aktuelle Glukosewert oder das Tagesprofil angezeigt bzw. überwacht. Alarmfunktionen melden starke Schwankungen und Werte außerhalb der Norm. Die Werte können in der diabetologischen Fachpraxis ausgelesen werden. Die einfache BZ-Anzeige ohne extra Einstiche in die Haut erleichtert die Stoffwechselüberwachung und motiviert viele Menschen, ihren BZ zu optimieren.

HbA_{1c} – der Langzeit-Blutzuckerwert

Der **HbA_{1c}** ist ein wichtiger Messwert zur Beurteilung der Stoffwechsellage und damit des Behandlungserfolges und der Therapietreue bei Diabetes mellitus.

Glukose verbindet sich fest mit einem Teil des Hämoglobins, dem HbA_{1c}. Bei Hyperglykämie bindet mehr Glukose an HbA_{1c} als bei Normoglykämie. Daher steigt der HbA_{1c} bei schlecht eingestelltem Diabetes an. Der HbA_{1c}-Wert gibt Auskunft über den mittleren Blutzuckerspiegel der letzten 8–10 Wochen, denn so lange bleibt ein Erythrozyt und damit das Hämoglobin im Blut. Aus dem HbA_{1c} kann das Labor die mittlere Blutglukose (MBG), d. h. den durchschnittlichen Blutzuckerspiegel, errechnen. Für den HbA_{1c} gilt die neue Einheit **mmol/mol**; die alte Einheit **Prozent (%)** wird oft noch mit angegeben.

Der **Normbereich** des HbA_{1c} liegt bei Gesunden unter 39 mmol/mol (5,7 %). Zwischen 39 mmol/mol (5,7 %) und 48 mmol/mol (6,5 %) besteht eine gestörte Glukosetoleranz bzw. ein Prädiabetes, d. h. ein Diabetes-Vorstadium.

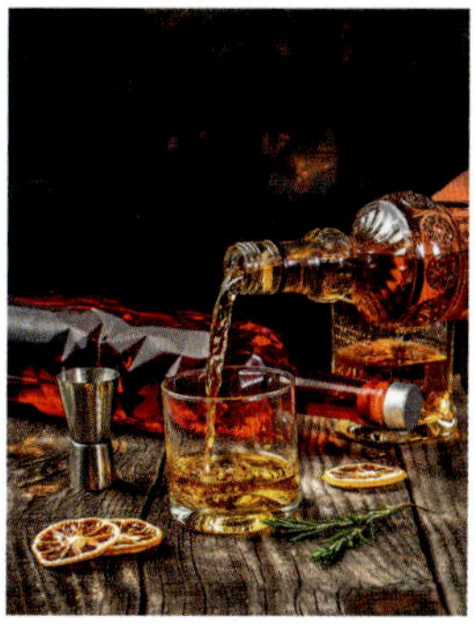

Abb. 1 Abendlicher Alkoholkonsum verändert die am nächsten Morgen gemessenen BZ-Werte.

Beispiele:
HbA_{1c} = 42 mmol/mol bzw. 6,0 % entspricht einer MBG von 124 mg/dL (zu hoch).
HbA_{1c} = 70 mmol/mol bzw. 8,5 % entspricht einer MBG von 200 mg/dL (viel zu hoch).

Ab 48 mmol/mol bzw. 6,5 % liegt ein Diabetes mellitus vor. Kurz dauernde BZ-Anstiege, sog. BZ-Spitzen, erfasst der HbA_{1c} nicht, da die Glukosebindung an Hämoglobin eine gewisse Zeit braucht. Kleine „Diätsünden" werden also nicht registriert.

Hinweis: Abendlicher Alkoholkonsum belastet die Leber während der Nacht und hindert sie daran, wie sonst Glukose zu bilden. Das senkt den Nüchtern-BZ am nächsten Morgen. Manche Diabetikerinnen „tricksen" vor Arztbesuchen, indem sie am Vorabend Hochprozentiges trinken. Den HbA_{1c} verändert das jedoch nicht.

Urinkontrollen dienen dazu, eine Glukosurie zu erkennen. Da der Harnzuckertest erst ab einem BZ von ca. 180 mg/dL (10 mmol/L) positiv ist, ist er zur Früherkennung kaum geeignet. Neben reinen Glukose-Teststreifen (→ Abb. 2) und Keton-Teststreifen gibt es Mehrfach-Teststreifen, die u. a. dem Keton- und Proteinnachweis dienen. **Ketone** sind Produkte des Fettabbaus, die vor allem bei Typ 1 ein Ausweichen des Stoffwechsels auf den Fettabbau und damit eine Komagefahr anzeigen.

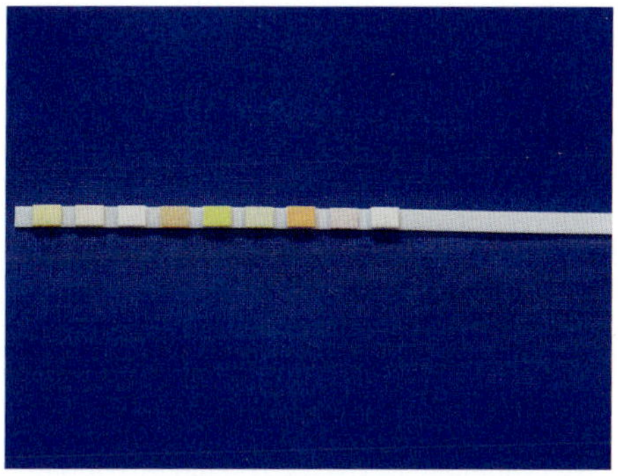

Abb. 2 Teststreifen dienen u. a. dem Nachweis von Glukosurie und Proteinurie

Auswertung der Harnteststreifen
→ Bd. 2, S. 242

Der Ketonnachweis im Urin ist bei fastenden Patientinnen ebenfalls positiv, d. h. beim Abnehmen unter Reduktionsdiät, bei Fieber und bei Magersucht. Auch bei Patientinnen, die nüchtern in die Praxis kommen sollen und dafür einen weiten Weg zu Fuß oder mit dem Rad zurückgelegt haben, ist Keton im Harn nachweisbar.

Wichtig für jede Diabetikerin ist der regelmäßige Harntest auf Protein. Plasmaproteine gelangen bei gesunder Niere normalerweise nicht in den Urin. Der Nachweis von **Albumin** (einem wichtigen Plasmaprotein) im Urin ist somit pathologisch und weist auf einen diabetischen Nierenschaden hin. Da bei diabetischer Nierenschädigung zuerst kleine Albuminanteile im Urin erscheinen, ist ein regelmäßiger Mikroalbumintest zur Früherkennung wichtig. Bei positivem Mikroalbumintest wird die Proteinausscheidung im 24-h-Urin gemessen.

Mikroalbumintest
→ Bd. 2, S. 242

Stoffwechselkontrollen bei Diabetes mellitus – wie gut ist die Therapieeinstellung?

Einstellungsqualität	Gut	Mäßig	Schlecht
BZ nüchtern	80–110 mg/dL (4,5–6 mmol/L)	111–140 mg/dL (6–7 mmol/L)	> 140 mg/dL (> 7 mmol/L)
BZ postprandial	100–145 mg/dL (5,6–7,8 mmol/L)	146–180 mg/dL (7,8–10 mmol/L)	> 180 mg/dL (> 10 mmol/L)
HbA_{1c}	< 6,5 % (< 44 mmol/mol)	6,5–7,5 % (44–56 mmol/mol)	> 7,5 % (> 56 mmol/mol)
Hypoglykämien	eher häufig	selten	nie
Hyperglykämien	nie	recht häufig	immer
Spätschäden	treten kaum oder erst spät auf	kommen vor	treten früh auf und sind ausgeprägt

Bei jeder Patientin wird das Therapieziel (als HbA_{1c}-Wert) individuell festgelegt.

Sollen **Hypoglykämien** vermieden werden, z. B. bei alten, herzkranken und hilfebedürftigen Patientinnen, muss man Hyperglykämien tolerieren. Man akzeptiert dann ein erhöhtes Blutzuckerniveau mit mehr Spätschäden.

Sollen **Hyperglykämien** vermieden werden, um Spätschäden zu vermeiden, z. B. bei jungen Patientinnen und Schwangeren, muss der Blutzucker sehr streng, d. h. so niedrig wie möglich, eingestellt werden. Bei vermehrter körperlicher Belastung, ungewohnter Nahrung, Appetitmangel usw. drohen dann jedoch Hypoglykämien.

5.5.5 Komplikationen bei Diabetes mellitus

Diabetes mellitus kann den Körper akut und chronisch gefährden bzw. schädigen. Akute **Blutzuckerentgleisungen**, d. h. extreme Abweichung des BZ nach oben (Hyperglykämien) oder nach unten (Hypoglykämien), sind Notfälle. Sie können unbehandelt tödlich verlaufen; sie zu vermeiden ist daher ein wichtiges Therapieziel. Jede Diabetikerin wird geschult, auftretende Entgleisungen frühzeitig zu erkennen, um schnell und richtig gegenzusteuern.

Normoglykämie besteht zwischen 60 und 100 mg/dL (3,3–5,6 mmol/L) nüchtern und bis 140 mg/dL (7,8 mmol/L) postprandial.

Postprandiale Werte bis 160 mg/dL (8,9 mmol/L) sind noch nicht pathologisch. Bei BZ-Werten von < 50 mg/dL (< 2,8 mmol/L) und > 240 mg/dL (> 13,4 mmol/L) droht eine gefährliche Entgleisung.

Hyperglykämie

Fehlt einer Typ-1-Diabetikerin die Insulingabe (vor der Diagnosestellung oder bei versäumter Injektion), steigt der Blutzucker rasch an. Auch bei Typ 2 kann nach langjährigem Verlauf – durch Erschöpfung der Insulin bildenden Zellen – eine Insulinabhängigkeit eintreten und bei fehlender Injektion entsteht eine Hyperglykämie.

Ab ca. 180 mg/dL (10 mmol/L) treten Polydipsie und Polyurie auf. Zu Sehstörungen kommt es, weil sich der Wassergehalt der Augenlinse bei hohem BZ verändert. Zunächst sind die Symptome leicht ausgeprägt (Übelkeit, Erbrechen, Bauchschmerzen, Durst) und können als Magen-Darm-Infekt fehlgedeutet werden. Steigt der BZ weiter, kommen Bewusstseinsstörungen hinzu. Sie können sich von verlangsamter Reaktion über Verwirrtheit und Teilnahmslosigkeit bis zur tiefen Bewusstlosigkeit, dem Koma, steigern.

Fehlt Insulin, kann der Stoffwechsel keine Glukose verwerten – obwohl sie bei Hyperglykämie reichlich vorhanden ist. Ohne Insulin ist Glukose aus den Zellen „ausgesperrt". Der Stoffwechsel muss auf den Fettabbau ausweichen, um Energie zu gewinnen. Dabei entstehen Ketone. Dies sind Stoffwechselprodukte des Fettabbaus. Sie erzeugen einen charakteristischen Atemgeruch bei den Kranken. Ketongeruch erinnert an Aceton (Nagellackentferner) oder an überreife Früchte. Da der Säuregehalt des Blutes durch Ketone ansteigt, d. h. eine **Azidose** (Übersäuerung) entsteht, kommt es zum Koma (**Ketoazidose** bzw. **ketoazidotisches Koma**). Gegebenenfalls verändert sich die Atmung hin zu seltenen, tiefen Atemzügen. Eine sofortige Flüssigkeits- und Insulinzufuhr per Infusion kann das Leben der Patientin retten. Die Dosen bestimmt die Ärztin bzw. Notärztin. Die Ketoazidose ist eine Komplikation des absoluten Insulinmangels bei Diabetes Typ 1.

Hypoglykämie

Jeder Mensch, der schon einmal verschlafen hat und ohne Frühstück aus dem Haus geeilt ist, kennt die Symptome der leichten Unterzuckerung: Müdigkeit, Schwäche- und Schwindelgefühl, Zittrigkeit und ggf. Kreislaufprobleme bis hin zum Kollaps. Auch schlechte Laune, Reizbarkeit und Konzentrationsmangel treten auf, wenn der BZ etwa 50 mg/dL (2,8 mmol/L) unterschreitet. Typisch sind Hunger und Appetit auf Süßes. Ist eine Nahrungsaufnahme nicht möglich, hebt das Hormon Glukagon den BZ (durch Glykogenspaltung) bald wieder in den (unteren) Normbereich an.

Bei Diabetikerinnen sind **Hypoglykämien** die Folge zu geringer Glukose- bzw. Nahrungszufuhr unter Insulintherapie (z. B. bei Infekten, außergewöhnlicher Anstrengung oder ungewohnter Nahrung), einer zu hohen Dosis von Insulin oder einem BZ-senkenden Arzneimittel. Besonders Kombinationen dieser Faktoren lösen BZ-Entgleisungen aus.

Außer den genannten Symptomen entstehen bei raschem Absinken des BZ Bewusstseinsstörungen bis zum Koma. Wichtig ist, dass die Diabetikerinnen selbst sowie ihre Angehörigen bzw. Betreuer die Symptome rechtzeitig erkennen und sofort Gegenmaßnahmen ergreifen. Bei leichter Hypoglykämie kann eine orale Kohlenhydratzufuhr erfolgen, z. B. ein Glas Saft oder Limonade getrunken oder Traubenzucker gegessen werden. Ab ca. 50 mg/dL (2,8 mmol/L) treten Symptome auf, ab 40 mg/dL (2,2 mmol/L) kann ein Bewusstseinsverlust eintreten. Die Patientin selbst oder ein Helfer kann durch eine Glukagoninjektion (z. B. GlucaGen® HypoKit) mit einer Fertigspritze in den Oberschenkelmuskel den Blutzucker schnell wieder anheben.

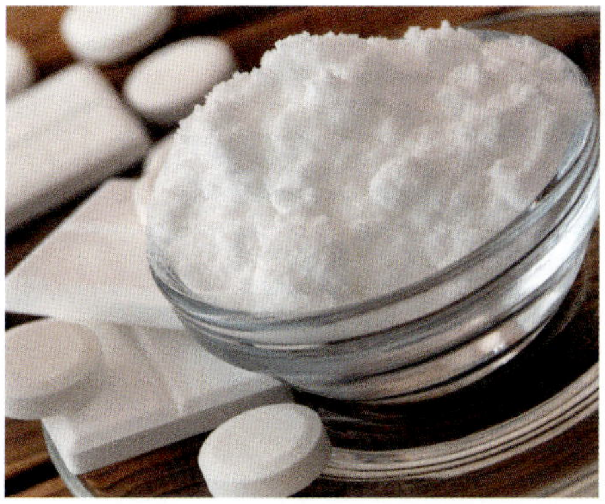

Abb. 2 Traubenzucker hilft bei leichter Hypoglykämie, den Blutzucker anzuheben.

Diabetische Angiopathie (diabetesbedingte Blutgefäßschäden)

Bei Diabetes mellitus treten Gefäßverengungen mit allen Folgekrankheiten früh und ausgeprägt auf und schreiten besonders rasch fort. Der ganze Körper der Diabetikerin leidet unter Mangeldurchblutung. Bei der **diabetischen Angiopathie** gibt es die Verengung großer Arterien, die **Makroangiopathie**. Sie entspricht einer verfrühten und verstärkten Arteriosklerose. Die Makroangiopathie führt zu Myokardinfarkt, Schlaganfall und pAVK. 60 % aller Herzinfarkte betreffen Diabetikerinnen und 55 % aller Diabetikerinnen sterben daran.

Spezifisch für den Diabetes ist die Verengung kleiner Blutgefäße, die **Mikroangiopathie**. Die Hyperglykämie verändert die Funktion und den Aufbau des Endothels und damit der kleinsten Blutgefäße. Gewebe und Organe, die aufgrund der Mikroangiopathie unterversorgt werden, sind vor allem Augen, Nieren und Nerven. Die **Retina** (die Netzhaut des Auges) erleidet Schäden.

Katarakt → S. 188
Glaukom → S. 189

Die **diabetische Retinopathie** kann zur Erblindung führen. Auch grauer und grüner Star (Katarakt und Glaukom, d. h. Linsentrübung und zunehmende Schädigung des Sehnerven) werden durch Diabetes gefördert. Mittels Laser-Anwendung kann die Augenärztin Frühstadien der Retinopathie therapieren. Dennoch erblinden viele Diabetikerinnen.

Die Mikroangiopathie begünstigt außerdem Angina pectoris, Herzinsuffizienz, Schwerhörigkeit und Impotenz. Schwerhörigkeit tritt früher und häufiger auf.

Die Nieren können durch die **diabetische Nephropathie** (diabetisches Nierenleiden) ihre Leistungsfähigkeit verlieren, d. h. insuffizient werden und schließlich ganz versagen (terminale Niereninsuffizienz). Viele Diabetikerinnen benötigen Dialysetherapie.

Alle Nerven werden von mikroskopisch kleinen Arterien versorgt. Die Mikroangiopathie führt zu Funktionsstörungen der unterversorgten Neuronen (Nervenzellen) mit Taubheitsgefühl, Kribbeln und Schmerzen. Auch mangelnder Tastsinn und fehlender Schmerz (z. B. beim sog. stummen Herzinfarkt) sowie Störungen des vegetativen Nervensystems wie Herzrhythmusstörungen und Magenentleerungsstörungen kommen bei der **diabetischen Neuropathie** (Nervenleiden) vor.

Diabetes-mellitus-Folgeerkrankungen durch Mikro- und Makroangiopathie

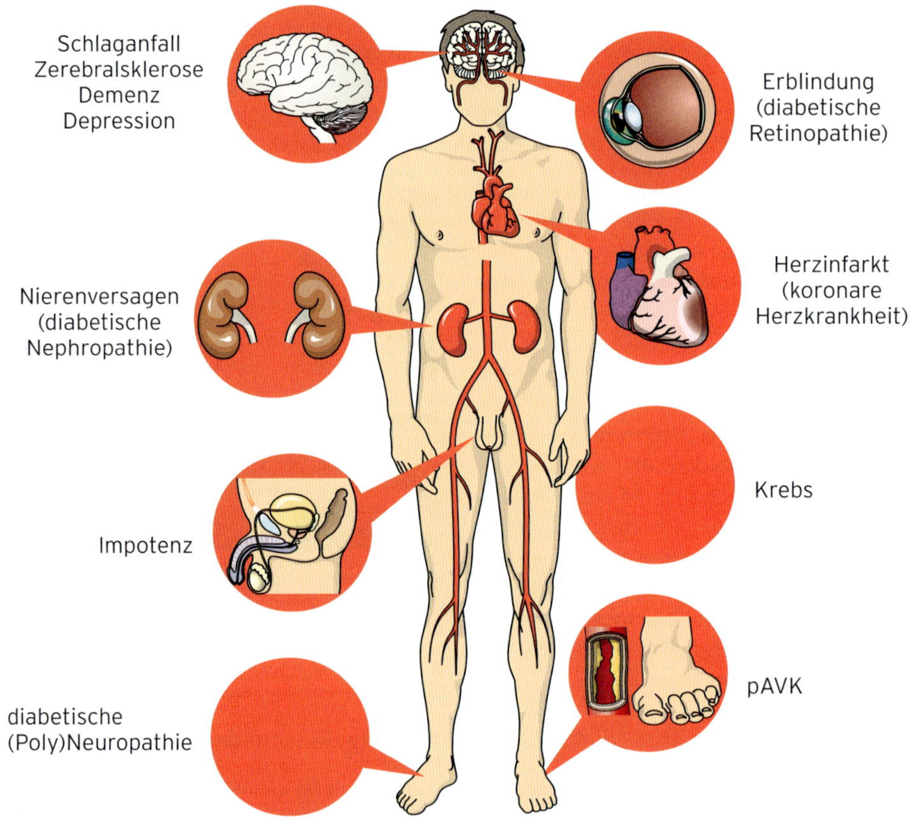

Diabetes lässt die Seele leiden. Depressionen sind bei Diabetes doppelt so häufig wie ohne. Die **Psycho-Diabetologie** berücksichtigt die seelischen Bedürfnisse der Kranken. Bei der Diagnosestellung und -mitteilung, bei Schulung und Therapie muss die Seele angesprochen werden – sonst kommt die beste Behandlung nicht an. Menschen, die mit einem gesunden Lebensstil überfordert sind, brauchen erst recht Hilfe beim Umgang mit ihrem Diabetes.

Diabetisches Fußsyndrom

Das diabetische Fußsyndrom, auch als „diabetischer Fuß" bekannt, ist gekennzeichnet durch **Sensibilitätsstörungen** (Gefühlsstörungen, z. B. fehlender Tastsinn). Durch die beeinträchtigte Sensibilität entsteht ein gestörtes Gangbild mit Überlastung der Fußballen und Zehen. Dadurch kommt es zu Verletzungen und schweren Wundheilungsstörungen (→ Abb. 1). Die Behandlung des diabetischen Fußes ist Expertensache. Verletzungen durch falsche und unprofessionelle Fußpflege können schwerwiegende Folgen haben. Viele Fuß- und Beinamputationen sind wegen diabetischer Gefäß- bzw. Gewebeschäden notwendig. Regelmäßige Fußinspektionen (→ Abb. 2), geeignete Schuhe und Strümpfe, die keine Druckstellen verursachen, sorgfältige Hautpflege und die strikte Vermeidung von Verletzungen sollten bei Diabetes selbstverständlich sein.

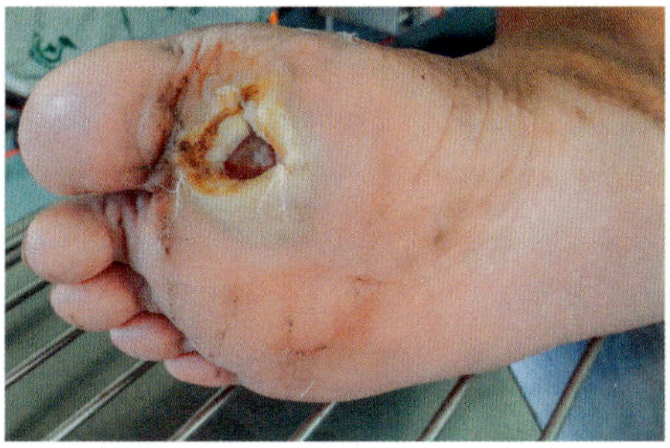

Abb. 1 Tiefes diabetisches Fußulkus

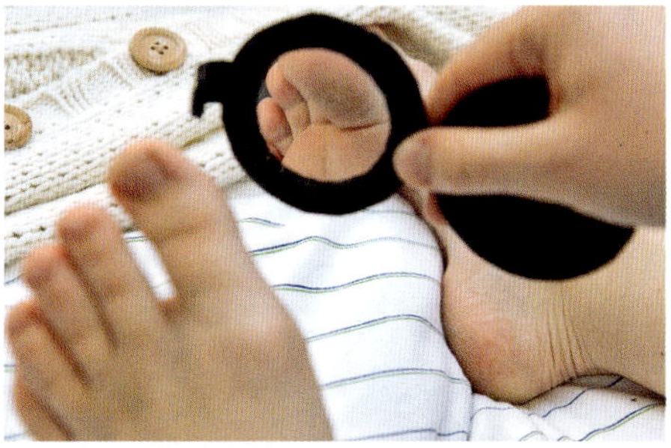

Abb. 2 Regelmäßige Fußinspektionen sind wichtig, um frühzeitig Veränderungen festzustellen.

5.5.6 Kontrolluntersuchungen bei Diabetes mellitus

Um Organschäden soweit wie möglich zu vermeiden oder hinauszuschieben, sollten Diabetikerinnen regelmäßig Kontrolluntersuchungen bei diabetologischen Fachkräften wahrnehmen. Besonders im Rahmen der **DMP**s (**D**isease-**M**anagement-**P**rogramme) der gesetzlichen Krankenkassen, welche die Versorgung der Diabetikerinnen standardisieren und optimieren sollen, finden regelmäßige Kontrollen statt. Hierzu gehören: Anamnesegespräch, Messung von RR, BZ, HbA_{1c}, Nieren- und Blutfettwerten, klinische Untersuchung mit neurologischen Tests und Fußinspektion. Der Urin wird mit dem normalen Stix untersucht, aber auch auf Albumin zur Erkennung der diabetischen Nierenschädigung. Das **Albumin-Kreatinin-Verhältnis** ist genauer als der früher übliche Mikroalbumintest, da es nicht bei hoher Trinkmenge falsch negativ ausfällt.

DMP
→ S. 224; Bd. 1, S. 162

Urin-Albumin-Kreatinin-Verhältnis
→ Bd. 2, S. 242

Die Sensibilität im Fußbereich wird mit dem Monofilament, einem kleinen Gerät mit einer biegsamen Nylonfaser, durchgeführt (→ Abb. 3). Viele Diabetikerinnen spüren aufgrund der Neuropathie die Berührung durch das Monofilament nicht. Mit einer auf den Innenknöchel aufgesetzten Stimmgabel wird der Vibrationssinn geprüft. Ein gesunder Mensch spürt das Vibrieren einer Stimmgabel länger als ein Mensch, dessen Nerven geschädigt sind.

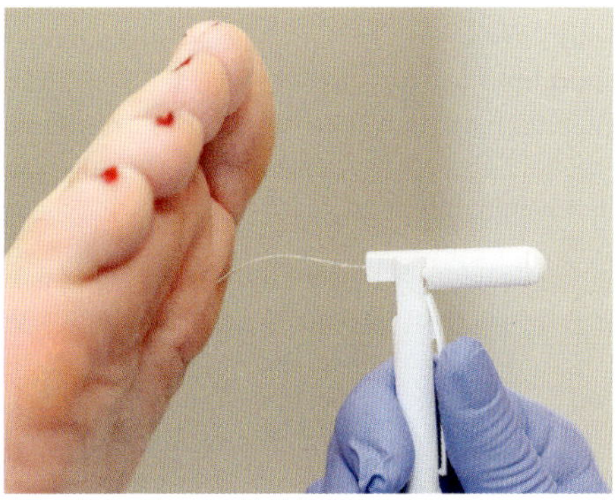

Abb. 3 Der Monofilament-Test prüft die Sensibilität.

Die Untersuchungen finden bei der Hausärztin und/oder in diabetologischen Schwerpunktpraxen statt. Fachärztliche Kontrollen sind je nach Diabetesdauer und Stoffwechsellage bei der Augenärztin, der Kardiologin, der Neurologin und der Nephrologin sinnvoll.

5.5.7 Ernährung und Bewegung bei Diabetes mellitus

Die **Verbesserung des Lebensstils** ist bei Typ 2 die erste und wichtigste Maßnahme. Wegen des Insulinmangels bzw. der -resistenz ist eine Ernährung günstig, die einen gleichmäßigen Blutzuckerverlauf bewirkt (→ S. 89). Daher sind (nicht nur für Diabetikerinnnen) langkettige Kohlenhydrate zu bevorzugen. Vollkornprodukte und andere ballaststoffreiche Nahrungsmittel sorgen für einen gleichmäßigen BZ-Verlauf. Fünf kleine Mahlzeiten sind besser als drei große. Zuckerhaltige und alkoholische Getränke sollten gemieden werden.

Abhängig von Gewicht und körperlicher Aktivität wird zunächst der Tagesenergiebedarf der Diabetikerin festgestellt und danach über Größe und Zusammensetzung der Mahlzeiten beraten. Die Ernährung sollte die Gewohnheiten der Patientin so weit wie möglich berücksichtigen, um ihre Adhärenz zu stärken. Die Kohlenhydratmenge, welche die Patientin am Tag zu sich nehmen soll bzw. darf, wird mithilfe der **KE** (Kohlenhydrateinheiten) erfasst; 1 KE entspricht 10 g Kohlenhydraten.

MERKE Bei Diabetes mellitus ist jedes Nahrungsmittel erlaubt. Es kommt nur auf die Menge an.

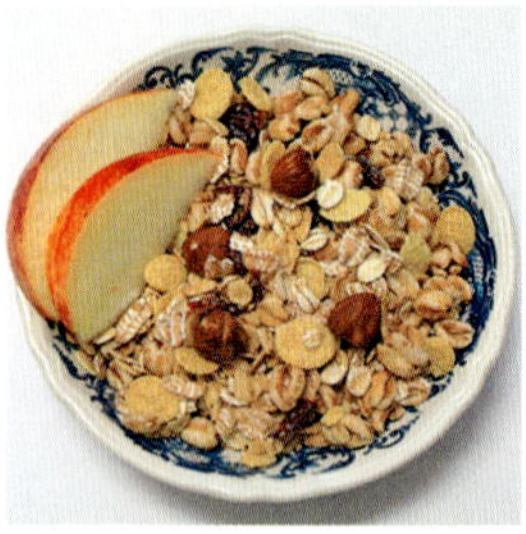

Abb. 1 Vollkornprodukte erzeugen einen gleichmäßigen Blutzuckerspiegel.

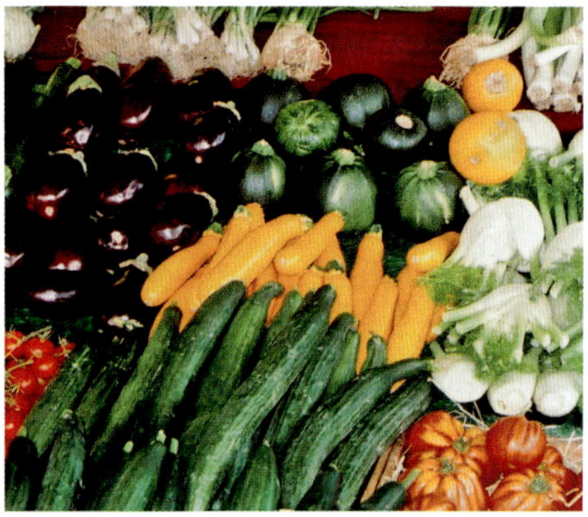

Abb. 2 Viele Gemüsesorten dürfen uneingeschränkt verzehrt werden.

Der in der Diabetesschulung errechnete Tagesenergiebedarf sollte zu 15 % mit Eiweiß, zu 30 % mit Fett und zu 55 % mit Kohlenhydraten gedeckt werden. In der Schulung lernt die Patientin, welche Nahrungsmittel wie viele Kohlenhydrate enthalten und ob es schnell oder langsam verfügbare Kohlenhydrate sind. Viele Gemüse, z. B. Tomaten, Salat und Gurken, dürfen uneingeschränkt verzehrt werden. In der Schulung wird geübt, den Kohlenhydratgehalt von Nahrungsmitteln korrekt zu schätzen und Mahlzeiten richtig zusammenzustellen. Die Schulungsteilnehmerin lernt, ihre Tagesration Kohlenhydrate gleichmäßig auf die Mahlzeiten zu verteilen und nicht zu sehr auf das kalorienreiche Fett auszuweichen. Bei Übergewicht wird zunächst eine diabetesgerechte Reduktionsdiät geplant. Solange keine Niereninsuffizienz besteht, darf Eiweiß nach Wunsch und Bedarf verzehrt werden. Da Sport die Insulinresistenz bessert, ist ein tägliches Bewegungsprogramm genauso wichtig wie die Diät. Ausdauersportarten wie Spazierengehen, Walken, Radfahren und Schwimmen sind am besten geeignet. Diätetische Therapie bedeutet, dass die Patientinnen durch die richtige Nahrungsauswahl und -menge, aber ohne Medikamente therapiert werden. Wenn die Patientinnen das Prinzip verstanden haben und befolgen, müssen sie sich nicht an einen starren Diätplan halten.

Spezielle diätetische Nahrungsmittel sind nicht erforderlich. Zuckeraustauschstoffe wie Sorbit haben gleich viele Kalorien wie Zucker, werden aber ohne Insulin verstoffwechselt. Süßstoffe sind (fast) kalorienfrei und bei Gewichtsproblemen günstig. Bei Diabetes sind etwa 30 g Zucker am Tag – in jeder gewünschten Form und Verteilung – erlaubt. Bewusstes Genießen ist besser als strenge Verbote, die leicht zum Gegenteil, d. h. zu kalorienreichen „Diätfehlern“ mit schlechtem Gewissen, führen.

Gegebenenfalls normalisiert die Gewichtsreduktion mit optimierter Ernährung und Sport den Blutzucker wieder und bringt die Patientin in den Bereich des Prädiabetes zurück. Bessert sich die Stoffwechsellage durch die Lebensstiländerung nicht genug oder wird sie nicht konsequent umgesetzt (was sehr häufig ist), kommen Medikamente zum Einsatz. Beim Typ 2 werden vor allem **orale Antidiabetika (OAD)** eingesetzt, also Tabletten. Bei Bedarf erhalten auch Typ-2-Diabetikerinnen Insulin. Typ 1 kann nur mit Insulin behandelt werden. Orale Antidiabetika zur Anregung der Insulinabgabe sind bei Typ 1 sinnlos und kontraindiziert.

5.5.8 Medikamentöse Therapie des Diabetes mellitus

Insulintherapie

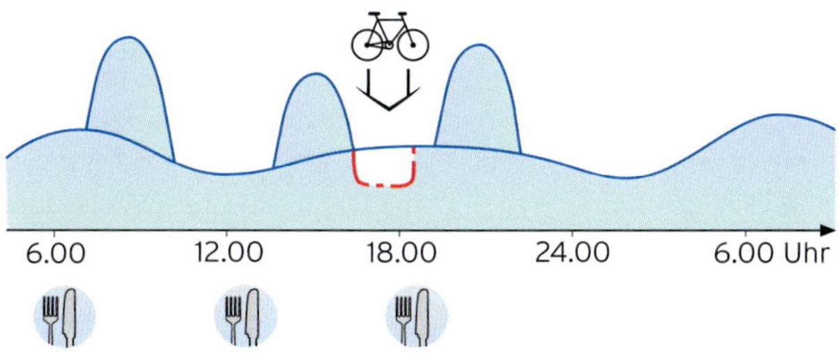

Abb. 1 Insulinfreisetzung bei Nichtdiabetikerinnen

Die Diabetestherapie sollte den Stoffwechsel eines gesunden Menschen möglichst genau nachahmen. So werden Entgleisungen und Spätschäden vermieden. Bei Gesunden wird das lebenswichtige Hormon Insulin passend zur Kohlenhydratmenge und körperlichen Aktivität von den Inselzellen abgegeben (→ Abb. 1).

Es gibt einen **basalen Insulinspiegel**, der die Zellen **mahlzeitenunabhängig** mit Glukose versorgt. Zusätzlich wird **mahlzeitenabhängig** Insulin ausgeschüttet. Sport ermöglicht es den Zellen, eine gewisse Glukosemenge insulin**un**abhängig aufzunehmen. Das zeigt, wie wichtig regelmäßige Bewegung bei jedem Diabetes-Typ ist.

Für den basalen Insulinbedarf gibt es lang wirksame **Depot- oder Verzögerungsinsuline** (auch **Basalinsuline** genannt), deren Wirkung langsam eintritt und lange anhält. Zu den Mahlzeiten wird **Normalinsulin** gegeben, das schnell (innerhalb von 20 min nach der Injektion) zu wirken beginnt, aber dessen Wirkung auch schnell wieder nachlässt. Alle Insuline werden in **I**nternationalen **E**inheiten **(I.E.)** berechnet. **Insulinanaloga** sind chemisch abgewandelte Insuline, die sofort nach der Injektion wirken. Sie sind teurer als andere Insuline, bieten der Diabetikerin aber mehr Flexibilität und erleichtern eine optimale BZ-Einstellung. Insuline werden mithilfe von Hefezellen gentechnisch hergestellt. Sie müssen gekühlt gelagert werden. Insuline gibt es in verschiedenen Konzentrationen (**U40** und **U100**), mit 40 bzw. 100 Einheiten (engl. **U**nits) pro mL.

Als einfache Faustregel gilt die 40er-Regel:
Ein Erwachsener benötigt ca. 40 I.E. Insulin am Tag.
1 I.E. Normalinsulin senkt den BZ um ca. 40 mg/dl (2,2 mmol/L).
Für 1 KE ist ca. 1 I.E. Normalinsulin erforderlich.

In der Schulung lernt die Diabetikerin, zu welchen Tageszeiten ihre individuelle Insulinwirkung wie stark ist und wie sie ihren BZ optimal einstellen kann. Eingerechnet werden der aktuelle BZ-Messwert, die geplante Mahlzeit und körperliche Aktivität. .

Intensivierte konventionelle Insulintherapie (ICT)

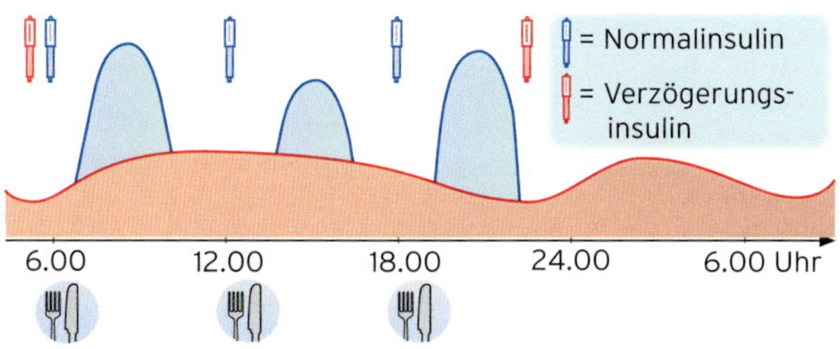

Abb. 2 Insulinfreisetzung bei ICT

Die **i**ntensivierte (**k**onventionelle) **I**nsulintherapie **(ICT)** wird von den meisten Typ-1-Diabetikerinnen angewandt. Dabei wird in der Regel morgens und abends **Depotinsulin** gespritzt und zu den Mahlzeiten passend dosiertes Normalinsulin (→ Abb. 2). Dafür sind viele Blutzuckermessungen nötig. Vor jeder Normalinsulininjektion muss der genaue Bedarf aus dem Messwert, dem Kohlenhydratgehalt der Mahlzeit und der geplanten Aktivität errechnet werden. Die ICT erfordert viel Motivation, Disziplin, Wissen und Erfahrung der Anwenderin. Soll sie erfolgreich sein, müssen die Diabetikerin, sowie ggf. ihre Familie und ihre Betreuerinnen sie konsequent durchführen.

Insulinpumpen-Therapie (CSII)

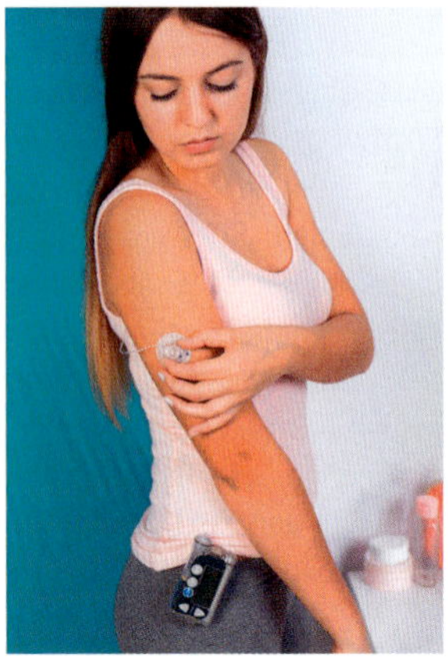

Abb. 1 Insulinpumpe mit Spezialkanüle

Insulinpumpen sind elektronische Geräte, die mit Insulinanaloga gefüllt werden. Sie geben das Insulin entsprechend ihrer Programmierung über eine Dauerkanüle kontinuierlich in das subkutane Gewebe ab (**CSII** = **k**ontinuierliche **s**ubkutane **I**nsulin**i**njektion). Vor Mahlzeiten und/oder Anstrengungen kann man zusätzliche Insulinabgaben auslösen. Mit der CSII gelingt der gründlich geschulten Typ-1-Diabetikerin eine besonders gute BZ-Einstellung. Viele Kinder und einige Hochleistungssportlerinnen nutzen Insulinpumpen. Wegen der hohen Kosten werden sie nicht immer von den Kassen bewilligt.

Konventionelle Insulintherapie (CT)

Die **k**onventionelle **I**nsulintherapie **(CT)** (→ Abb. 2) ist einfacher als die ICT durchzuführen, eignet sich aber nur für Typ-2-Diabetikerinnen. Durch eine feste Mischung von Verzögerungs- und Normalinsulin, z. B. im Verhältnis 75 % zu 25 %, die zu 2/3 morgens und zu 1/3 abends injiziert wird, sind nur zwei Injektionen erforderlich, um einen akzeptablen Insulinverlauf zu erreichen. Die CT ist nicht für den Typ 1 geeignet, da sie unflexibel ist und keine optimale BZ-Kontrolle bewirkt. Die geringe Zahl an Injektionen und Messungen erleichtert die Durchführung der CT z. B. bei pflegebedürftigen Patientinnen. Sie müssen sehr regelmäßig leben und essen. Extreme BZ-Schwankungen sind dann unter CT selten, aber eine optimale Blutzuckereinstellung und flexible Mahlzeiten wie bei ICT sind nicht möglich. Typ-2-Diabetikerinnen können die CT mit oralen Antidiabetika kombinieren.

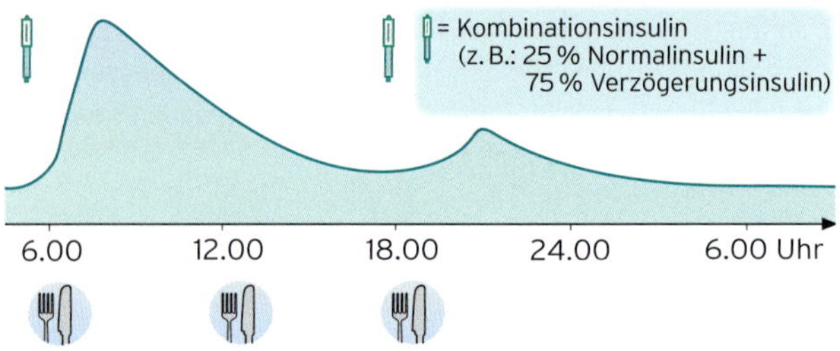

Abb. 2 Insulinfreisetzung bei CT

orale Antidiabetika
→ S. 92

Mahlzeiten-Insulin und basal unterstützte orale Therapie

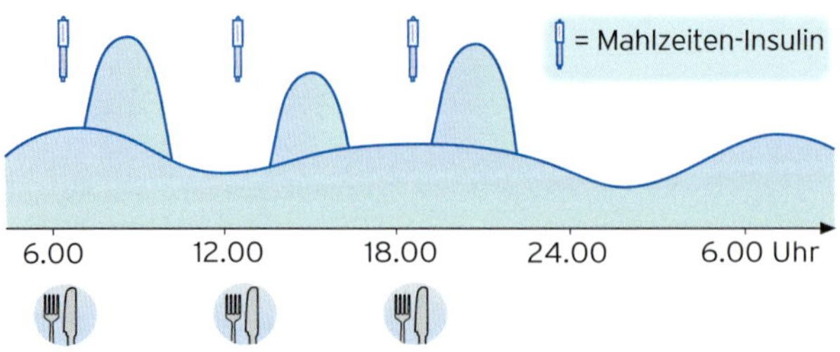

Abb. 3 Mahlzeiten-Insulin bzw. basal unterstützte orale Therapie

Für Typ-2-Diabetikerinnen gibt es noch weitere Prinzipien der Insulintherapie, je nach BZ-Tagesprofil. Steigt der BZ nur nach den Mahlzeiten stark an, wird vor den Mahlzeiten Normalinsulin gespritzt. Liegt hingegen der Nüchtern-BZ zu hoch, kann mit ein bis zwei Depot-Insulininjektionen pro Tag, meist mit oralen Antidiabetika kombiniert, recht einfach die Stoffwechsellage verbessert werden. Das nennt sich basal unterstützte orale Therapie. Mahlzeiten-Insulin und basal unterstützte orale Therapie erfordern weniger Messungen und Dosisanpassungen als die ICT.

Praktische Durchführung der Insulintherapie

Insulin muss injiziert werden, da es ein Protein ist und im Gastrointestinaltrakt verdaut würde. Die Injektion wird **subkutan (s.c.**, ins Unterhautfettgewebe) durchgeführt (→ Abb. 1 und 2). Die Einstichstellen werden regelmäßig gewechselt (→ Abb. 3 und 4), um Vernarbungen und damit einen veränderten Wirkeintritt zu vermeiden. Insulinpens, d. h. „Füller", die mit Patronen gefüllt werden, sind Standard. Sie erleichtern die Dosierung der Einheiten sowie die Injektion sehr (→ Abb. 5). Für die ICT braucht die Patientin zwei Pens mit je einer Insulinart; für die CT ist nur ein Pen mit einer Insulinart nötig.

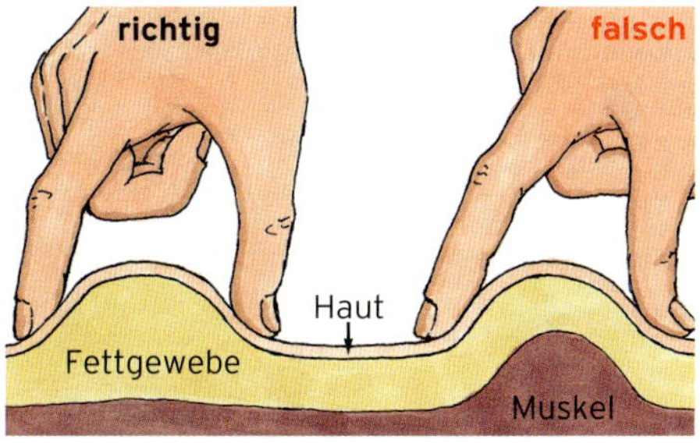

Abb. 1 Faltenbildung für die s.c.-Injektion

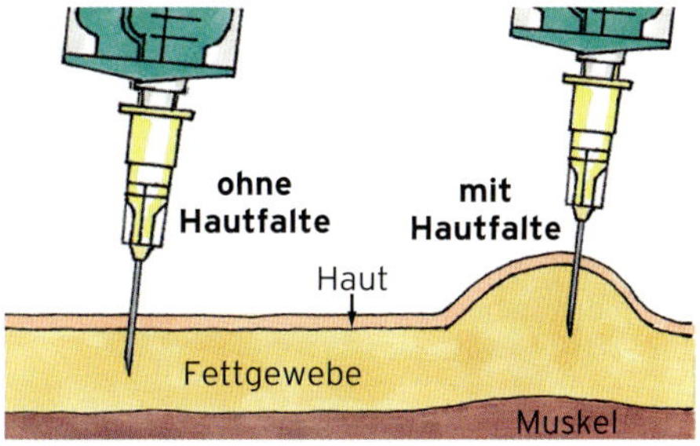

Abb. 2 Subkutane Injektion mit und ohne Faltenbildung

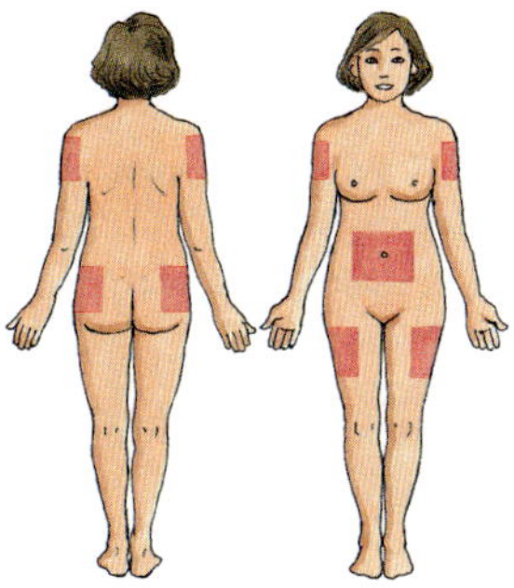

Abb. 3 Insulin-Einstichstellen

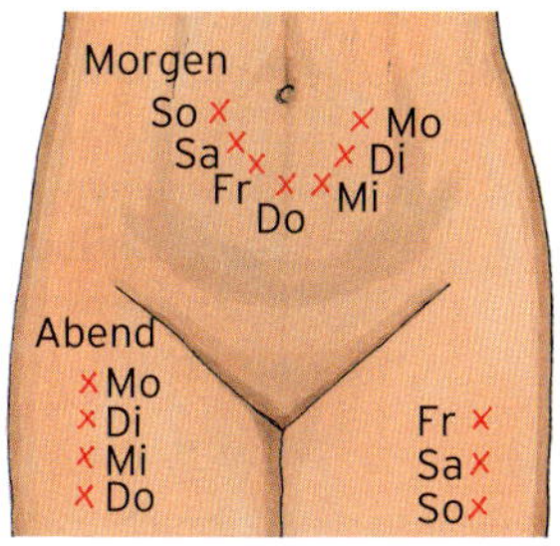

Abb. 4 Beispiel eines Injektionskalenders

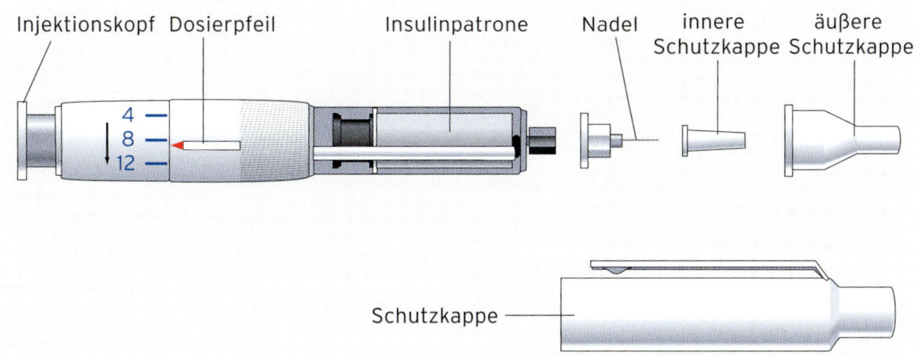

Abb. 5 Aufbau eines Insulinpens

Da Normalinsulin erst nach ca. 20 min wirkt, muss die Diabetikerin diese Zeitspanne als sog. **Spritz-Ess-Abstand** abwarten, bevor sie mit dem Essen beginnt. Insulinanaloga können auch noch beim Essen injiziert werden.

Die aktuelle Versorgungs-Leitlinie Typ-2-Diabetes finden Sie unter: **https://register.awmf.org/de/leitlinien/detail/nvl-001**

Orale Antidiabetika und sonstige Nicht-Insulin-Antidiabetika

Orale Antidiabetika (OAD) sind die am häufigsten beim Typ-2-Diabetes eingesetzten Medikamente. Zunächst muss der Lebensstil verbessert werden. Oft gelingt dies nicht oder die Therapiezeile werden damit nicht erreicht. Diese werden mit der Patientin zusammen erarbeitet und berücksichtigen sonstige Erkrankungen, weitere notwendige Medikamente und individuelle Kontraindikationen. In der Regel beginnt man mit Metformin und gibt ggf. noch ein bis zwei weitere OAD hinzu. Die SGLT2-Hemmer und GLP1-Agonisten haben die Therapie sehr verändert, da sie auf Herz und Nieren schützend wirken und eine Gewichtsabnahme fördern können.

MERKE Alle OAD und die GLP-1-Analoga sollen bei akuten Infekten mit Appetitlosigkeit, sog. „sick days", also Krankheitstagen, nicht eingenommen werden.

Ohne Nahrungsaufnahme (z. B. bei Infekten) ist bei Typ-2-Diabetes der BZ in der Regel nicht erhöht. Bei manchen OAD gibt es Hinweise auf eine leichte Senkung des Krebsrisikos, wahrscheinlich durch den gebesserten BZ.

Wirkstoff(gruppe), Einzelwirkstoffe, Handelsnamen (®; Beispiele)	Wirkmechanismus, vereinfacht	Nebenwirkungen (NW), Kontraindikationen (KI), Sonstiges (S)
Metformin Siofor®, Generika auch Kombinationen mit DPP-4-Hemmern Velmetia®, Janumet®	hemmt die Glukoseaufnahme im Darm, die Glukosebildung in der Leber, verbessert die Insulinwirkung	**NW:** häufig v. a. zu Therapiebeginn Magen-Darm-Probleme wie Blähungen und Durchfall, sehr selten schwere Stoffwechselstörung (Laktatazidose) **KI:** Niereninsuffizienz mit GFR < 30 mL/min, Pause bei Fasten, vor Gabe jodhaltiger Kontrastmittel und vor OPs **S:** bessert metabolisches Syndrom und PCO, erleichtert Gewichtsabnahme
DPP-4-Hemmer = Gliptine Sitagliptin Januvia®	hemmen den Abbau des Hormons DPP-4, das die Insulinabgabe zu den Mahlzeiten fördert	**NW:** Pankreatitis, Darmentzündungen, Leberfunktionsstörungen **KI:** Leber- und Niereninsuffizienz **S:** Pause an Krankheitstagen
SGLT2-Hemmer = Gliflozine Dapagliflozin Forxiga®, Empagliflozin Jardiance®	hemmen in den Nieren die Glukoserückgewinnung; Glukose wird mit dem Urin ausgeschieden	**NW:** Harnwegsinfektionen bis zur Sepsis, Genitalmykosen, Austrocknung, Durst, Schwäche, Übelkeit, RR-Senkung, bei Fasten ggf. schwere Stoffwechselstörung (Ketoazidose) **KI:** Untergewicht **S:** schützen Herz und Nieren, daher bei KHK, Herz- und Niereninsuffizienz indiziert; Pause bei Krankheit
GLP1-Analoga Semaglutid Ozempic®, Tirzepatid Mounjaro®	GLP1 ist ein Darmhormon, das den Appetit senkt, Sättigung und Insulinabgabe fördert; GLP1-Analoga ahmen die GLP1-Wirkung nach; sie werden lebenslang wöchentlich s.c. injiziert	**KI:** Essstörungen, Untergewicht **NW:** Übelkeit, Erbrechen, Durchfall, Gallensteine, Pankreatitis **S:** viele, aber keineswegs alle Patientinnen nehmen während der Anwendung der GLP-1-Analoga ab, weshalb diese z. T. als teure Lifestyle-Mittel off label verwendet werden

Die Sulfonylharnstoffe Glibenclamid und Glimepirid werden wegen des Risikos schwerer Hypoglykämien und ihrer ungünstigen Wirkung auf das metabolische Syndrom kaum noch eingesetzt. Kaum noch angewandt werden auch Acarbose, Glinide und Glitazone.

Besonderheit: Viele Frauen mit unerfülltem Kinderwunsch haben **PCO** (Syndrom der **p**oly**z**ystischen **O**varien mit Eierstockzysten, Übergewicht und gestörter Glukosetoleranz). Neben besserer Ernährung und viel Bewegung kann Metformin (ohne Zulassung, also off label) die Krankheit und die Fruchtbarkeit positiv beeinflussen.

5.5.9 Diabetes mellitus – eine lebenslange Herausforderung

Die besten Therapieergebnisse erzielen Diabetikerinnen, die selbst zu Experten ihrer Krankheit werden. Um das zu erreichen, können Ärztinnen, MFAs und Diabetesberaterinnen die Patientinnen informieren, motivieren und unterstützen.

Beratung und Motivation

Mit Drohungen und Verboten zu arbeiten, nimmt den Patientinnen die Motivation. Der Grundsatz „Alles ist erlaubt" (in Maßen) hilft mehr als: „Sie dürfen auf keinen Fall Süßes essen!" Diabetikerinnen sind nicht akut gefährdet, wenn sie etwas Süßes essen – 30 g Glukose bzw. Zucker am Tag können nach Geschmack und Appetit „verbraucht" werden. Im persönlichen Gespräch zeigt sich, was der Patientin im Leben wichtig ist und sie motiviert, Probleme zu bewältigen. Lebensziele können z. B. die eigene Unabhängigkeit, ein Hobby oder die Enkelkinder sein.

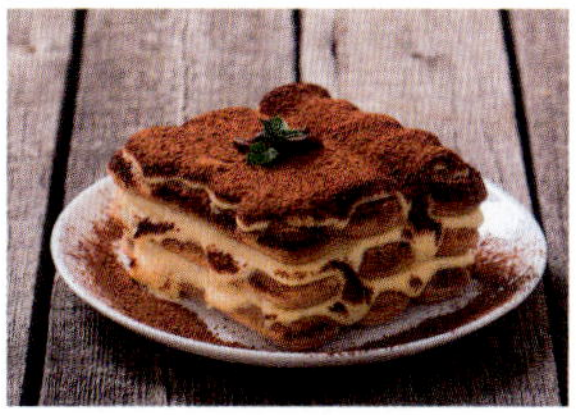

Abb. 1 Alles ist erlaubt – in Maßen

Prävention des Diabetes mellitus

Typ-1-Diabetes ist eine schicksalhafte, durch Gene und verschiedene Auslösefaktoren bedingte Erkrankung, der bisher nicht wirksam vorgebeugt werden kann. Typ-2-Diabetes und Gestationsdiabetes kann in vielen Fällen mit einem gesunden Lebensstil verhindert werden.

Umfassende Informationen zu Erkrankung, Epidemiologie, Diagnostik, Therapie, Selbsthilfe und Weiterbildungsmöglichkeiten für Fachkräfte finden Sie unter:
www.diabinfo.de
www.diabetesstiftung.de
www.deutsche-diabetes-gesellschaft.de
Speziell dem kindlichen Diabetes widmet sich die Organisation:
www.diabetes-kids.de

Belastungen und Probleme bei insulinpflichtigem Diabetes

Diabetes ist eine chronische Krankheit, die Lebensqualität und Lebenserwartung v. a. bei Typ 1 einschränkt. Sich mehrmals täglich in Finger und Bauchhaut zu stechen, ist unangenehm. Nie wieder spontan essen oder ein paar Drinks genießen zu dürfen, ist keine gute Aussicht. Auch die Eltern diabetischer Kinder stehen nach der Diagnose unter Schock. Sie müssen ihr Kind ab jetzt aktiv und aufwendig am Leben halten – das unbeschwerte Familienleben scheint vorbei zu sein und Resignation droht. Geschwister müssen Rücksicht nehmen – Konflikte sind vorprogrammiert. Nicht nur die Kleinkind-Trotzphase und Klassenfahrten, sondern auch die Pubertät mit der Abgrenzung von allem, was Ärzte, Lehrer und Eltern vorgeben, bedeutet für Diabetikerinnen zugleich Gesundheits- und Lebensgefahr.

Mädchen und junge Frauen mit Typ 1 entwickeln oft Essstörungen (v. a. Bulimie). Es kommt vor, dass sie Insulininjektionen auslassen, um mithilfe der Glukosurie abzunehmen. Vor allem Jungen experimentieren – wie viele Jugendliche – mit Alkohol, riskieren dabei Hypoglykämien oder verschlafen Messungen und Injektionen.

Diabetes mellitus, besonders der Typ 1, ist ein zusätzlicher Stressfaktor für die Betroffenen. Das Zusammentreffen von Diabetes und Depression ist besonders gefährlich. Durch die Depression, die mit gedrückter Stimmung, Pessimismus und Antriebsmangel einhergehen kann, vernachlässigen die Patientinnen oft Ernährung und Therapie und neigen teilweise zu direkten oder indirekten suizidalen Handlungen. Menschen, die mit ihrer Zuckerkrankheit seelisch und/oder intellektuell überfordert sind, erleiden mehr und früher Organschäden. Ihre Lebenserwartung ist eingeschränkt. Kommt Alkohol hinzu, gehen der seelische und körperliche Abbau noch schneller.

Selbsthilfeorganisationen im Netz und/oder am Wohnort bieten gute Unterstützung und Information. Oft nutzen Betroffene ihr Wissen und ihre Motivation auch, um anderen zu helfen, indem sie sich beruflich und/oder ehrenamtlich für Diabetikerinnen engagieren – diese Profis sind doppelt glaubwürdige Vorbilder für andere. Prominente, die trotz ihres Typ-1-Diabetes Weltklasse erreichen, wie der Tennisprofi Alexander Zverev, motivieren ebenfalls andere Betroffene.

→ Terminologie: Diabetes mellitus	
Azidose	Übersäuerung; Absinken des pH-Wertes im Körper unter 7,35
Blutzuckerspiegel (**BZ**; Kw. **Blutzucker**)	Glukosekonzentration im Blut
Blutzuckerentgleisung	extreme Abweichung des Blutzuckerspiegels von der Norm, d. h. schwere Hypo- oder Hyperglykämie
Depotinsulin, Basalinsulin Verzögerungsinsulin	lang wirksames Insulin mit verzögertem Wirkungseintritt, das nach s.c.-Injektion z. B. 12–24 h lang wirkt
Diabetes mellitus Zuckerkrankheit	Stoffwechselerkrankung mit erhöhtem Blutzuckerspiegel, die auf einem absoluten und/oder relativen Insulinmangel bzw. mangelnder Insulinwirkung beruht
Diabetes mellitus Typ 1	primär insulinabhängiger Diabetes mellitus (Autoimmunkrankheit)
Diabetes mellitus Typ 2	nicht primär insulinabhängiger Diabetes mellitus (Stoffwechselkrankheit; zumeist Teil des metabolischen Syndroms)
Diabetes mellitus Typ 3	seltene Diabetesformen, z. B. durch Medikamente, Pankreasentzündungen, endokrine Erkrankungen
Diabetikerin	Patientin, die an Diabetes mellitus erkrankt ist
diabetische Angiopathie	Blutgefäßveränderungen durch Diabetes mellitus
diabetische Makroangiopathie	Arteriosklerose großer Arterien durch Diabetes mellitus
diabetische Mikroangiopathie	Arteriosklerose kleiner Arterien durch Diabetes mellitus
diabetische Nephropathie	Nierenschäden durch Diabetes mellitus
diabetische Neuropathie	Nervenschäden durch Diabetes mellitus
diabetische Retinopathie	Netzhautschäden durch Diabetes mellitus
Diabetologin	Fachärztin (z. B. Internistin) mit der Zusatzbezeichnung **Diabetologie** (Diagnostik und Therapie des Diabetes mellitus)
Hämoglobin A_{1c} (HbA_{1c})	Hämoglobinanteil, der Glukose bindet und so den mittleren Blutzuckerspiegel der letzten 8–10 Wochen wiedergibt
Gestationsdiabetes	Schwangerschaftsdiabetes
Glukagon	Blutzucker steigerndes Hormon der Pankreasinseln
Hyperglykämie	erhöhter Blutzuckerspiegel
Hyperinsulinämie	erhöhter Insulinspiegel im Blut
Hypoglykämie	erniedrigter Blutzuckerspiegel; Unterzuckerung
Insulin	Blutzucker senkendes Hormon der Pankreasinseln

Insulin	Blutzucker senkendes Hormon der Pankreasinseln
Insulinanalogon (Mz. **Insulinanaloga**)	chemisch abgewandeltes Insulin mit schnellerem Wirkeintritt und kürzerer Wirkdauer als Normalinsulin
intensivierte (konventionelle) Insulintherapie (ICT)	Insulintherapie v. a. des Diabetes mellitus Typ 1, bei der ein- bis zweimal täglich Basalinsulin und vor jeder Mahlzeit die passende Dosis Normalinsulin injiziert werden.
Ketoazidose	Stoffwechselentgleisung mit Hyperglykämie, bei der der Körper übersäuert, weil sich Ketone anhäufen; führt zum ketoazidotischen Koma
Kohlenhydrateinheit (KE)	Berechnungseinheit für Kohlenhydrate (1 KE = 10 g)
Keton	Stoffwechselprodukt des Fettabbaus, das bei Diabetes mellitus auf eine hyperglykämische Entgleisung hinweisen kann
Koma	tiefe Bewusstlosigkeit
konventionelle Insulintherapie (CT)	unkomplizierte Insulintherapie des Diabetes mellitus Typ 2 mit zwei Injektionen Mischinsulin am Tag
Makrosomie	erhöhte Körpergröße und erhöhtes Körpergewicht
Normalinsulin Altinsulin	rasch und kurz wirksames Insulin, dessen Wirkung ca. 20 min nach der s.c.-Injektion eintritt; vgl. Depotinsulin
Normoglykämie	normaler Blutzuckerspiegel
orale Antidiabetika (OAD)	Arzneimittel zur Typ-2-Diabetestherapie, die eingenommen werden
oraler Glukosetoleranztest (OGTT)	standardisierter Test zur Diabetesdiagnostik (BZ-Messung vor und 2 h nach dem Trinken von 75 g Glukose in 300 mL Lösung)
Polydipsie	verstärktes Durstgefühl
postprandial	nach einer Mahlzeit
Prädiabetes; gestörte Glukosetoleranz; latenter Diabetes mellitus	Vorstufe des Diabetes mellitus, bei der reichliche Kohlenhydratzufuhr den Blutzuckerspiegel stark ansteigen lässt, aber noch nicht die Kriterien des Diabetes erfüllt
präprandial	vor einer Mahlzeit

Aufgaben

1 Erklären Sie die Begriffe Glukose, Glykogen, Glukagon und Insulin und erläutern Sie den Zuckerstoffwechsel unter Verwendung dieser vier Begriffe.
2 Nennen Sie typische Symptome der Hypo- und der Hyperglykämie.
3 Welche Sofortmaßnahmen ergreifen Sie, wenn eine Diabetikerin in schlechtem Allgemeinzustand in Ihre Praxis kommt?
4 Welche Sofortmaßnahmen ergreifen Sie bei einer hypoglykämischen Patientin, welche bei einer hyperglykämischen Patientin?
5 Erklären Sie, warum der HbA_{1c} Auskunft über den mittleren Blutzucker der letzten 8–10 Wochen gibt.
6 Welche Bedeutung hat die Mikroalbuminurie bei Diabetikerinnen?
7 Für welche Diabetikerinnen sind orale Antidiabetika geeignet?
8 Erklären Sie, weshalb Insulin nicht oral eingenommen werden kann.

Ich kann …

… die Begriffe Ernährung, Verdauung und Stoffwechsel definieren und zueinander in Beziehung setzen.

… den Unterschied zwischen Energie - und Baustoffwechsel erläutern.

… jeweils drei Energie liefernde und nicht Energie liefernde Nährstoffe aufzählen.

… den Ernährungskreis oder eine Ernährungspyramide aufzeichnen und die Bedeutung jedes Bestandteils für den menschlichen Körper nennen.

… die Beziehung zwischen Aminosäuren und Proteinen erklären.

… jeweils zwei Mono-, Di- und Polysaccharide aufzählen.

… die Bedeutung der Vitamine A, D, C und B_{12} für die Gesundheit nennen und je zwei Nahrungsmittel angeben, in denen die einzelnen Vitamine reichlich vorkommen.

… den Unterschied zwischen Mineralstoffen und Spurenelementen erklären.

… die Bedeutung der Mineralstoffe Calcium und Magnesium sowie der Spurenelemente Eisen und Jod für den Körper und je zwei Nahrungsmittel nennen, in denen die einzelnen Stoffe reichlich vorkommen.

… eine Schemazeichnung des Verdauungstrakts vom Mund bis zum After erstellen und mit den deutschen Bezeichnungen sowie mit den Fachbegriffen beschriften.

… die jeweiligen Aufgaben der in meiner Schemazeichnung enthaltenen Teile des Gastrointestinaltrakts nennen.

… das Prinzip und den Sinn der Oberflächenvergrößerung im Dünndarm erklären.

… die Abschnitte des Dickdarms mit deutschen Begriffen und Fachwörtern bezeichnen; einmal von kranial und einmal von kaudal aus gesehen.

… die vier Aufgaben der Leber aufzählen und erläutern.

… das Pankreas als endokrine und exokrine Drüse erklären und je zwei Stoffe nennen, welche die beiden Drüsenanteile abgeben.

… einer 34-jährigen Urlaubsrückkehrerin mit Durchfall die korrekte Stuhlprobengewinnung erklären.

… ein Stuhlprobenröhrchen für den Versand durch den Laborkurier vorbereiten.

… einer 52-jährigen Patientin die Durchführung des iFOB-Tests erklären.

… derselben Patientin mitteilen, dass der iFOB-Test positiv ausgefallen ist, kurze Informationen dazu geben und einen Termin für ein Arztgespräch vergeben.

… eine 69-jährige Patientin für die Vorbereitung auf die Abdomen-Sonografie am übernächsten Tag anleiten.

… eine Sonografie des Abdomens und Retroperitoneums vorbereiten (Raum, Liege, Gerät, Materialien).

… die Funktion des Ultraschallgels erklären.

… eine 60-jährige Patientin über ihre Koloskopie-Vorbereitung informieren und überprüfen, ob sie die Maßnahmen richtig verstanden hat.

… je drei Indikationen für eine Ösophago-Gastro-Duodenoskopie und eine Koloskopie nennen.

… je drei Komplikationen einer Ösophago-Gastro-Duodenoskopie und einer Koloskopie aufzählen.

… folgende Begriffe erläutern: Diarrhö, Obstipation, Kolik.

… ein Virus und zwei Bakterien nennen, die häufig Magen-Darm-Infektionen hervorrufen.

Ich kann …

… einer 22-jährigen Patientin, die eine Rucksackreise in Südamerika plant, die Zubereitung der WHO-Durchfalllösung erklären.

… die Bedeutung des Bakteriums Helicobacter pylori erläutern.

… eine Gastritis von einem Ulcus ventriculi unterscheiden.

… drei Medikamente (Wirkstoffe oder Handelsnamen) nennen, die zu Magengeschwüren und -blutungen führen können.

… die typische Symptomatik der akuten Appendizitis beschreiben.

… je drei Charakteristika benigner und maligner Tumoren aufzählen.

… beschreiben, wie sich ein Karzinom in einem Epithel bildet und bis zur Metastasierung ausbreitet.

… die „6 F" als Risikofaktoren der Cholelithiasis aufzählen.

… die Virushepatitiden A, B und C beschreiben und unterscheiden.

… angeben, ab welchem Anti-HBs-Titer ich als MFA infektionsgefährdende Tätigkeiten wie Blutentnahmen und Impfungen durchführen darf.

… die vier wichtigsten Anteile des metabolischen Syndroms aufzählen.

… den BMI einer Patientin anhand der Rechenformel bestimmen.

… begründen, warum Fettzellen als „endokrine Organe" bezeichnet werden.

… zehn schädliche Folgen der Adipositas aufzählen.

… die Stoffwechselstörungen Hyperlipidämie/Dyslipidämie und Hyperurikämie ausführlich erläutern.

… einer Patientin mit Hyperlipidämie fünf Nahrungsmittel aufzählen, die sich günstig auf die Blutfette auswirken.

… die vollständige Definition des Diabetes mellitus wiedergeben.

… vier Diagnosekriterien des Diabetes mellitus aufzählen.

… den Vorgang der Glukosurie bei Hyperglykämie schildern und erklären, warum es sich nicht um einen aktiven Ausscheidungsvorgang von „zu viel Zucker" handelt.

… einer 12-jährigen übergewichtigen Schülerin erklären, warum Süßigkeiten den Appetit auf noch mehr Zucker steigern.

… die Diabetes-Typen 1 und 2 erklären und vergleichen und dabei die Begriffe primär bzw. nicht primär insulinabhängig verwenden.

… die Erkrankung Gestationsdiabetes erläutern und dabei zwei mögliche Folgen für das Neugeborene nennen.

… eine Blutzuckermessung im Kapillarblut korrekt durchführen und einer 55-jährigen Typ-2-Diabetikerin die BZ-Selbstkontrolle beibringen.

… die Normbereiche für den prä- und postprandialen BZ und den HbA_{1c} nennen.

… die Wirkweise des oralen Antidiabetikums Metformin erläutern und zwei Kontraindikationen nennen.

… Insulin richtig injizieren und drei dafür geeignete Hautareale aufzählen.

… mögliche Diabetes-Spätfolgen an Blutgefäßen, Augen, Nieren und Nerven beschreiben und mit den jeweiligen Fachbegriffen bezeichnen.

… einer 15-jährigen übergewichtigen Typ-2-Diabetikerin die Prinzipien der richtigen Ernährung erklären und dabei praktische Tipps für den Schulalltag geben.

Interaktive Übungen
→ S. 7, PagePlayer

Video
→ S. 7, PagePlayer

6 Endoskopische Untersuchungen / Ultraschalluntersuchungen des Verdauungssystems

Der Verdauungstrakt beginnt in der Mundhöhle und endet am After. Neben einer ausführlichen Anamnese werden die Hohlorgane des Verdauungssystems auf unterschiedliche Arten untersucht. Im Folgenden wird nur auf die Abrechnung hausarztspezifischer Leistungen eingegangen, deshalb werden Röntgenuntersuchungen, die Leistung der radiologischen Fachärztin sind, nicht erwähnt.

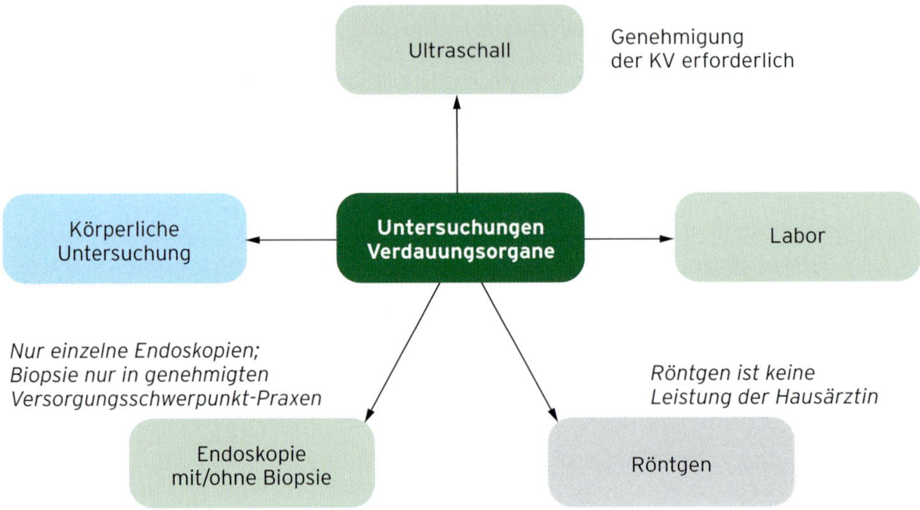

Abb. 1 Möglichkeiten der Untersuchung von Verdauungsorganen

6.1 Hausärztliche Grundleistungen

Die körperliche Untersuchung umfasst die Inspektion, Palpation, Perkussion und Auskultation mit dem Stethoskop.

6.1.1 Abrechnung nach EBM

Versichertenpauschale
→ Bd. 1, S. 235
GOP 03230
→ Bd. 1, S. 241
GOP 03220
→ Bd. 1, S. 242
GOP 03221
→ Bd. 1, S. 242

Für die Anamnese und die körperliche Untersuchung bei Erkrankungen des Verdauungssystems darf zunächst die Versichertenpauschale berechnet werden. Zusätzlich kommen zum Beispiel folgende Gebührenordnungspositionen infrage:

- GOP **03230** für ein problemorientiertes **ärztliches Gespräch** von mindestens 10 Min. oder
- bei chronischen Erkrankungen des Verdauungssystems wie Morbus Crohn, Colitis ulcerosa oder Nahrungsmittelunverträglichkeiten die **Chroniker-Zuschläge** GOP **03220** und **03221**

6.1.2 Abrechnung nach GOÄ

GOÄ-Nummern 1–8
→ Bd. 1, S. 254

Die Grundleistungen werden je nach Umfang der Beratung, der körperlichen Untersuchung und zusätzlichen Untersuchungen nach den GOÄ-Nummern **1, 3, 5, 6, 7** und/oder **8** abgerechnet.

6.2 Ultraschalluntersuchungen des Verdauungssystems

Sonografie
→ Bd. 2, S. 304

Für die Ultraschalluntersuchung des Abdomens ist eine Genehmigung der zuständigen KV notwendig. Gut beurteilt werden können Leber, Pankreas, Gallenblase und Gallenwege, mit Einschränkungen luftgefüllte Organe wie der Magen und Teile des Darms. Neben dem Verdauungssystem sind über eine Abdomen-Sonografie weitere Organe (z. B. Milz, Nieren, Harnblase) und die Bauchaorta darstellbar.

6.2.1 Abrechnung nach EBM

Die **Sonografie des Abdomens** und dessen Organe einschließlich der Dokumentation wird mit der GOP **33042** je Sitzung abgerechnet. Werden die Nieren mitbeurteilt, ist diese Untersuchung nicht zusätzlich berechnungsfähig. Für die **transkavitäre Untersuchung** wird der Zuschlag **33090** berechnet. Zum Beispiel kann mittels stabförmiger Ultraschallsonden durch das Rektum der Darm besser beurteilt werden.

Dokumentation Sonografie
→ Bd. 2, S. 304

6.2.2 Abrechnung nach GOÄ

Mit wenigen Ausnahmen werden **Ultraschalluntersuchungen** mit den gleichen Ziffern abgerechnet: für das erste Organ GOÄ-Nr. **410**, für alle weiteren Organe kann die GOÄ-Nr. **420** bis zu dreimal berechnet werden. Eine **transkavitäre Untersuchung** durch das Rektum wird mit dem Zuschlag **403** abgerechnet, die **transösophageale Sonografie** mit dem Zuschlag **402**.

Sonografie, transkavitär
→ Bd. 2, S. 305

6.3 Endoskopische Untersuchungen des Verdauungssystems

Bei einer Endoskopie werden Hohlorgane oder Körperhöhlen mit einem speziellen Instrument von innen betrachtet. Zwar kann nicht der gesamte Verdauungstrakt endoskopisch untersucht werden, aber doch die meisten Organe. In der Regel werden die Untersuchungen von Gastroenterologen durchgeführt. In der Hausarztpraxis sind nur die Proktoskopie (Enddarmspiegelung) und Rektoskopie (Mastdarmspiegelung) von Bedeutung.

6.3.1 Abrechnung nach EBM

Für den **prokto-/rektoskopischen Untersuchungskomplex** wird die GOP **03331** abgerechnet. Die Leistung enthält neben der Proktoskopie und/oder Rektoskopie eine rektale Untersuchung, die Aufklärung und Information der Patientin über die Untersuchungsvorbereitung und über eine mögliche Sedierung und/oder Prämedikation sowie die Betreuung im Nachgang. Wenn Allgemeinmediziner einen von der zuständigen KV genehmigten Versorgungsschwerpunkt nachweisen können, dürfen die **Prokto-/Rektoskopie** mit der GOP **30600** und die **Polypenentfernung** mit der GOP **30601** abgerechnet werden. Die GOP 30600 darf allerdings nicht in derselben Sitzung neben der GOP 03331 abgerechnet werden.

6.3.2 Abrechnung nach GOÄ

Endoskopien sind in der GOÄ im **Bereich F** eingeordnet. Für die unter 1.3.1 genannten hausärztlichen Leistungen nennt die GOÄ zwei Nummern, die auch nebeneinander abgerechnet werden dürfen: die GOÄ-Nr. **690** (**Rektoskopie**, ggf. inklusive Probenentnahme) sowie die GOÄ-Nr. **705** (**Proktoskopie**). Im privatärztlichen Bereich gelten die Vorgaben der KV nicht, deshalb kann eine Polypenentfernung durchgeführt und berechnet werden, auch wenn die Praxis kein Versorgungsschwerpunkt ist. Die GOÄ-Nr. **696** gilt für die **Polypenentfernung**.

6.4 Laboruntersuchungen des Verdauungssystems

Um Erkrankungen des Verdauungssystems zu diagnostizieren, gibt es neben der körperlichen und den apparativen Untersuchungen auch spezielle Labortests.
Bei der Hausärztin werden zum einem **Stuhltests** ausgegeben zur Untersuchung auf okkultes Blut im Stuhl (iFOBT), zum immunologischen Nachweis von Albumin im Stuhl oder zum Nachweis des Helicobacter-pylori-Antigens im Rahmen einer Eradikationstherapie.
Des Weiteren sind zwei **Atemtests** von Bedeutung. Der H_2-Atemtest (Wasserstoff-Atemtest) wird meist für den Nachweis von Laktose- und Fruktose-Intoleranzen verwendet. Der zweite Atemtest ist der ^{13}C-Harnstoff-Atemtest, der vor allem der Erfolgskontrolle bei einer Helicobacter-pylori-Eradikationstherapie dient. Beide Atemtests werden nüchtern durchgeführt, deshalb sind sie am besten am Morgen in den Praxisalltag einzuplanen.

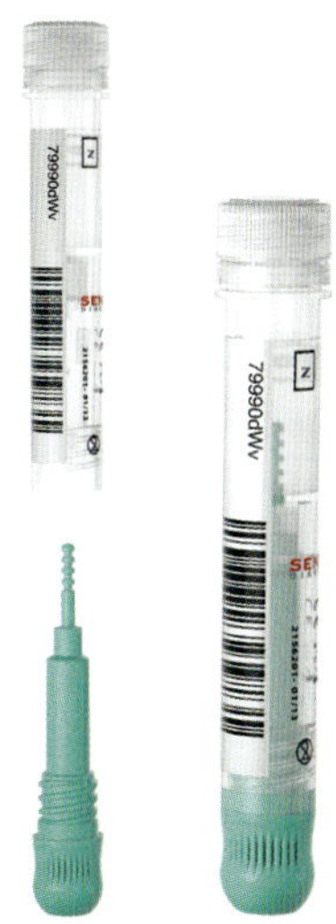

Abb. 1 Probenröhrchen für den iFOBT

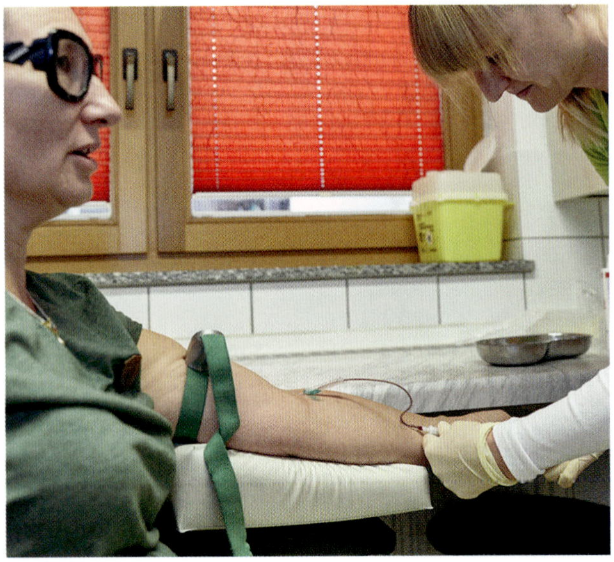

Abb. 1 Blutentnahme

Neben Stuhl- und Atemtests sind bei Erkrankungen des Verdauungstraktes **Blutwerte** von großer Bedeutung, z. B. Entzündungswerte, Blutzuckerwerte, Blutfette, Leberwerte, Pankreasenzyme, Hormone, Mineralstoffe, Eisen und Antikörper.

6.4.1 Abrechnung nach EBM

- **Stuhltests:**
  - Im kurativen Fall ist die Herausgabe, Rückgabe und Weiterleitung des iFOB-Tests nicht gesondert berechnungsfähig. Die Leistung ist in der Versichertenpauschale enthalten. Das Speziallabor rechnet die quantitative immunologische Bestimmung von okkultem Blut im Stuhl direkt mit der KV ab.
  - Der qualitative immunologische Nachweis von **Albumin im Stuhl** wird mit der GOP **32041** abgerechnet. Wird das Testbriefchen nicht zurückgebracht, darf die **Kostenpauschale für das ausgegebene Testbriefchen** mit der GOP **40152** angesetzt werden. Die GOP 32041 muss in diesem Fall wieder gestrichen werden.
  - Der **Nachweis des Helicobacter pylori-Antigens** im Stuhl kann nur in einem Speziallabor durchgeführt werden.

Versichertenpauschale → Bd. 1, S. 235

okkultes Blut im Stuhl → S. 31, 223

Speziallabor → Bd. 2, S. 124

Laborleistungen EBM → Bd. 2, S. 123

- **Atemtests**:
  - Für den **H_2-Atemtest** führt der EBM die GOP **02401** an. Die H_2-Messung muss mehrmals erfolgen und dokumentiert werden. Die GOP enthält die Kosten für die Testsubstanz. Wird auf zwei oder mehrere Kohlenhydrat-Unverträglichkeiten getestet, darf die GOP je Testsubstanz angesetzt werden.
  - Die Durchführung des **^{13}C-Harnstoff-Atemtests** ohne Analyse wird mit der GOP **02400** abgerechnet. Auch diese **Analyse** wird nur vom Speziallabor durchgeführt.
- **Blutuntersuchung**:
  - Die Blutentnahme und die Übersendung ins Labor sind mit der Versichertenpauschale abgedeckt.
  - Werden Parameter im praxiseigenen Labor bestimmt, dürfen diese Laborleistungen berechnet werden.

6.4.2 Abrechnung nach GOÄ

Die GOÄ-Nummern für die **Stuhl- und Atemtests** spielen im hausärztlichen Versorgungsbereich eine geringe Rolle. Die quantitative Auswertung des iFOB-Tests bei Privatpatienten kann im Gegensatz zu den gesetzlich versicherten Patienten in der Praxis mit der GOÄ-Nr. **A3735** abgerechnet werden. Den **Nachweis des Helicobacter-pylori-Antigens** im Stuhl kann nur in einem Speziallabor durchgeführt werden. Das Facharztlabor stellt Laborleistungen der GOÄ-Kapitel M III und M IV dem Patienten direkt in Rechnung.

Für den **qualitativen immunologischen Nachweis von Albumin** im Stuhl und die **zwei Atemtests** existieren in der GOÄ Analogziffern. Bei den **Blutuntersuchungen** ist wieder zu beachten, dass es unterschiedliche GOÄ-Nummern für die Untersuchung im Praxislabor und die Untersuchung im Fremdlabor gibt. Die meisten Parameter werden einzeln abgerechnet.

Liquidation → Bd. 1, S. 258

Laborleistungen GOÄ → Bd. 2, S. 126

Aufgaben

1 Nennen Sie die Abrechnungsnummern nach EBM und GOÄ für Ultraschalluntersuchungen des Abdomens.

2 Nennen Sie die obligaten Inhalte des prokto-/rektoskopischen Untersuchungskomplexes nach der GOP 03331.

3 Zählen Sie Labortests auf, die in der Hausarztpraxis durchgeführt werden können.

Ich kann ...	
... Ultraschalluntersuchungen der Verdauungsorgane nach EBM abrechnen.	
... Ultraschalluntersuchungen der Verdauungsorgane nach GOÄ abrechnen.	
... den prokto-/rektoskopischen Untersuchungskomplex nach EBM abrechnen.	
... Proktoskopien und Rektoskopien nach GOÄ abrechnen.	
... erklären, wie die Stuhltests in der Hausarztpraxis abgerechnet werden.	
... Laboruntersuchungen bei Erkrankungen der Verdauungsorgane nach EBM abrechnen.	
... Laboruntersuchungen bei Erkrankungen der Verdauungsorgane nach GOÄ abrechnen.	

LF 10 Patienten bei kleinen chirurgischen Behandlungen begleiten und Wunden versorgen

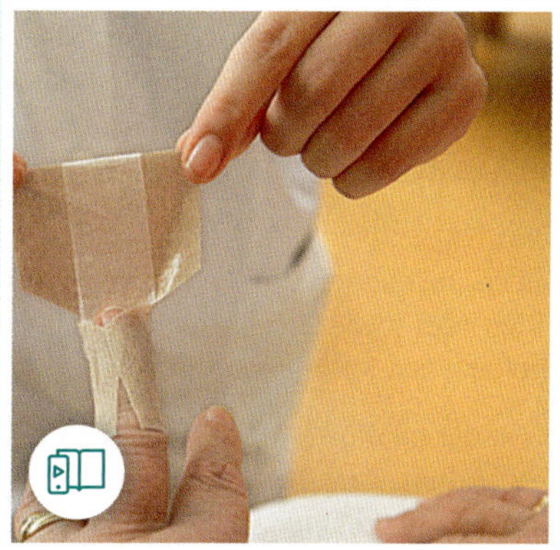

Videos und interaktive Übungen zu diesem Lernfeld können Sie mit einem Smartphone aufrufen, indem Sie mit der PagePlayer-App diese Seite scannen.

Unsere Haut: Fühlen Sie sich wohl in Ihrer Hülle?

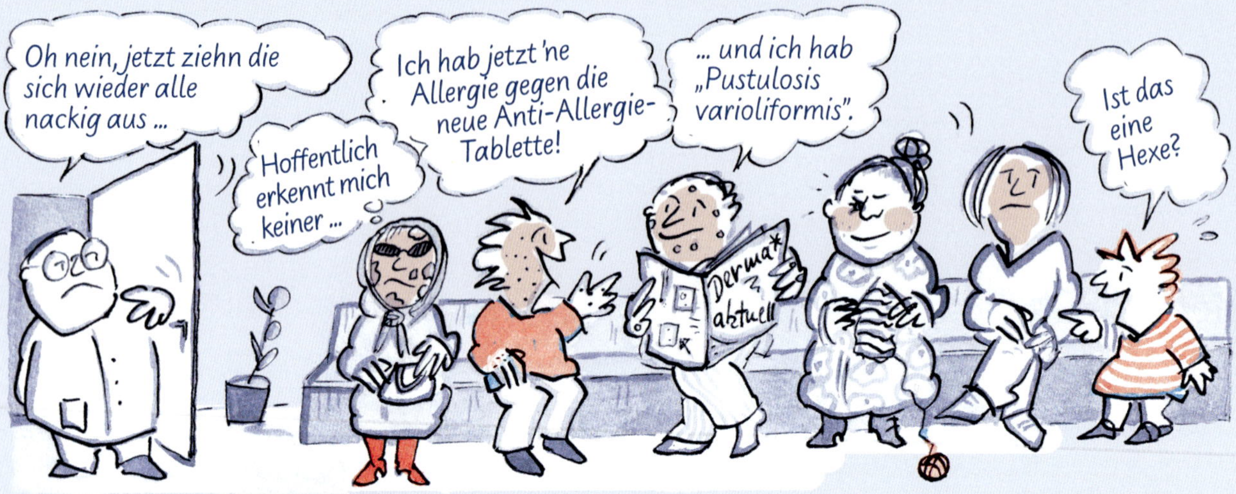
Oh nein, jetzt ziehn die sich wieder alle nackig aus ...
Hoffentlich erkennt mich keiner ...
Ich hab jetzt 'ne Allergie gegen die neue Anti-Allergie-Tablette!
... und ich hab „Pustulosis varioliformis".
Ist das eine Hexe?
Derma aktuell

Über 4000 Krankheiten ...

und Syndrome von Haut, Haaren und Nägeln gibt es in der Dermatologie; obgleich viele der Patienten in Hautarztpraxen an „altbekannten" chronischen Krankheiten wie Neurodermitis und Psoriasis leiden.
Der Sonnen- und Freizeitkult der letzten Jahrzehnte fordert nun seine Opfer in Form vermehrter Hautkrebsfälle.

Auch andere Modeerscheinungen wie die Probleme im Zusammenhang mit Tätowierungen, Enthaarungen und Piercings sowie die vielfältigen Eingriffe und Therapien zur Schönheitspflege haben die Dermatologie und ihr Angebot gründlich verändert.

Als MFA kennen Sie die häufigsten Hautkrankheiten und gehen mit den Patienten medizinisch und menschlich korrekt um. Das bedeutet ein gewissenhaftes Einhalten aller Hygieneregeln, ohne dabei jemanden wegen sichtbarer Hauterscheinungen zu diskriminieren. Verbandwechsel und Wundversorgung führen Sie selbstständig durch oder assistieren dabei.

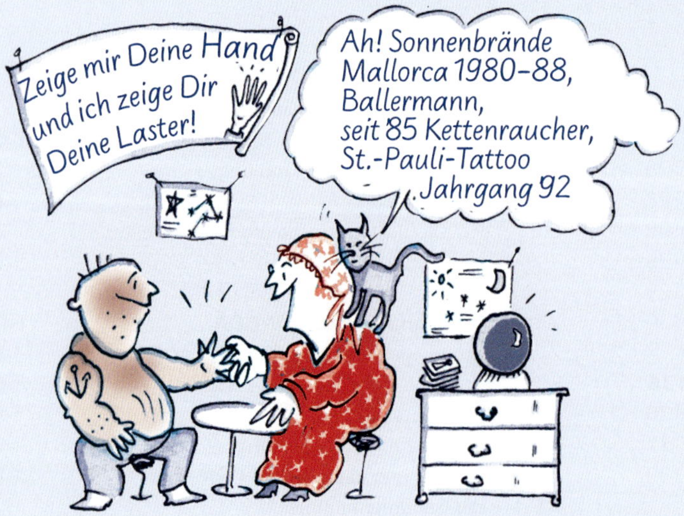
Zeige mir Deine Hand und ich zeige Dir Deine Laster!
Ah! Sonnenbrände Mallorca 1980–88, Ballermann, seit '85 Kettenraucher, St.-Pauli-Tattoo Jahrgang 92

Die Haut spiegelt ...

oft ungefragt – unsere „Innenwelt" wider. Nicht nur Sympathie, Freude und Begeisterung, auch Verlegenheit, Angst und Stress drückt unsere „Hülle" so eindeutig aus, dass sie uns im wahrsten Sinne des Wortes schamrot werden lässt.

Aber nicht nur die Psyche, auch die körperliche Gesundheit nutzt das „Sprachrohr Haut". Jeder kennt Ausschlag bei Kinderkrankheiten wie Masern und Scharlach; doch auch beim Erwachsenen „spricht" die Haut: Gelbsucht bei Lebererkrankungen, Blässe bei Anämie, hochrote Wangen bei Diabetes und metabolischem Syndrom, Zyanose bei Lungen- und Herzerkrankungen sind die bekanntesten „Haut-Aussagen".

Auch in der Arztpraxis ist Schönheit ein Thema

Flache, hautschonende Nähte nach Verletzungen und operativen Eingriffen, konsequente Aknetherapie, Entfernung bzw. Behandlung von Narben, Muttermalen, erweiterten Äderchen und Pigmentstörungen usw. sind heute Bestandteil des Standard- oder IGeL-Angebots (nicht nur) in Hautarztpraxen.

Weil die Haut stets die Wahrheit sagt – ganz besonders über unser Alter –, gewinnen auch rein kosmetische Eingriffe in dermatologischen Praxen zunehmend an Bedeutung.

Hier ist neben Ihrer Fachkompetenz auch viel Fingerspitzengefühl im Umgang mit den Wünschen, Ängsten, Hoffnungen und Ansprüchen der Patienten erforderlich.

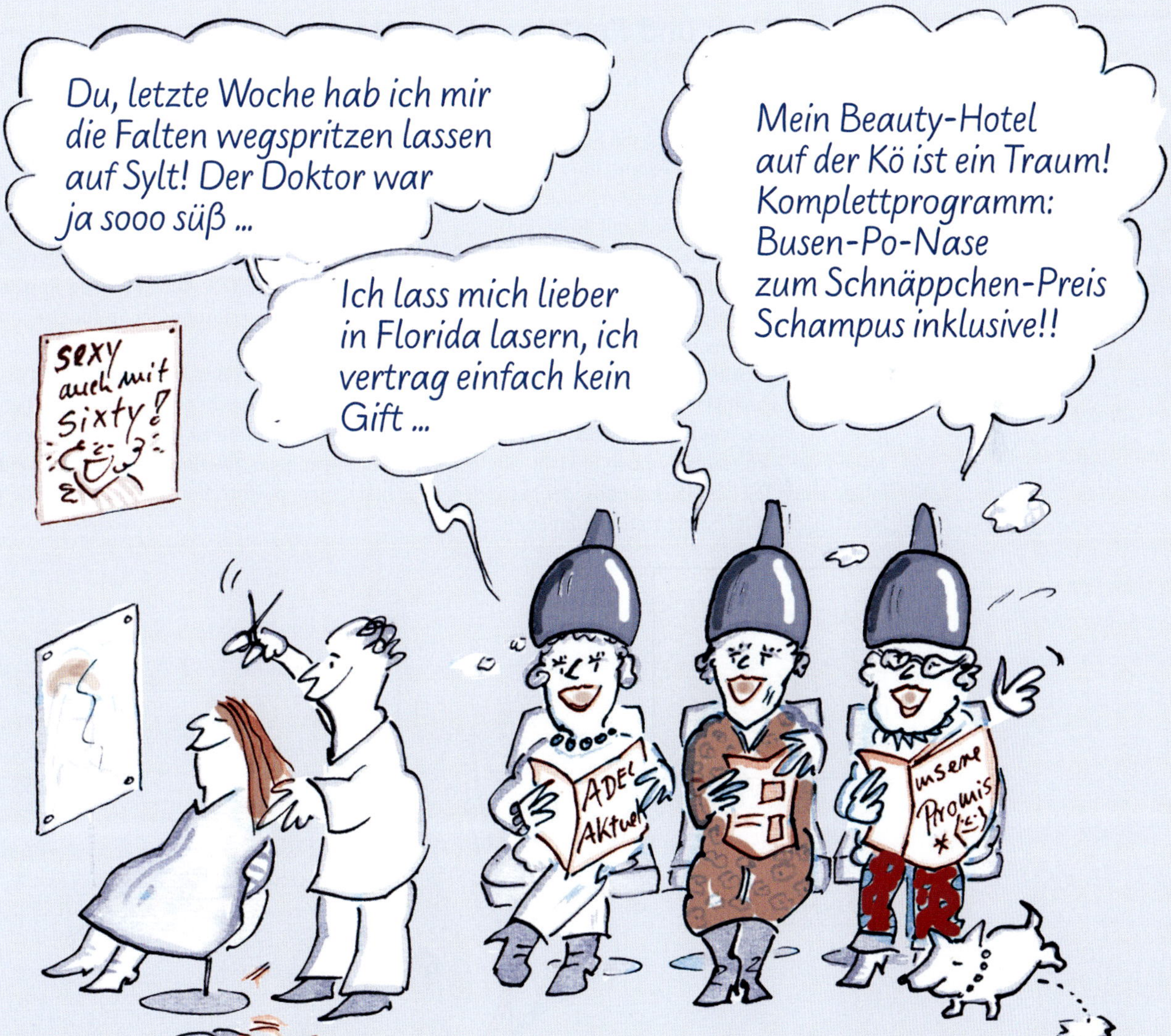

Du, letzte Woche hab ich mir die Falten wegspritzen lassen auf Sylt! Der Doktor war ja sooo süß ...
Ich lass mich lieber in Florida lasern, ich vertrag einfach kein Gift ...
Mein Beauty-Hotel auf der Kö ist ein Traum! Komplettprogramm: Busen-Po-Nase zum Schnäppchen-Preis Schampus inklusive!!
sexy auch mit sixty?
ADEL Aktuel
unsere Promis

1 Die Haut und ihre Aufgaben

Interaktive Übungen
→ S. 103, PagePlayer

Video
→ S. 103, PagePlayer

Die Haut ist mit 1,7 m^2 das größte Organ des Menschen. Sie bildet die Körperoberfläche und wiegt ca. 11 kg. Da auch das subkutane Fettgewebe zur Haut gehört, kann sie bei Adipositas erheblich schwerer sein. Die Lehre von den Hautkrankheiten ist die **Dermatologie**. Die Haut erfüllt mehrere **Aufgaben**:

- Verletzungsschutz (durch die Lederhaut)
- Infektionsschutz (durch den Säureschutzmantel)
- Schutz vor UV-Strahlen (durch Melanin und die Hornschicht)
- Polsterung und Wärmeisolation (durch das subkutane Fettgewebe)
- Temperaturregulation (durch Weit- und Engstellung der Hautgefäße sowie Schweißsekretion)
- Sinnesfunktionen (durch Tastkörperchen und Nervenendigungen)
- Vitamin-D-Bildung bei UV-Bestrahlung

1.1 Aufbau und Funktionen der Haut

Die Haut gliedert sich in **Epidermis** (Oberhaut, ein mehrschichtiges, verhorntes Plattenepithel) und **Dermis** (die an Kollagenfasern reiche Lederhaut). Epidermis und Dermis bilden zusammen die **Kutis**. Unter der Kutis liegt die **Subkutis** mit dem subkutanen Fettgewebe. Die Epidermis regeneriert sich ständig durch Teilung ihrer untersten Zellschicht, der **Basalzellschicht**. Die **Basalmembran** liegt unterhalb der Basalzellschicht und trennt so Epidermis und Dermis.
Epidermis und Dermis sind mit fingerförmigen Ausstülpungen (Papillen) miteinander verzahnt. Dadurch sind Epidermis und Dermis besonders fest verbunden. In Längsschnitten erkennt man die Verzahnung als wellenförmiges Muster der Epidermis-Dermis-Grenze (→ Abb. 1). Jede Papille enthält Blutgefäße. Daher kommt es bei Schürfwunden, bei denen die Hautoberfläche abgetragen wird, zu dicht stehenden punktförmigen Blutungen.
Innerhalb eines Monats erneuert sich die Epidermis, indem sich ständig Basalzellen teilen und ältere Zellen allmählich zur Hautoberfläche vorgeschoben werden. Dabei degenerieren die Zellen immer mehr und werden schließlich zu Hornschuppen. Sie lösen sich unbemerkt ab. Jeder Mensch verliert ca. 1 kg Hautschuppen im Jahr. Sie lösen sich vor allem beim An- und Ausziehen ab und bilden einen Teil des Hausstaubes, der besonders im Schlafzimmer auftritt. Von den proteinreichen Hautschuppen leben die Hausstaubmilben.

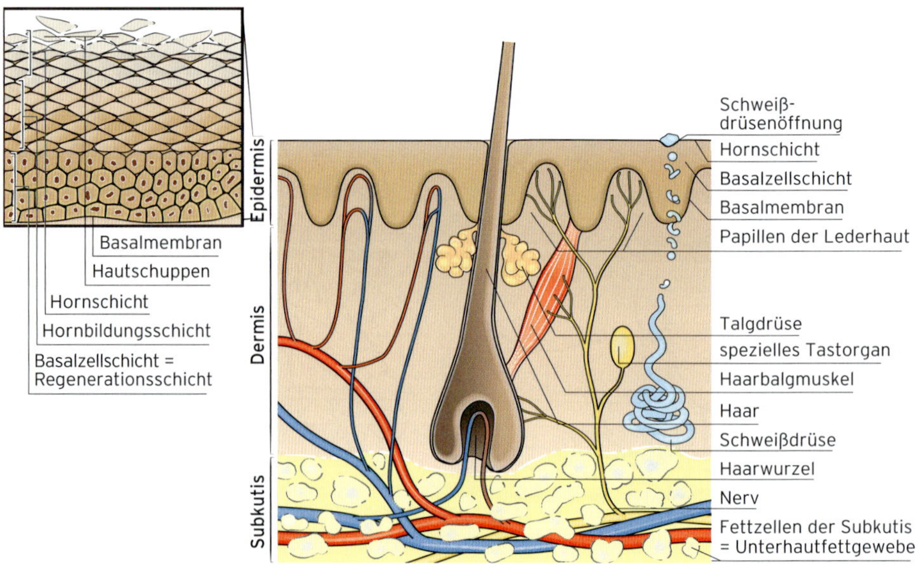

Abb. 1 Längsschnitt durch die Haut

In der Basalzellschicht eingebettet liegen die **Melanozyten**. Sie bilden das dunkle UV-Schutz-Pigment **Melanin**. Die mit Pigmentkörnchen gefüllten Zellfortsätze der Melanozyten bedecken bei UV-Bestrahlung die Basalzellen wie ein Sonnenschirm. So schützt das Melanin besonders mutationsgefährdete Erbsubstanz (DNA) der sich ständig teilenden Basalzellen.

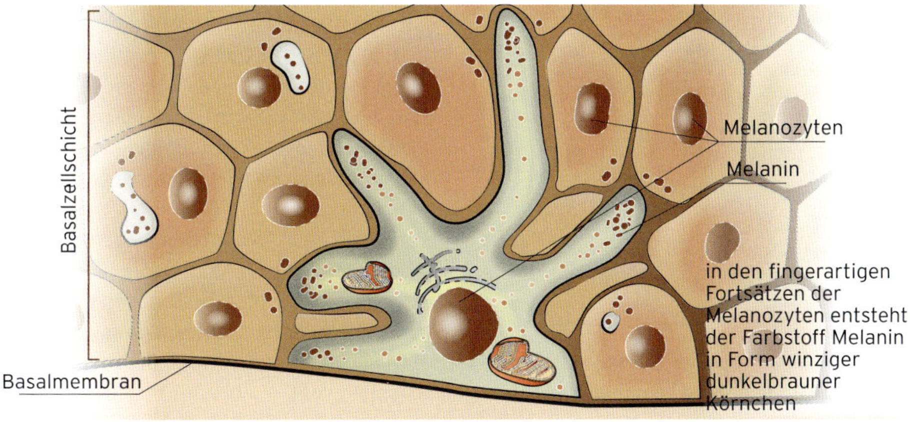

Abb. 1 Ein Melanozyt schützt die ihn umgebenden Basalzellen.

Die **Hautbräunung** verläuft in zwei Schritten: Erst dunkelt vorhandenes Melanin nach (Sofortbräunung), dann wird vermehrt Pigment gebildet (Nachbräunung über einige Tage). Zusätzlich wird die Hornschicht dicker, wodurch stark gebräunte Haut grob und lederartig aussieht. UVA-Licht, das in Sonnenstudios verwendet wird, ist weniger aggressiv als UVB, fördert aber auch Faltenbildung und Hautkrebs. Risikoarme Bräune bieten Selbstbräuner, die Proteine der Hornschicht verändern.

Die Haut hat verschiedene **Sinnesfunktionen**. Die entsprechenden Reize werden von speziellen Tastkörperchen, Fühlorganen (Rezeptoren) und freien Nervenendigungen aufgenommen und an das ZNS weitergeleitet.

Haare, Schweiß-, Talg- und Duftdrüsen, Finger- und Fußnägel sowie definitionsgemäß auch die Brustdrüsen sind die sog. **Hautanhangsgebilde**. Sie gehören zur Haut, ohne Epithelbestandteile zu sein.

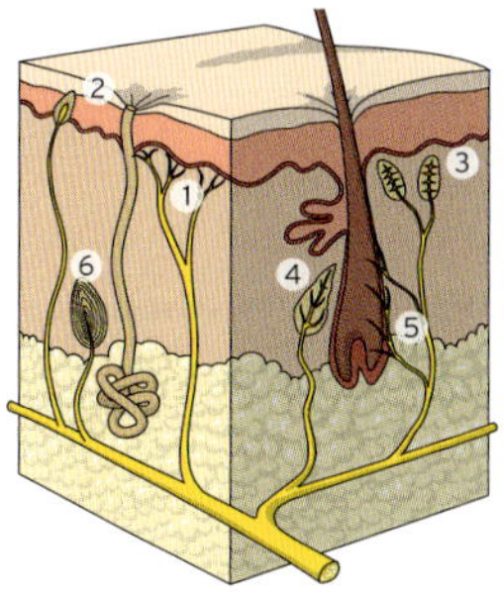

Abb. 2 In der Haut gibt es zahlreiche Fühlorgane:
1 freie Nervenendigung: Schmerz, Wärme, Kälte
2 Druckrezeptor
3 Tastkörperchen
4 Druck- und Spannungsfühler
5 Rezeptor für Haarberührung
6 Druckrezeptor

Für die Pflege der gesunden Haut gilt: Hautwaschmittel sollen die natürliche Lipidschicht der Haut schonen. Tägliches Duschen mit Duschgel oder Seife überfordert fast jede Haut, sodass sie mit Trockenheit und Juckreiz reagiert. Das Eincremen mit fettreichen Pflegeprodukten ist nach Benutzung entfettender Waschmittel und bei trockener, empfindlicher Haut wichtig. Direkt nach dem Abtrocknen ist die Haut noch etwas feucht. Dann lässt sich die Creme leicht verteilen und wirkt am besten. Es bildet sich eine Wasser-Fett-Schicht, die den natürlichen Schutzfilm nachahmt. Die sog. **Syndets** (**synth**etische **Det**ergenzien, die meisten flüssigen Hautwaschmitteln), entfetten weniger stark als Seife. Fettige Haut, die glänzt und zu Unreinheiten neigt, sollte nicht gecremt werden, da sonst z. B. Kosmetikakne entsteht.

streichfähige Arzneimittel
→ Bd. 1, S. 425

1.2 Symptome und Diagnostik bei Hauterkrankungen

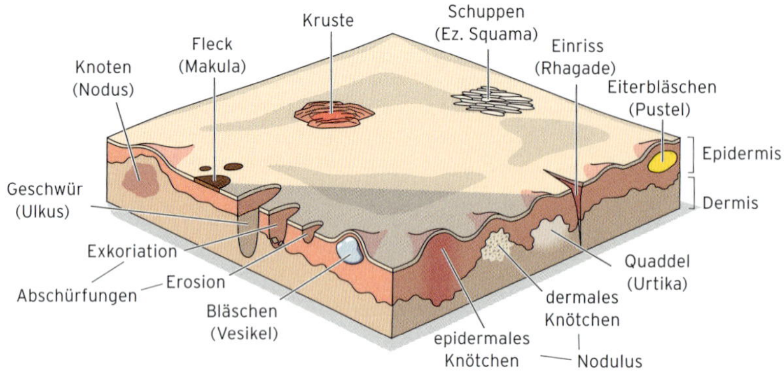

Abb. 1 Effloreszenzen

Allergien → S. 110

Auch in der Dermatologie ist die Anamnese die wichtigste diagnostische Maßnahme. Psoriasis (Schuppenflechte) und Neurodermitis kommen familiär gehäuft vor. Oft müssen **Allergene**, d. h. Allergien auslösende Stoffe (z. B. Kosmetik, Haustiere, Medikamente, Nahrungsmittel), erfragt werden. Allergien können sich an der Haut z. B. als akutes oder chronisches **Ekzem** (meist örtlich begrenzte Entzündung der Haut) oder als **Exanthem** (Hautausschlag am ganzen Körper) zeigen.
Pathologische Hauterscheinungen heißen **Effloreszenzen** (→ Abb. 1). Sie müssen vom Arzt genau betrachtet, beschrieben und dokumentiert werden. Art und Menge sowie Anordnung und Lokalisation der Effloreszenzen sind für die Diagnosestellung wichtig. Besonders häufig kommen Quaddeln, Bläschen, Papeln, Pusteln und Schuppen vor (→ Abb. 2–5).

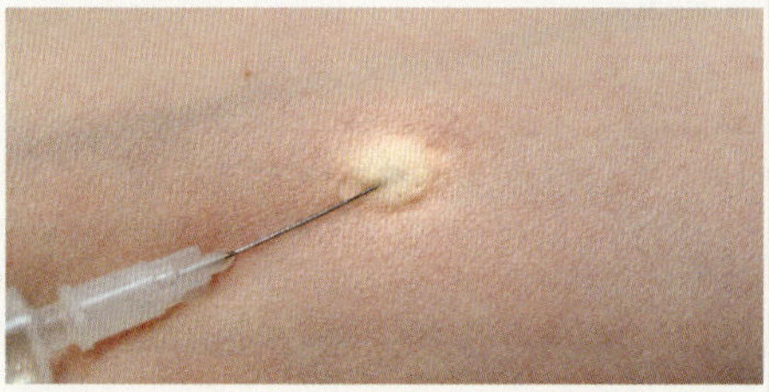

Abb. 2 Quaddeln: weiße Quaddel nach Tuberkulintest

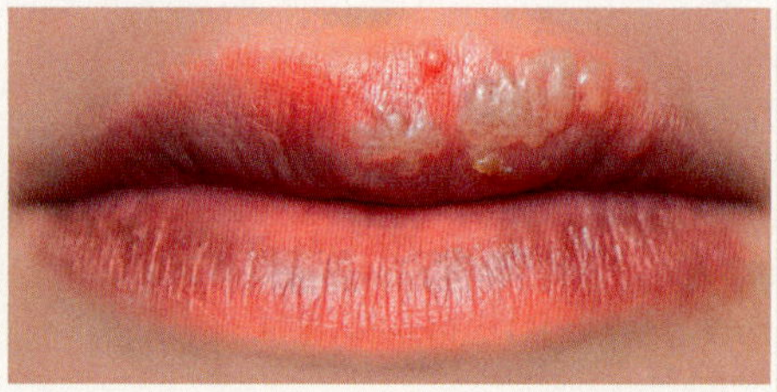

Abb. 3 Bläschen, z. B. Herpes simplex labialis (Lippenherpes)

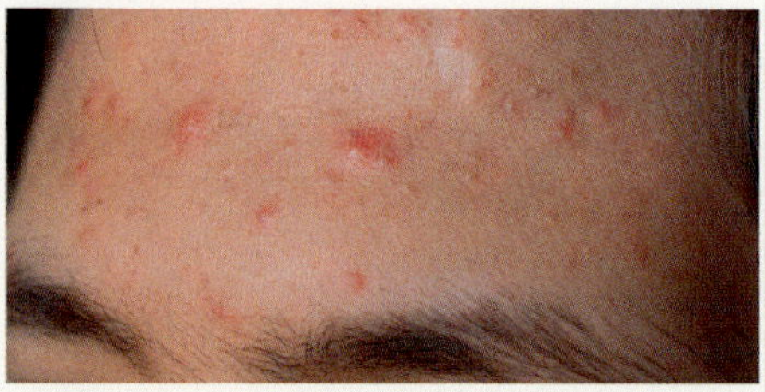

Abb. 4 Papeln, z. B. bei Akne: tastbare Knötchen und Pusteln (Eiterbläschen)

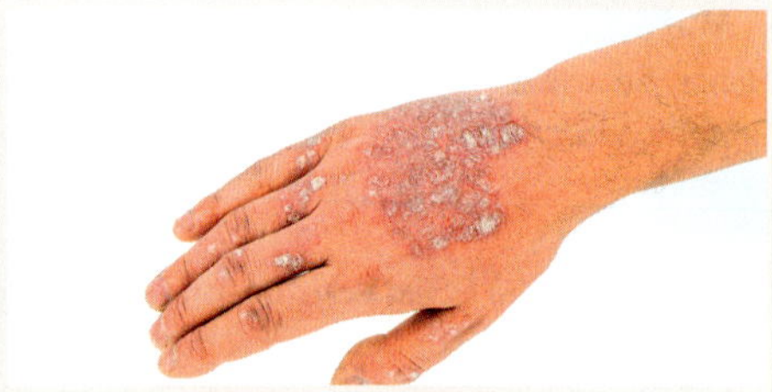

Abb. 5 Schuppen, z. B. bei Psoriasis (Schuppenflechte)

Die Digitalfotografie hilft bei der Dokumentation und Verlaufsbeobachtung von Hautveränderungen. Mit dem **Dermatoskop**, einem kleinen Betrachtungsgerät mit Licht und Lupe, können sie vergrößert betrachtet werden. So können pigmentierte Hautmale **(Nävi)** im Rahmen der Hautkrebsfrüherkennung besser untersucht werden. Gelegentlich sind Biopsien nötig, um mithilfe des Gewebebefunds die Diagnose zu stellen. Eine Vorbehandlung, z. B. mit Cortisonsalbe, verändert Effloreszenzen und erschwert die Diagnostik.
Viele internistische Erkrankungen gehen mit Hautveränderungen einher. Die Dermatologie nutzt daher Laboruntersuchungen, um Entzündungen, Leber-, Nieren- und Autoimmunerkrankungen zu erkennen. Mikrobiologische Tests dienen der Erregerbestimmung, um Infektionen gezielt zu therapieren.

Die meisten Hautärzte sind **Allergologen**, d. h. für die Erkennung und Behandlung von Allergien weitergebildet. Bei Säuglingen werden zur Allergiediagnostik oft Bluttests angewendet, bei älteren Kindern und Erwachsenen vor allem Hauttests.

Der **Prick-Test** (→ Abb. 1) ist eine Untersuchung auf sog. **Inhalationsallergene**. Das sind z. B. Pollen, Tierhaare und Hausstaubmilben, die Heuschnupfen, Bindehautentzündung und Asthma hervorrufen. Der Prick-Test wird an einem oder beiden Unterarmen angelegt und nach 20 Minuten abgelesen.

Der **Epikutantest** (→ Abb. 2 und 3) wird am Rücken angelegt, um Stoffe zu testen, die Ekzeme hervorrufen. Das sind z. B. Nickel, Chrom, Farb-, Duft- und Konservierungsstoffe in Kosmetika. Der Epikutantest wird nach drei Tagen abgelesen.

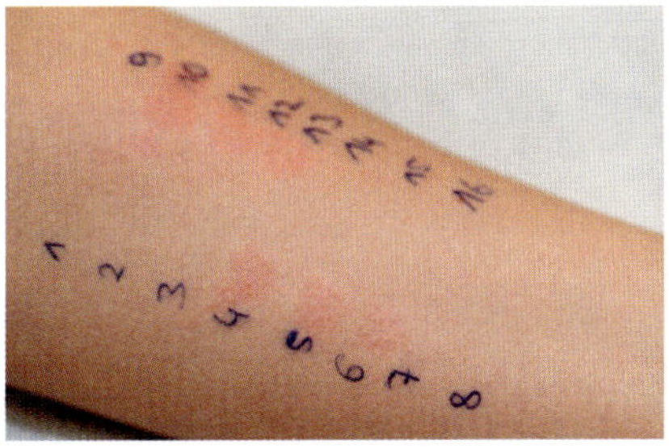

Abb. 1 Prick-Test am Unterarm

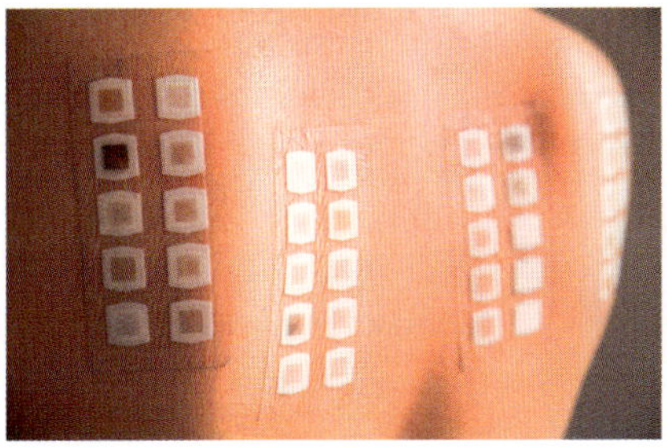

Abb. 2 Epikutantest = Allergietest, mit allergenen Stoffen unter den Pflastern

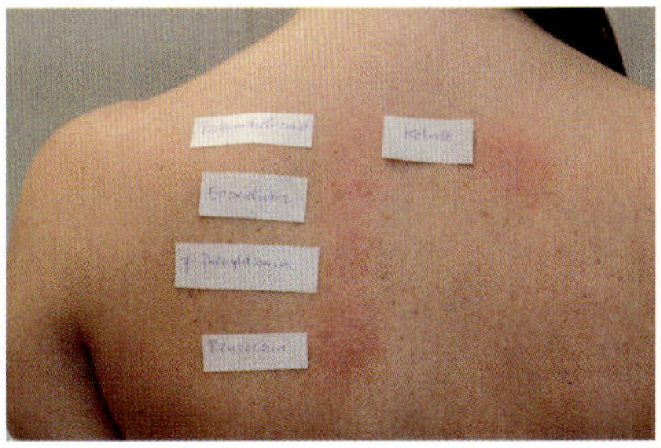

Abb. 3 Epikutantest-Auswertung: Rötungen und ggf. Schwellungen zeigen allergische Reaktionen an.

1.3 Grundsätze dermatologischer Therapie

Viele Hautkrankheiten, z. B. Ekzeme durch Wasch- und Reinigungsmittel, lassen sich allein durch Vermeiden des Auslösers behandeln. Das gilt auch für Allergien. Wirkstofffreie Hautpflegemittel, z. B. Fettsalben, Salben und Ölbäder, bessern den Zustand trockener, empfindlicher Haut und beugen Ekzemen vor. Die Behandlung mit wirkstofffreien dermatologischen Pflegemitteln heißt **Grundlagentherapie**. Der Übergang zwischen Pflege und Therapie ist fließend. Die Auswahl der Grundlage passend zum Hauttyp und -zustand ist entscheidend, um den Effekt ggf. zugemischter Wirkstoffe zu ermöglichen: Wässrige Lösungen würden trockene, rissige Haut noch stärker entfetten und reizen. Eine zähe Fettsalbe könnte auf einer nässenden Hautoberfläche nicht haften und der Wirkstoff würde die Epidermis nicht erreichen.

Wichtige Wirkstoffgruppen der dermatologischen Therapie

Wirkstoffgruppe	Hauptwirkung	Nebenwirkungen (NW) und Kontraindikationen (KI)
Kortikoide mit Cortison verwandte Stoffe, z. B. Hydrocortison (schwach), Triamcinolon (mittelstark) Mometason (stark)	entzündungshemmend, Juckreiz vermindernd	Akut wenige NW; v. a. Verschlimmerung von Infektionen (KI); auf Dauer wird die Haut dünner, rötet sich, bekommt mehr Härchen und bleibend erweiterte Äderchen. Großflächige Anwendung kann das Immunsystem und die Nebennierenrinde schwächen. Cave: Die Anwendung im Gesicht führt zur perioralen Dermatitis, einer akneähnlichen Krankheit.
Antihistaminika z. B. Cetirizin, Loratadin	Juckreiz vermindernd, antiallergisch	NW: Einige Mittel machen müde, was bei starkem (nächtlichem) Juckreiz erwünscht sein kann. Da die lokale Wirkung gering ist, ist oft eine systemische Gabe sinnvoll.
Antimykotika z. B. Clotrimazol, Terbinafin	Pilzvermehrung hemmend	Anwendung bei Hautpilz (Fußpilz) meist lokal, bei Nagelpilz meist systemisch. Wichtig: nach Rückbildung der Effloreszenzen lange genug nachbehandeln.

Weitere dermatologische Therapien sind die **Kryotherapie** (Kältetherapie; Vereisung) z. B. von Verhornungsstörungen und Viruswarzen, die **Bestrahlung** mit UVA-Licht zur Besserung des Hautzustandes bei Neurodermitis oder Psoriasis (ggf. kombiniert mit Bädern oder Medikamenten), die **chirurgische Therapie** bei Tumoren und tumorverdächtigen Hautveränderungen. Mit Lasertechnik entfernt man kosmetisch störende Verfärbungen und benigne Hautveränderungen.

2 Allergien und allergische Erkrankungen

Interaktive Übungen
→ S. 103, PagePlayer

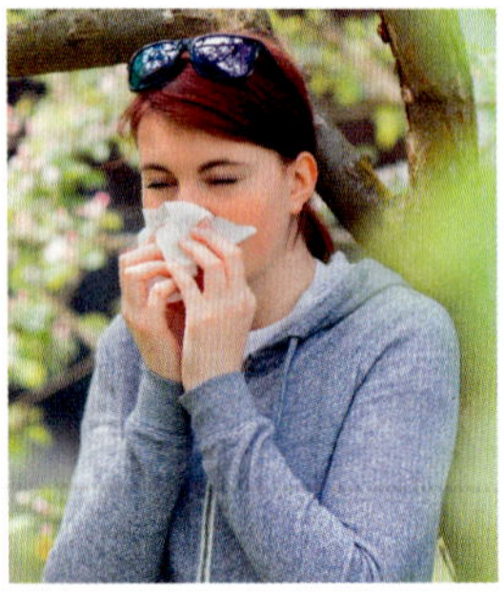

Abb. 1 Typ-1-Allergie: Heuschnupfen

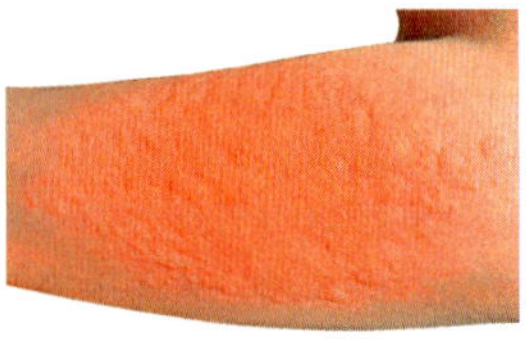

Abb. 2 Typ-4-Allergie: allergisches Kontaktekzem

anaphylaktischer Schock
→ Bd. 2, S. 80
T-Lymphozyten
→ Bd. 1, S. 285

Bei Allergien reagiert das Immunsystem falsch bzw. übermäßig auf einen harmlosen Stoff. Ähnlich wie die Immunität wird die Allergie vom Immunsystem erlernt. Allergien sind nicht angeboren. Nur der Kontakt mit **Allergenen** führt zur **Sensibilisierung**, d. h. zur Allergieentstehung. Erst beim zweiten oder weiteren Allergenkontakt kann eine allergische Reaktion auftreten. Bestimmte Antigene lösen häufig Allergien aus. Wespengift z. B. kann auch bei Menschen ohne Allergieneigung schwere Reaktionen bewirken. Pollen- und Nahrungsmittelallergien sind typisch für die **Atopie**, die Veranlagung zu Erkrankungen wie Asthma, Heuschnupfen und Neurodermitis.
Allergische Reaktionen werden in vier Typen eingeteilt. Am häufigsten sind **Typ-1-** und **Typ-4-Allergien**.

Allergietyp	Charakteristik	Typische Erkrankung
Typ 1 Soforttyp IgE-vermittelt	Sobald das Allergen in den Körper gelangt, binden spezifische **IgE-Antikörper**, d. h. spezielle Allergie-Antikörper daran und bewirken eine Histaminausschüttung. Das Gewebshormon **Histamin** erzeugt Juckreiz, Schwellung, Schleimhautsekretion, Asthma bronchiale und ggf. einen anaphylaktischen Schock. **Symptombeginn nach Minuten**	Pollenallergie mit Heuschnupfen, **Konjunktivitis** (Bindehautentzündung), Asthma bronchiale, Nahrungsmittelallergie; Kribbeln und Schwellungen im Mund **(orales Allergiesyndrom)** und ggf. Verschlimmerung einer Neurodermitis

Typ-2-Allergien führen zur Abtötung von Blutzellen (Erythrozyten, Leukozyten oder Thrombozyten), z. B. nach Einnahme des Schmerzmittels Metamizol (Novaminsulfon).
Typ-3-Allergien führen zur seltenen Gefäßentzündung (Vaskulitis) und/oder zu vielfältigen Hautausschlägen.

Typ 4 verzögerter Typ T-Zell-vermittelter Typ	Sensibilisierte T-Lymphozyten erzeugen bei Allergenkontakt eine Entzündung der Haut (Ekzem), v. a. am Ort der Allergeneinwirkung. **Symptombeginn nach Tagen**	allergisches **Kontaktekzem**, z. B. auf Nickel, Chrom, Kosmetik, Arzneimittelexanthem (Hautausschlag wenige Tage nach Medikamenteneinnahme)

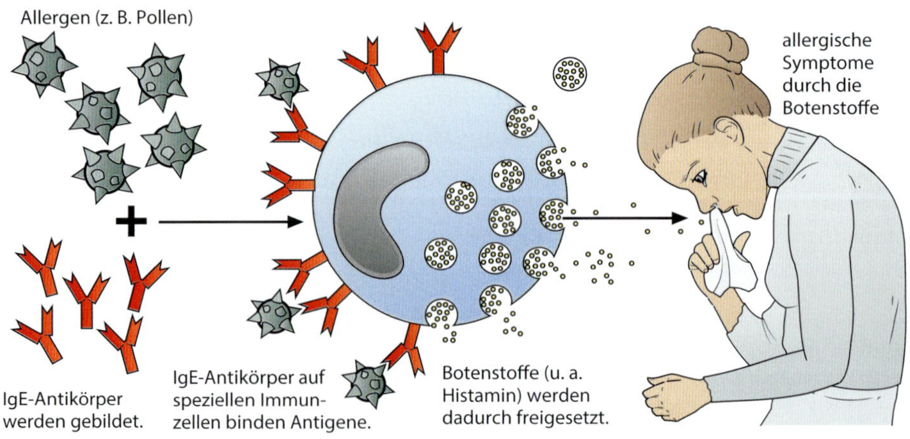

Abb. 3 Ablauf einer allergischen Typ-1-Reaktion

Die Therapie allergischer Erkrankungen besteht – wenn möglich – im Meiden des Auslösers. Symptomatisch helfen bei Typ-1-Reaktionen **Antihistaminika**, die z. B. bei Heuschnupfen während der Pollensaison täglich eingenommen werden. Sie bessern die Symptome, beugen einer Verschlimmerung vor und können den sog. **Etagenwechsel** (zu Heuschnupfen kommt Asthma hinzu) zu verhindern helfen. Auch vermindern sie die sog. allergische Spätreaktion. Unter der Spätreaktion versteht man eine der Typ-1-Reaktion nach zwölf bis 24 Stunden folgende Immunreaktion mit Krankheitsgefühl und Müdigkeit.

Die Typ-1-Reaktion ist nicht nur eine lokale Erkrankung, sondern betrifft den ganzen Körper. Oft müssen mehrere Antihistaminika ausprobiert werden, da das Entzündungsgeschehen individuell unterschiedlich verläuft. Selten sind Cortison und andere Stoffe erforderlich.

MERKE Meistens machen nicht die Antihistaminika den Patienten müde, sondern die allergische Reaktion. Einige Antihistaminika-Wirkstoffe wirken sedierend und werden als rezeptfreie Schlafmittel verkauft, z. B. Doxylamin.

Der lebensbedrohliche anaphylaktische Schock erfordert eine notärztliche Behandlung mit sofortiger (intravenöser) Adrenalin-, Antihistaminika- und Cortisongabe. Hochallergische Patienten bzw. ihre Angehörigen erhalten Notfallsets und werden entsprechend geschult.

anaphylaktischer Schock
→ Bd. 2, S. 80

Die **spezifische Immuntherapie (SIT; Hyposensibilisierung)** kann das Immunsystem an ein Allergen gewöhnen, indem es regelmäßig subkutan injiziert wird. Dabei beginnt man mit kleinsten Mengen und steigert die Allergenzufuhr langsam. Das bewirkt, dass normale **IgG-Antikörper** statt der allergietypischen **IgE-Antikörper** gebildet werden. Das Ausmaß der allergischen Reaktion geht dann allmählich zurück. SIT birgt jedoch das Risiko einer anaphylaktischen, d. h. schweren allergischen Reaktion, weshalb der Patient nach jeder Injektion 30 Minuten lang in der Praxis unter Beobachtung bleibt. Besonders gut gelingt die SIT bei Wespengiftallergien. Der ältere Begriff **Desensibilisierung** wird nicht mehr verwendet, da er „Umkehr der Allergieentstehung" bedeutet und die SIT zwar zur Abschwächung der allergischen Reaktion, aber nicht zur vollständigen Auslöschung der Allergie führt.

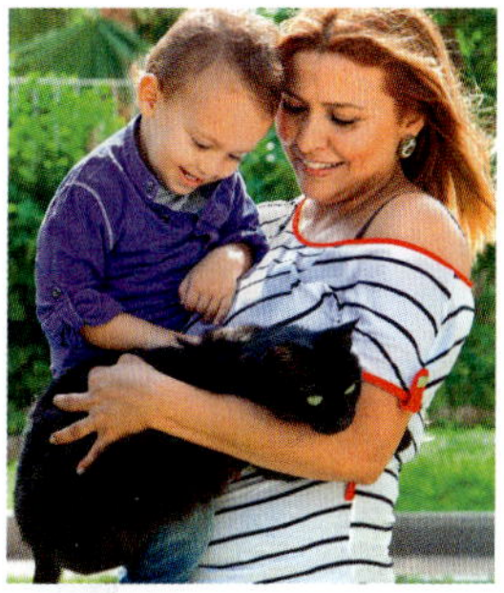

Abb. 1 Behaarte Haustiere können Allergien auslösen.

Bei **Kontaktallergien** (Typ 4) ist die Allergenvermeidung sehr wichtig, da sich die allergische Reaktion sonst immer mehr verstärkt. Antihistaminika helfen bei Kontaktekzemen nicht, da Histamin nicht an der Typ-4-Reaktion beteiligt ist. Lokale Anwendung von Cortisoncremes bessert die Symptome und ist bei kurzfristiger Anwendung unproblematisch.

Die Prävention allergischer Erkrankungen ist nur teilweise möglich. Vieles spricht für das Stillen von Säuglingen. Häufige Allergene (Nüsse, Erdnüsse) können früh als Mus gefüttert werden. Auf Haustiere mit Fell sollte verzichtet werden und die Wohnung sollte hausstaubarm eingerichtet sein. Ruß und Zigarettenrauch fördern Allergien. Infekte und Kontakt mit Umweltantigenen (d. h. Schmutz) schon in früher Kindheit scheinen einen gewissen Schutz vor Allergien zu bewirken.

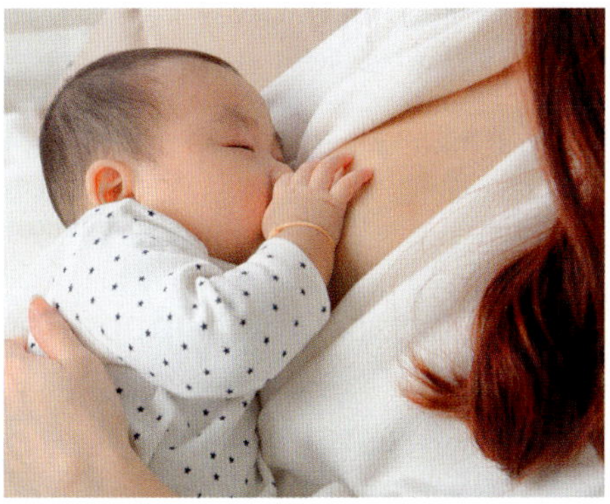

Abb. 2 Stillen wird zur Allergieprävention empfohlen.

Für MFA ist eine gute Hautpflege zur Allergieprävention wichtig. Hautverletzungen sind Eintrittspforten für Allergene und für Erreger. Häufige Händedesinfektion ist besser und hautschonender als wiederholtes Waschen. Wirkstoffhaltige Salben, Cremes und Injektionslösungen sollten nicht mit bloßen Händen berührt werden.

Interaktive Übungen
→ S. 103, PagePlayer

3 Häufige Hauterkrankungen

3.1 Neurodermitis (atopische Dermatitis)

Definition: Neurodermitis ist eine chronische und/oder in akuten Schüben auftretende Entzündung der Haut an typischen Körperstellen. Hauptsymptom ist der Juckreiz. Oft liegen weitere atopische Erkrankungen vor.

Infektionskrankheiten mit Exanthem: Varizellen mit Herpes zoster, Scharlach, Masern, Röteln
→ Bd. 1, S. 314

Häufigkeit: Etwa 10 % der Vorschulkinder und 3 % der Erwachsenen sind betroffen. Sehr empfindliche Haut, d. h. leichte Neurodermitis, ist etwa dreimal häufiger.

Ursachen/Pathogenese: Ursache ist eine vererbte Hautfunktionsstörung. Die Haut ist übermäßig reizbar, sodass Kälte, Wärme, Schwitzen, Austrocknung oder Kontakt mit Wolle zu Juckreiz und Entzündung führen. Manche Patienten spüren eine Verschlimmerung, nachdem sie säurehaltige Nahrung wie Zitrusfrüchte oder Tomaten gegessen haben. Stress und Aggression können ggf. die Symptome verschlimmern, was zur Bezeichnung „Neuro"-dermitis geführt hat. Meistens nehmen die Symptome im Winter durch Kälte und Heizungsluft zu.

Informationen über Neurodermitis und andere atopische Erkrankungen:
www.daab.de
(Deutscher Allergie- und Asthmabund)

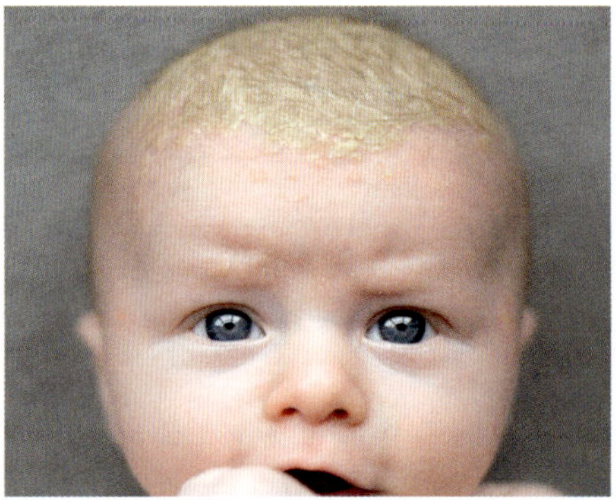

Abb. 1 Der sog. Milchschorf ist oft das erste Zeichen einer Neurodermitis.

Symptome: Als erstes Symptom tritt oft bei Säuglingen der sog. Milchschorf auf (→ Abb. 1). Es kommt zu nässenden Hautentzündungen **(Ekzemen)** im Gesicht und am Rumpf. Bei Klein- und Schulkindern ist das Beugenekzem typisch (→ Abb. 2). Erwachsene leiden oft unter Handekzemen und trockener, reizbarer Haut. Meist bessert sich der Hautzustand im Verlauf der Jugend.

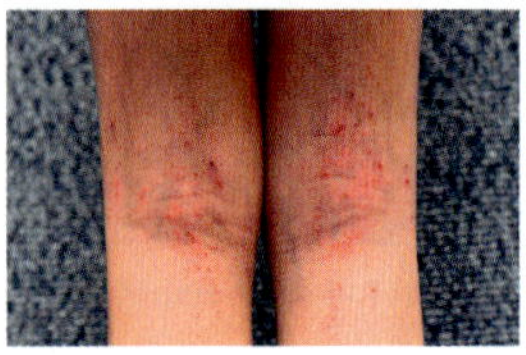

Abb. 2 Beugenekzem

Komplikationen: Da bestimmte Funktionen der T-Zellen gestört sind, verlaufen Virusinfektionen wie Lippenherpes und Varizellen schwerer und erfordern eine virostatische Therapie bzw. rechtzeitige Impfung. Aufgekratzte Haut neigt zu bakteriellen Superinfektionen.

Diagnostik: Klinische Diagnose; meistens ist die Familienanamnese positiv.

Therapie: Weglassen vermeidbarer Hautreizungen und intensive Hautpflege. Synthetischer Harnstoff **(Urea)** wirkt antientzündlich und bindet Feuchtigkeit in der Haut. Kortikoide wirken zuverlässig lindernd, sind aber auf Dauer nebenwirkungsreich. Die abendliche Gabe sedierender Antihistaminika hilft bei nächtlichem Juckreiz. Weiche Kleidung und allergenarme Pflegemittel sind wichtig. Bei nachgewiesenen Allergien ist der Auslöser zu meiden. Eine allgemeine Neurodermitis-Diät gibt es nicht. Die Erkrankung ist nicht heilbar.

Hinweis: Auch Kratzen allein reizt die Haut, führt zur Entzündung und erzeugt weiteren Juckreiz – ein Teufelskreis. In Schulungen können Patienten „Kratzalternativen" wie Streicheln, Drücken, Kühlen, Eincremen sowie Entspannungstechniken einüben.

3.2 Psoriasis (Schuppenflechte)

Definition: Psoriasis (sprich: „Psorie-asis") ist eine genetisch bedingte Hautkrankheit, die sich durch Schuppung und Entzündung der befallenen Hautstellen äußert.

Psoriasis-Selbsthilfegruppen finden sich unter:
www.psoriasis-selbsthilfe.org

Häufigkeit: Ca. 2 % der Bevölkerung sind betroffen.

Ursachen/Pathogenese: Die Hautregeneration von der Basalzellteilung bis zur Abschuppung findet bei Psoriasis in vier statt normalerweise in 30 Tagen statt. Die Haut ist sehr empfindlich und reagiert auf jede Art von Reizung bzw. Schädigung mit der typischen Entzündung und Schuppung. Medikamente, Infektionen, Alkohol und Nikotin können Psoriasis auslösen und verschlimmern.

Symptome: Psoriasis führt zu starker Schuppung und Entzündung der betroffenen Hautstellen. Die Hautveränderungen treten vor allem an mechanisch belasteten Stellen auf. Die chronische Form betrifft v. a. Kopfhaut, Knie, Ellenbogen und Kreuzbein (→ S. 113, Abb. 1).

Gesunde bemerken die unvermeidlichen mechanischen Belastungen der genannten Körperstellen nicht. Oft sind die Nägel verändert. Die Nagelpsoriasis kann leicht mit Nagelpilz verwechselt werden.

Komplikationen: Akute Schübe werden z. B. durch Streptokokkenangina, Betablocker oder Malariamittel ausgelöst und treten ausschlagartig über die gesamte Haut verteilt auf. Eine Komplikation der Psoriasis stellt die **Psoriasis-Arthritis** dar. Sie ähnelt der rheumatoiden Arthritis, kann auch ohne Hauterscheinungen auftreten und sehr schwer verlaufen.

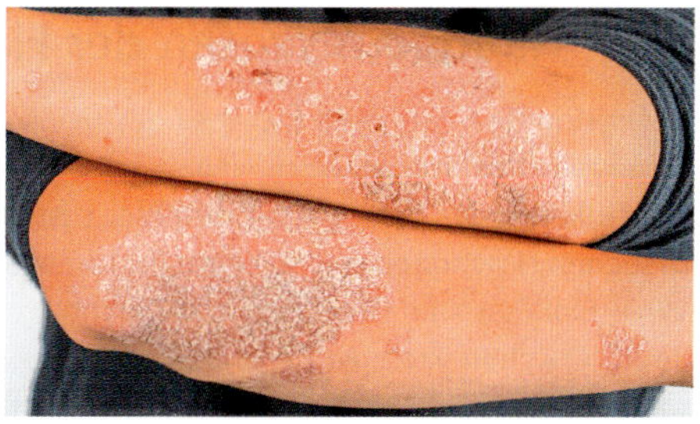

Abb. 1 Chronische Psoriasis an Ellenbogen und Unteramen

rheumatoide Arthritis
→ Bd. 1, S. 396

Diagnostik: Die Diagnose erfolgt klinisch, nur in untypischen Fällen durch Biopsie.

Therapie: Intensive Hautpflege, um die Reizbarkeit der Haut zu mindern. UVA-Bestrahlung kann den Hautzustand bessern, ggf. kombiniert mit Bädern und die Lichtwirkung verstärkenden Medikamenten. Eine systemische Therapie mit Fumarsäure, Immunsuppressiva oder Biologika wird eingesetzt, wenn die Lokaltherapie nicht ausreicht. Psoriasis ist nicht heilbar.

Besonderheit: Psoriasis fördert als entzündliche Systemkrankheit (Ganzkörperkrankheit) das metabolische Syndrom, kardiovaskuläre Erkrankungen und Depressionen.

3.3 Acne vulgaris (Akne)

Definition: entzündliche Krankheit der Talgdrüsenfollikel, d. h. der Ausgänge der Hautfettdrüsen

Häufigkeit: Fast jeder Mensch ist in der Pubertät von Akne betroffen.

Ursachen/Pathogenese: In der Pubertät bewirken Hormone eine vermehrte Bildung von Hautfett (Talg). Gleichzeitig ist der Talgabfluss zur Hautoberfläche hin gestört. Beides führt zur Entzündung und ggf. zu Narbenbildung. Da Testosteron Akne verstärkt, haben Jungen meist stärkere Akne als Mädchen. Veranlagung spielt eine Rolle.

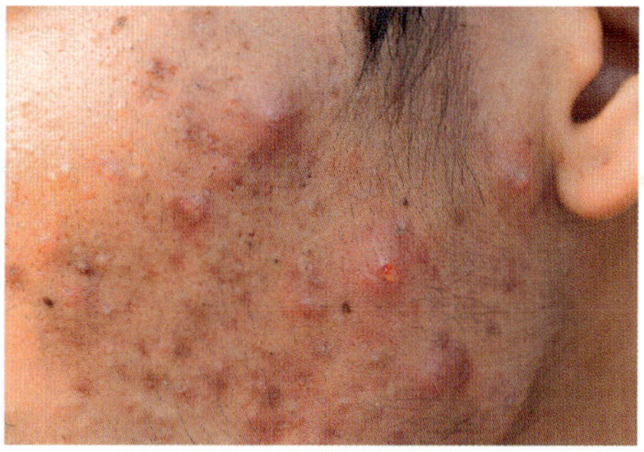

Abb. 2 Acne vulgaris

Symptome: Komedonen („Pickel"), Papeln (tastbare Knötchen), Pusteln (eitrige Papeln), Rötung und ggf. Narbenbildung

Diagnostik: klinisch

Therapie: Weglassen fetthaltiger Kosmetika, Vermeidung von Hautreizungen. Sanfte Entfettung der Hautoberfläche mit Kosmetiktüchern, Waschen mit Syndets. Lokaltherapie mit Wirkstoffen, die Verhornung und Talgbildung vermindern. Bei Frauen kann eine spezielle Pille die Wirkung männlicher Geschlechtshormone vermindern und damit das Hautbild verbessern. Bei schwerer Akne systemische Therapie mit Isotretinoin. Dabei muss konsequent verhütet werden, da das Medikament in der Schwangerschaft zu Missbildungen führt.

Besonderes: Eine milch- und zuckerreiche Ernährung sowie Fastfood fördern Akne. Cortison und Testosteron können Akne in jedem Alter hervorrufen.

Hinweis: Nach der Pubertät ist Akne selten. Dann sind „Pickel", also Papeln und Pusteln, im Gesicht häufig durch die **periorale Dermatitis** bedingt. Dabei entzünden sich Talgdrüsen, weil sie durch fetthaltige Kosmetika wie Cremes und Make-up verstopft werden. Der Bereich um den Mund herum (perioral) ist gesund, denn er enthält kaum Talgdrüsen. Die übrige Gesichtshaut ist gerötet und entzündet. Was hilft, ist das Weglassen aller Kosmetika – außer Wasser. Dadurch verschlimmern sich die Pickel zunächst, bis sie nach drei Wochen von selbst abheilen.

3.4 Häufige Mykosen der Haut: Fuß- und Nagelpilz

Mykosen
→ Bd. 1, S. 330

Definition: Die häufigste Mykose des Menschen ist die **Interdigitalmykose**, der Fußpilz in den Zehenzwischenräumen. Auch Nagelpilz ist verbreitet; der Fachbegriff lautet **Onychomykose**.

Häufigkeit: Etwa jeder dritte Erwachsene ist von einer Fuß- und/oder Nagelmykose betroffen.

Ursachen/Pathogenese: Mehrere Faktoren begünstigen Mykosen: Schwitzen, luftdichte Schuhe sowie Einflüsse, die Resistenz und Durchblutung vermindern, besonders Diabetes, Rauchen und pAVK. Onychomykose ist bei Joggern häufig, weil beim Laufen die Zehennägel gegen die Schuhspitze stoßen. Dabei gelangen Pilze leichter unter die Nägel.

Symptome: feuchte, rissige, weißliche Veränderungen zwischen den Zehen (→ Abb. 1) bzw. dunkle, verdickte Finger- bzw. Fußnägel (→ Abb. 2)

Diagnostik: klinisch; ggf. Abstrich bzw. Pilzkultur

Therapie: Fußpilz: Bei leichtem Fußpilz reicht eine tägliche Lokaltherapie mit Creme oder Spray aus. Wichtig ist die konsequente Fortsetzung der Behandlung auch nach dem Verschwinden der Hautveränderungen über mindestens drei Wochen.

Fußpilz der Fußsohle (sog. Mokassin-Fußpilz): Hier sind orale Antimykotika sinnvoll, z. B. Terbinafin. Zusätzlich Lokaltherapie und Desinfektion (s. u.).

Nagelpilz: Zunächst wird das krankhaft veränderte Nagelmaterial abgetragen, was chemisch mit Harnstoff-Cremes und mechanisch mit Einmal-Nagelfeilen gelingt. Anschließend erfolgt eine lokale ggf. systemische Therapie, je nachdem, wie ausgedehnt der Befall ist. Höheres Alter und immunschwächende Begleiterkrankungen erfordern oft eine systemische Therapie.

Fuß- bzw. Haut- und Nagelmykosen erfordern eine gute Wäsche- und Händehygiene. Socken müssen bei mindestens 60 °C mit speziellen Waschmitteln und Schuhe mit geeigneten Sprays desinfiziert werden.

Prävention: Siehe Ursachen; gründliches Abtrocknen der Zehenzwischenräume nach dem Waschen und Schwimmen schützt am besten vor Fußpilz.

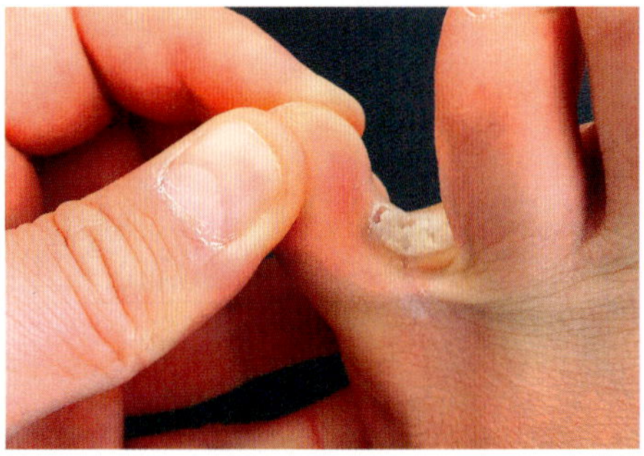

Abb. 1 Interdigitalmykose

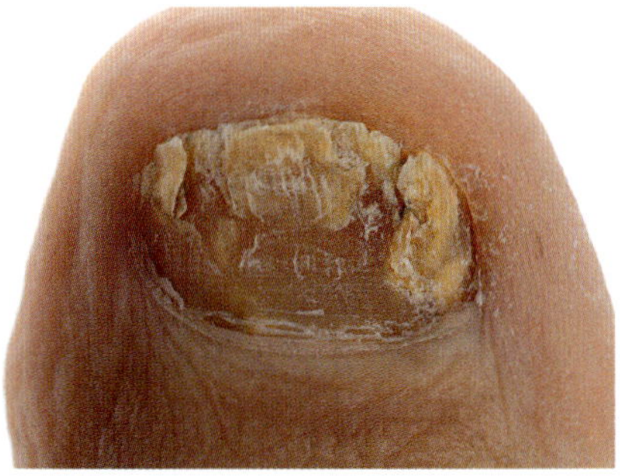

Abb. 2 Onychomykose

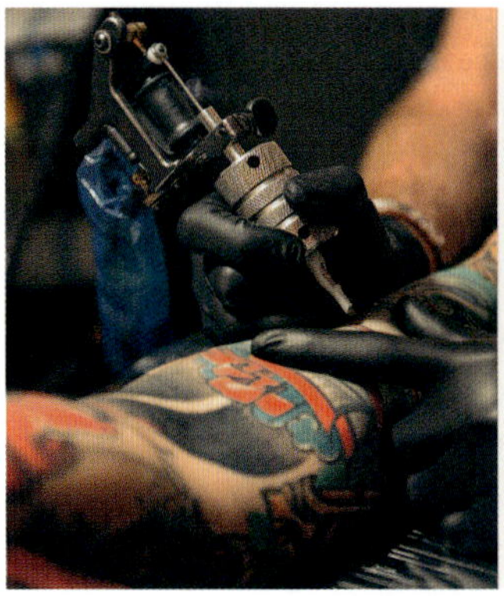

Tattoos kann man nicht entfernen … Beim Tätowieren werden Farbstoffe in die Dermis eingebracht. Makrophagen erkennen diese Fremdstoffe, nehmen Pigmentkörnchen auf und versuchen, sie unschädlich zu machen. Das gelingt den Abwehrzellen zwar nicht, sie tragen die Farbstoffe aber ein Stück weit fort und sterben dann ab. Durch diese Vorgänge werden Pigmente verlagert und die Tattoos allmählich unscharf. Bei der „Entfernung“ mit dem Laser werden die Farbstoffkörnchen so stark zerkleinert, dass sie in die nächsten Lymphknoten und weiter ins Lymphsystem transportiert werden. So bleiben die Farben für immer im Körper – auch bei Unverträglichkeit und bei Allergien.

3.5 Lichtbedingte Hauterkrankungen und Pigmentnävi

Ursachen/Pathogenese: Die im Laufe des Lebens auf die Haut einwirkende UV-Strahlung führt zu Zellschäden und Mutationen. Es kommt zu benignen und malignen Hautveränderungen. Mehr durch Lichtschäden als durch das Alter lässt die Hautelastizität nach und es bilden sich Falten. Die Pigmentierung wird unregelmäßig und Altersflecken entstehen. Die Haut atrophiert, d. h. sie wird dünner, da das Immunsystem immer mehr Zellen wegen Mutationen abtötet.

3.5.1 Aktinische Keratosen und Plattenepithelkarzinom

Häufig entstehen an stark belichteten Stellen, d. h. im Gesicht, auf den Handrücken und bei Glatzenbildung auf der Kopfhaut, Verhornungsstörungen, sog. **aktinische** (strahlenbedingte) **Keratosen** (→ Abb. 1). Sie sind **Präkanzerosen** (Krebsvorstufen), da sie in **Plattenepithelkarzinome** (→ Abb. 2) übergehen können. Sie sollten deshalb therapiert bzw. entfernt werden. Das kann mit Cremes oder Gel, Kryotherapie und/oder chirurgisch geschehen.

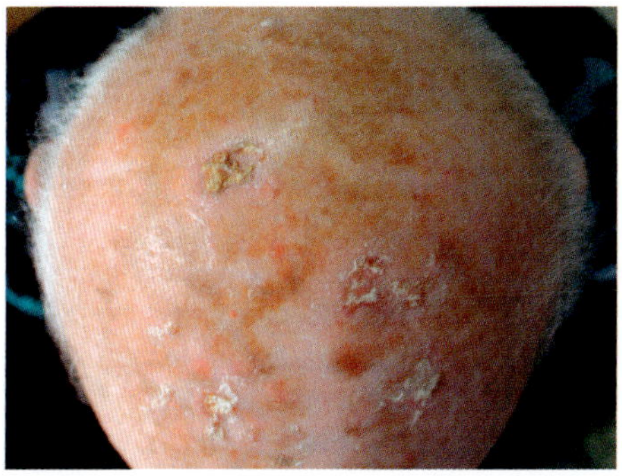

Abb. 1 Altershaut mit aktinischen Keratosen

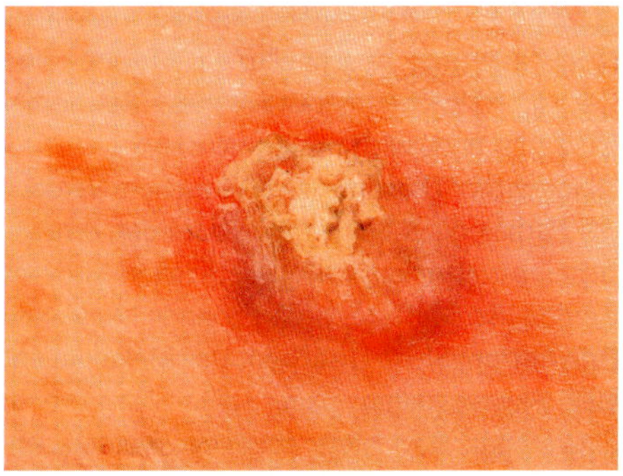

Abb. 2 Plattenepithelkarzinom

3.5.2 Basaliom (Basalzellkarzinom)

Definition/Häufigkeit: Krebs der Basalzellen der Epidermis. Das Basaliom ist der häufigste Krebs des Menschen. Es kommt nicht in Krebsstatistiken vor, da es nicht zum Tode führt. Es ist der einzige **semimaligne** (halb maligne) Tumor, d. h. es zerstört angrenzendes Gewebe, metastasiert aber nicht. 80 % der Basaliome befinden sich im Bereich von Gesicht und Kopf.

Lokalisation/Symptome: Das Basaliom tritt vor allem auf den sog. Sonnenterrassen der Haut auf. So werden Hautbereiche bezeichnet, auf welche die UV-Strahlung steil auftrifft und daher besonders stark einwirkt: Nase, Unterlid, Jochbeine und Stirn. Typisch für das Basaliom sind sichtbare Äderchen und eine perlmuttähnliche Farbe. Es kann knötchenartig (→ Abb. 3) oder flach wachsen. Oft entsteht in der Mitte ein Ulkus, das der Patient meist für eine schlecht heilende Wunde hält.

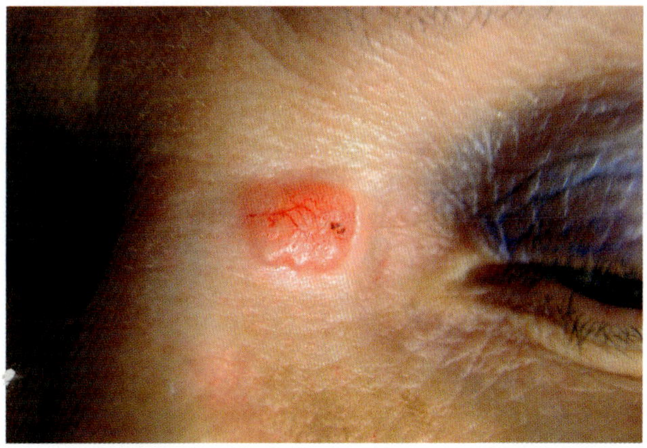

Abb. 3 Basaliom

Diagnostik: klinisch, nach **Exzision** histologisch

Therapie: Das Basaliom sollte chirurgisch entfernt werden. Ist eine Exzision aufgrund ungünstiger Lokalisation oder fehlender Operationsfähigkeit des Patienten nicht möglich, wird z. B. eine Lokaltherapie mit Imiquimod-Creme durchgeführt. Imiquimod aktiviert das Immunsystem und bewirkt über eine Entzündungsreaktion die Rückbildung des Basalioms.

Besonderheit: Basaliome und andere Lichtschäden der Haut betreffen vor allem Menschen mit heller Haut, dem sog. **Hauttyp 1**. Sie bräunen kaum und neigen sehr zum Sonnenbrand. Diese Menschen brauchen einen konsequenten Lichtschutz durch Sonnenschutzcremes, Kleidung und das Meiden von Urlaubsorten mit starker Sonneneinstrahlung – v. a. im Winter, wenn die Haut besonders dünn und hell ist.

MERKE Basaliom und Plattenepithelkarzinom werden als heller Hautkrebs bezeichnet.

3.5.3 Malignes Melanom

Definition: schwarzer Hautkrebs; maligner Tumor der Melanozyten (→ Abb. 1)

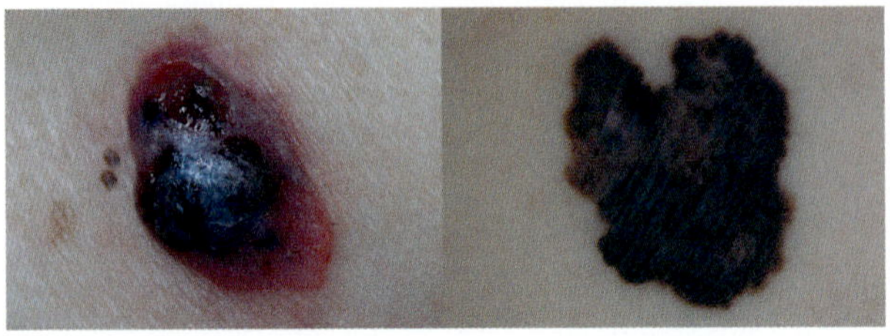

Abb. 1 Knotiges Melanom (links), flach wachsendes Melanom (rechts)

Häufigkeit: Melanome werden häufiger, da sie durch intensive UV-Bestrahlung gefördert werden und Sonnenbräune in den letzten Jahrzehnten Mode war.

Ursachen/Pathogenese: Sonnenbrände, vor allem vor der Pubertät, können Mutationen bewirken, die nach Jahren bis Jahrzehnten zum Melanom führen. Melanome können in pigmentierten Hautmalen (**Nävi**, Ez. **Nävus**) entstehen, aber auch in normaler Haut. Da Melanozyten während der Fetalzeit in die gesamte Haut einwandern, sind auch Melanomzellen noch „Wanderzellen" und neigen sehr zur Metastasierung. Je schneller ein Melanom in die Tiefe, d. h. durch die Basalmembran hindurch, wächst, desto eher metastasiert es. Melanome, die eher flach wachsen, metastasieren daher nicht ganz so schnell wie knotig wachsende.

Diagnostik/Therapie: Bei klinischem Verdacht ist eine vollständige Exzision indiziert. Bestätigt der Pathologe die Malignität, wird ggf. erneut und mit größerem Sicherheitsabstand operiert, um sicherzustellen, dass alle Krebszellen entfernt wurden. Dabei muss ggf. viel Gewebe exzidiert werden. Bei Metastasierung können Medikamente und Bestrahlung eingesetzt werden.

Prävention: Siehe Ursachen. Das Melanom entsteht aus Pigmentzellen. Nävi enthalten besonders viele Pigmentzellen. Daher sollten Nävi grundsätzlich beobachtet und Veränderungen sowie neu auftretende Nävi stets abgeklärt werden. Im Zweifel erfolgt eine Exzision. Manche Patienten haben **dysplastische Nävi**, d. h. Hautmale mit pathologischen Zellveränderungen, die zur Melanombildung neigen. Verwandte von Melanompatienten werden engmaschig untersucht. Bei Melanompatienten selbst erfolgt eine gewissenhafte Nachsorge.

Hinweis: Jedes Gewebe, auch das kleinste Hautmal, das Menschen entnommen wird, muss durch einen Pathologen untersucht werden. Fälle, in denen Patienten an Melanomen starben, nachdem harmlos wirkende Nävi entnommen und entsorgt worden waren, führten zur Verurteilung der Ärzte.

Die **ABCDE-Regel** gibt an, welche Veränderungen für eine **Dysplasie** (pathologische Zellveränderung, ggf. Krebsvorstufe) sprechen:

ABCDE(S)-Regel: malignitätsverdächtige Symptome bei Pigmentnävi

A	B	C	D	E	S
Asymmetrie	unregelmäßige **B**egrenzung	**C**olor = unregelmäßige Farbe	**D**urchmesser > 5 mm = Bleistiftdicke	**E**ntwicklung, **E**rhabenheit, **E**rweiterung	**S**ymptome Bluten Juckreiz

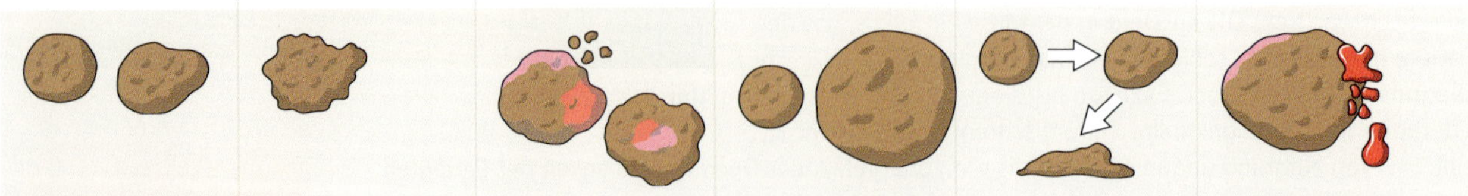

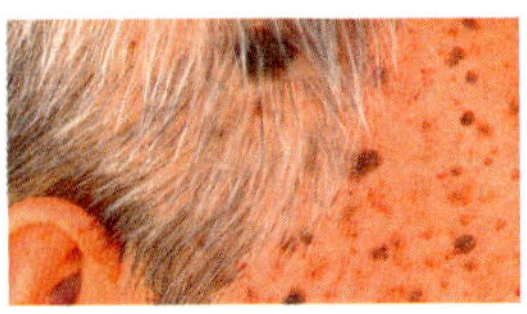

Abb. 2 Seborrhoische Keratosen

Besonderheit: Seborrhoische Keratosen werden als Alterswarzen bezeichnet, weil sie mit zunehmendem Alter häufiger werden (→ Abb. 2). Sie entstehen bevorzugt am Rumpf. Da sie die ABCDE-Kriterien oft erfüllen, können sie mit Melanomen verwechselt werden. Sicherheit gibt z. B. die Beurteilung mit dem Auflichtmikroskop durch den Dermatologen. Die Exzision kann aus kosmetischen Gründen stattfinden, muss aber privat bezahlt werden.

Wart's ab ... Viruswarzen (vulgäre Warzen, Verrucae vulgares) sind häufig und lästig. Sie entstehen vor allem bei empfindlicher Haut und bei Kindern, weil Warzenviren von einem starken, ausgereiften Immunsystem meistens abgewehrt werden. An den Fußsohlen bilden vulgäre Warzen schmerzhafte **Dornwarzen**, da sie mit jedem Schritt tiefer in die Hornschicht getrieben werden. Vor jeder Therapie ist zu bedenken, dass Warzen bei guter Immunabwehr und Durchblutung von selbst heilen und die Behandlung nicht so aggressiv sein darf, dass es blutet oder Narben entstehen. Bei wenig ausgedehntem Befall ist daher das Prinzip: Lokaltherapeutika auftragen und Geduld haben.

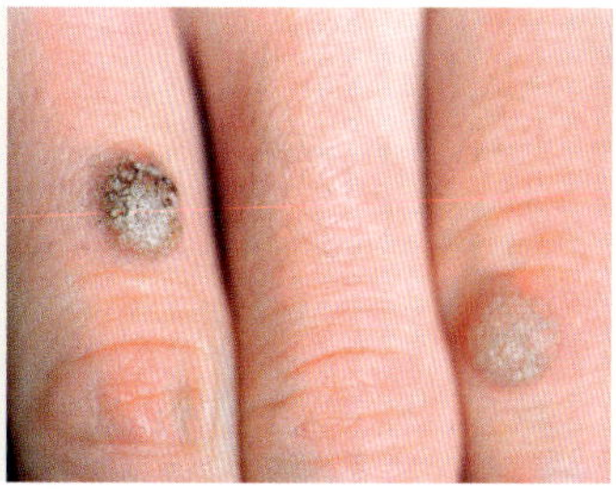

→ Terminologie: Dermatologie

ABCDE-Regel	Schema zur Erkennung dysplastischer Nävi (Asymmetrie, Begrenzung, Color, Durchmesser, Erweiterung, Erhabenheit)
aktinische Keratose	strahlungsbedingte Verhornungsstörung der Haut; sog. Alterswarze
Allergen	Allergie auslösendes Antigen
Allergie	erworbene immunologische Überreaktion auf ein Antigen bzw. Allergen
Typ-1-Allergie	Allergie vom Soforttyp, z. B. Heuschnupfen und Asthma
Typ-4-Allergie	Allergie vom verzögerten Typ, z. B. Kontaktekzem durch Nickel
Allergologie	Lehre von den Allergien, ihrer Diagnostik und Behandlung
Antihistaminikum (Mz. **Antihistaminika**)	antiallergisches Mittel zur Anwendung bei Typ-1-Reaktionen
Atopie (Adj. **atopisch**)	genetische Neigung zu Asthma, Heuschnupfen, Neurodermitis und Nahrungsmittelallergien
Basaliom **Basalzellkarzinom**	Basalzellkrebs; Variante des hellen Hautkrebses; semimaligner Tumor, d. h. Krebs, der nicht metastasiert
Basalmembran	Trennschicht zwischen Epithel (Epidermis) und Lederhaut
Basalzellschicht	unterste Zellschicht der Epidermis, die der Regeneration dient
Dermatologie	Lehre von den Haut- und Geschlechtskrankheiten
Dermatoskop	Lupengerät zur Betrachtung von Hautveränderungen
Dermis	Lederhaut; Hautschicht zwischen Epidermis und Subkutis
Dysplasie	Zellveränderung, die ggf. zu Krebs werden kann
Effloreszenz	pathologische Hauterscheinung, z. B. Bläschen, Pustel
Ekzem **Dermatitis**	Entzündung der Haut
Epidermis	Oberhaut; Epithelschicht der Haut
Epikutantest	Allergietest zur Diagnostik von Typ-4-Allergien
Etagenwechsel	Ausweitung der allergischen Symptomatik von den oberen in die unteren Atemwege, d. h. in die Bronchien
Exanthem	Hautausschlag

Exzision (Verb **exzidieren**)	chirurgische Entfernung
Histamin	Botenstoff, der an Typ-1-Allergien beteiligt ist
IgE-Antikörper	allergiespezifische Antikörper
IgG-Antikörper	„normale" Antikörper, die Antigene neutralisieren
Inhalationsallergene	Allergene, die überwiegend eingeatmet werden
Interdigitalmykose	Fußpilz der Zehenzwischenräume (Interdigitalräume)
Kollagen	faseriges Strukturprotein des Bindegewebes
Konjunktivitis	Bindehautentzündung
Kryotherapie	Kältetherapie; sog. Vereisung
Kutis (Cutis)	Haut (Epidermis und Dermis)
Melanin	dunkles Hautpigment
Melanozyt	Melanin bildende Hautzelle
Nävus (Mz. **Nävi**)	(pigmentiertes) Hautmal; Muttermal
Nävus, dysplastischer	Hautmal mit krebsverdächtigen Zellveränderungen
Neurodermitis **endogenes Ekzem** **atopische Dermatitis**	chronische Hauterkrankung, die durch Juckreiz und Entzündung gekennzeichnet ist und oft mit Asthma, Pollen- und Nahrungsmittelallergien zusammen vorkommt
Onychomykose	Nagelpilz
orales Allergie-Syndrom	allergische Symptome in Mund und Rachen
Prick-Test	Allergietest zur Diagnostik von Typ-1-Allergien
Psoriasis	sprich: „Psorie-asis"; Schuppenflechte
Sensibilisierung	Lernvorgang des Immunsystems, dessen Ergebnis eine Allergie ist
spezifische Immuntherapie (SIT) **Hyposensibilisierung**	Spritzenbehandlung oder orale Therapie, die das Immunsystem langsam an ein Allergen gewöhnen soll; das Allergen wird dem Körper in steigender Konzentration zugeführt
Subkutis (Subcutis)	Unterhaut; Hautschicht unterhalb der Dermis
Syndet	synthetisches Detergens; schonendes Hautwaschmittel
Verruca vulgaris (Mz. **Verrucae vulgares**)	gewöhnliche Viruswarze

Aufgaben

1 Nennen Sie den Aufbau und mehrere Funktionen der Haut.
2 Welche Ursachen und Auslöser der Neurodermitis kennen Sie?
3 Nennen Sie je drei Wirkungen und Nebenwirkungen lokal angewendeter Kortikoide.
4 Erklären Sie, warum Psoriasis nicht ansteckend ist.
5 Nennen Sie die Dysplasiezeichen für Nävi nach dem ABCDE(S)-Schema.
6 Wie heißt der häufigste Hautkrebs des Menschen?

4 Wundheilung und Wundversorgung

Interaktive Übungen
→ S. 103, PagePlayer

4.1 Wundheilung und Wundheilungsstörungen

Jede Wunde, d. h. jede Verletzung bzw. Schädigung der Haut, wird durch eine Entzündung beantwortet. Das Ziel der Entzündung ist die Heilung (Regeneration), d. h. die möglichst vollständige Wiederherstellung des geschädigten Gewebes. Die Wundheilung kann grundsätzlich **primär**, d. h. direkt und komplikationslos, oder **sekundär**, d. h. erschwert und verzögert, stattfinden (→ Abb. 1 und 2). Die **sekundäre Wundheilung** erzeugt mehr Narbengewebe als die **primäre Wundheilung**.

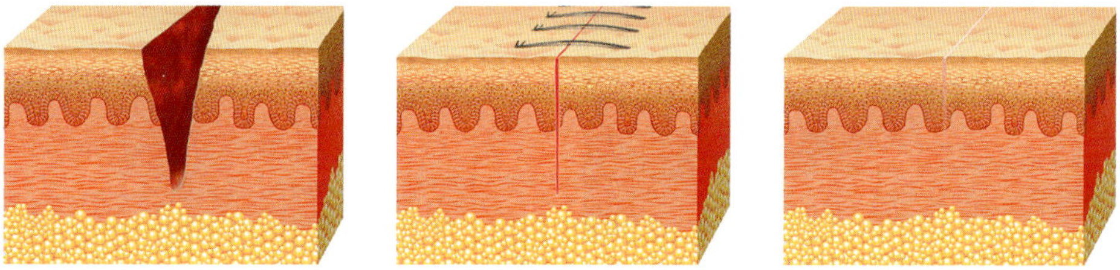

Abb. 1 Primäre Wundheilung: klaffende Schnittwunde mit glatten, sauberen Wundrändern (links); primäre Wundversorgung mit Naht, rasche Heilung von den Wundrändern aus (Mitte); Ergebnis: minimale Narbenbildung, belastbar nach Wochen (rechts)

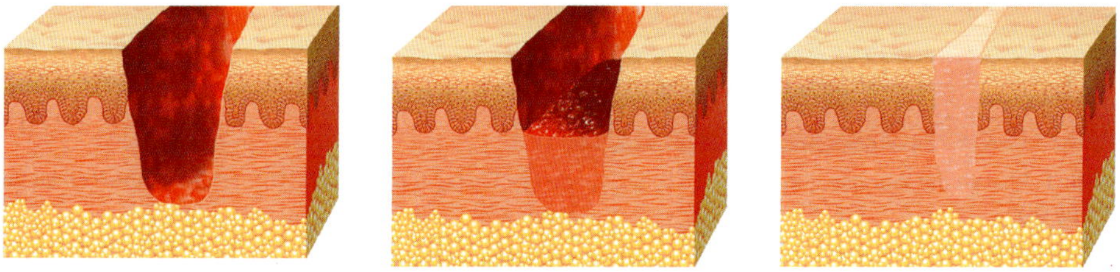

Abb. 2 Sekundäre Wundheilung: tiefe Gewebsverletzung (links); langsame Heilung vom Wundgrund aus (Mitte); Ergebnis: ausgeprägte Narbe, belastbar nach Monaten (rechts)

Die Wundheilung verläuft über mehrere Phasen (→ Abb. 3):

- Phase der **Blutstillung** und entzündlichen **Wundreinigung**
- Phase der **Neubildung** von Bindegewebe und Epithel
- Phase der **Narbenausreifung** und -schrumpfung

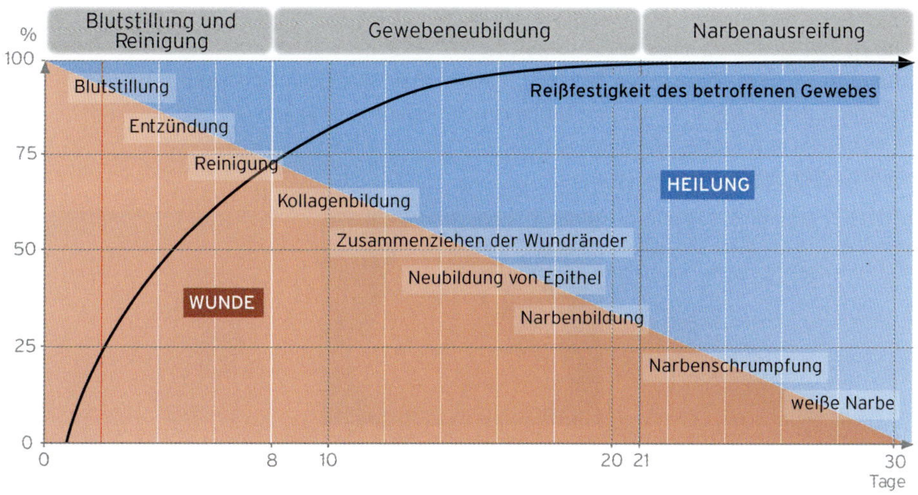

Abb. 3 Phasen der Wundheilung

Akute Wunden entstehen meistens durch Verletzungen. Sie kommen aber auch durch Operationen zustande. Jeder chirurgische Schnitt erzeugt eine Schnittwunde.
Zunächst kommt es spontan oder durch Kompression unterstützt zur Blutstillung. An der Schwellung der Wundränder erkennt man die **Entzündung**, die der Wundreinigung und Heilung dient (→ Abb. 1a). Wird die Wunde offen behandelt, bildet sich nach wenigen Tagen am Wundgrund eine rote, rau wirkende Oberfläche, das **Granulationsgewebe** (→ Abb. 1b). Es bildet sich allmählich in frisches, rötliches **Narbengewebe** um (→ Abb. 1c). Mit der Zeit wird die Narbe weiß. Sie reift nach und nach aus und wird belastbar. Nach etwa einem Jahr verändert sie sich nicht mehr (→ Abb. 1d).

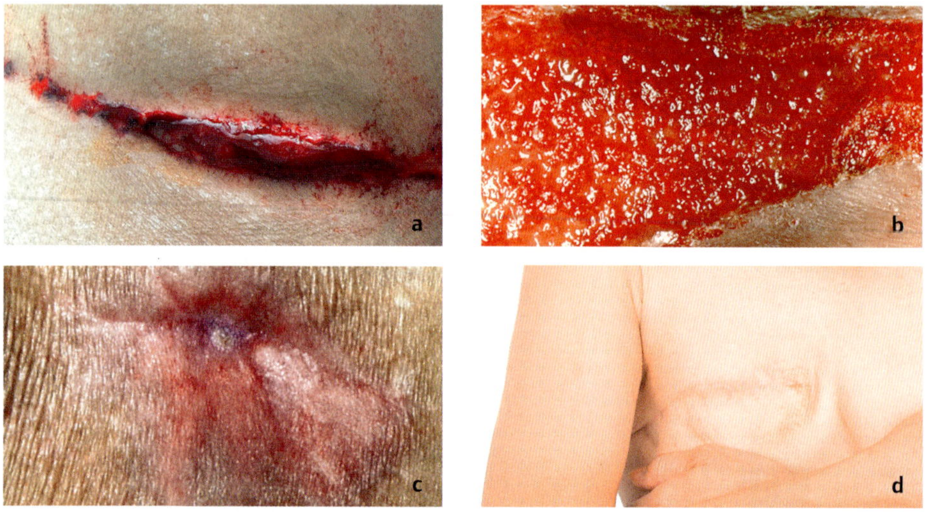

Abb. 1 Phasen der Wundheilung: frische Schnittwunde (a); Granulationsgewebe (b); frische Narbe (c); ältere Narbe (d)

Bei der **primären Wundheilung** bildet sich wenig Narbengewebe, weil die Wundränder nah aneinander liegen und keine heilungsverzögernden Faktoren bestehen. Primär heilende Wunden sind frisch, sauber, nicht zerfetzt und ohne Nekrosen (abgestorbenes Gewebe). Verschmutzungen, zerfetzte Wundränder und Nekrosen können entfernt bzw. chirurgisch abgetragen werden, um eine primäre und komplikationslose Heilung zu ermöglichen.

Wundheilungsstörungen führen zur **sekundären Heilung**. Ursachen für Wundheilungsstörungen sind, besonders in Kombination, vor allem:
- Durchblutungsstörungen; Arteriosklerose, Varikose (→ Abb. 2a), Druck auf die Wunde durch Aufliegen des Körpers oder einen falsch angelegten Verband
- Stoffwechselstörungen bei Diabetes mellitus (→ Abb. 2b)
- Wundinfektionen; Bisswunden, Schmutz, Fremdkörper, Klinikkeime (→ Abb. 2c)
- Ernährungsstörungen; Unter- und Fehlernährung, Alkoholkrankheit
- Cortison- und Zytostatikatherapie sowie andere immunschwächende Faktoren
- hohes Alter; Zellteilung und Regeneration sind verlangsamt

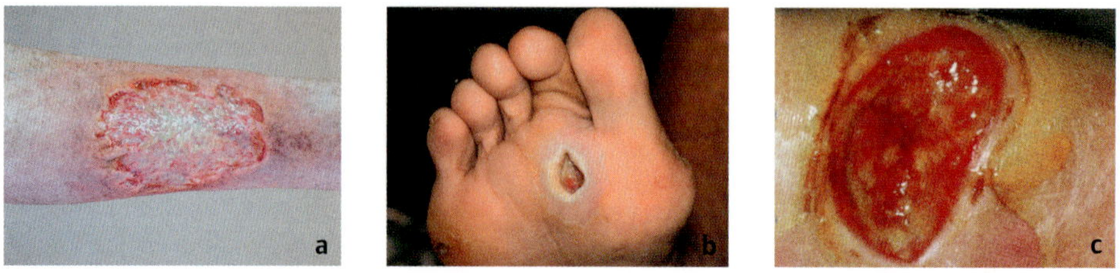

Abb. 2 Problemwunden, d. h. sekundär heilende Wunden: Ulcus cruris bei unbehandelter Varikose (a); tiefes diabetisches Fußulkus (b); infizierte Wunde mit eitrigem Sekret und geschwollenem Wundrand (c)

4.2 Wundversorgung

Die Erstversorgung frischer, unkomplizierter Wunden erfolgt so bald wie möglich nach der Verletzung. Das nennt man **primäre Wundversorgung**. Sie kann mit oder ohne Naht erfolgen und findet spätestens sechs bis acht Stunden nach der Verletzung statt. Zuvor komprimiert man eine blutende Wunde z. B. mit einer sterilen **Kompresse**, d. h. man komprimiert sie, bis die Blutung aufhört. Wichtig ist, dass die Kompresse nicht mit der Wunde bzw. mit Blut und Sekret verklebt. Sobald die Blutung gestillt ist, kann die Wunde genäht und/oder verbunden werden. Kleine, d. h. unter 2 cm lange, trockene Wunden können mit Gewebekleber oder Wundnahtstreifen (z. B. Leukostrip®; → Abb. 1) verschlossen werden. Die Naht bzw. Klebung einer frischen Wunde nennt sich **primärer Wundverschluss**. Manchmal ist es notwendig, zunächst zerfetzte Wundränder auszuschneiden, um dann eine Wunde zu nähen.

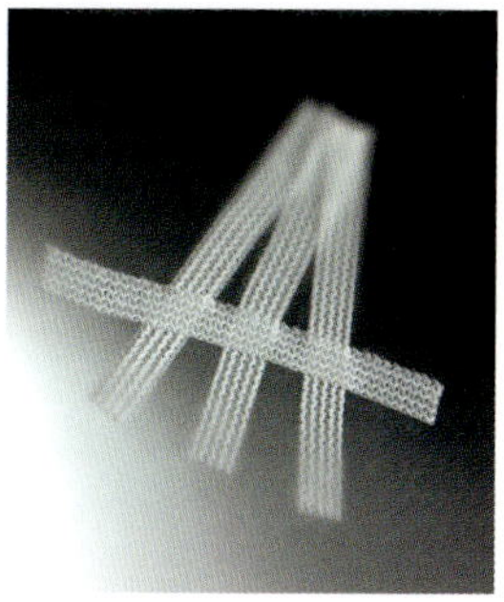

Abb. 1 Leukostrip®

primärer Wundverschluss
→ S. 119

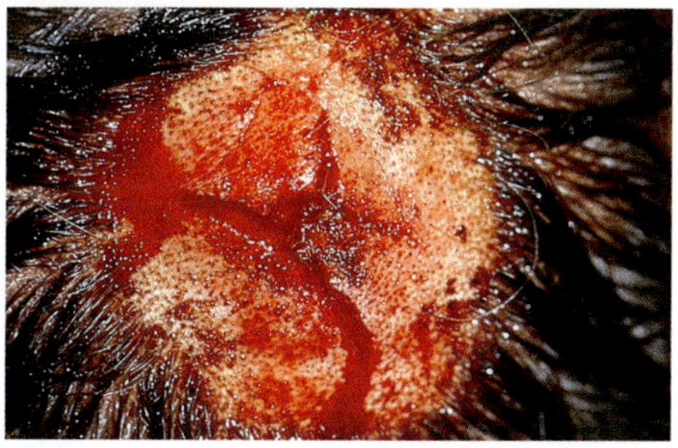

Abb. 2 Kopfplatzwunde: Vor der Naht werden die Wundränder begradigt.

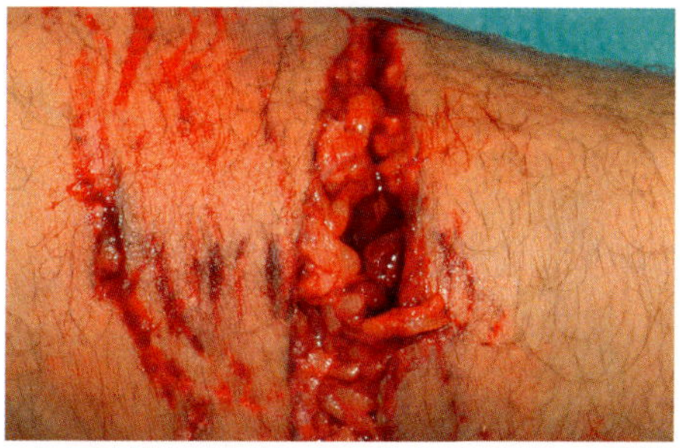

Abb. 3 Bisswunde

Ist eine Wunde älter als acht Stunden, infiziert oder zerfetzt, kann sie nicht einfach zugenäht werden. Das würde zu einer schweren bakteriellen Infektion und zur Heilungsverzögerung führen. Bisswunden sind immer infiziert, da die Zähne von Mensch und Tier stets pathogene Bakterien in die Wunden einbringen (→ Abb. 3). In diesen Fällen wird zunächst zerfetztes bzw. nekrotisches Gewebe entfernt. Anschließend wird genäht oder erst die Infektion behandelt und nach einigen Tagen offener Wundbehandlung ggf. eine **sekundäre Wundversorgung** mit **sekundärem Wundverschluss** (d. h. einer Naht) durchgeführt.

4.2.1 Tetanusschutz im Verletzungsfall

Jede offene Wunde gilt als tetanusinfiziert. Je nach Anzahl und Zeitpunkt der bisher erhaltenen Aktivimpfungen und Art der Wunde (einfach, sauber) oder kompliziert (tief, zerfetzt, schmutzig, infiziert) muss der Patient ggf. aktiv und ggf. passiv gegen Tetanus geimpft werden. Die Aktivimpfung erfolgt mit Tdap-, bei Kindern unter sechs Jahren mit TDaP-Impfstoff. Über die indizierte(n) Impfung(en) entscheidet der Arzt. Bisher wurde mehr als nötig passiv geimpft.
Da die wenigsten Menschen ihren Impfpass im Verletzungsfall dabeihaben, ist es sinnvoll, die Eintragungen mit dem Handy zu fotografieren, um unnötige Impfungen zu vermeiden.

Tetanusinfektion
→ Bd. 1, S. 316
Aktiv-, Passiv- und Simultanimpfung
→ Bd. 1, S. 336

Tetanusimpfung im Verletzungsfall (modifiziert nach STIKO)

Anzahl Tetanus-Aktivimpfungen	Saubere, kleine Wunde Tdap/Passivimpfung		Anzahl Tetanus-Aktivimpfungen	Alle anderen Wunden Tdap/Passivimpfung	
0/unbekannt	ja	ja	unbekannt oder < 3	ja	ja
1–2	ja	nein		ja	ja
≥ 3 letzte ≥ 10 Jahre her	ja	nein	≥ 3 letzte ≥ 5 Jahre her	ja	nein
≥ 3 letzte < 10 Jahre her	nein	nein	≥ 3 letzte < 5 Jahre her	nein	nein

Weitere Informationen zur Tetanus-Immunprophylaxe finden Sie unter:
www.rki.de
→ Infektionsschutz
→ RKI-Ratgeber
→ Tetanus

4.2.2 Durchführung der primären Wundversorgung

Eine primär versorgte Wunde wird nach ärztlicher Anordnung ggf. mit einem Wunddesinfektionsmittel desinfiziert und mit einer sterilen **Kompresse** bedeckt. Die Kompresse wird mit zwei Pflasterstreifen, mit einem Rahmen aus Pflasterstreifen oder mit passend zugeschnittenem Flächenfixierpflaster befestigt. Für Körperrundungen wird das Pflaster ggf. eingeschnitten. Die Abdeckung der Wunde schützt vor Schmutz und Bakterien. Sie sollte nicht luftdicht sein, damit keine feuchte Kammer entsteht, in der sich Bakterien rasch vermehren können.
Sobald die Wunde nicht mehr nässt bzw. blutet, kann auf einen (neuen) Verband verzichtet werden. Er kann zum Schutz der Wunde durch einen dünneren, luftdurchlässigen **Wundschnellverband** ersetzt werden. Liegt die Wunde unter der Kleidung, sollten die Textilien heiß waschbar sein und keine Fasern abgeben.

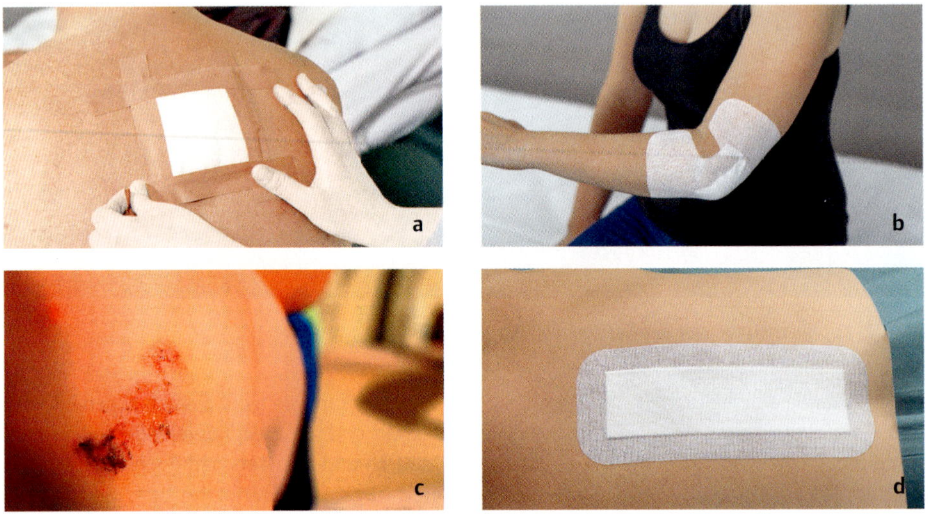

Abb. 1 Wundversorgung: Rahmenverband aus Kompresse und Pflasterstreifen (a); Befestigung der Kompresse mit Fixierpflaster (b); die trockene Wunde kann offen abheilen (c); Wundschnellverband (d)

Unkomplizierte Wunden sind relativ einfach zu versorgen, sofern alle Beteiligten die Grundregeln beachten. Dazu gehören die hygienische Händedesinfektion vor und nach dem Verbandwechsel, das Tragen von Handschuhen und die vorschriftsmäßige Entnahme der Materialien (→ Abb. 2) nach der Non-touch-Technik.
Die Wundversorgung findet in einem Raum statt, dessen Einrichtung, Fußboden und Wände gereinigt und desinfiziert werden können. Während des Verbandwechsels wird nicht gesprochen oder das Gesicht der Wunde genähert, um eine Tröpfcheninfektion der Wunde zu vermeiden. Alte Verbände werden sehr vorsichtig gelöst (→ Abb. 3). Sterile, zimmerwarme NaCl 0,9%- oder **Ringer-Lösung** kann helfen, Verklebungen zu lösen. Alte Verbandmaterialien werden in einem mit dem Fuß zu betätigenden Abfallbehälter entsorgt. Mehrfach verwendbare Instrumente werden zur Wiederaufbereitung sicher abgelegt und zwischengelagert.

Wiederaufbereitung chirurgischer Instrumente
→ Bd. 1, S. 355

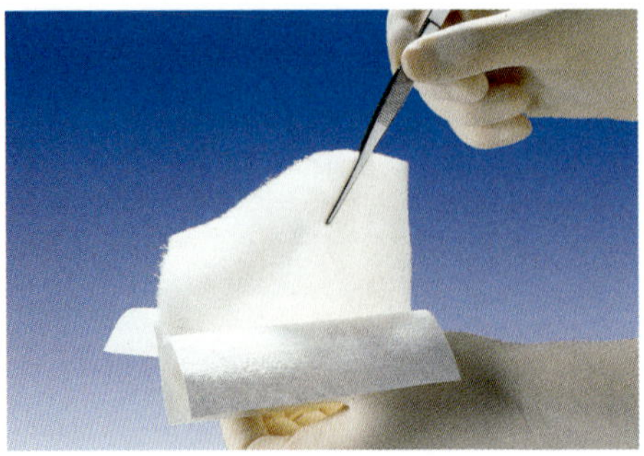

Abb. 2 Sterile Entnahme der Verbandstoffe

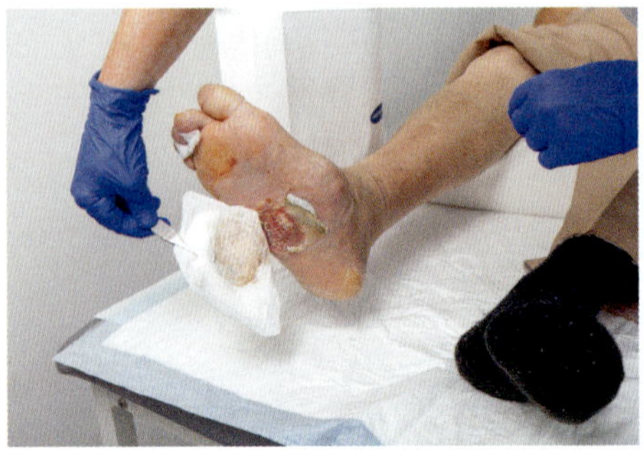

Abb. 3 Vorsichtiges Ablösen des alten Verbandes

4.3 Wundmanagement

Wundmanagement ist das Zusammenwirken aller beteiligten Berufsgruppen (Arzt, spezialisierter MFA, Pflegedienst, Diabetesberater, Apotheker, Fußpfleger usw.) bei der Versorgung chronischer Wunden. Die Initiative Chronische Wunden (ICW) und andere Organisationen haben Leitlinien erarbeitet und bieten Seminare und Materialien an, damit die gesicherten Erkenntnisse der Wundbehandlung und -prävention genutzt und Behandlungsfehler vermieden werden. Es gilt, die Ursache(n) von Wundheilungsstörungen soweit wie möglich zu therapieren. Die Versorgung chronischer Wunden muss planvoll und systematisch erfolgen. Die Anwendung von Hausmitteln ist als Kunstfehler anzusehen. Zum Wundmanagement gehört außer der **Wundbehandlung** und dem **Verbandwechsel** selbst die genaue **Beurteilung der Wunde** hinsichtlich

- Nekrosen,
- Infektionszeichen und
- Heilungsverlauf.

Teil des Wundmanagements ist die genaue Dokumentation nach Wundzustand, Wundgröße und durchgeführten Maßnahmen.

Nekrosen müssen mechanisch (chirurgisch) und/oder mittels enzymhaltiger Wundauflagen bzw. Lokaltherapeutika entfernt werden, da totes Gewebe Erregern als Nährboden dient und die Heilung stört.

Chronische Wunden heilen besser, wenn sie feucht gehalten werden. In feuchter – jedoch nicht nasser – Umgebung können Entzündungszellen und faserbildende Zellen besser wandern und so die Wunde reinigen und neues Bindegewebe bilden. Es gibt viele verschiedene Materialien, die die Heilung chronischer Wunden fördern:

Initiative Chronische Wunden:
www.icwunden.de

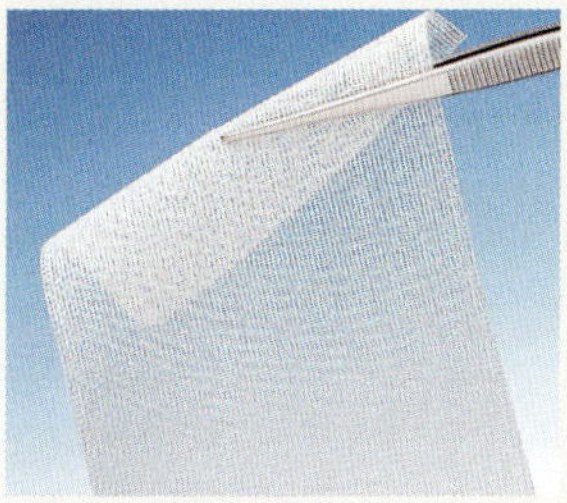

Salbenkompresse
Textiles Gitter oder Silikongitter mit Salbe. Die Kompresse verhindert ein Verkleben des Verbands mit der Wunde.

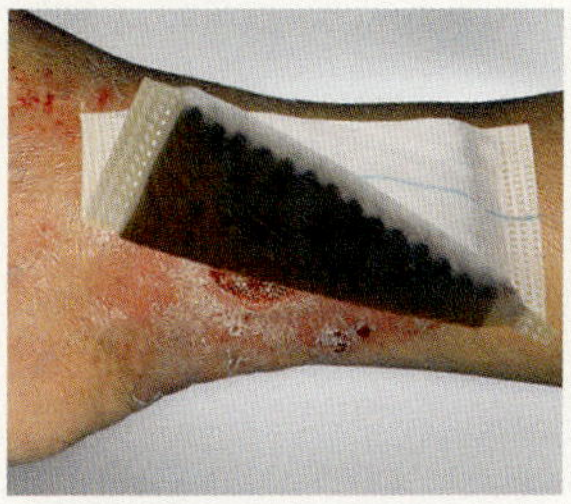

Aktivkohlekompresse
Sie nimmt viel Sekret auf und bindet bakterielle Gerüche.

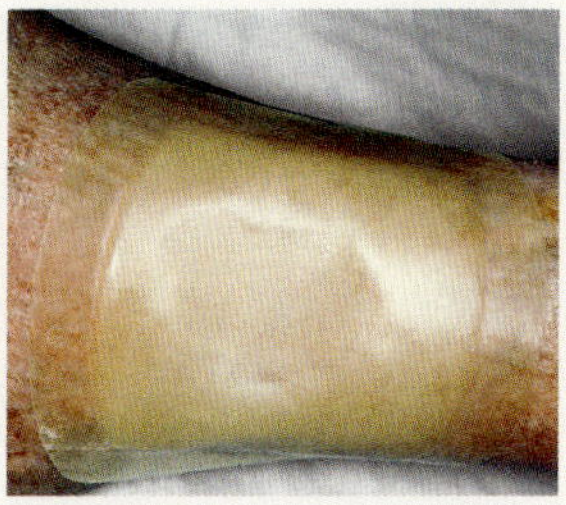

Hydrokolloidverband
Der Verband bindet Wundsekret und bildet damit eine sichtbare Blase; er ist leicht anwendbar und kostengünstig.

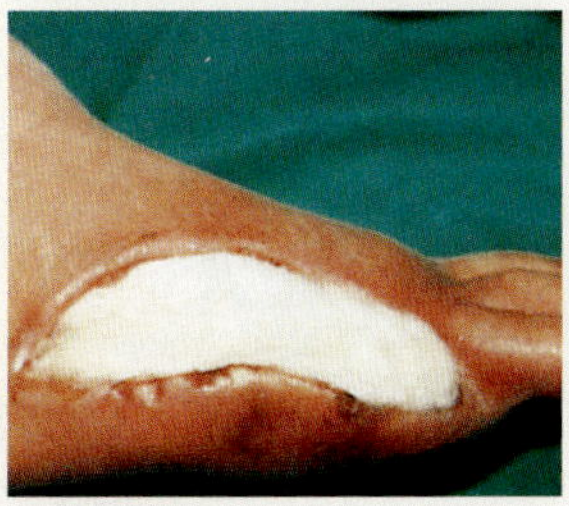

Alginatkompresse
Sie nimmt Sekret auf und ist bei Infektionen anwendbar. Sie muss mit einem Verband fixiert werden.

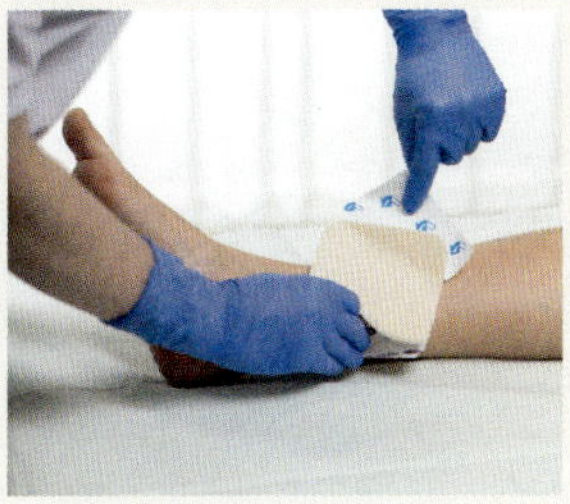

Schaumstoffkompresse
Sie ermöglicht die Verdunstung von Sekret ohne Austrocknung der Wunde.

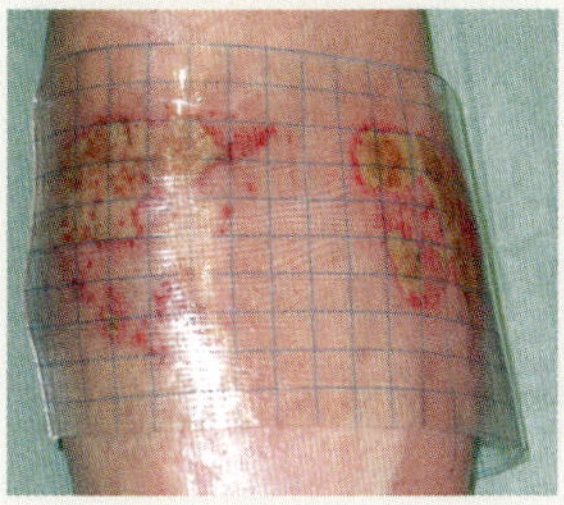

Hydrogelkompresse
Sie hält die Wunde feucht, löst Nekrosen und verbessert die Selbstreinigung der Wunde.

5 Kleine Chirurgie in der Praxis

Interaktive Übungen
→ S. 103, PagePlayer

Kleine operative Eingriffe können in der Hausarztpraxis durchgeführt werden. Beispiele für die sog. kleine Chirurgie sind: primäre Wundversorgung mit und ohne Naht, Entfernung von Zecken, Fremdkörpern und Nävi. Kleine **Abszesse** (Eiteransammlungen im Gewebe) werden eröffnet und Nahtmaterial entfernt.

BGR TRBA 250
→ Bd. 1, S. 347
RKI
→ Bd. 1, S. 347
Hygieneplan der Praxis
→ Bd. 1, S. 347

Bei allen Operationen und in der Wundversorgung gelten die Grundsätze und Vorschriften der BGR TRBA 250 bzw. des RKI, die im Hygieneplan der Praxis zusammengestellt sind:

- allgemeine Hygiene, Asepsis und Antisepsis (→ Bd.1, S. 346)
- Aufbereitung der Instrumente und Materialien (→ Bd.1, S. 355)
- Tragen von Bereichs- und Schutzkleidung (→ Bd.1, S. 344)
- hygienische und chirurgische Händedesinfektion (→ Bd.1, S. 349-351)
- dem Risiko angepasste Hautdesinfektion beim Patienten (→ Bd.1, S. 348)

5.1 Nahtmaterial und Nahtentfernung

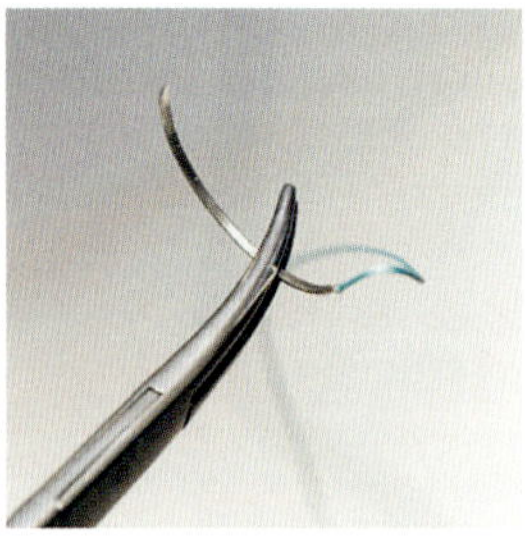

Abb. 1 Nadel mit Nahtmaterial in gebogenem Nadelhalter

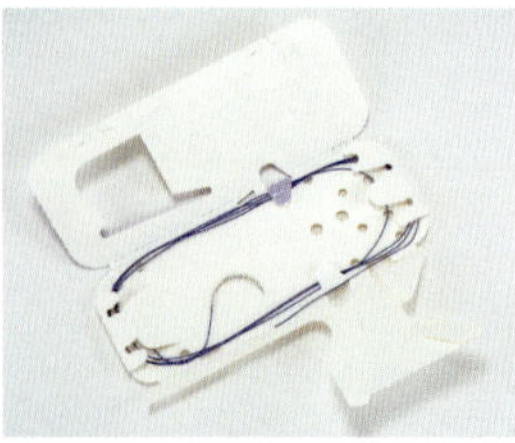

Abb. 2 Nahtmaterial in handelsüblicher Verpackung

Steriles **Nahtmaterial** (→ Abb. 1 und 2) gibt es in zwei Arten: **resorbierbar** und nicht resorbierbar. Resorbierbare Fäden lösen sich nach einiger Zeit auf. Man verwendet sie im Körperinneren, da man z. B. nach einer Appendektomie nicht erneut den Bauch öffnen kann, um Fäden zu ziehen. Auf der Körperoberfläche benutzt man nicht resorbierbares Nahtmaterial und entfernt es nach abgeschlossener Wundheilung. Es besteht aus Kunststoff, ist farbig und daher gut erkennbar. Außerdem ist es sehr glatt und wächst nicht in die Haut ein. Nadel und Faden werden als Einheit geliefert. Dadurch ist der Übergang zwischen ihnen glatt und verletzt die Haut nicht.

Die Wundheilung verläuft nicht an allen Körperstellen gleich schnell. Im Gesicht heilen Wunden besonders gut und schnell. Zieht man Fäden zu früh, kann sich die Naht öffnen und es muss eine sekundäre Heilung oder sekundäre Wundversorgung erfolgen – mit unschönem Ergebnis. Entfernt man Fäden zu spät, sind sie schwerer zu ziehen und hinterlassen auffallende punktförmige Narben.

MERKE Bei der **Entfernung von Nahtmaterial** gilt: Je weiter eine Naht vom Gesicht entfernt ist, desto später wird sie entfernt:
- Gesicht und Hals nach 4–7 Tagen
- Rumpf (Bauch, Rücken, Leistengegend) nach 9–11 Tagen
- Hände und Arme nach 10–12 Tagen
- Füße und Beine nach 12–14 Tagen, gelenknah (wegen der Bewegung) 14 Tage.

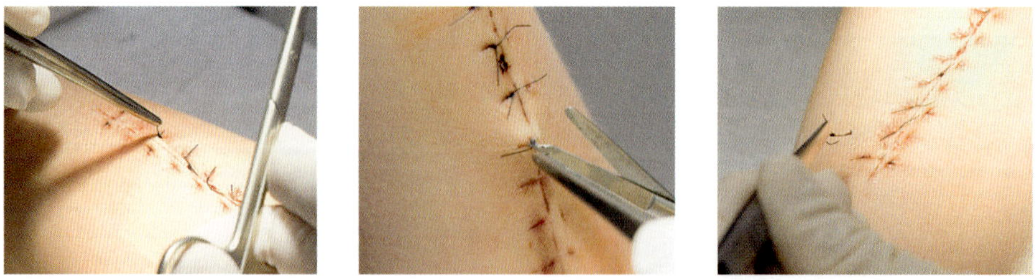

Abb. 3 Entfernung nicht resorbierbaren Nahtmaterials: Das geknotete Fadenende wird mit einer anatomischen Pinzette angehoben (links). Mit einem Fadenmesser wird der obere Teil der Fadenschlinge durchtrennt (Mitte). Der Faden wird herausgezogen und auf eine Kompresse oder in eine Abwurfschale gelegt (rechts).

5.2 Instrumente

Instrumente der kleinen Chirurgie mit Funktion und Besonderheiten

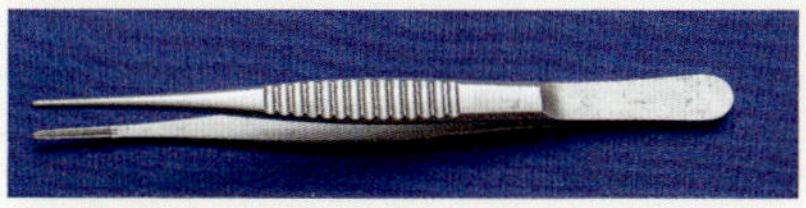

Anatomische Pinzette
Fassen und Halten von Fäden und Tupfern

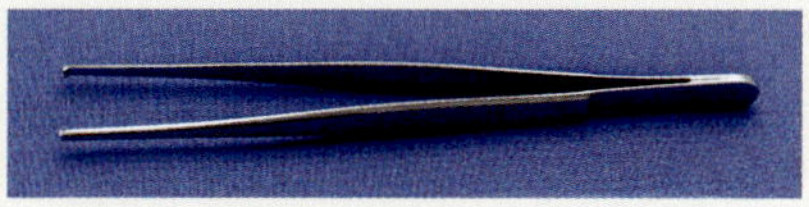

Chirurgische Pinzette
sicheres Fassen und Halten von Wundrändern und Geweben

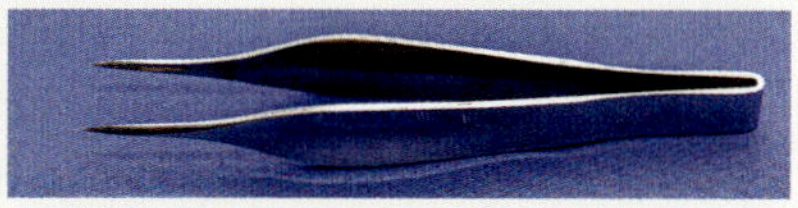

Splitterpinzette
Entfernen von Splittern, Stacheln, Fremdkörpern und Zecken

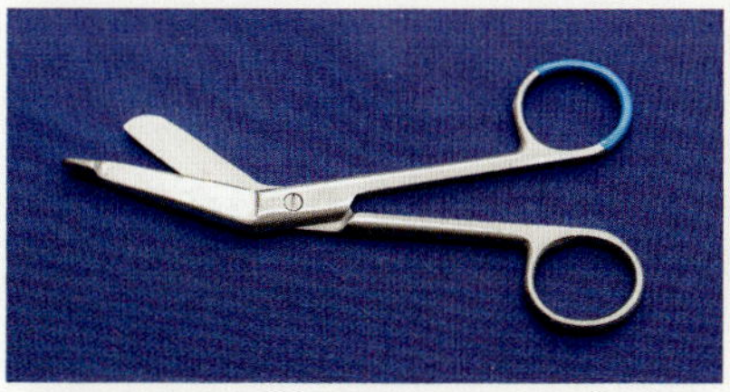

Verbandschere
Aufschneiden von Verbänden und Kleidung

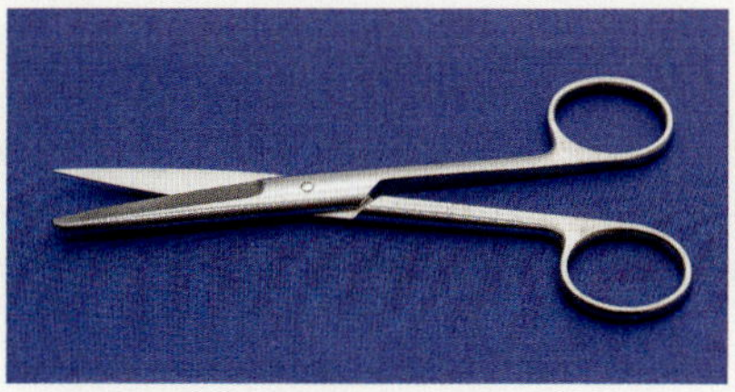

Chirurgische Schere
(abgerundet oder spitz)
Fadenschnitte, Exzisionen usw.

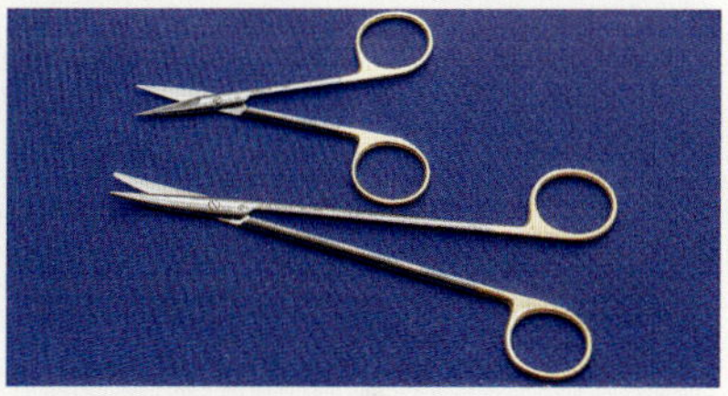

Präparierschere
ermöglicht gewebeschonende subkutane Schnitte

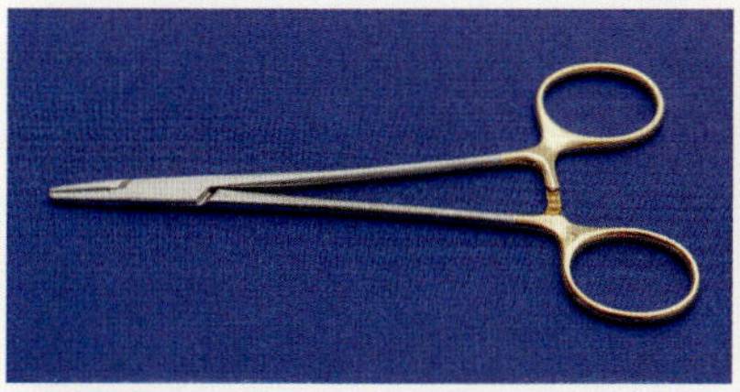

Nadelhalter
Halten und Führen der Nadel mit Faden

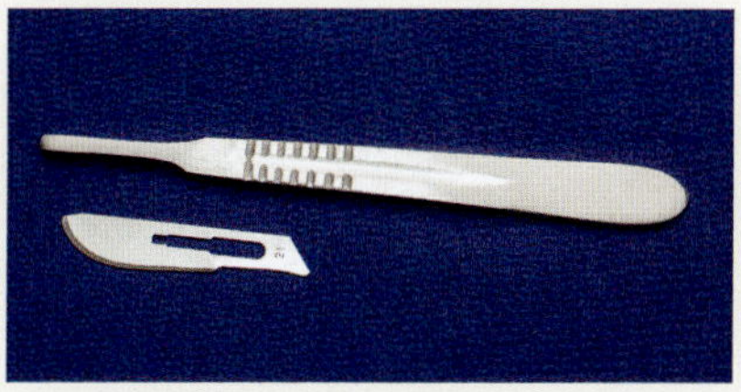

Skalpell (hier mit Einmalklinge)
Schnitte, Exzisionen, Inzisionen (Einschnitte)

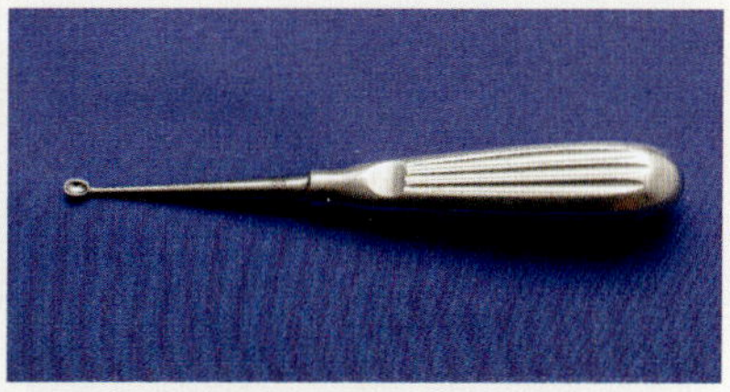

Scharfer Löffel (hier nach Volkmann)
Entfernen von Dellwarzen, aktinischen Keratosen usw.

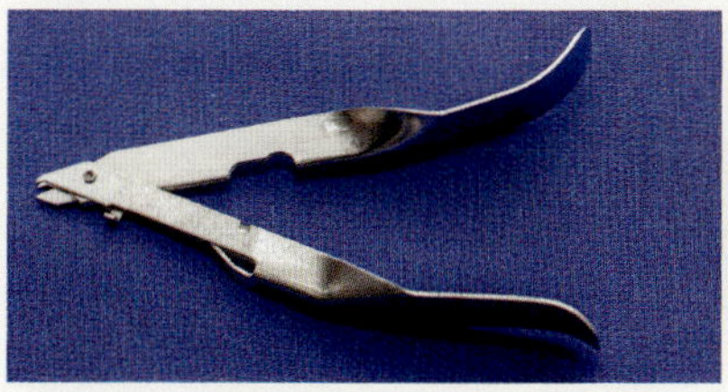

Klammerentferner

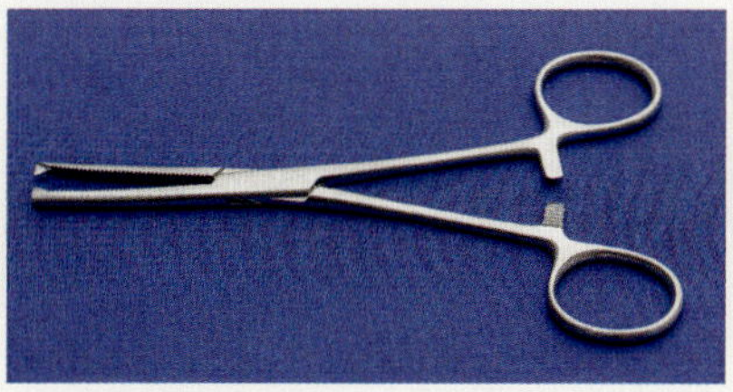

Kocher-Klemme
Fassen und Halten von Gewebe

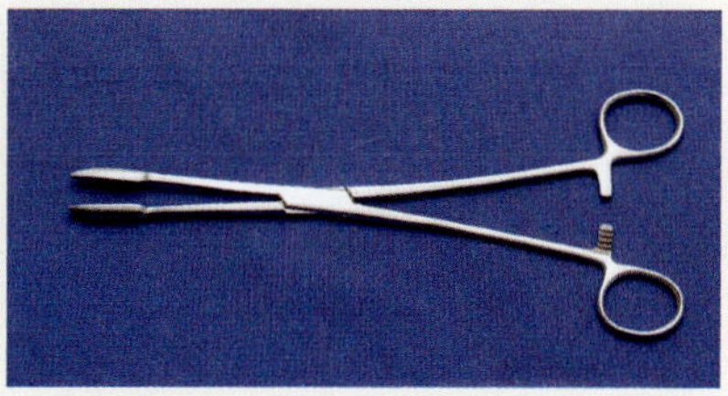

Kornzange
Halten und Führen von Tupfern

Wann darf ich wieder duschen? Nach Operationen muss der Patient zunächst warten, bis seine Kreislauffunktion wieder normal ist, d. h. die Narkosewirkung abgeklungen ist. Operationswunden sollten nicht nass werden. Spezielle Duschpflaster halten das Wasser von der Wunde fern. Feuchte bzw. nasse Verbände werden ersetzt. Am Tag der Fadenentfernung darf der Patient normal duschen. Ein Vollbad ist ab dem Folgetag möglich. Über Gips- und anderen größeren Verbänden kann vor dem Duschen z. B. ein frischer Müllbeutel passender Größe mit Pflasterstreifen befestigt werden.

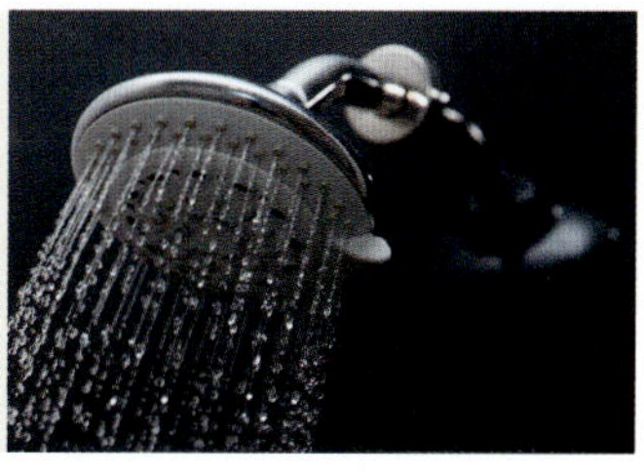

5.3 Assistenz bei chirurgischen Eingriffen

Aufwendige chirurgische Eingriffe werden in den meisten Hausarztpraxen nicht durchgeführt. Oft suchen Patienten die Allgemeinarztpraxis aber zur präoperativen Diagnostik und/oder zur Nachbehandlung auf.

MERKE **präoperativ** = vor einer Operation, **intraoperativ** = während einer Operation, **postoperativ** = nach einer Operation

Arzt und MFA erfüllen verschiedene Aufgaben vor, während und nach Operationen.

Präoperativ

Einen oder mehrere Tage vor dem Eingriff gehören zu den ärztlichen Aufgaben:

- Indikationsstellung und Planung des Eingriffs, Aufklärung über Sinn, Durchführung, Erfolgsaussichten und Risiken sowie über Behandlungsalternativen
- Einholen der schriftlichen Einwilligung des Patienten bzw. des gesetzlichen Vertreters; Belehrung zum evtl. Absetzen von Antikoagulanzien und weiteren Medikamenten sowie zum Verhalten am OP-Tag bzw. zur Dauer der Nüchternphase
- klinische Untersuchung des Patienten zur Feststellung der Operationsfähigkeit
- Indikationsstellung zu weiteren Untersuchungen (z. B. EKG, Spirometrie, Laboruntersuchungen wie Gerinnungswerten und Blutbild)
- Entscheidung über die Art der Betäubung bzw. Sedierung; Lokalanästhesie (örtliche Betäubung), Regionalanästhesie (regionale Betäubung), Analgetika, Sedativa bzw. Vollnarkose mit oder ohne Beatmung (Intubation)

Analgetika → Bd. 1, S. 435
Sedativa → Bd. 1, S. 438

Einen oder mehrere Tage vor dem Eingriff sind MFA-Aufgaben:

- Blutentnahme, EKG/Spirometrie, Terminvergabe, ggf. Ausgabe eines Merkblatts
- Zusammenstellen der Instrumente und Materialien für die Operation

Unmittelbar vor dem Eingriff:

- hygienische Händedesinfektion, Anlegen der Bereichskleidung einschließlich Clogs, Mundschutz und Haube, chirurgische Händedesinfektion (Arzt und MFA)
- Anlegen steriler Handschuhe (→ Abb. 1), Hilfe für den Operateur beim Anlegen des OP-Kittels und der sterilen Handschuhe (MFA)

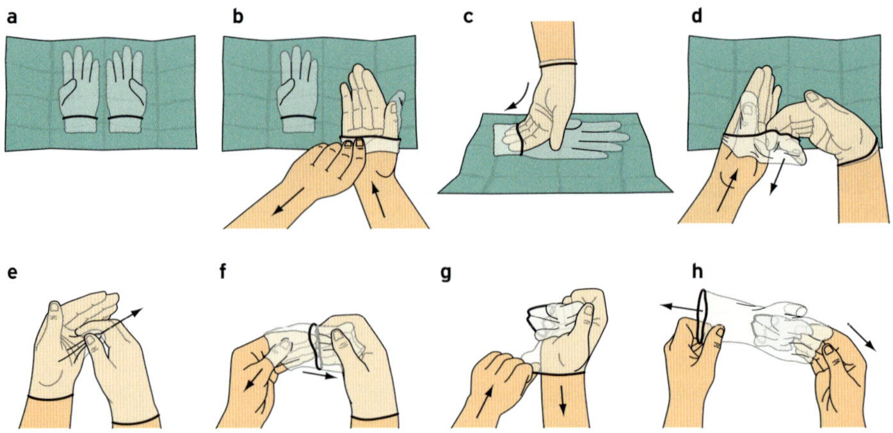

Abb. 1 Anlegen steriler Handschuhe (a–d), Ablegen steriler Handschuhe (e–h): Der erste Handschuh wird vorsichtig an der Manschette angefasst. Die unsterile Hand (ohne Handschuh) zieht am inneren, umgeschlagenen Teil des sterilen Handschuhs (a, b). Mit dem angezogenen sterilen Handschuh wird nur die Außenseite des zweiten Handschuhs berührt, damit er beim Anziehen steril bleibt (c, d). Beim Ausziehen werden die Handschuhe gewendet und ineinander gezogen (e–h). Die kontaminierten Seiten der Handschuhe liegen innen.

Intraoperativ

Durchführung des Eingriffs durch den Arzt, Assistenz durch den MFA:

- fachgerechtes Öffnen der sterilen Verpackungen sowie Anreichen der Instrumente und Materialien nach der Non-touch-Technik, Abtupfen von Blut bzw. Sekreten
- Annahme, richtiges Ablegen bzw. Weiterleiten gebrauchter Instrumente, Materialien und Gewebeproben

Non-touch-Technik
→ Bd. 1, S. 360

Postoperativ

Aufgaben des MFA:

- Anlegen des sterilen Wundverbands
- Überwachung des Patienten im Hinblick auf Einschränkung der Vitalfunktionen durch die Narkose, den Eingriff bzw. verabreichte Medikamente (ggf. mit Arzt)
- mehrfache RR- und Pulsmessung (wichtig bei Verdacht auf Nachblutung)
- Versand der Gewebeproben an den Pathologen
- fachgerechte Wiederaufbereitung bzw. Entsorgung der verwendeten und angefallenen Materialien

Aufgaben des Arztes und des MFA:

- Verabschiedung des Patienten nach angemessener Nachbeobachtungszeit, ausreichend wiederhergestellten Vitalfunktionen und ggf. Mitteilung des Operationsverlaufs bzw. -ergebnisses (Arzt)
- Instruktion zum Verhalten nach dem Eingriff bzw. zum Umgang mit der Wunde, bei Beschwerden, Blutung, Schmerzen usw.
- Terminvereinbarung für Nachuntersuchungen, Verbandwechsel
- ggf. Mitteilung des histologischen Befundes (Arzt)
- Dokumentation und Abrechnung des Eingriffs

5.4 Verbandlehre

Je nach Art der Erkrankung bzw. Wunde werden verschiedene Verbandtechniken angewandt. Verbände können:

- Wunden schützen (Pflaster = Wundschnellverband, **fixierte** Kompressen)
- die Wirkung von Salben und Wundauflagen verbessern (Salbenverband)
- die Heilung chronischer Wunden unterstützen (z. B. Hydrokolloidverband)
- Gelenke stützen und Knochen bzw. Sehnen ruhigstellen (Stützverband, Zinkleimverband, Gipsverband/Gipsschiene)
- die Funktion insuffizienter Venen unterstützen **(Kompressionsverband)**

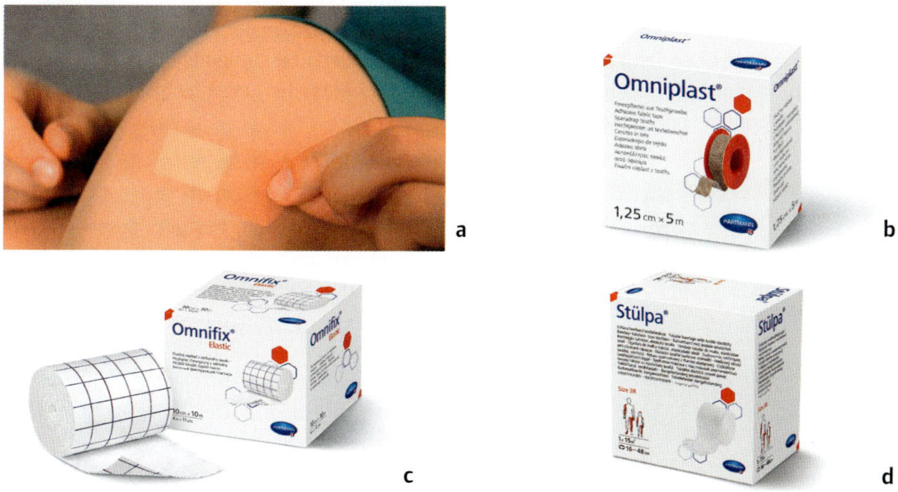

Abb. 1 Gängige Verbandmaterialien: Wundschnellverband (a); Rollenpflaster (b); selbstklebendes Fixierpflaster (c); Schlauchverband (d)

5.4.1 Wundschnellverband

Video
→ S. 103, PagePlayer

Der Wundschnellverband wird im Alltag als Pflaster bezeichnet. Er ist einfach und schnell anzulegen. Bei unkomplizierten Verletzungen muss der Wundschnellverband nicht steril sein, z. B. bei einfachen Schürfwunden gesunder Patienten. Komplizierte Wunden und Operationswunden, auch frisch genähte Platzwunden, werden mit sterilem Wundschnellverband versorgt. Auch Venenverweilkatheter werden mit sterilem Pflaster fixiert und abgedeckt, da die Punktionsstelle eine Eintrittspforte für Erreger ist. Der Wundschnellverband kann zusammen mit desinfizierender Salbe (z. B. **PVP-Jod**) angewendet werden. Er stellt sicher, dass die Salbe auf der Wunde bleibt, und schützt die Wäsche vor Verfärbungen.

5.4.2 Fingerverband

Wundschnellverbände werden an Körperrundungen keilförmig eingeschnitten, damit sie glatt anliegen. Das ist z. B. bei Fingerverbänden sinnvoll (→ Abb. 2).

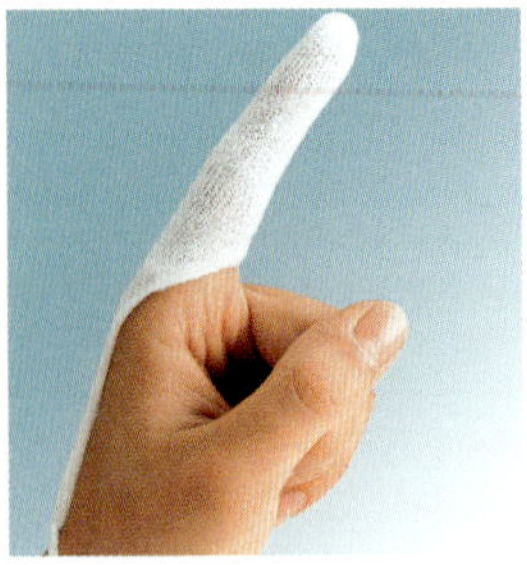

Abb. 1 Fingerverband

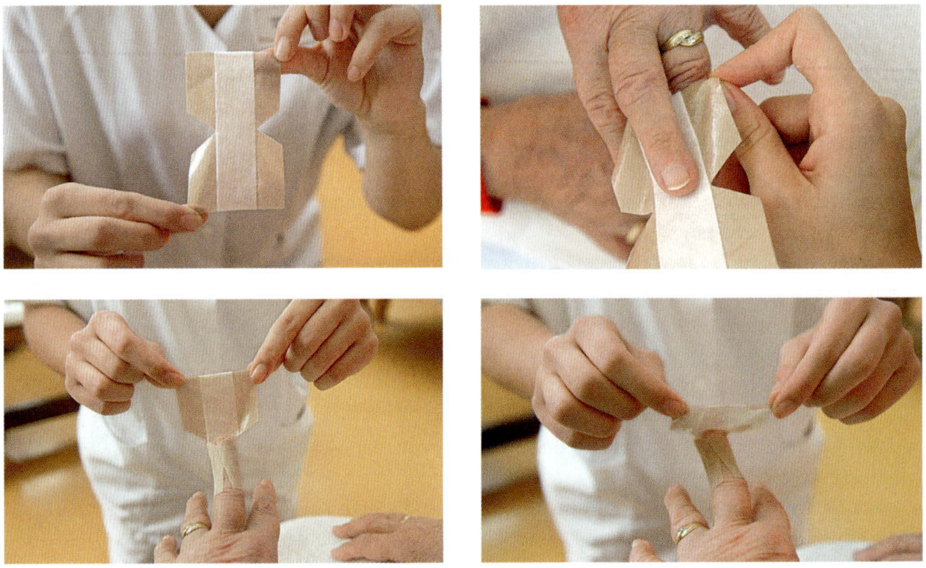

Abb. 2 Anlegen eines Fingerkuppenverbands

Reicht ein Wundschnellverband nicht aus, kann eine **Kompresse** auf die Wunde gelegt und mit einem Schlauchverband gehalten werden. Dabei schneidet man den Schlauch in etwa vierfacher Fingerlänge ab, stülpt ein Ende über den Finger, dreht den Schlauch an der Fingerspitze einmal um und stülpt ihn erneut über den Finger. Dann schneidet man den überstehenden Schlauchverband zweimal durch, je einmal in jedem Fingerzwischenraum. So entstehen zwei lange Enden, die am Handgelenk zusammen- und festgebunden werden.

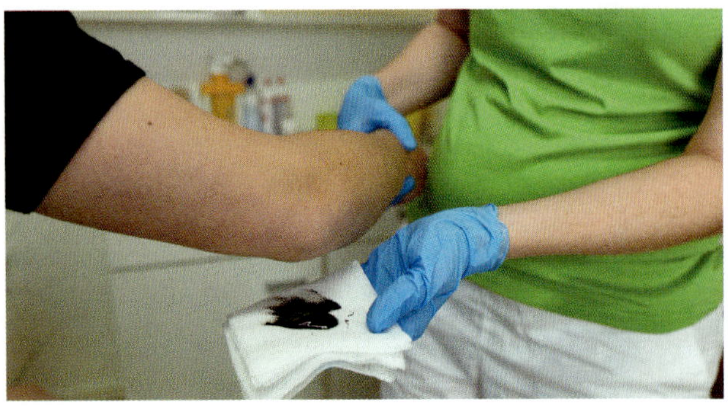

Abb. 3 Salbenverband

5.4.3 Salbenverband

Salbenverbände werden angelegt, um bei geschlossenen Verletzungen wie Distorsionen oder Prellungen oder bei Hauterkrankungen wirkstoffhaltige Salben einwirken zu lassen. Man gibt eine passende Menge der verordneten Salbe auf eine Kompresse. Diese legt man auf den zu behandelnden Bereich auf. Nun legt man einen Mull- oder Schlauchverband an, um die Kompresse zu **fixieren** (befestigen). Der Salbenverband hat auch einen psychologischen Effekt.

5.4.4 Handverband

Die Mullbinde legt man so an, dass sie zunächst zweimal z. B. am Handgelenk übereinander gewickelt wird, um das Ende zu fixieren. Dann wird sie in Achtertouren weiter so angelegt, dass sich die Bindentouren jeweils um ein Drittel überlappen. Das Ende der Binde wird z. B. mit Pflaster fixiert. Je nach Lage der Verletzung kann der Verband auf- oder absteigend angelegt werden. Bei einer handgelenksnahen Verletzung beginnt man am Handgelenk. Die Mullbinden werden nur so fest angelegt, dass die Kompresse hält, aber die Durchblutung und eine gewisse Beweglichkeit sichergestellt bleiben.

Achtertouren
→ S. 131

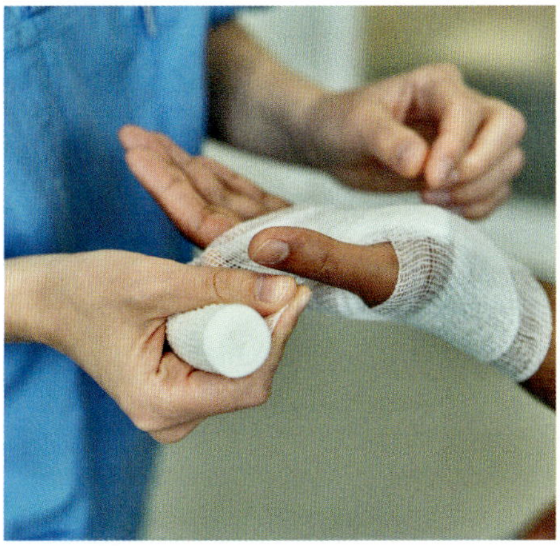

Abb. 1 Mullverband an der Hand

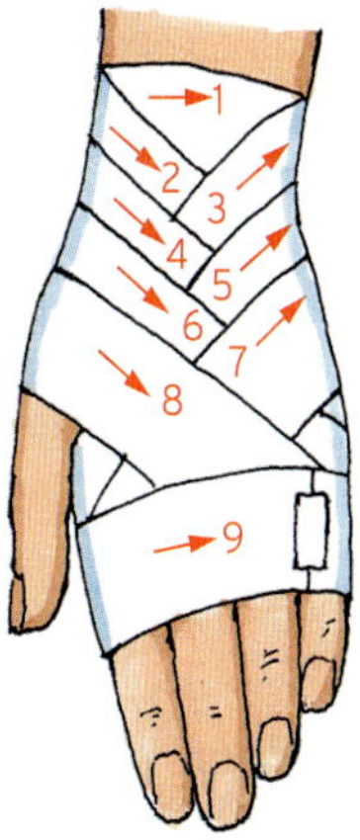

Abb. 2 Absteigender Verband

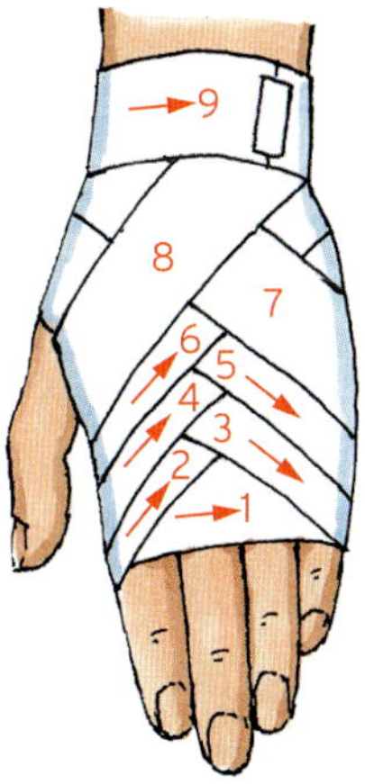

Abb. 3 Aufsteigender Verband

5.4.5 Stützverband

Stützverbände sollen Gelenke stützen und die Beweglichkeit dabei mehr oder weniger begrenzen. Dies hilft, Schmerzen zu lindern und die Heilung zu unterstützen. Auch ein Gipsverband ist ein Stützverband. Er hebt die Beweglichkeit auf und ermöglicht damit, dass Knochenfragmente wieder zusammenheilen. Stützverbände aus elastischen Binden werden in Achtertouren um das betroffene Gelenk herum angelegt. Alternativ verwendet man vorgefertigte Bandagen.

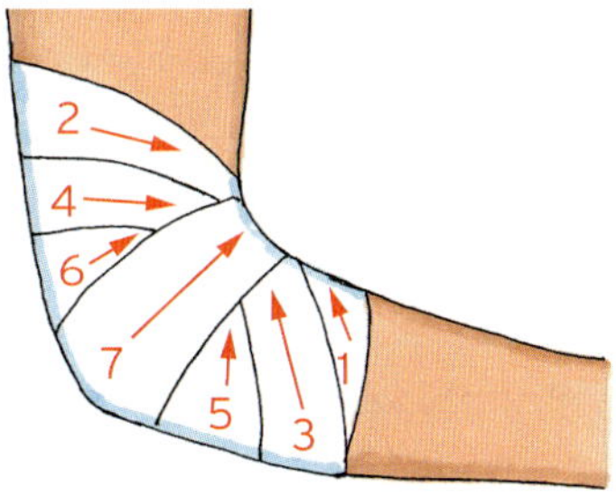

Abb. 4 Schildkrötenverband am Ellenbogengelenk

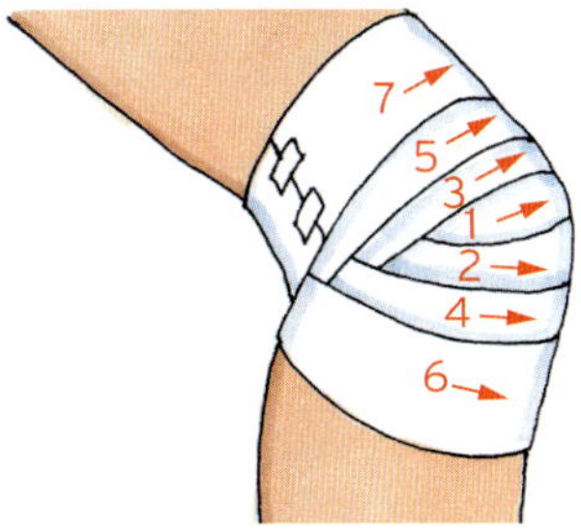

Abb. 5 Kniegelenkverband

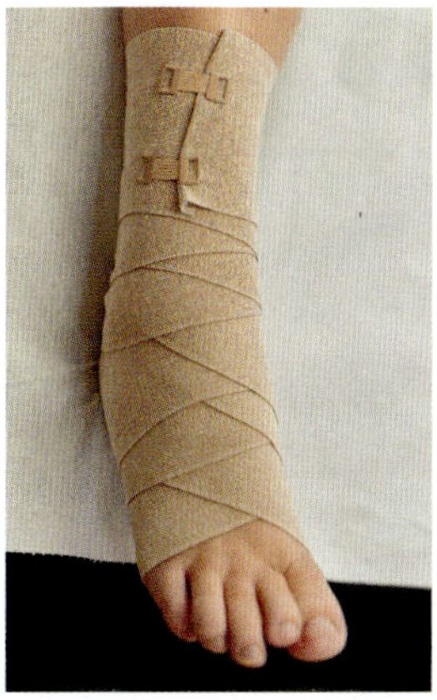

Abb. 6 Sprunggelenkverband

MERKE Der Patient hat immer recht: Spürt er Kribbeln, Taubheitsgefühl, Stauung, Schwellung oder vermehrten Schmerz nach Anlegen des Verbandes, muss untersucht und erneut verbunden werden. Falsch und zu eng anliegende Verbände können Nerven und Gewebe schädigen.

5.4.6 Kompressionstherapie bei Varikose

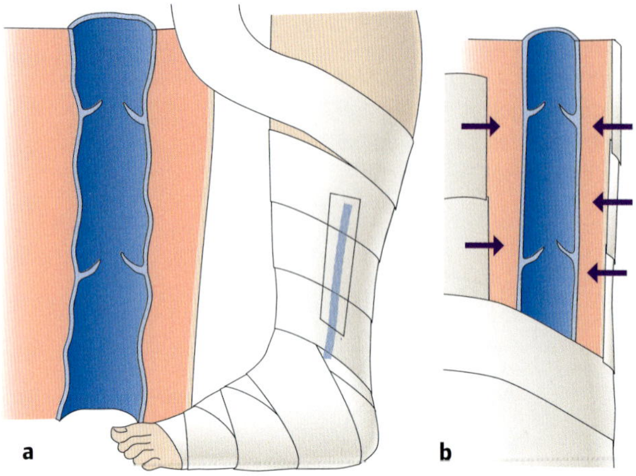

Abb. 1 Venöse Insuffizienz: In den erweiterten Venen (Varizen) schließen die Klappen nicht mehr (a). Der Kompressionsverband kann die fehlende Venenfunktion teilweise ersetzen; er unterstützt den Blutfluss in Richtung Herz (b).

Bei Varikose besteht eine venöse Insuffizienz, d. h. die Venen können das Blut nicht mehr aus den Beinen zum Herzen zurücktransportieren. Die mangelnde bzw. fehlende Venenfunktion muss nun durch Kompression, d. h. Druck von außen, hergestellt werden (→ Abb. 1).

Das ist wichtig, da sonst Durchblutungsstörungen, Stauungen und Ulzera entstehen. Auch bei vorhandenen Ulzera, d. h. beim venösen Ulcus cruris, ist die Kompressionstherapie indiziert, damit eine Heilung des Unterschenkelgeschwürs möglich ist. Voraussetzung ist eine eindeutige Diagnose, denn:

MERKE Bei pAVK, d. h. **arteriellen Durchblutungsstörungen**, ist eine Kompressionstherapie **kontraindiziert**. Sie würde die ohnehin mangelnde Durchblutung der Beine bzw. Füße noch mehr vermindern und könnte zur Gangrän mit Notwendigkeit einer Amputation führen.

Die Kompressionstherapie kann mit **Kompressionsstrümpfen** bzw. **-strumpfhosen** stattfinden. Sie werden nach Maß bestellt bzw. angefertigt. Der Patient muss morgens Maß nehmen lassen, da dann die Ödeme am wenigsten ausgeprägt sind. Sonst wären die Stümpfe zu weit und damit unwirksam. Anziehhilfen sind leicht anzuwenden und nützlich beim Anlegen der sehr straffen Stümpfe.

venöses Ulcus cruris
→ Bd. 2, S. 71

Gangrän
→ Bd. 1, S. 391

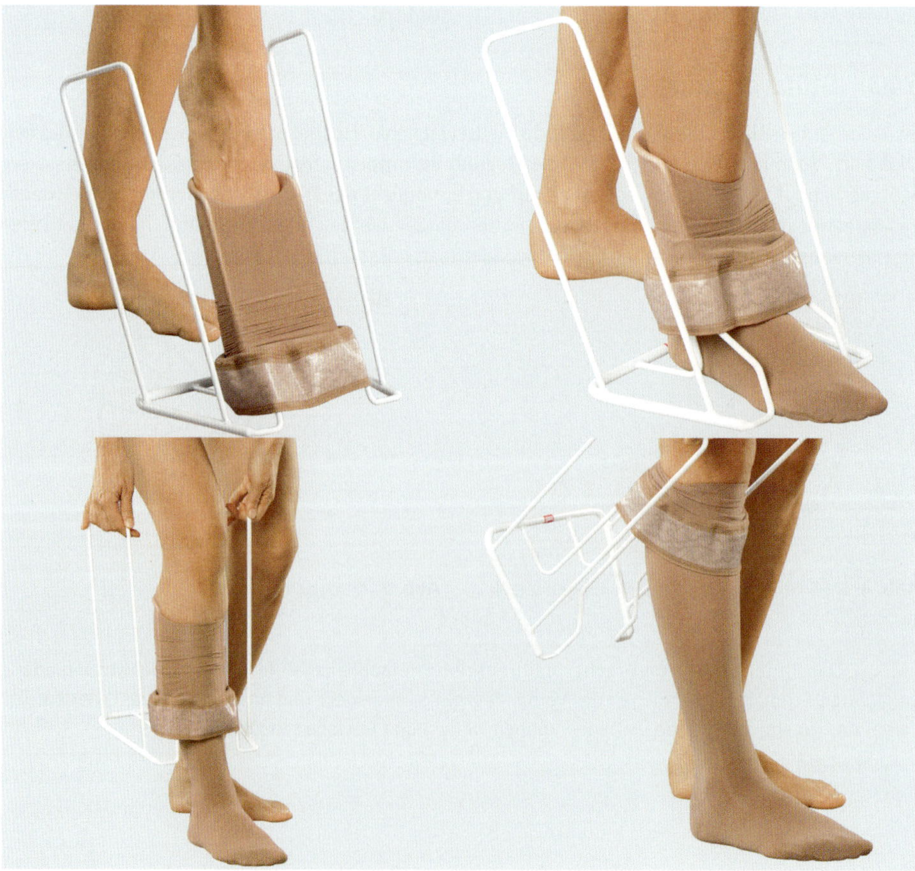

Abb. 2 Die Anziehhilfe erleichtert das Anziehen der Kompressionsstrümpfe sehr.

Bis der Patient passende Strümpfe erhält sowie bei Adipositas, bei stark wechselndem Beinumfang bzw. Ödemen und bei Wunden, kann es sinnvoll sein, einen Unterschenkel-Kompressionsverband anzulegen. Er muss wie die Strümpfe straff anliegen, darf aber nicht abschnüren. Durch Abschnürungen wird der venöse Abfluss noch mehr behindert, wodurch Stauung, Ödem- und Ulkusbildung, Thrombose- und Emboliegefahr weiter ansteigen. Die Kompressionstherapie wirkt nur, wenn der Patient sich bewegt. Besonders Gehen ist wichtig. Sonst fällt die sog. Muskelpumpe, die den venösen Blutfluss in Richtung Herz unterstützt, weg. Als Muskelpumpe bezeichnet man den Pumpeffekt der Beinmuskulatur auf die Beinvenen. Beim Gehen kontrahieren sich die Muskeln rhythmisch. Sie komprimieren und entlasten dabei abwechselnd die benachbarten Venen. Dies regt den venösen Blutfluss an, sofern die Venenklappen intakt sind oder ein gut sitzender Kompressionsverband – bzw. Kompressionsstrumpf – anliegt.

Thromboembolie
→ Bd. 2, S. 72

Für den **Kompressionsverband** benötigt man mehrere Kurzzugbinden: Für den Fuß nimmt man 6 cm breite, für den Unterschenkel 8–10 cm breite Binden (→ Abb. 1).

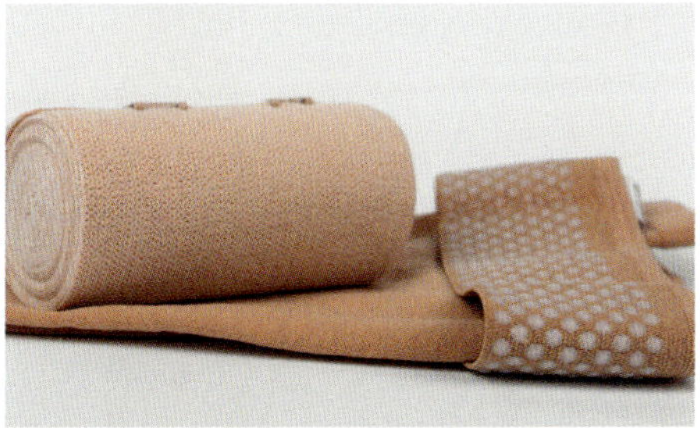

Abb. 1 Kurzzugbinde und Kompressionsstrumpf

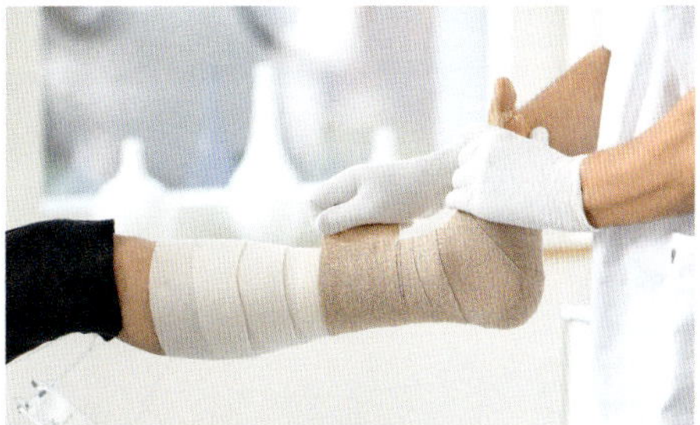

Abb. 2 Anlegen von Binden

Beim Anlegen des **Kompressionsverbandes** unterscheidet man verschiedene Arten von Bindentouren, d. h. Arten, die Binden anzulegen und zu wickeln (→ Abb. 3–5).

MERKE Das **Anlegen eines Kompressionsverbandes** ist eine verantwortungsvolle Tätigkeit, die theoretisch vorbereitet und praktisch erlernt werden muss, da sonst eine Verschlechterung der Venenfunktion droht.

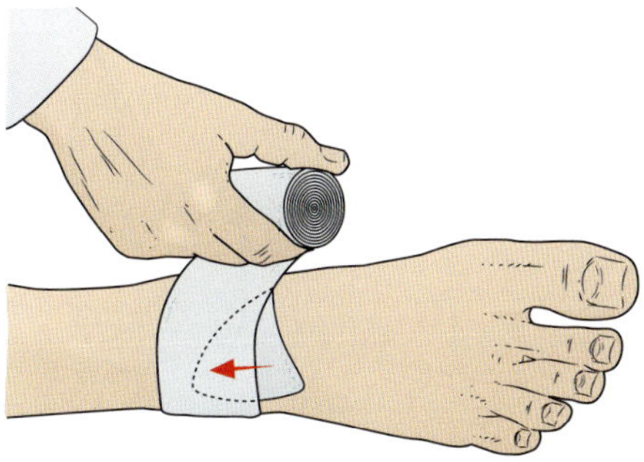

Abb. 3 Bindentouren: **zirkulär** (kreisförmig) zum Befestigen des Anfangs

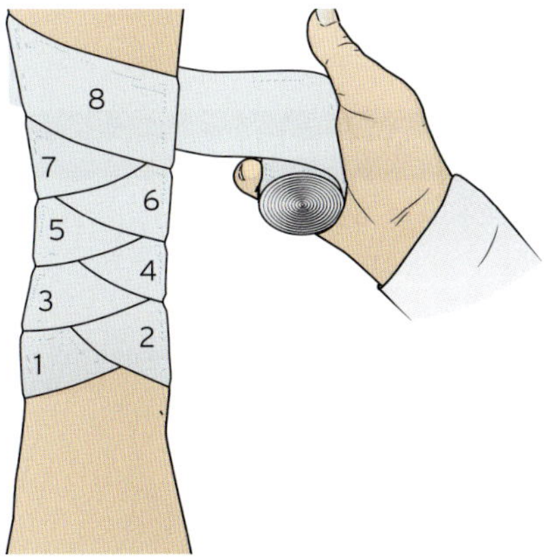

Abb. 4 **Achtertouren** (wie eine Acht) machen den Verband fest und straff.

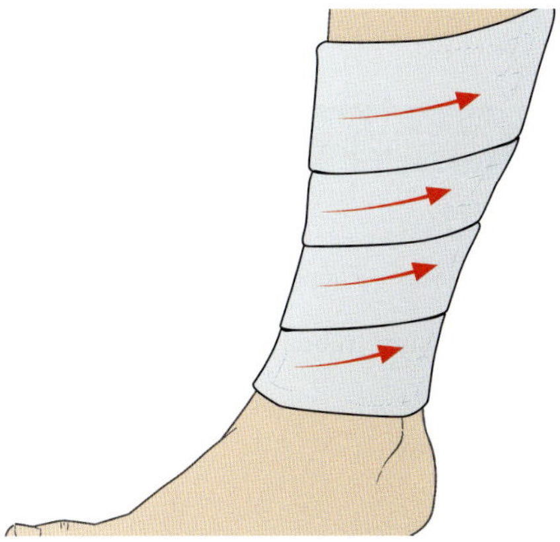

Abb. 5 **Spiralförmig**; die Touren überlappen sich um ein Drittel, damit sie nicht verrutschen.

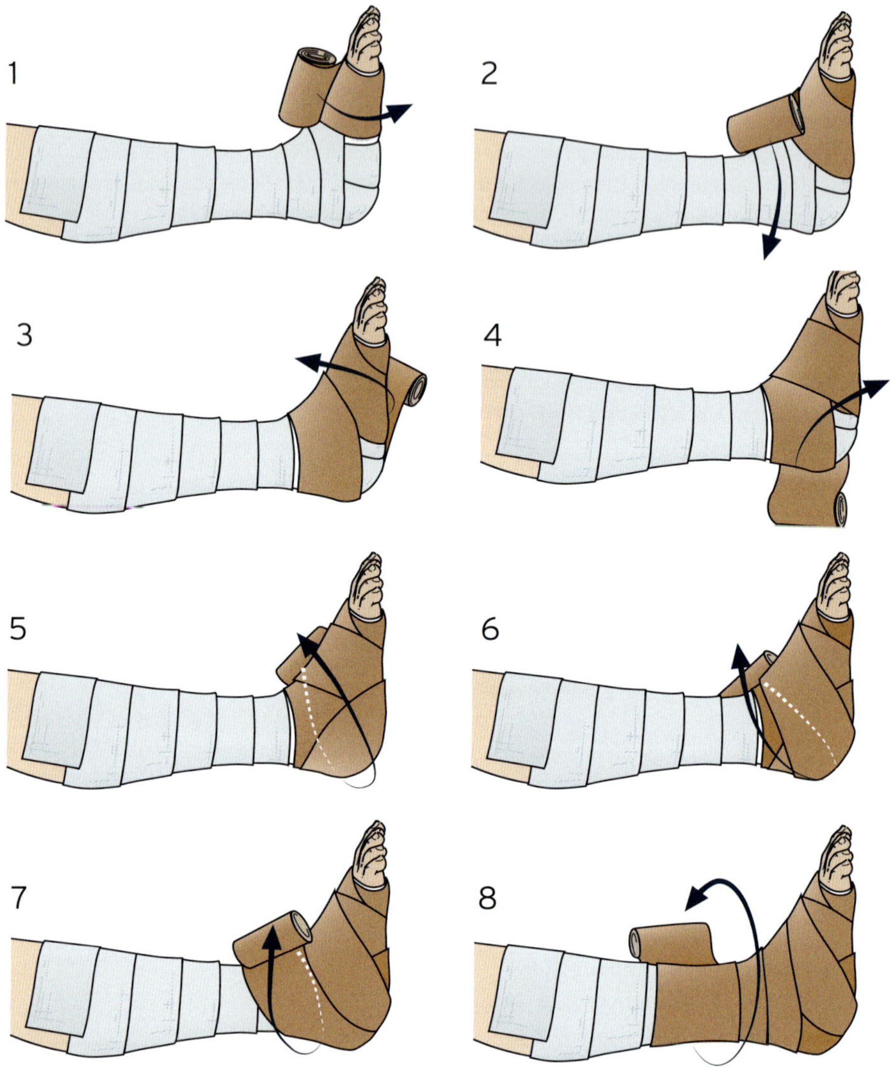

Abb. 1 Anlegen eines Kompressionsverbands: nach Polsterung zwei bis drei zirkuläre Touren am Vorderfuß (1), über den Fußrücken in Richtung Achillessehne (2), von der Achillessehne im 45°-Winkel über das Fußgewölbe (3), über den Fußrücken zur Achillessehne (4), am Außenknöchel über das Fußgewölbe zum Fußrücken (5), am Außenknöchel über das Fußgewölbe zum Fußrücken (6), um das Sprunggelenk herum zum Achillessehnenansatz (7), in sich halb überlappenden spiralförmigen Touren nach oben wickeln (8)

→ Terminologie: Wundversorgung, kleine Chirurgie und Verbandlehre	
Abszess	Eiteransammlung im Gewebe
fixieren (Subst. **Fixierung**)	befestigen
Granulationsgewebe	rot glänzendes, gut durchblutetes Gewebe, das bei sekundärer Wundheilung am Wundgrund entsteht
intraoperativ	während einer Operation
Inzision	Einschnitt, z. B. in einen Abszess
Kompresse	saugfähige Wundauflage, z. B. aus Stoff

Kompressionsverband	straffer Verband, der Druck auf Unterschenkelvenen ausübt, um die venöse Insuffizienz bei Varikose zu bessern
postoperativ	nach einer Operation
präoperativ	vor einer Operation
primäre Wundheilung	rasche und unkomplizierte Wundheilung
primäre Wundversorgung	Erstversorgung einer unkomplizierten frischen Wunde
primärer Wundverschluss	Verschluss einer unkomplizierten Wunde mit Naht
PVP-Jod	Povidon-Jod; Jodverbindung z. B. zur Wunddesinfektion
resorbierbar	bzgl. Nahtmaterial: löst sich im Körper auf
Ringer-Lösung	Elektrolytlösung für Infusionen, Spülungen und andere Zwecke
sekundäre Wundheilung	komplizierte und verzögerte Wundheilung
sekundäre Wundversorgung	Versorgung einer komplizierten, d. h. mehr als 8 h alten, ggf. infizierten, tiefen oder zerfetzten Wunde
sekundärer Wundverschluss	Versorgung einer komplizierten Wunde mit Naht nach Vorbehandlung, z. B. Infektionstherapie, Nekrosenentfernung
Wundmanagement	Behandlung chronischer Wunden unter Einbezug aller beteiligten Fachkräfte (Arzt, spezialisierter MFA, Pflegekräfte usw.)
zirkulär	kreisförmig

Aufgaben

1 Beschreiben Sie die primäre und die sekundäre Wundheilung.
2 Welche Probleme bringen Bisswunden mit sich?
3 In welchen Fällen wird ein frisch verletzter Patient simultan gegen Tetanus geimpft?
4 Geben Sie an, welche Umstände und Krankheiten oft zu chronischen Wunden führen.
5 Wie versorgen Sie eine frisch genähte Kopfplatzwunde?
6 Welchen Sinn hat die Entfernung von Nekrosen und wie kann sie durchgeführt werden?
7 Nennen Sie vier Symptome, die für eine Wundinfektion sprechen.
8 Welche Materialien legen Sie sich für eine Nahtentfernung bereit?
9 Nach welcher Zeit werden Fäden im Gesicht, am Bauch und am Unterschenkel entfernt?
10 Nennen Sie die Fachbegriffe für vor, während und nach einer Operation.
11 Welchen Sinn hat die Kompressionstherapie bei Varikose und Ulcus cruris?

Ich kann …

… sieben Funktionen der Haut aufzählen.

… eine Skizze der Haut anfertigen, dabei den dreischichtigen Aufbau berücksichtigen und die Zeichnung mit deutschen und Fachbegriffen beschriften.

… schildern, wie aus jungen Hautzellen allmählich Hornschuppen werden.

… den Vorgang der Hautbräunung durch UV-Licht-Einwirkung beschreiben.

… die Hautpflegezubereitungen Gel, Paste, Creme, Salbe und Fettsalbe vergleichen und für jede Zubereitung eine typische Anwendung nennen.

… einer Praktikantin die persönliche Hautpflege im MFA-Beruf erläutern.

… zehn verschiedene Effloreszenzen beschreiben.

… die Durchführung der allergologischen Untersuchungsmethoden Prick-Test und Epikutantest schildern.

… die Anwendung von Kortikoiden auf der Haut erklären und zwei erwünschte sowie vier unerwünschte Wirkungen aufzählen. Dabei gehe ich auf die Probleme bei Langzeitanwendung ein.

… den Begriff „Allergie" definieren.

… den Ablauf der Allergien Typ 1 und Typ 4 erläutern und je ein Beispiel nennen.

… schildern, was beim allergischen (anaphylaktischen) Schock im Körper passiert.

… die drei wichtigsten Arzneimittelgruppen für die Therapie des allergischen (anaphylaktischen) Schocks aufzählen.

… die typische Neurodermitis-Symptomatik bei Säuglingen, Kindern und Erwachsenen beschreiben.

… erklären, warum Psoriasispatienten Hautreizungen vermeiden sollten und was Psoriasis mit Rheuma gemeinsam hat.

… einem 42-jährigen Jogger mit Onychomykose der Fußnägel Tipps geben, wie er nach erfolgreicher Therapie eine erneute Nagelpilzerkrankung vermeiden kann.

… einem 16-jährigen Leistungsschwimmer mit Fußpilz Hinweise zur Therapiedauer seiner Interdigitalmykose und zur Rezidivprophylaxe geben.

… drei Hautkrebsarten aufzählen, die durch UV-Strahlen entstehen.

… das Basaliom mit dem malignen Melanom vergleichen.

… mich selbst meinem Hauttyp entsprechend vor zu viel UV-Strahlung schützen.

… die Vorgänge der primären und sekundären Wundheilung schildern und die Unterschiede herausarbeiten.

… die drei Phasen der Wundheilung aufzählen und beschreiben.

… begründen, warum die Versorgung einer frischen Schnittwunde mit Naht vorteilhaft ist.

… sechs Risikofaktoren für Wundheilungsstörungen aufzählen.

… die Definition einer chronischen Wunde wiedergeben und zwei häufige Beispiele für chronische Wunden nennen.

… den Begriff „primärer Wundverschluss" definieren und erklären, wann eine chirurgische Wundrandbegradigung notwendig ist.

… begründen, warum Bisswunden oft nicht primär verschlossen werden dürfen.

… angeben, unter welchen Umständen nach einer Verletzung eine Simultanimpfung gegen Tetanus erfolgen sollte.

… eine Simultanimpfung gegen Tetanus vorbereiten und durchführen.

Ich kann …

… begründen, warum jede Indikation zur Tetanus-Auffrischimpfung zur Impfung gegen zwei weitere Infektionskrankheiten genutzt werden sollte. Die beiden weiteren Krankheiten kann ich einem 56-jährigen Rennradfahrer mit großflächiger Schürfwunde benennen und kurz charakterisieren.

… einen Wundschnellverband an folgenden Körperstellen richtig anlegen: Nasenrücken, Unterarm, Knie ventral, Kniekehle, Zeigefingerkuppe und Leiste.

… einen Rahmenverband mit Kompresse am Schienbein anlegen.

… einen Heparin-Salbenverband am Handgelenk mit einer Kompresse und einer elastischen Mullbinde anbringen.

… einen Patienten nach einer Sprunggelenkdistorsion mit einem Stützverband versorgen.

… das Bedürfnis von Patienten mit leichten Prellungen und Distorsionen, einen Verband angelegt zu bekommen, nachvollziehen.

… begründen, warum ich als MFA in Haushalt und Freizeit Hautverletzungen besonders an meinen Händen vermeide.

… den Grund dafür nennen, warum chronische Wunden mithilfe spezieller Wundauflagen leicht feucht gehalten werden.

… drei verschiedene Wundauflagen benennen und charakterisieren.

… angeben, nach wie vielen Tagen – bei regelrechter Wundheilung – das Nahtmaterial an folgenden Körperstellen entfernt wird: Lippe, Stirn, Hals, Brust, LWS-Bereich, Leisten, Knie ventral und dorsal, Zeigefinger, Fußrücken.

… die notwendigen Materialien für den primären Wundverschluss einer Stirnplatzwunde bereitlegen und bei der Operation assistieren.

… alle dabei verwendeten Materialien sicher und hygienegerecht ablegen und entsorgen.

… nicht resorbierbares Nahtmaterial einer Hautnaht fachgerecht entfernen.

… Klammern, die eine Operationswunde am Oberschenkel verschlossen haben, korrekt entfernen.

… je drei verschiedene Pinzetten und Scheren unterscheiden.

… die chirurgische Händedesinfektion korrekt durchführen.

… sterile Handschuhe richtig aus der Verpackung entnehmen, anlegen und wieder ablegen.

… die Fachbegriffe für vor, während und nach einem chirurgischen Eingriff angeben.

… zehn Aspekte nennen, zu denen ein Patient vor einer Appendektomie durch den Arzt aufgeklärt werden muss.

… drei Blutwerte nennen, die präoperativ bestimmt werden, und die passenden Probenröhrchen bei der venösen Blutentnahme in der richtigen Reihenfolge füllen.

… fünf Aspekte nennen, die ich bei der postoperativen Beobachtung eines Patienten berücksichtige.

… die Pathogenese der Unterschenkelvarikose beschreiben und die Wirkung der Kompressionstherapie in Bezug darauf erklären.

… einer 72-jährigen Varikose-Patientin Kompressionsstrümpfe (bis zum Oberschenkel) anziehen und ihr das richtige Anlegen beibringen.

… der Patientin mitteilen und begründen, zu welcher Tageszeit sie zum Anmessen neuer Kompressionsstrümpfe ins Sanitätshaus gehen sollte.

… eine Kontraindikation für die Kompressionstherapie bei Varikose nennen.

… einen Unterschenkel-Kompressionsverband erklären.

6 Kleine Chirurgie und Wundversorgung

Interaktive Übungen
→ S. 103, PagePlayer

6.1 Grundlagen

In der Hausarztpraxis werden fast täglich Patienten mit kleineren Verletzungen, z. B. Schnitt- oder Stichwunden durch Gartenarbeit oder Heimwerken, behandelt. Die **primäre Wundversorgung** muss innerhalb von sechs Stunden durchgeführt werden, da anschließend keine Naht mehr möglich ist. Manchmal muss hierfür eine Betäubung durch Lokal- oder Leitungsanästhesie erfolgen. Der Arzt sollte immer auch den Impfstatus des Patienten überprüfen. Die Versorgung von frischen Wunden soll die **primäre Wundheilung** fördern.

Impfungen
→ S. 212; Bd. 1, S. 339

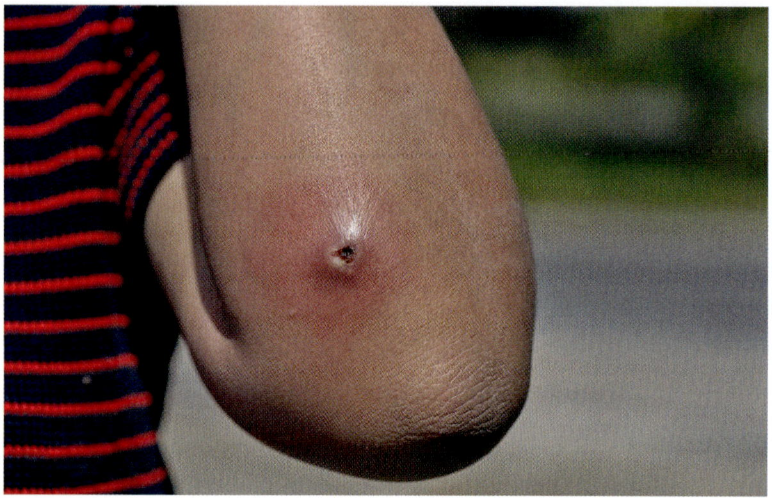

Abb. 1 Abszess am Ellbogen

Als Folge von (kleinsten) Verletzungen können sich Wunden entzünden und müssen dann ebenfalls in der Hausarztpraxis versorgt werden, bspw.

- ein Abszess (abgekapselte Eiteransammlung in einer Körperhöhle)
- ein Furunkel (tiefe Entzündung des Haarbalgs)
- ein Karbunkel (schmerzhafte Infektion mehrerer Furunkel)
- ein Panaritium (eitriges Nagelgeschwür)
- eine Paronychie (eitrige Entzündung des Nagelbetts)

Es gibt auch Patienten, die schon länger an infizierten oder schlecht heilenden Wunden leiden, z. B. Wunden wie dem diabetischen Fuß (als Folge von langjährigem Diabetes mellitus) oder einem Ulcus cruris (als Folge langjähriger arterieller Durchblutungsstörung oder venöser Insuffizienz).
Diese Wunden werden in der Arztpraxis regelmäßig inspiziert, gereinigt und/oder desinfiziert und verbunden. Würde man diese Wunden fest verschließen, würde sich die Infektion nach unten ausbreiten und tiefer in den Körper eindringen. Daher bleiben sie zunächst offen und müssen regelmäßig gereinigt werden. Gelegentlich muss eine Betäubung der Areale erfolgen, um nekrotisches (totes) Gewebe zu entfernen. Der Wundverschluss geht in diesen Fällen gewollt nur langsam voran, soll aber immer die **sekundäre Wundheilung** fördern.

MERKE Eine primäre Wundheilung verläuft unkompliziert und direkt. Es bildet sich wenig Narbengewebe. Bei der sekundären Wundheilung heilt die Wunde verzögert, da die Wunden oft infiziert sind oder der Patient eine schlechte Wundheilungstendenz hat. Von einer chronischen Wunde spricht man, wenn eine Wunde nicht innerhalb von acht Wochen zuheilt.

Bei der Wundversorgung lassen sich grob eine **trockene und feuchte Wundversorgung** unterteilen. Bei der trockenen Wundversorgung wird die Wunde mit einer trockenen Wundauflage abgedeckt. Bei der feuchten Wundversorgung werden spezielle Wundauflagen verwendet, die nicht mit der Wunde verkleben und die Verletzung feucht halten. Diese Auflagen kommen vor allem bei schlecht heilenden Wunden und Verbrennungen zum Einsatz.
Kleinere Wunden, die bei **Arbeitsunfällen** bzw. **Schul- oder Kindergartenunfällen** auftreten, werden ebenfalls in der Hausarztpraxis versorgt. Bei größeren Verletzungen erfolgt eine Weiterüberweisung zum Durchgangsarzt.

Durchgangsarzt
→ Bd. 1, S. 196, 259

Im **EBM** Kapitel I Allgemeine Bestimmungen finden sich unter Punkt 4.3.7 „Operative Eingriffe" wichtige Hinweise, die bei der Abrechnung von Wundversorgungsleistungen zu beachten sind.
Wunden werden hinsichtlich ihrer **Größe**, d.h. ihrer Länge, Fläche und räumlichen Ausdehnung, beurteilt.

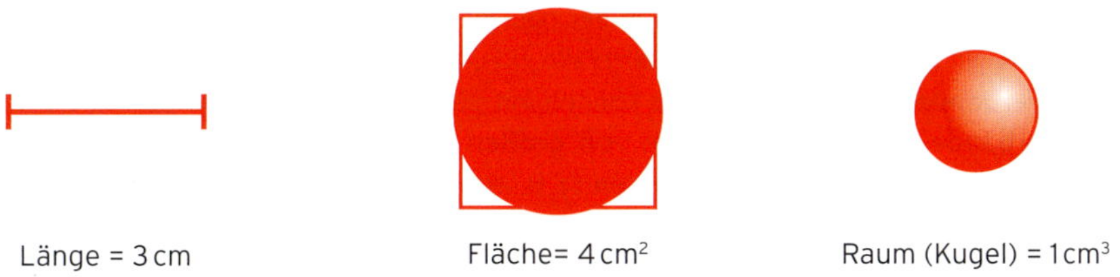

Abb. 1 Kriterien für die Beurteilung von Wunden

Die Versorgung einer großen Wunde ist normalerweise aufwendiger als die einer kleinen Wunde. Der EBM nimmt folgende Einteilung vor:

	Länge	Fläche	Raum
Klein	Kleiner als 3 cm	Kleiner als 4 cm^2	Kleiner als 1 cm^3
Groß	Größer als 3 cm	Größer als 4 cm^2	Größer als 1 cm^3

Tab. 1 Größen von Wunden

Wunden am Kopf (einschließlich Hals) und an den Händen (einschließlich Handgelenke) sind grundsätzlich als groß anzusehen.
Auch bei Neugeborenen, Säuglingen, Kleinkindern und Kindern bis zum 6. Geburtstag handelt es sich immer um große Wunden.
Operative Eingriffe gelten nur dann als solche, wenn die Haut und/oder Schleimhaut eröffnet wird bzw. eine primäre Wundversorgung vorausgegangen ist.
Lokal- und Leitungsanästhesien sind, wenn erforderlich, Bestandteil der GOP und dürfen nicht extra berechnet werden.
Ist eine Tetanusimpfung erforderlich, darf die passive Immunisierung (Sofortschutz) nicht extra abgerechnet werden. Sie ist fakultativer Leistungsinhalt der Versichertenpauschale. Aktive Immunisierungen können, wenn nötig, als präventive Leistung gesondert berechnet werden.

Schutzimpfungen
→ S. 212, Bd. 1, S. 339

Versichertenpauschale
→ Bd. 1, S. 235

In der **GOÄ** wird nicht explizit in kleine und große Wunden unterschieden. Man kann aber davon ausgehen, dass die gleiche Einteilung gilt. Außerdem findet man in der GOÄ noch den Begriff der „stark verunreinigten Wunde", die vom Aufwand der Versorgung einer großen Wunde entspricht. Ein weiterer Unterschied zum EBM liegt darin, dass viele Einzelleistungen zusätzlich abrechenbar sind, z.B. auch die Lokal- und Leitungsanästhesien.

6.2 Wundverbände im EBM

In den allermeisten Fällen ist ein Verband in den Gebührenordnungspositionen enthalten. Der „Verband (einschließlich Schnell- und Sprühverbände, Augenklappen, Ohrenklappen, Dreiecktücher, vorgefertigte Wundklebepflaster) oder Halskrawattenfertigverband" ist im **EBM Anhang 1** „Verzeichnis der nicht gesondert berechnungsfähigen Leistungen" aufgeführt.
Eine Ausnahme stellt der **Tape-Verband** dar, der für die großen Gelenke der Extremitäten mit der GOP **02350** abgerechnet werden kann. Die Materialien (Gips, Kunststoff, Tape, nicht aber Zinkleim) können als Sprechstundenbedarf bezogen werden. Fixierende Verbände für kleine Gelenke sind nicht berechnungsfähig.

Sprechstundenbedarf
→ Bd. 2, S. 178

6.3 Wundverbände in der GOÄ

Die GOÄ listet einige Verbände auf, die extra berechnet werden dürfen. Mit der GOÄ-Nr. **200** können **alle handelsüblichen Verbände**, auch Salbenverbände, abgerechnet werden. Das Material wird dem Patienten separat in Rechnung gestellt. Ausschlüsse von besonders kleinen Verbänden müssen nachgelesen werden. Ein weiterer häufiger Verband ist der **Kompressionsverband** nach der GOÄ-Nr. **204**. Hierunter fallen auch alle zirkulären Verbände des Kopfes und des Rumpfes. **Tape-Verbände für kleine Gelenke** können mit der GOÄ-Nr. **206** abgerechnet werden. Für **Zinkleimverbände und Tape-Verbände von großen Gelenken** nennt die GOÄ die Nr. **207**. **Tape-Verbände, die kein Gelenk umfassen** (z. B. ein Tape-Verband der Wade), können mit der GOÄ-Nr. **201** abgerechnet werden. Werden **großflächig Salben** aufgetragen, so kann dies dem Patienten mit der GOÄ-Nr. **209** in Rechnung gestellt werden.

6.4 Primäre Wundversorgung und kleinchirurgische Eingriffe nach dem EBM

Für die primäre Wundversorgung gibt es im EBM Gebührenordnungspositionen im **Kapitel II** „Arztgruppenübergreifende allgemeine Gebührenordnungspositionen", die von allen Vertragsärzten abgerechnet werden dürfen (wenn sie in der Präambel des entsprechenden Facharztkapitels erwähnt sind). Die primäre Wundversorgung wird oftmals mit dem Begriff „Erstversorgung einer Wunde" gleichgesetzt. Dazu gehören:

- das Reinigen/Desinfizieren der Wunde
- das Zusammenführen der Wundränder
- das Auflegen eines sterilen Tupfers oder Kompresse
- das Stillen einer regulären Blutung
- evtl. Verkleben, Nähen oder Klammern direkt im Anschluss
- das Anlegen von Pflaster oder Verband

Im EBM finden sich folgende Gebührenordnungspositionen:

GOP 02300	GOP 02301	GOP 02302
Jugendliche ab 12 Jahren und Erwachsene: primäre Wundversorgung ohne Naht	Jugendliche ab 12 Jahren und Erwachsene: primäre Wundversorgung mit Naht	–
–	Kinder bis 12 Jahre: primäre Wundversorgung ohne Naht	Kinder bis 12 Jahre: primäre Wundversorgung mit Naht
einmal am Behandlungstag	einmal am Behandlungstag	einmal am Behandlungstag

Tab. 1 GOP für primäre Wundversorgung

Der Leistungsausschluss „einmal am Behandlungstag" bezieht sich hier auf verschiedene Körperstellen, z. B. einmal für Wunden am rechten Arm und einmal für Wunden am linken Arm. Sollte sich ein Patient Wunden an mehreren Körperstellen zugezogen haben, die versorgt werden müssen, so können diese GOP mehrfach abgerechnet werden. Die Lokalisation muss hierbei immer mitangegeben werden, z. B. „rechter Ellenbogen" oder „linkes Knie".

ICD-Kodierung
→ Bd. 1, S. 161

Es ist wichtig, dies mittels der ICD-10-Kodierung sorgfältig zu dokumentieren, damit die Mehrfachabrechnung von der KV nicht beanstandet wird. Als Höchstgrenze gilt: Diese Gebührenordnungspositionen dürfen zusammengerechnet nicht öfter als fünfmal am Behandlungstag abgerechnet werden. Erscheint der Patient am nächsten Tag zur Wundkontrolle, findet keine Erstversorgung mehr statt, d. h. dass diese Ziffern auch nicht mehr abgerechnet werden dürfen. Auch der Verbandswechsel und das eventuelle Entfernen von Fäden sind in den abgerechneten Ziffern enthalten und dürfen nicht zusätzlich berechnet werden. Erfolgt eine passive Immunisierung gegen Tetanus im Zusammenhang mit einer Verletzung, dann kann sie nicht extra abgerechnet werden. Bei einer Aktivimpfung gibt es hier unterschiedliche Regelungen in den KV-Bereichen.

6.5 Primäre Wundversorgung und kleinchirurgische Eingriffe nach der GOÄ

Die GOÄ-Nummern für die Abrechnung von Wundversorgungen finden sich im Abschnitt L „Chirurgie und Orthopädie". Im Gegensatz zum EBM gibt es keine extra Abrechnungsnummern für die Wundversorgung bei Kindern. Dafür unterscheidet die GOÄ aber nach großen und kleinen Wunden sowie nach dem Grad der Verunreinigung und dem damit zusammenhängenden Arbeitsaufwand.

	Kleine Wunde	Große bzw. stark verunreinigte Wunde
Erstversorgung	2000	2003
Versorgung einschließlich Naht	2001	2004
Versorgung einschließlich Naht und Umschneidung	2002	2005

Tab. 1 GOÄ-Nummern für die Wundversorgung

Die **Versorgung von frischen Wunden** ist grundsätzlich mit den GOÄ-Nummern **2000** oder **2003** berechnungsfähig. Eine kleine, aber stark verunreinigte Wunde kann mit der GOÄ-Nr. 2003 abgerechnet werden. Die Wundsäuberung und Blutstillung sind bereits inbegriffen. Bei mehreren Wunden kann die Wundversorgung für jede einzelne Wunde unter Angabe der Körperlokalisation abgerechnet werden.
Neben den GOÄ-Nummern 2000 bis 2005 ist ein **Verband** mit der GOÄ-Nr. **200 nicht** extra abrechenbar, da bei der primären Wundversorgung und kleinen chirurgischen Eingriffen der Verband Bestandteil der Leistung ist. Außerdem sind Schnellverbände wie Pflaster- oder Sprühverbände grundsätzlich nicht berechnungsfähig. Wird im Rahmen der Wundversorgung eine Lokal- oder Leitungsanästhesie notwendig, kann diese extra berechnet werden. Die GOÄ nennt drei Ziffern: GOÄ-Nr. **490** für eine **Infiltrationsanästhesie kleiner Bezirke**, GOÄ-Nr. **491** für eine **Infiltrationsanästhesie großer Bezirke** und GOÄ-Nr. **493** für die **Leitungsanästhesie**.

MERKE **Leitungsanästhesie:** Ein Lokalanästhetikum wird nah an einem bestimmten Nervenstamm verabreicht und so das ganze Versorgungsgebiet der Nerven betäubt (z. B. die Leitungsanästhesie nach Oberst bei Eingriffen am Finger).
Infiltrationsanästhesie: Ein Lokalanästhetikum wird an einer bestimmten Stelle in die Unterhaut verabreicht und schaltet dort die sensiblen Nerven aus.

Weitere **kleine Eingriffe**, die auch in der Hausarztpraxis durchgeführt und abgerechnet werden können, sind z. B. die „Entfernung eines unter der Oberfläche der Haut oder Schleimhaut gelegenen fühlbaren Fremdkörpers" (GOÄ-Nr. **2009**) oder die „Entfernung eines tiefsitzenden Fremdkörpers auf operativem Wege aus Weichteilen und/oder Knochen" (GOÄ-Nr. **2010**). Dazu gehören beispielsweise Holz- oder Glassplitter oder auch Zeckenköpfe. Für die Eröffnung eines subkutanen Panaritiums oder einer Paronychie (evtl. einschließlich des Ziehens eines Finger- oder Zehennagels) nennt die GOÄ die GOÄ-Nr. **2030**.
Bei frischen Wunden sollte immer der **Impfstatus** überprüft werden. Ist eine **Tetanus-Impfung** angebracht, kann diese mit GOÄ-Nr. **375** abgerechnet werden. Sind eine aktive und eine passive Impfung erforderlich, wird die GOÄ-Nr. **378** (Simultanimpfung) abgerechnet. Der Impfstoff wird dem Privatpatienten in Rechnung gestellt. Er darf nicht aus dem SSB entnommen werden.
Auch die anschließende Wundversorgung kann abgerechnet werden. Für den **Verbandswechsel** kann die GOÄ-Nr. **200** in Rechnung gestellt werden. Die **Entfernung von Fäden und Klammern** kann für jede Wunde einzeln mit der GOÄ-Nr. **2007** berechnet werden. Zusätzlich können Beratungen bzw. Untersuchungen sowie z. B. Materialkosten für Verbände oder Betäubungsmittel für die Anästhesie (wie Lidocain) in der Liquidation aufgeführt werden. Zu beachten ist außerdem, dass die GOÄ-Nummern 1 und 5 im Behandlungsfall nur einmal neben den Leistungen aus den Abschnitten C bis O berechnet werden dürfen.

Impfungen
→ S. 212, Bd. 1, S. 339

Sprechstundenbedarf
→ Bd. 2, S. 178

6.6 Sekundäre Wundbehandlung nach dem EBM

Für die Behandlung schwieriger Wundheilungsverläufe bzw. chronischer Wunden nennt der EBM verschiedene Ziffern. Bei der Abrechnung muss man sich hier besonders die Frage nach den notwendigen persönlichen Arzt-Patienten-Kontakten stellen.

In der Textlegende zur GOP **02310** findet sich beispielsweise der Hinweis, dass diese Ziffer erst beim **dritten** Arzt-Patienten-Kontakt im Behandlungsfall und auch nur **einmal** im Behandlungsfall abgerechnet werden darf.

Für die **Behandlung eines diabetischen Fußes** nennt der EBM die GOP **02311**. Bei dieser Ziffer gibt es zwei obligate Leistungsinhalte: „Abtragung ausgedehnter Nekrosen der unteren Extremität" und „Überprüfung und/oder Verordnung von geeignetem Schuhwerk". Die GOP 02311 kann aber je Bein und je Sitzung abgerechnet werden. Für diese genehmigungspflichtige Leistung muss der Arzt der KV jedoch einen Nachweis über eine Behandlung von durchschnittlich mindestens 100 Diabetikern pro Quartal vorlegen.

Die dritte Ziffer für sekundäre Wundversorgungen ist die GOP **02312** für die **Behandlung von chronisch venösen Ulzera**. Als obligater Leistungsinhalt werden die Abtragung von Nekrosen, Lokaltherapie unter Anwendung von Verbänden, entstauende phlebologische Funktionsverbände und eine Fotodokumentation (zu Beginn der Behandlung, danach alle vier Wochen) genannt. Die Abrechnung ist möglich je Bein und Sitzung. Außerdem geht mit der Abrechnung dieser GOP eine Berichtspflicht an den Hausarzt einher. Die GOP 02312 unterliegt einer Höchstpunktzahl im Behandlungsfall von 4244 Punkten. Der Arzt bekommt pro Quartal nur höchstens 77 Behandlungen vergütet.

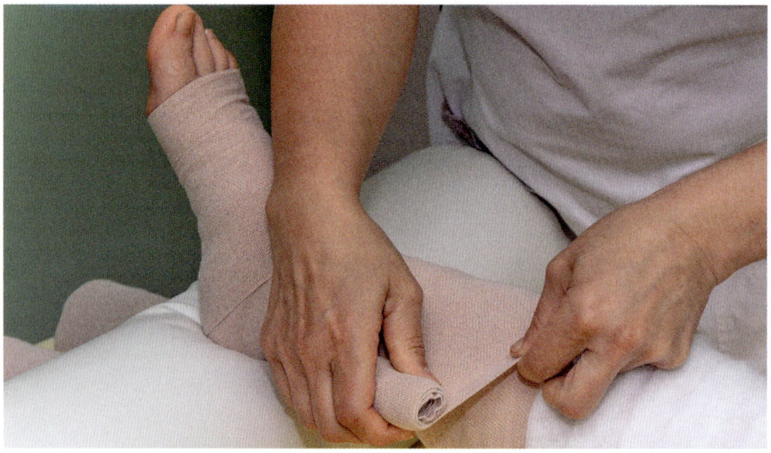

Abb. 1 Behandlung eines Lymphödems mit Kompression.

Die GOP **02313** kann abgerechnet werden für die „**Kompressionstherapie**" bei der chronisch venösen Insuffizienz, beim postthrombotischen Syndrom, bei oberflächlichen und tiefen Beinvenenthrombosen und beim Lymphödem. Obligate Leistungsinhalte sind neben der Kompressionstherapie auch die Dokumentation des Beinumfangs an mindestens drei Messpunkten zu Beginn der Behandlung und danach alle vier Wochen. Die GOP 02313 kann je Bein und je Sitzung berechnet werden. Auch diese Leistung unterliegt einer Höchstpunktzahl (3750 Punkte), was 75 Behandlungen pro Arztfall entspricht. Die **apparative Kompressionstherapie** (AIK) wird mit der GOP **30401** abgerechnet.

6.7 Sekundäre Wundbehandlung nach der GOÄ

Für die **Behandlung des diabetischen Fuß oder für andere schlecht heilende Wunden** nennt die GOÄ die Nr. **2006**. Neben dieser Nummer darf ein **Verband** nach der GOÄ-Nr. **200** oder ein **Kompressionsverband** nach der GOÄ-Nr. **204** berechnet werden. Ein Kompressionsverband wird insbesondere bei venösen Beininsuffizienzen angelegt, um den Heilungsverlauf zu fördern. Eine **apparative Kompressionstherapie** kann mit der GOÄ-Nr. **525** je Extremität und Sitzung abgerechnet werden. Bei Patienten, die regelmäßig zur Wundbehandlung kommen, können die GOÄ-Nummern **1** und/oder **5** zusätzlich berechnet werden. Allerdings muss hierbei beachtet werden, dass in einem Behandlungsfall nur einmal Leistungen ab GOÄ-Nr. **200** neben der GOÄ-Nr. 1 und/oder 5 abgerechnet werden dürfen.

6.8 Hausärztliche Abrechnung im Rahmen ambulanter und belegärztlicher OPs

Hausärztlich tätige Ärzte können für ihre gesetzlich versicherten Patienten die **Operationsvorbereitung** im Rahmen von ambulanten und belegärztlichen Operationen übernehmen. Dem Hausarzt stehen einmal im Behandlungsfall die präoperativen GOP **31010** bis **31013** zur Verfügung, je nachdem, wie alt der Patient ist.
Inhaltlich unterscheiden sie sich dadurch, das mit zunehmendem Alter mehr Leistungen zum obligaten bzw. fakultativen Leistungsinhalt gezählt werden. Ab dem 61. Lebensjahr gehören beispielsweise eine weiterführende Labordiagnostik und die Lungenfunktionsdiagnostik zu den fakultativen Leistungsinhalten. Ausgewählte Laborleistungen werden ab Beginn des 61. Lebensjahres, ein Ruhe-EKG schon ab Beginn des 41. Lebensjahres obligater Leistungsinhalt. Da die aufgeführten (obligaten und/oder fakultativen) Laborleistungen mit der jeweilen Gebührenordnungsposition bereits vergütet sind, dürfen Überweisungen ans Labor nicht mit Muster 10 oder Muster 10a, sondern nur als Privatlabor erfolgen.
Den **postoperativen Behandlungskomplex** nach ambulanten und belegärztlichen OPs darf der Hausarzt übernehmen, wenn der Operateur den Patienten unter Angabe der GOP **31600** überweist. Außerdem müssen die Leistungen innerhalb eines Zeitraums von 21 Tagen nach der OP durchgeführt werden.

Laborabrechnung
→ Bd. 2, S. 123

MERKE In der GOÄ gibt es keine eigenen Nummern für diese Leistungen. Man rechnet die Leistungen ab, die tatsächlich erbracht wurden, also z. B. die Beratung, die symptombezogene Untersuchung und den Verbandswechsel.

Aufgaben

1. Unterscheiden Sie primäre und sekundäre Wundheilung hinsichtlich der Abrechnungsmöglichkeiten.
2. Wann spricht man von einer chronischen Wunde? Nennen Sie die unterschiedlichen Abrechnungsmöglichkeiten.
3. Wann wird eine Wunde, bezogen auf Länge, Fläche und räumliche Ausdehnung, als „klein“, wann als „groß“ eingestuft?
4. Welche Verbände sind im EBM in den GOP enthalten, welche nicht?
5. Welche Tätigkeiten gehören laut EBM zur primären Wundversorgung?
6. Wie oft können Sie die GOP 02300 bis 02302 abrechnen?
7. Wie rechnen Sie die Wundkontrollen an den darauffolgenden Tagen bei einem gesetzlich versicherten Patienten ab?
8. Bei welchen GOÄ-Nummern der Wundversorgung dürfen Sie keinen zusätzlichen Verband abrechnen?
9. Wie können Sie eine zusätzliche Impfung nach GOÄ abrechnen?
10. Wie können Sie die Wundkontrollen an den darauffolgenden Tagen bei einem privat krankenversicherten Patienten abrechnen?
11. Welche Ziffern für die sekundäre Wundversorgung findet man in der GOÄ?
12. Ab welchem Alter ist ein Ruhe-EKG obligater Bestandteil der Operationsvorbereitung im Kapitel 31 des EBM?
13. Was müssen Sie beachten, wenn Sie Laborleistungen im Rahmen der OP-Vorbereitung an ein Gemeinschaftslabor überweisen?
14. Ab welchem Zeitpunkt nach einer erfolgten ambulanten OP kann die GOP 31600 nicht mehr abgerechnet werden?

Interaktive Übungen
→ S. 130, PagePlayer

Video
→ S. 103, PagePlayer

7 Abrechnung nach UV-GOÄ

7.1 Grundlagen und Grundbegriffe

Für Patienten, die einen Arbeitsunfall erleiden, oder für verletzte Kindergarten- oder Schulkinder ist die Hausarztpraxis oftmals der erste Ansprechpartner. Für alle Vertragsärzte besteht die Pflicht, sich um Notfälle zu kümmern, unabhängig von ihrem Fachgebiet.
Leistungen, die im Zusammenhang mit Arbeits-, Schul- und Kindergartenunfällen erbracht werden, werden nicht über die KV, sondern direkt mit dem zuständigen Unfallversicherungsträger, den Berufsgenossenschaften oder den Unfallkassen abgerechnet.
Wichtige Gesetze und Vorschriften zur Prävention von Arbeitsunfällen sind z. B. das Arbeitsschutzgesetz, das Arbeitssicherheitsgesetz, die Arbeitsstättenverordnung, die Gefahrstoffverordnung sowie verschiedene Technische Regeln (herausgegeben von den Berufsgenossenschaften).
Nicht immer gelingt es, trotz Einhaltung der Gesetze und Vorschriften, Unfälle zu vermeiden. Da die Versorgung von Arbeitsunfällen oftmals speziell ist, haben die Unfallversicherungsträger für die Versorgung eines arbeitsverunfallten Patienten eine eigene Gebührenordnung entwickelt, die zur Abrechnung der erbrachten Leistungen herangezogen werden muss, die **UV-GOÄ**.
Die UV-GOÄ ist die Gebührenordnung der Unfallversicherungen und hat als Grundlage den „Vertrag Ärzte/Unfallversicherungsträger".
In der **Deutschen Gesetzlichen Unfallversicherung (DGUV)** sind alle abhängig **Beschäftigten, Schüler und Studierende** sowie **ehrenamtlich Tätige** versichert.

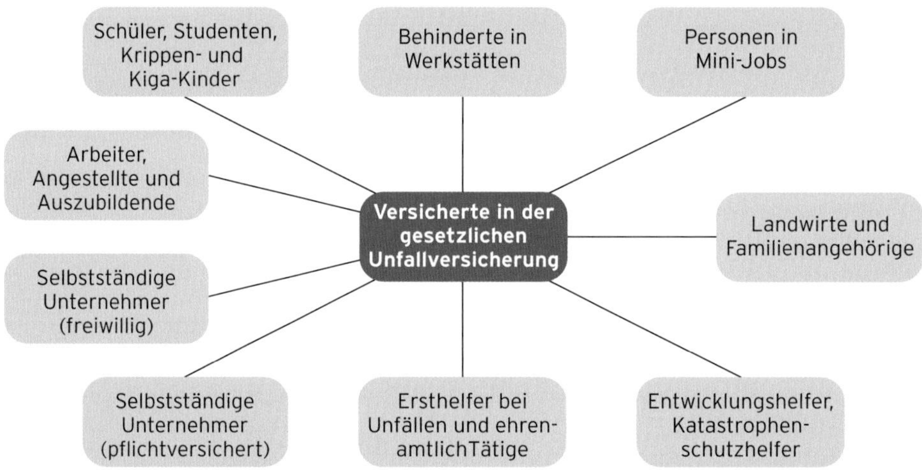

Abb. 1 Versicherte in der gesetzlichen Unfallversicherung

Erscheint ein Patient nach einem Arbeitsunfall in der Arztpraxis, wird dieser notfallmäßig versorgt. Die Notfallmaßnahmen umfassen in der Regel eine symptomzentrierte Untersuchung, evtl. auch eine Wundversorgung, Verbandanlage und Tetanusimpfung. Die Erstversorgung darf den Rahmen des sofort Notwendigen nicht übersteigen, dazu zählt bspw. die Hinzuziehung von Ärzten anderer Fachrichtungen (wie etwa einen Radiologen zum Röntgen eines gebrochenen Beins).
Nach der Notfallversorgung muss festgestellt werden, welche Berufsgenossenschaft bzw. welcher Unfallversicherungsträger für die Kosten aufkommt. Ohne diese Angabe kann ein Arbeitsunfall nicht abgerechnet werden.

Am einfachsten ist es, den Patienten nach seiner Berufsgenossenschaft zu fragen. Oftmals können Patienten aber keine Auskunft geben. Dann kann anhand der Tätigkeiten die zuständige BG ermittelt werden, z. B.

- MFA: BG für Gesundheitsdienst und Wohlfahrtspflege,
- landwirtschaftliche Hilfskraft: Landwirtschaftliche BG,
- Bäcker: BG Nahrungsmittel und Gastgewerbe.

Außerdem entscheidet der Vertragsarzt nach der Notfallversorgung, ob seine erbrachten Leistungen ausreichend sind oder ob der Verletzte zu einem Durchgangsarzt zur Begutachtung überwiesen werden muss.

Alle Unfallversicherungsträger auf einen Blick **www.bundesamtsozialesicherung.de/de/themen/unfallversicherung/traegeruebersicht**

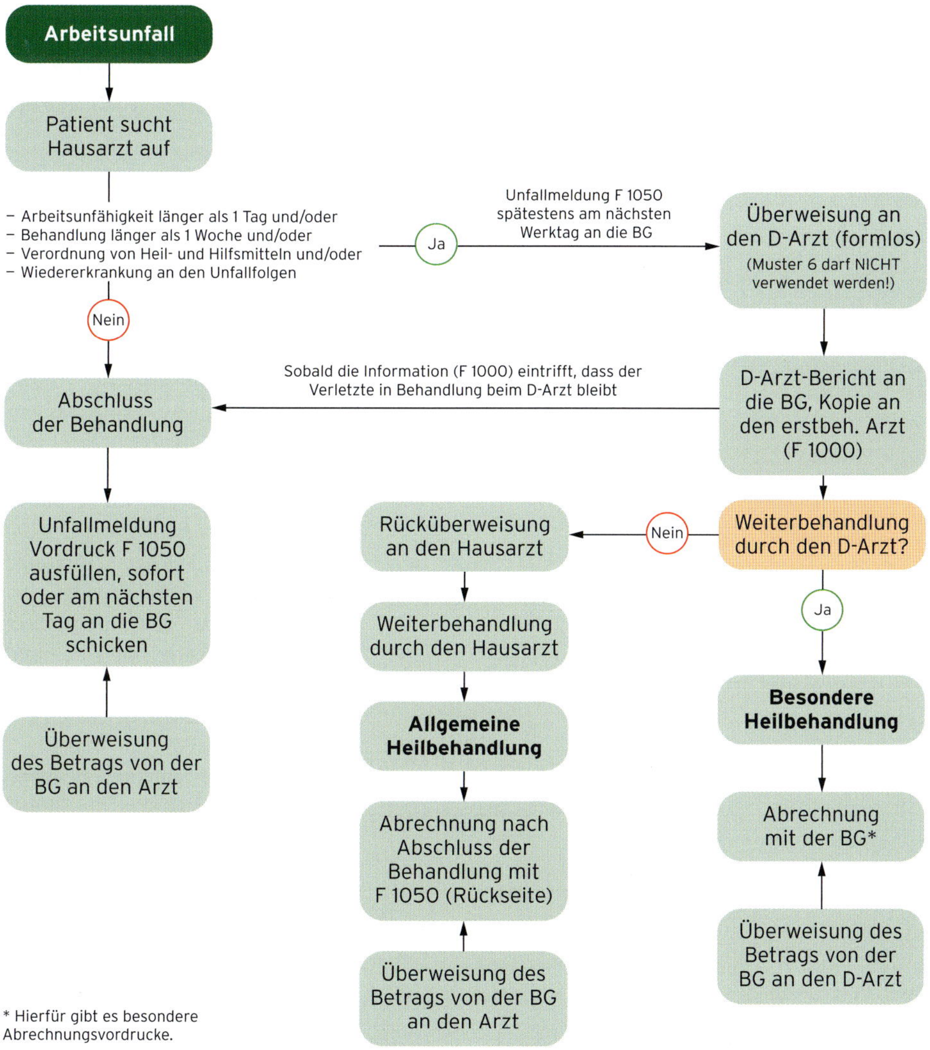

Abb. 1 Ablaufschema bei einem Arbeitsunfall

Der Vertragsarzt hat die Verpflichtung, den Patienten einem D-Arzt vorzustellen, wenn

- die Verletzung zur Arbeitsunfähigkeit über den Unfalltag hinaus führt und/oder
- die Behandlungsdauer der Verletzung voraussichtlich länger als eine Woche betragen wird und/oder
- eine Verordnung von Heil- oder Hilfsmitteln notwendig ist und/oder
- es sich um eine Wiedererkrankung an den Unfallfolgen handelt.

Entscheidet der D-Arzt, dass eine **Allgemeine Heilbehandlung** ausreichend ist, überweist er den Verletzten zurück zum Hausarzt. Nur eine notwendige **Besondere Heilbehandlung** übernimmt er selbst.

7.2 Ärztliche Unfallmeldung F 1050

Übernimmt ein Vertragsarzt die Allgemeine Heilbehandlung eines Arbeitsunfalls, so muss er der zuständigen Berufsgenossenschaft einen Bericht über den Arbeitsunfall zukommen lassen. Hierzu verwendet er den Vordruck **F 1050 „Ärztliche Unfallmeldung"**, welcher aus zwei Seiten besteht und auch online ausgefüllt und dann ausgedruckt werden kann:

- Seite 1 für die Meldung des Arbeitsunfalls an die BG
- Seite 2 (Rückseite) für die Abrechnung

Der Vordruck F 1050 (editierbar) ist über die Suche zu finden auf **www.dguv.de**

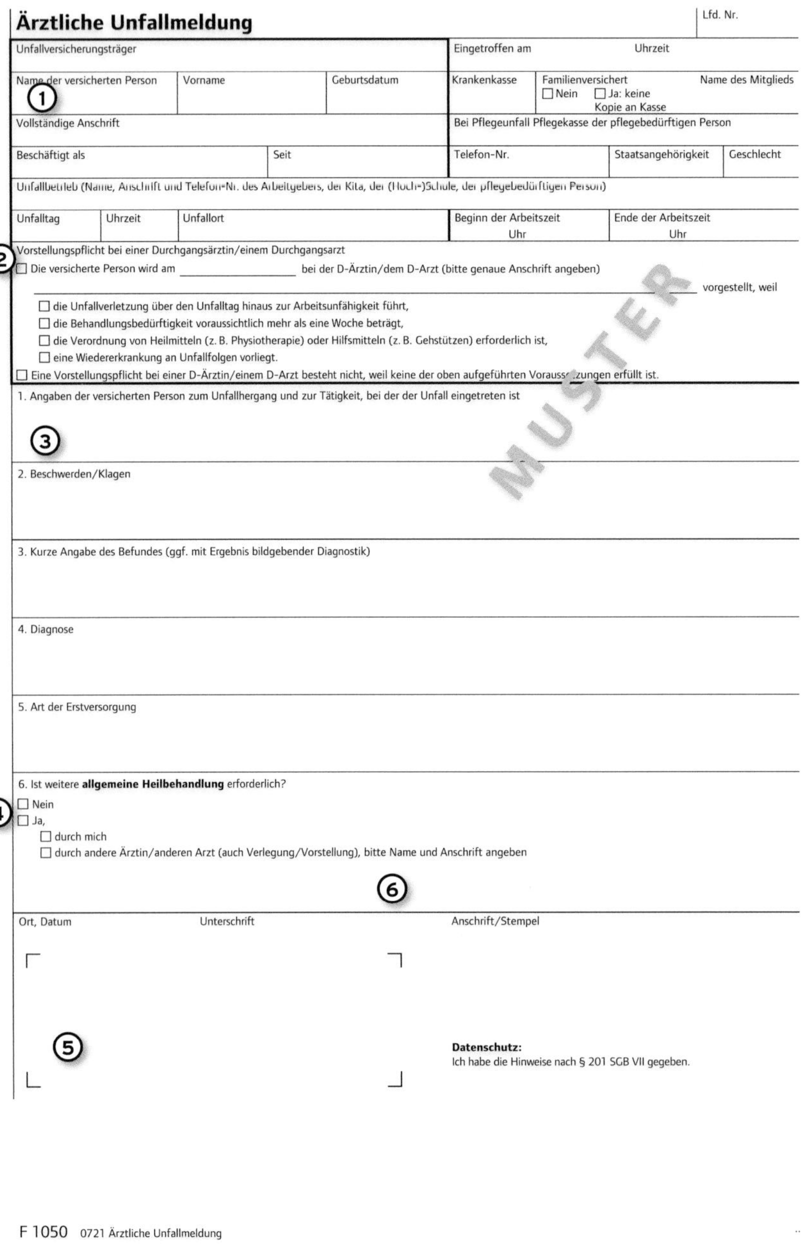
Ärztliche Unfallmeldung

Lfd. Nr.

Unfallversicherungsträger | Eingetroffen am | Uhrzeit

Name der versicherten Person ① | Vorname | Geburtsdatum | Krankenkasse | Familienversichert ☐ Nein ☐ Ja: keine Kopie an Kasse | Name des Mitglieds

Vollständige Anschrift | Bei Pflegeunfall Pflegekasse der pflegebedürftigen Person

Beschäftigt als | Seit | Telefon-Nr. | Staatsangehörigkeit | Geschlecht

Unfallbetrieb (Name, Anschrift und Telefon-Nr. des Arbeitgebers, der Kita, der (Hoch-)Schule, der pflegebedürftigen Person)

Unfalltag | Uhrzeit | Unfallort | Beginn der Arbeitszeit Uhr | Ende der Arbeitszeit Uhr

② Vorstellungspflicht bei einer Durchgangsärztin/einem Durchgangsarzt
☐ Die versicherte Person wird am ______ bei der D-Ärztin/dem D-Arzt (bitte genaue Anschrift angeben) ______ vorgestellt, weil
☐ die Unfallverletzung über den Unfalltag hinaus zur Arbeitsunfähigkeit führt,
☐ die Behandlungsbedürftigkeit voraussichtlich mehr als eine Woche beträgt,
☐ die Verordnung von Heilmitteln (z. B. Physiotherapie) oder Hilfsmitteln (z. B. Gehstützen) erforderlich ist,
☐ eine Wiedererkrankung an Unfallfolgen vorliegt.
☐ Eine Vorstellungspflicht bei einer D-Ärztin/einem D-Arzt besteht nicht, weil keine der oben aufgeführten Voraussetzungen erfüllt ist.

1. Angaben der versicherten Person zum Unfallhergang und zur Tätigkeit, bei der der Unfall eingetreten ist ③

2. Beschwerden/Klagen

3. Kurze Angabe des Befundes (ggf. mit Ergebnis bildgebender Diagnostik)

4. Diagnose

5. Art der Erstversorgung

6. Ist weitere **allgemeine Heilbehandlung** erforderlich?
④ ☐ Nein
☐ Ja,
☐ durch mich
☐ durch andere Ärztin/anderen Arzt (auch Verlegung/Vorstellung), bitte Name und Anschrift angeben ⑥

Ort, Datum | Unterschrift | Anschrift/Stempel

⑤

Datenschutz: Ich habe die Hinweise nach § 201 SGB VII gegeben.

MUSTER

F 1050 0721 Ärztliche Unfallmeldung

Abb. 1 Ärztliche Unfallmeldung (Muster F1050)

Anleitung zum Ausfüllen:

1. Der Unfallversicherungsträger wird eingetragen, die Patientenangaben können vom Patienten erfragt oder (falls der Patient bekannt ist) aus der Patientenakte übernommen werden. Der Unfallbetrieb, Unfalltag und die Unfalluhrzeit sowie Angaben zur Arbeitszeit usw. müssen eingetragen werden. Da die Krankenkasse in den ersten sechs Wochen die Auszahlung des Krankengeldes übernimmt, muss auch diese eingetragen werden.
2. Entweder wird angekreuzt, dass eine Vorstellungspflicht beim Durchgangsarzt besteht (und bei welchem D-Arzt und aus welchem Grund) oder dass eine Vorstellungspflicht beim D-Arzt nicht besteht (dann übernimmt der Vertragsarzt die Allgemeine Heilbehandlung).
3. Bei einer formlosen Überweisung zum D-Arzt, die mit der UV-GOÄ-Nr. **145** abgerechnet wird, werden die weiteren Punkte auf dieser Seite nicht ausgefüllt. Bleibt der Patient in der Praxis, müssen Angaben zum Unfallhergang, Befundergebnisse und Diagnose eingetragen werden.
4. Hier wird vermerkt, ob eine weitere Allgemeine Heilbehandlung (z. B. Wundkontrolle/Verbandswechsel) erfolgt und welcher Arzt dies durchführt.
5. Die Adresse der Berufsgenossenschaft kann im Internet ermittelt werden.
6. Das Formular muss den Praxisstempel erhalten und vom Arzt unterschrieben werden.

Für die **Meldung an die Berufsgenossenschaft** ergeben sich für den Hausarzt, je nach Weiterbehandlung des verunfallten Patienten, mehrere Möglichkeiten:

1. Übernimmt der Vertragsarzt die Allgemeine Heilbehandlung und schließt die Behandlung noch am gleichen Tag ab, dann muss die Praxis dem Unfallversicherungsträger am selben Tag, spätestens am nächsten Werktag, das Formular F 1050 zukommen lassen. Vorder- und Rückseite müssen ausgefüllt werden.
2. Besteht nach einem Arbeitsunfall Vorstellungspflicht beim D-Arzt, muss der Patient vom erstversorgenden Vertragsarzt zum D-Arzt überwiesen werden, formlos auf einem Privatrezept oder Praxisbriefpapier. Von der erstversorgenden Praxis werden das Personalienfeld (Seite 1) ausgefüllt, ein Kreuz in der Reihe „Vorstellungspflicht bei einer Durchgangsärztin/einem Durchgangsarzt" gesetzt und auf der Rückseite die erbrachten Leistungen abgerechnet. Das Formular F 1050 muss spätestens am nächsten Werktag dem Unfallversicherungsträger zugestellt werden.
3. Der Vertragsarzt überweist den Verletzten zum D-Arzt. Entscheidet der D-Arzt, dass der erstversorgende Arzt die weitere Behandlung übernehmen kann (sogenannte Bagatellunfälle), überweist er den Patienten zurück an die erstversorgende Praxis. Die erst- und wiederversorgende Praxis füllt noch am gleichen Tag, spätestens am nächsten Werktag, Blatt 1 des Formulars F 1050 aus. Seite 2 (Abrechnung) wird erst nach Abschluss der Behandlung ausgefüllt. Das Formular wird dann an die Berufsgenossenschaft versandt.

Übernimmt der D-Arzt die weitere Behandlung des Arbeitsunfalls als **Besondere Heilbehandlung**, so fertig er einen **D-Arzt-Bericht** an, von dem der erstversorgende Vertragsarzt eine Kopie erhält. Der D-Arzt informiert in diesem Fall die Berufsgenossenschaft über den Arbeitsunfall.
Bagatellunfälle, die relativ einfach weiterbehandelt werden können, überweist der D-Arzt in der Regel an den Hausarzt zurück. Diese leichten Unfälle machen ca. 80 % aller Arbeitsunfälle aus, z. B.:

- Schnittverletzungen, Schürfungen, Prellungen an den Händen, Armen, Füßen
- Distorsionen (Verstauchung) der Daumen- oder Fingergelenke ohne schwerwiegende weitere Verletzungen
- Distorsionen der Sprunggelenke
- Nagelkranzfrakturen

7.3 Formulare

Der Hausarzt darf drei Formulare der gesetzlichen Krankenkasse bei Bedarf benutzen, wenn er Arbeitsunfälle nicht zum D-Arzt überweist:

- **Vordruck e01** (Arbeitsunfähigkeitsbescheinigung) für den Tag des Unfalls, nicht aber darüber hinaus. Eine längere Krankschreibung darf nur der D-Arzt anordnen.
- **eRezept** (Arzneiverordnungsblatt) für die Verordnung von z. B. Schmerzmitteln. Heil- und Hilfsmittel dürfen nicht verordnet werden.
- **Muster 4** (Verordnung einer Krankenbeförderung), falls der Patient so stark verletzt ist, dass er nur mittels eines Krankentransportes zum D-Arzt bzw. ins Krankenhaus gebracht werden kann.

Wenn es sich um besonders **schwere und/oder komplizierte Verletzungen** handelt, übernimmt der D-Arzt die gesamte Weiterbehandlung, z. B. bei Knochenbrüchen, offenen und tiefen Weichteilverletzungen, Nerven- oder Sehnenverletzungen, schweren Quetschungen oder schweren Zerrungen von Gelenken.
Bei komplizierteren Verletzungen können andere Fachärzte, die seitens der Unfallversicherungen anerkannt sind, die Weiterbehandlung übernehmen, z. B.:

- ein Augenarzt bei isolierten Augenverletzungen
- ein HNO-Arzt bei Verletzungen im Hals-, Nasen-, und Ohren-Bereich
- ein Handchirurg bei komplizierten oder schweren Verletzungen der Hände
- ein Hautarzt bei Verdacht auf berufsbedingte Hautschädigungen

Wenn bei dem Verunfallten so schwere Verletzungen vorliegen, dass sie ambulant nicht versorgt werden können (z. B. offene Knochenbrüche, innere Blutungen, durchbohrte Organe), muss der Patient in ein Krankenhaus überwiesen werden, das am **Verletzungsartenverfahren der Berufsgenossenschaften** teilnimmt (sogenannte **BG-Kliniken**). Der dortige D-Arzt entscheidet, ob der Patient stationär aufgenommen wird oder ob die Behandlung ambulant durchgeführt werden kann. Aber nicht nur Ärzte, sondern auch Arbeitgeber sind verpflichtet, bei der Arbeit verunfallte Arbeitnehmer einem D-Arzt vorzustellen, wenn der Verletzte wegen des Unfalls nicht mehr weiterarbeiten kann. Auch für D-Ärzte gilt die freie Arztwahl des Patienten. Er kann nicht gezwungen werden, einen ganz bestimmten Arzt aufzusuchen.

7.4 Besondere Heilbehandlung

Unter der Besonderen Heilbehandlung versteht man die fachärztliche Behandlung einer Unfallverletzung, die wegen Art und Schwere besondere unfallmedizinische Qualifikation verlangt. Nicht jeder Chirurg oder Orthopäde ist automatisch auch ein Durchgangsarzt.
Um als D-Arzt arbeiten und abrechnen zu können, muss ein Arzt einen Antrag bei der DGUV stellen. Die Beteiligung am Durchgangsarztverfahren wird dann von dem zuständigen Landesverband der DGUV erteilt. Der D-Arzt überwacht das gesamte Heilverfahren. Überweist er einen Patienten zur Allgemeinen Heilbehandlung zurück zum Hausarzt, so ist er doch weiterhin für den Verlauf der Behandlung verantwortlich. Für die Berufsgenossenschaft erstellt der D-Arzt seinen Bericht auf Formular F 1000.
In Deutschland gibt es ca. 3700 zugelassene Durchgangsärzte, davon ca. 2700 in niedergelassenen Arztpraxen. Nur etwa jeder fünfte behandlungsbedürftige Arbeitsunfall bedarf einer Besonderen Heilbehandlung. Diese kann außer von einem D-Arzt noch von einem Handchirurgen oder vom Unfallversicherungsträger eingeleitet werden.

7.5 Abrechnung nach der UV-GOÄ

Die UV-GOÄ weist für jede Abrechnungsnummer immer zwei verschieden hohe Euro-Beträge aus:
- Der Betrag, der in der Spalte „Allgemeine Heilbehandlung" steht, ist für den Hausarzt oder Vertragsarzt bestimmt, der die Erstversorgung bzw. die Weiterversorgung von Bagatellunfällen übernimmt.
- Der Betrag, der in der Spalte „Besondere Heilbehandlung" steht, ist für den D-Arzt bestimmt.

www.dguv.de

Die UV-GOÄ ist im Internet z. B. auf der Seite der DGUV frei einsehbar. Im Gegensatz zur GOÄ ist eine Steigerung der Beträge nicht möglich.

MERKE Als Behandlungsfall gilt in der UV-GOÄ die gesamte ambulante Versorgung, die von demselben Arzt an demselben Patienten innerhalb eines Zeitraums von drei Monaten nach der ersten Inanspruchnahme zulasten desselben gesetzlichen Unfallversicherungsträgers vorgenommen wird.

Nr. UV-GOÄ	Leistung	Allg. Heilbehandlung in Euro	Bes. Heilbehandlung in Euro	Bes. Kosten in Euro	Allg. Kosten in Euro	Sachkosten
1	**Symptomzentrierte Untersuchung** bei Unfallverletzungen oder bei Verdacht auf das Vorliegen einer Berufskrankheit **einschließlich Beratung**	8,02	9,99	0,00	1,67	1,67

Tab. 1 Auszug aus der UV-GOÄ (Stand: 01.01.2025)

Der D-Arzt erhält ein höheres Honorar, weil er durch die besondere Einrichtung seiner Praxis und seine spezielle Ausbildung dazu befähigt ist, auch schwierigere Fälle zu behandeln.
In den letzten drei Spalten findet man den Krankenhaus-Nebentarif. Hier werden Kosten aufgelistet, die das Krankenhaus zusätzlich bei der Versorgung von Arbeitsunfällen abrechnen darf. Auch der niedergelassene Vertragsarzt darf die „Besonderen Kosten" abrechnen. Näheres hierzu und auch die Ausnahmen findet man im Vertrag Ärzte/Versicherungsträger.
Die besonderen Kosten werden auf Seite 2 der Ärztlichen Unfallmeldung F 1050 extra aufgelistet und zum Schluss zum Rechnungsbetrag dazuaddiert.
Die Berufsgenossenschaften beteiligen sich nicht am Sprechstundenbedarf. Verbandsmaterialien, Arzneimittel und Impfstoffe müssen daher immer dem privaten Sprechstundenbedarf entnommen werden, können dann aber mit dem Betrag dieser Spalte in Rechnung gestellt werden.

MERKE Der Hausarzt erhält für seine Leistungen immer den Betrag der Allgemeinen Heilbehandlung. Stehen in der Spalte „Besondere Kosten" zwei Beträge, so darf er immer den höheren Betrag in Rechnung stellen.

7.5.1 Die Gebührennummer 1

Die Gebührennummer 1 UV-GOÄ darf nur einmal im Behandlungsfall neben Leistungen nach den Abschnitten C bis O abgerechnet werden. Es ist aber zulässig, die Leistung abzurechnen, die den höheren Eurobetrag einbringt. Kommt ein Patient also nach einem Arbeitsunfall zu mehreren Kontrolluntersuchungen, muss man schauen, welche Leistung(en) abrechenbar sind und ggfs. die Gebührennummer 1 zugunsten einer Ziffer aus dem Abschnitt C bis O streichen.

Gebühren-Nr. 1	GOÄ	UV-GOÄ
Leistung:	Beratung – auch mittels Fernsprecher	Symptomzentrierte Untersuchung bei Unfallverletzungen oder bei Verdacht auf das Vorliegen einer Berufskrankheit einschließlich Beratung

Tab. 2 Der Leistungsinhalt von Nr. 1 in der UV-GOÄ und in der GOÄ

Nach der **UV-GOÄ** sind die symptombezogene Untersuchung und zusätzlich eine Beratung Voraussetzungen für die Abrechnung der Nummer 1. Für den gleichen Leistungsumfang kann man nach GOÄ die Nr. 1 und Nr. 5 in Rechnung stellen. Eine **alleinige Beratung** ohne symptombezogene Untersuchung wird nach UV-GOÄ mit der Gebührennummer **11** berechnet. Neben der Nummer 11 darf keine weitere Leistung berechnet werden. Sollte es am gleichen Tag zu weiteren Leistungen kommen, müssen die Uhrzeiten mitangegeben werden, damit deutlich wird, dass die Nummer 11 zu einer anderen Uhrzeit erbracht wurde.

Auch Hausbesuche können abgerechnet werden. Für die Entfernung Arztpraxis – Wohnung Patient bzw. Wohnung des Arztes – Wohnung Patient hält die UV-GOÄ eigene Wegegeld-Gebührennummern (UV-GOÄ-Nrn. 71–84) vor.

7.5.2 Befundberichte

In den Leistungen der UV-GOÄ ist die Erstellung eines einfachen Befundes bereits enthalten. Für bestimmte Vordrucke gibt es jedoch Berichtsgebühren. Insgesamt sind drei Gebührenordnungspositionen für die MFA wichtig:

- UV-GOÄ-Nr. **125** für den Vordruck F 1050 – **Ärztliche Unfallmeldung**
- UV-GOÄ-Nr. **143** für die **Bescheinigung zum Nachweis der Arbeitsunfähigkeit**
- UV-GOÄ-Nr. **145** für die (formlose) **Überweisung** zum D-Arzt - in diesem Fall darf die UV-GOÄ-Nr. 125 nicht abgerechnet werden

Falls keine Freiumschläge zur Verfügung stehen, darf auch das Porto für den Versand der Ärztlichen Unfallmeldung an die Berufsgenossenschaft in Rechnung gestellt werden.

Aufgaben

1 Nennen Sie die Personengruppen, die in der gesetzlichen Unfallversicherung versichert sind.
2 Wie können Sie die zuständige Berufsgenossenschaft (BG) ermitteln?
3 Wann muss ein Patient mit einem Arbeitsunfall einem D-Arzt vorgestellt werden?
4 Unterscheiden Sie Allgemeine und Besondere Heilbehandlung.
5 Welches Formular nutzt der Hausarzt für seinen Bericht an die BG?
6 Welches Formular nutzt der D-Arzt für seinen Bericht an die BG?
7 Wie überweist der Hausarzt den verletzten Patienten an den D-Arzt?
8 In welchen Fällen überweist der D-Arzt den Patienten zurück an den Hausarzt?
9 Was muss der Arzt bei der Versorgung bei Bagatellfällen nach einem Arbeitsunfall abrechnungstechnisch beachten?
10 Welche Verletzungen müssen vom D-Arzt übernommen werden?
11 Wer darf die Besondere Heilbehandlung einleiten?
12 Welche Fachärzte dürfen im Rahmen der Versorgung von Unfallverletzten hinzugezogen werden?
13 In welchen Fällen muss ein Arbeitsunfall in ein Krankenhaus überwiesen werden?
14 Welche Voraussetzung muss eine Klinik erfüllen, um Arbeitsunfälle behandeln zu dürfen?
15 Nennen Sie die Voraussetzungen, die ein Arzt erfüllen muss, um als D-Arzt zu arbeiten.
16 Wie ist der Behandlungsfall in der UV-GOÄ definiert?
17 Welche Unterschiede zwischen der GOÄ und der UV-GOÄ kennen Sie?
18 Warum stehen in der UV-GOÄ immer zwei Beträge hinter der gleichen Leistung?
19 Erklären Sie die Spalte der „Besonderen Kosten" und deren Abrechnung.
20 Wie unterscheidet sich die GOÄ-Nr. 1 von der UV-GOÄ-Nr. 1?
21 Wie oft darf die UV-GOÄ-Nr. 1 im Behandlungsfall abgerechnet werden? Welche Regelung gibt es?

Ich kann ...

... die Begriffe primäre und sekundäre Wundheilung mit Blick auf die Abrechnung unterscheiden.

... die Größe einer Wunde anhand der üblichen Klassifizierung in „klein" oder „groß" einteilen.

... erklären, warum man bei einer frischen Wunde auch nach dem Tetanusschutz fragen sollte und wie man die Auffrischung des Impfschutzes in meinem KV-Bereich abrechnet.

... die verschiedenen Tätigkeiten aufzählen, die zur Wundversorgung dazugehören, damit die GOP abgerechnet werden darf.

... eine primäre Wundversorgung bei Erwachsenen/Kindern nach EBM korrekt abrechnen.

... erklären, warum die Lokalisation der Wunden für die Dokumentation wichtig ist.

... eine Erstversorgung von Wunden nach der GOÄ korrekt abrechnen.

... bei der sekundären Wundbehandlung nach EBM die korrekte GOP nennen und auch die besonderen Regelungen in der Leistungslegende finden und erklären.

... bei der sekundären Wundbehandlung die korrekten GOÄ-Nummern nennen.

... die verschiedenen obligaten und fakultativen Leistungen der GOP 31010 bis 31013 sowie 31600 mithilfe des EBM benennen.

... aufzählen, worauf man in der hausärztlichen Praxis achten muss, wenn man für einen Patienten die GOP 31600 abrechnen möchte.

... die Personengruppen aufzählen, die in der gesetzlichen Unfallversicherung versichert sind.

... die Allgemeine und Besondere Heilbehandlung unterscheiden.

... den Praxisablauf bei einem Arbeitsunfall ohne D-Arzt-Vorstellungspflicht erklären.

... den Praxisablauf bei einem Arbeitsunfall mit D-Arzt-Vorstellungspflicht erklären.

... die kassenärztlichen Formulare nennen und ausfüllen, die bei einem Arbeitsunfall benutzt werden dürfen.

... die Definition des Behandlungsfalls nach UV-GOÄ erklären.

... erklären, warum in der UV-GOÄ immer zwei Eurobeträge hinter einer Leistung stehen.

... die Spalte „Besondere Kosten" erklären.

... den Unterschied von GOÄ-Nr. 1 und UV-GOÄ-Nr. 1 erklären.

... die Personen/Organisationen nennen, welche die Besondere Heilbehandlung einleiten dürfen.

... das Ablaufschema einschließlich Bezahlung des Arztes/D-Arztes nach einem Arbeitsunfall erklären.

... für eine kleine Rechnung die Positionen aus der UV-GOÄ heraussuchen und das Formular F 1050 korrekt ausfüllen.

LF 11 Patienten bei der Prävention begleiten

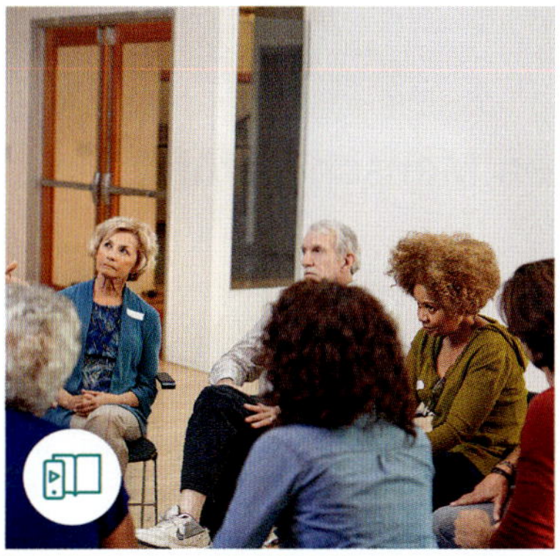

Videos und interaktive Übungen zu diesem Lernfeld können Sie mit einem Smartphone aufrufen, indem Sie mit der PagePlayer-App diese Seite scannen.

Prävention — der Körper-TÜV

Die meisten Menschen fürchten sich …

vor Schmerzen, Leid und Tod und möchten Krankheit vermeiden. Aber nur wenige Prozent der Berechtigten nutzen die angebotenen Früherkennungsuntersuchungen; Männer noch seltener als Frauen.

Gründe dieser „Vermeidungshaltung“ sind in erster Linie Bequemlichkeit und Angst. Oft spielt Verdrängung eine große Rolle. Obwohl jeder weiß, dass er krank werden kann und eine frühe Diagnose die Heilungschancen erheblich verbessert, „vergisst“ man Gelegenheiten, die an die eigene Verletzlichkeit und gesundheitliche Bedrohungen erinnern – z. B. „fällige“ Untersuchungen.

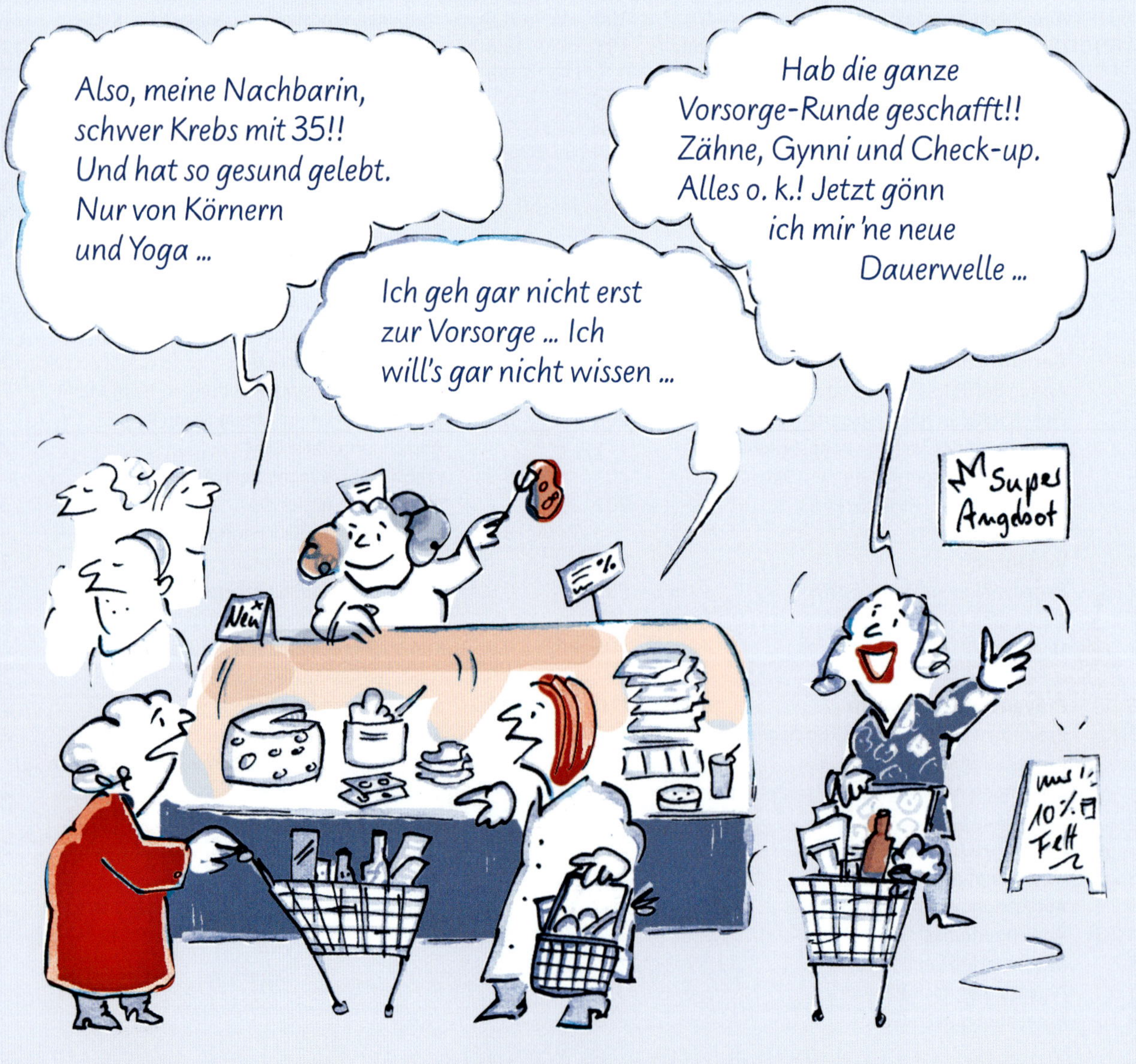

Also, meine Nachbarin, schwer Krebs mit 35!! Und hat so gesund gelebt. Nur von Körnern und Yoga ...
Ich geh gar nicht erst zur Vorsorge ... Ich will's gar nicht wissen ...
Hab die ganze Vorsorge-Runde geschafft!! Zähne, Gynni und Check-up. Alles o. k.! Jetzt gönn ich mir 'ne neue Dauerwelle ...
Neu
Super Angebot
10% Fett

Vermitteln Sie Ihren Patienten, …

dass auch der Körper regelmäßig eine Inspektion benötigt und er „scheckheftgepflegt“ einfach zuverlässiger „läuft“. Sie als MFA können Patienten – als deren nächste Ansprechpartnerin – besonders gut motivieren. Sprechen Sie Patienten an und loben Sie gesundheitsbewusstes Verhalten und positiven Umgang mit Krankheiten, z. B.: „Toll, wie Sie es geschafft haben, das Rauchen aufzugeben! Ihre Haut sieht sehr gut aus.“ „Das merkt man aber, dass Sie abgenommen haben – die neue Figur steht Ihnen bestens!“ „Gar nicht so leicht, mit so einer Krankheit zu leben – ich bewundere Ihre Energie.“ „Wie Sie das schaffen, jeden Tag spazieren zu gehen trotz Ihrer Behinderung – Respekt!“ „Gut, dass Sie so regelmäßig zur Vorsorge kommen. Das ist doch ein gutes Gefühl, wenn man weiß, dass alles in Ordnung ist.“

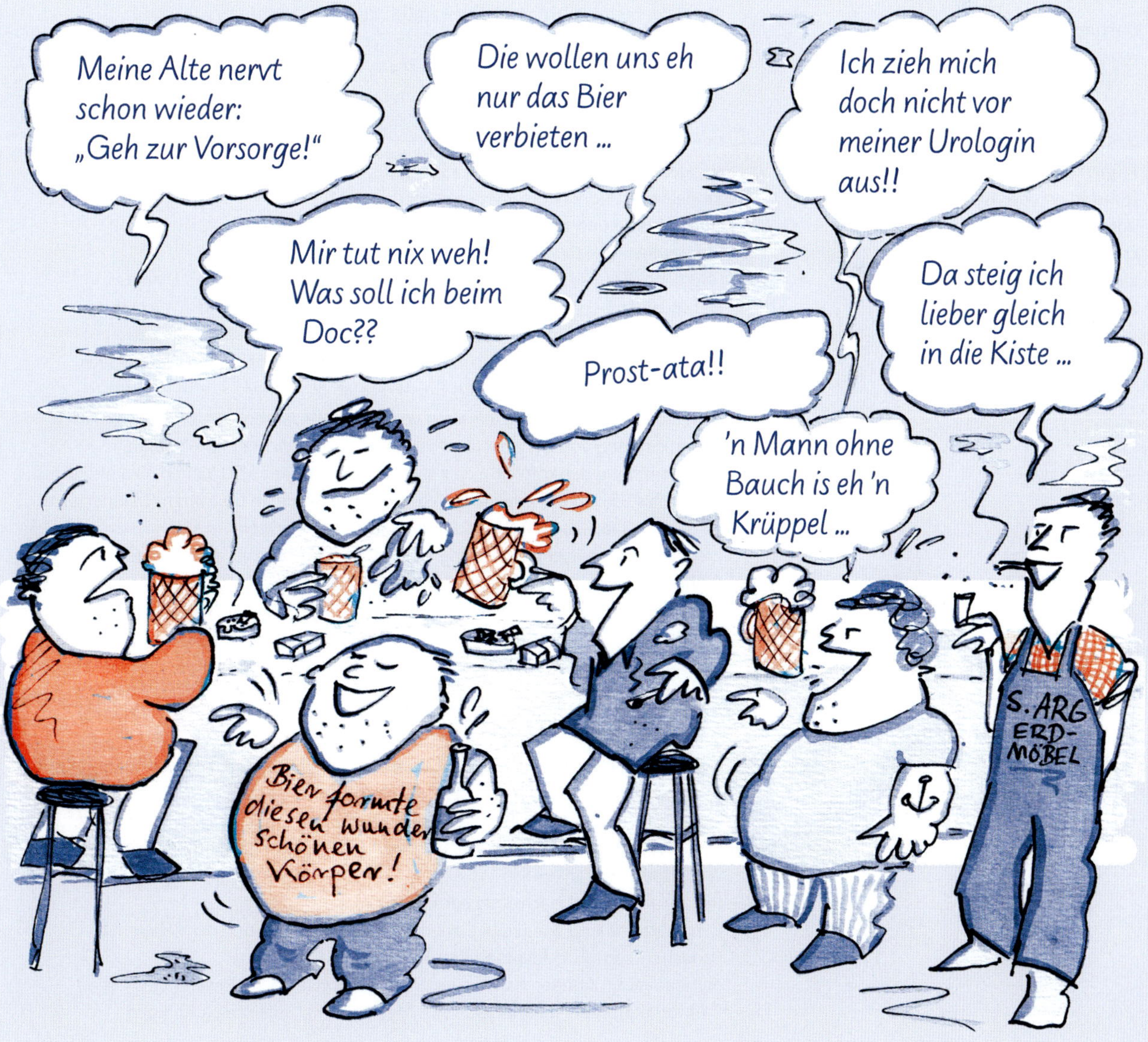
Meine Alte nervt schon wieder: „Geh zur Vorsorge!“
Die wollen uns eh nur das Bier verbieten …
Ich zieh mich doch nicht vor meiner Urologin aus!!
Mir tut nix weh! Was soll ich beim Doc??
Da steig ich lieber gleich in die Kiste …
Prost-ata!!
'n Mann ohne Bauch is eh 'n Krüppel …
Bier formte diesen wunder schönen Körper!
S. ARG ERD-MÖBEL

1 Prävention

Interaktive Übungen
→ S. 151, PagePlayer

Das GKV-Präventionsangebot wird im Merkblatt „Der Vorsorge-Checker" zusammengefasst unter:
www.kbv.de

1.1 Formen der Prävention

Prävention heißt Vorbeugung.
Damit sind alle Maßnahmen gemeint, die gesundheitliche Schäden verhindern, weniger wahrscheinlich machen oder hinauszögern.
Besonders im zahnärztlichen Bereich wird Prävention auch **Prophylaxe** genannt.
Es gibt drei Präventionsstufen: **Primär-, Sekundär-** und **Tertiärprävention**.

Präventionsstufe, Bedeutung und Ziele	Beispiele
1. Primärprävention die Krankheitsentstehung soll möglichst verhindert werden; dazu tragen individuelle und öffentliche Maßnahmen bei **Gesunde gesund erhalten**	– gesunde Ernährung, Sport – Schutzimpfungen nach STIKO-Plan – Sexualaufklärung (Safer Sex) – Stressvermeidung (Pausen, Urlaub) – berufsgenossenschaftliche Unfallverhütungsmaßnahmen – hygienisches Arbeiten zum Eigenschutz der MFA – allgemeine Hygienebedingungen (Umgang mit Lebensmitteln, Abfällen, Abgasen, Abwässern usw. laut gesetzlicher Bestimmungen)
2. Sekundärprävention Früherkennung symptomloser Krankheitsfrühstadien oder Risikofaktoren durch Vorsorge- bzw. Früherkennungsuntersuchungen oder **Screening** (Untersuchung einer Bevölkerungsgruppe mit hoher Erkrankungswahrscheinlichkeit) **Früherkennung**	– Mutterschaftsvorsorgeuntersuchungen – Neugeborenen-Screening auf 17 (Stoffwechsel-)krankheiten – Kinder- und Jugendvorsorgeuntersuchungen U1–U9, J1 – Hörscreening und Hüftsonografie für Neugeborene – Chlamydien-Urinscreening für junge Frauen – Check-up 35 (Gesundheitsuntersuchung zur Früherkennung von Diabetes, Herz-Kreislauf- und Nierenkrankheiten) + 1 x Hepatitis-B- und -C-Screening – Hautkrebsfrüherkennung für Erwachsene – Krebsfrüherkennungsuntersuchungen auf Gebärmutterhals- und Genitalkrebs für Frauen ab 20 Jahren und auf Brustkrebs ab 30 Jahren – Mammografie-Screening für Frauen von 50 bis 69 Jahren – Früherkennung von Genital- und Prostatakrebs für Männer ab 45 Jahren – Früherkennung des kolorektalen Karzinoms: Beratung ab 50 Jahren, Okkultbluttest von 50 bis 55 Jahren, zweimalige Vorsorgekoloskopie ab 50 Jahren (Männer) bzw. 55 Jahren (Frauen) im Abstand von mindestens 10 Jahren – Bauchaortenaneurysma-Screening (Sonografie) für Männer ab 65 Jahren – Früherkennung des kolorektalen Karzinoms: Beratung ab 50 Jahren, zweimalige Vorsorgekoloskopie ab 50 Jahren (Abstand ≥ 10 Jahre) oder alle zwei Jahre IFOBT = Okkultbluttest
3. Tertiärprävention **Rehabilitation** = bestmögliche Wiederherstellung der Gesundheit nach Krankheit; Verhinderung oder Verzögerung weiterer Schäden durch Therapie und/oder Diagnostik **(Nachsorge)** **Wiederherstellung, Schadensbegrenzung**	– Rehabilitation, Koronarsport/Reha-Sport, Lipidsenker-, Antihypertensiva- und Antikoagulanzieneinnahme nach kardiovaskulärem Ereignis (z. B. Herzinfarkt) – Schulung, Lipidsenker, ACE- und SGLT2-Hemmer für Diabetiker – regelmäßige Untersuchungen im Rahmen der DMP-Programme für chronisch Kranke bei Diabetes Typ 1 und Typ 2, KHK, Asthma, COPD, Brustkrebs und Herzinsuffizienz – Osteoporosetherapie nach Hüft- oder Wirbelfraktur – Bewegungstherapie nach Bandscheibenvorfall bzw. zur Chronifizierung neigenden Wirbelsäulenerkrankungen – Rehabilitation und Nachsorge nach Krebs – Rehabilitation und Wiedereingliederung in das Berufs- und Sozialleben nach Drogenentzug (Rückfallprophylaxe) – mehrmonatige Antidepressiva- und Psychotherapie nach schwerer Depression – Frühförderprogramme und Sport mit Menschen mit Beeinträchtigungen

1.2 Risiken und Nebenwirkungen der Prävention

In den Industrieländern erkrankt jeder zweite Mensch im Laufe seines Lebens an Krebs und etwa jeder dritte stirbt daran. Da maligne Erkrankungen viele Ursachen haben, ist eine 100%ige Krebsprävention nicht möglich. Selbst Kinder können schon an Krebs erkranken und niemand kann sich mit Sicherheit davor schützen.

Neben Karzinogenen und Veranlagung ist es vor allem das Alter, das zu Fehlern bei der Zellteilung und damit zur Entstehung maligner Tumoren beiträgt. Je besser Präventions- und Therapiemaßnahmen den Tod an Herz-Kreislauf-Krankheiten verhindern, desto älter werden die Menschen und umso häufiger erkranken und sterben sie an Krebs. Trotzdem ist es nicht sinnvoll, deshalb die Krebsprävention gleich aufzugeben. Auch die Einstellung „ich will es lieber gar nicht wissen" und der Verzicht z. B. auf die Früherkennung des Zervixkarzinoms sind nicht ratsam. Dieses Karzinom ist in Frühstadien fast immer heilbar – die Patientin gewinnt Jahre bis Jahrzehnte an Lebenszeit. Therapie, Nachsorge und Angst vor einem Rezidiv werden die Patientin belasten und in den ersten Jahren nach der Diagnose ihre Lebensqualität einschränken.

Krebsentstehung
→ S. 55

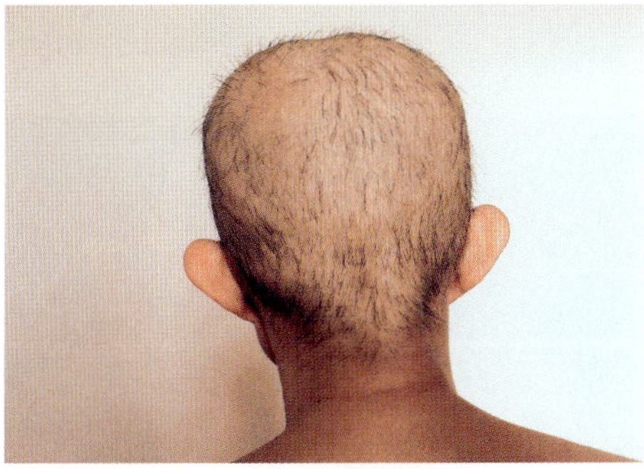

Abb. 1 Haarverlust durch Krebstherapie

Beim Mammakarzinom ist der Vorteil der Früherkennung nicht so eindeutig. Durch das Mammografie-Screening sinkt eindeutig die **Mortalität** (Sterblichkeit) am Mammakarzinom. Das heißt, durch die Früherkennung sterben weniger Frauen an Brustkrebs als ohne das Screening. Es werden aber auch Tumoren erkannt, die nicht zum Tode der betroffenen Frau geführt hätten, weil sie vorher an etwas anderem gestorben wäre. Diese Frauen wären mit, aber nicht an Brustkrebs gestorben. Aufgrund der Früherkennung werden sie durch die Krebstherapie unnötig belastet. Im Extremfall kann die Behandlung durch schwere Nebenwirkungen sogar das Leben betroffener Frauen verkürzen. Weder mit der Mammografie noch mit anderen Methoden ist aber voraussehbar, ob eine Frau innerhalb der nächsten Jahre an einer anderen Ursache als dem Mammakarzinom sterben wird.

Diese sog. Überdiagnostik und Übertherapie sind ein grundsätzliches und unvermeidliches Problem der Prävention. Es gilt fast für die gesamte Krebsfrüherkennung. Viele ältere Männer hätten nie Probleme durch ihr langsam wachsendes Prostatakarzinom erlebt – wäre es nicht erkannt und aufwendig sowie nebenwirkungsreich behandelt worden. Andererseits rettet die Früherkennung eindeutig Leben und verhindert Leid, wenn aggressive Tumoren bei Männern ab 45 Jahren rechtzeitig gefunden werden.

Oft machen sich die Falschen Sorgen: Eine schlanke, sportliche 50-jährige Nichtraucherin muss sich wegen eines mäßig erhöhten Gesamtcholesterins weder beim Essen einschränken noch Sorgen machen. Dass sich Menschen grundlos Sorgen machen, ist ein Negativeffekt der Prävention. Es wird vergessen, dass jeder Mensch sterben muss. Außerdem lenken Präventionsprogramme nie den Blick darauf, wie gesund ein Mensch ist, sondern nur darauf, wie krank oder risikobehaftet er ist. Früherkennung sucht quasi „das Haar in der Suppe". Diese negative, pessimistische Sicht auf den Gesundheitszustand ist ein häufiger Nebeneffekt der Prävention.

1.3 Kosten und Nutzen der Prävention

Wirksamkeit und Nebenwirkungen der von den Krankenkassen finanzierten Präventionsprogramme werden ständig gemessen und bewertet – auch mit Blick auf die Kosten. Schutzimpfungen z. B. kosten Geld, sparen aber Therapiekosten ein. Nähme die beschriebene 50-Jährige (s. S. 155), die weder an Bluthochdruck noch an Diabetes leidet, ein Statin ein, sänke ihr leicht erhöhter Cholesterinspiegel ab. Ihr ohnehin niedriges Herzinfarktrisiko würde aber nicht messbar reduziert. Nebenwirkungen wären für sie viel wahrscheinlicher als ein Nutzen aus dem Medikament. Nimmt hingegen eine ältere KHK-Patientin mit Diabetes mellitus einen Lipidsenker ein, senkt dies ihr Risiko für ein weiteres kardiovaskuläres Ereignis deutlich.
Zigarettenrauchen ist eindeutig gesundheitsschädlich. Rein wirtschaftlich gesehen, also nur mit Blick auf die Kosten, bringt Nichtrauchen der Gesellschaft nicht nur Vorteile. Eine Nichtraucherin ist statistisch gesehen seltener krank und spart ihrer Krankenkasse dadurch Kosten. Sie lebt aber im Schnitt zehn Jahre länger als die durchschnittliche Raucherin. Der Rentenversicherung und damit der Gesellschaft spart die Nichtraucherin also nicht automatisch Kosten. Präventionsprogramme dienen jedoch grundsätzlich der Krankheitsprävention und nicht einer Kosten-Nutzen-Rechnung.

1.3.1 Altwerden ist teuer

Jede wirksame Prävention verschiebt zwangsläufig das Krankheitsrisiko in eine andere Richtung, z. B. von Infektionskrankheiten zum Krebs oder umgekehrt – und in ein höheres Lebensalter. Hohes Alter erzeugt immer hohe Kosten – u. a. durch Gelenkersatz, Bypass-Chirurgie, Intensivmedizin und Pflegebedarf. Viele alte Menschen sind mehrfach krank. Diese **Multimorbidität** führt zu teuren Behandlungen mit vielen Medikamenten, der **Multimedikation**. Der größte Anteil aller medizinischen Kosten, die ein Mensch im Leben verursacht, entsteht im letzten Lebensjahr. Und dieser größte Kostenanteil ist relativ unabhängig von der zuvor durchgeführten Prävention.

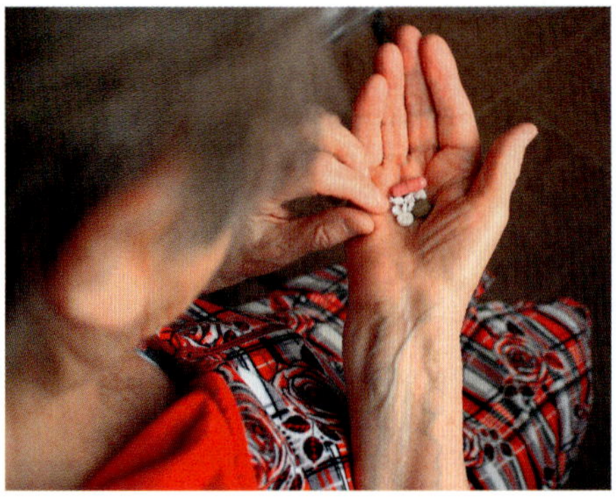

Abb. 1 Multimedikation

1.3.2 Wie sinnvoll ist Prävention?

Primärprävention kann Krankheit verhindern. Eine maßvolle, gesunde, jahreszeitengerechte und wohlschmeckende Ernährung schützt vor vorzeitiger Alterung, Übergewicht und vielen Krankheiten, sogar teilweise vor Krebs. Gelingt es uns, ein im umfassenden Sinn gutes und gesundes Leben zu führen – mit aufbauenden Sozialkontakten, sinnvoller Arbeit und Freude am Leben –, ist viel gewonnen.

Sekundärprävention kann Krankheiten im Frühstadium einer kurativen Therapie zuführen und sogar verhindern (z. B. die Vorsorgekoloskopie mit Polypektomie). **Tertiärprävention** kann Leben und Lebensqualität erhalten, aber natürlich den Tod nicht verhindern.

Sinnvoll eingesetzt, kann Prävention dem Einzelnen und der Gesellschaft nützen. Sie löst aber viele Probleme nicht und kann auch nicht vor allem schützen. Gene und vielfältige äußere Umstände beeinflussen unsere Gesundheit und Lebenserwartung entscheidend. Manche Patientinnen und Patienten nehmen alle angebotenen Präventionsangebote wahr und achten sehr auf eine gesunde Lebensweise. Dennoch oder auch deshalb werden sie älter und bekommen – ggf. tödliche – Krankheiten. Alter ist der entscheidende Risikofaktor für die häufigsten Todesursachen. Eine gesundheitsbewusste Lebensweise ist sinnvoll. Sie sollte aber nicht zum Selbstzweck oder gar zur Ersatzreligion erhoben werden. Ängstlich und zwanghaft betriebene Prävention verstellt den Blick auf das Leben im Hier und Jetzt.

1.4 Motivation zu gesundheitsbewusstem Verhalten

Drohungen motivieren nicht zu einer gesünderen Lebensweise. Abschreckende Bilder auf Zigarettenpackungen beeindrucken Raucher wenig. Sie bestätigen eher Nichtraucher in ihrer Überzeugung. Wirksamer kann man einen Menschen zu gesundheitsbewusstem Verhalten bewegen, indem man ihn darin bestärkt, seinen Gesundheitszustand **für seine eigene Lebensqualität** zu verbessern.

Auch ein 85-jähriger dialysepflichtiger Diabetiker nach Beinamputation und Herzinfarkt empfindet Lebensfreude. Trotz vieler Einschränkungen beruht sein Lebenswille z. B. auf dem Zusammensein mit seiner Familie, seinen Hobbys oder der Vorfreude auf Ereignisse, die er noch erleben möchte. Diese individuelle Motivation ist bei der Beratung zur Verbesserung der Adhärenz bzw. Compliance sehr wichtig. Niemand wird seine liebgewordenen Gewohnheiten aufgeben, nur weil die Ärztin oder die MFA das gut fänden.

Wirkungsvoller ist die **motivierende Gesprächsführung.** Diese Gesprächstechnik wurde ursprünglich für Suchtkranke entwickelt. Sie hilft Betroffenen dabei, ihre eigene Motivation zu finden und sich schrittweise von ihrem gesundheitsschädlichen Verhalten zu lösen. Abschrecken und „Predigen" hingegen sind nicht nur abwertend, sondern auch wirkungslos. Eine Schwangere wird eher das Rauchen aufgeben als eine gleichaltrige Nichtschwangere – schließlich wünscht sie sich ein gesundes Kind.
Erklärt die Frauenärztin der werdenden Mutter, dass sie ihrem Kind mit dem Rauchstopp etwas Gutes tut, dass es besser wachsen, zunehmen und sich an das Leben außerhalb des Mutterleibs viel leichter anpassen kann, ist sie eher motiviert, den Nikotinentzug durchzustehen.
Hat die Patientin aber das Gefühl, „die Ärztin hält mich sowieso für hoffnungslos süchtig und willensschwach", wird sie das nicht stärken.
Zutrauen, Optimismus und Humor sind die bessere Beratungsgrundlage.

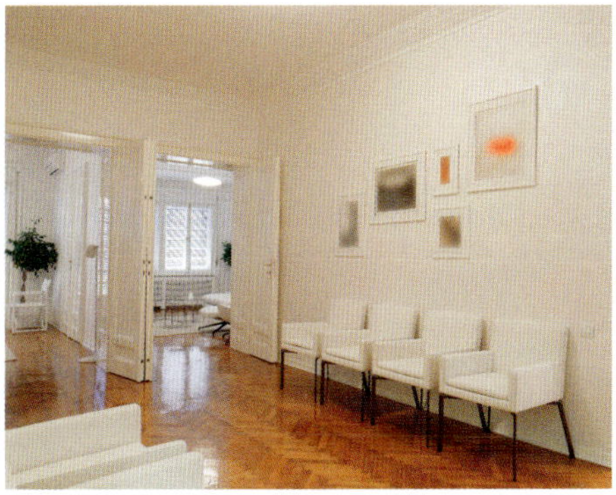

Abb. 1 Präventionsangebote könnten viel stärker genutzt werden.

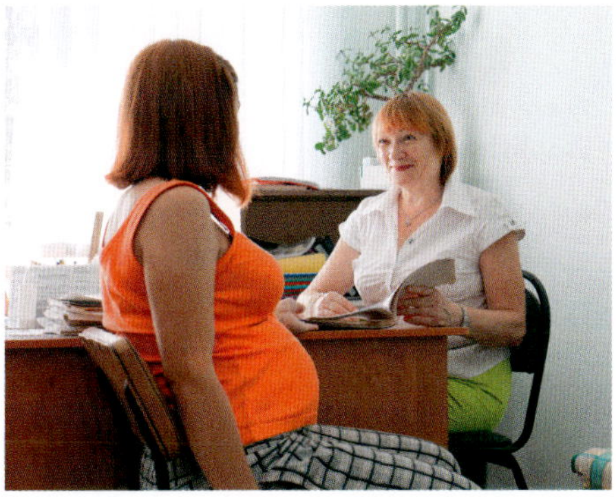

Abb. 2 Der Wunsch nach einem gesunden Kind motiviert zu gesunder Lebensweise.

Einzelheiten zur Prävention bestimmter Krankheiten finden Sie zu folgenden Themen:

- Schutzimpfungen (STIKO-Impfplan) → Bd. 1, S. 339
- Arteriosklerose und daraus folgende Erkrankungen → Bd. 2, S. 61
- metabolisches Syndrom → S. 68
- Diabetes mellitus → S. 76
- Mammakarzinom mit Selbstuntersuchung und Mammografie-Screening → Bd. 2, S. 286
- Bronchialkarzinom → Bd. 2, S. 103
- Osteoporose → Bd. 1, S. 404
- kolorektales Karzinom → S. 58
- schwangerschaftsbedingte Erkrankungen (Mutterschaftsvorsorge) → Bd. 2, S. 275
- sexuell übertragbare Infektionen → Bd. 2, S. 294
- Hepatitis A, B und C → S. 63
- Leberzirrhose → S. 65

→ Terminologie: Prävention

Mortalität	Sterblichkeit (Anzahl der Sterbefälle an einer Krankheit innerhalb eines bestimmten Zeitraums)
motivierende Gesprächsführung	Gesprächsführungsmethode, welche die Motivation zu gesundheitsförderndem Verhalten stärkt
Multimedikation **Polypharmazie**	Therapie mit mehreren Medikamenten
Multimorbidität	gleichzeitiges Vorliegen mehrerer Krankheiten
Nachsorge	systematisch durchgeführte Untersuchungen (z. B. nach Krebserkrankung) zur Früherkennung eines Rezidivs
Prävention **Prophylaxe**	Vorbeugung
Rehabilitation	möglichst vollständige Wiederherstellung der Gesundheit nach einer Krankheit
Primärprävention	vorbeugende Maßnahmen, die gesund erhalten
Screening	systematische Früherkennungsuntersuchung einer Bevölkerungsgruppe mit hoher Erkrankungswahrscheinlichkeit
Sekundärprävention	vorbeugende Maßnahmen (Früherkennung)
Tertiärprävention	vorbeugende Maßnahmen im Sinne von Rehabilitation, Therapie, die eine Verschlimmerung verhindert, und Nachsorge

Aufgaben

1 Definieren Sie die Begriffe Primärprävention, Sekundärprävention und Tertiärprävention.
2 Erläutern Sie die drei Präventionsstufen anhand der Krankheiten Osteoporose, KHK und Gebärmutterhalskrebs.
3 Welche Gründe vermuten Sie für die geringe Nutzung von Früherkennungsuntersuchungen, die bei Männern noch ausgeprägter ist als bei Frauen?
4 Haben Sie die Möglichkeit zur J1 genutzt?
5 Führen Sie eine regelmäßige Selbstuntersuchung ihrer Brust (für Männer: ihrer Hoden) durch?

2 Selbsthilfe und Selbsthilfeorganisationen

Viele Erkrankungen sind schicksalhaft. Das heißt, jemand hat nichts getan oder unterlassen, um die Krankheit zu bekommen – und ist dennoch davon betroffen. Auf den Verlauf und/oder die Bewältigung vieler Krankheiten können Betroffene jedoch Einfluss nehmen.

Interaktive Übungen
→ S. 151, PagePlayer

Jeder Mensch, der eine schwerwiegende Diagnose erhält, versucht sie zu bewältigen. Er nutzt Mittel und Kompetenzen, die ihm bei früheren Krankheiten bzw. Krisen geholfen haben. Das können Hausmittel sein, Medikamente, psychologische Techniken oder auch Religion. Reichen die eigenen Möglichkeiten nicht aus, bittet die erkrankte Person Menschen ihres sozialen Umfeldes um Unterstützung. Diese Stufen der Hilfesuche laufen bei einfachen Infekten grundsätzlich nicht anders ab als bei schweren und unheilbaren Krankheiten. Hilft das eigene Umfeld nicht genügend, sucht man sich außerhalb Hilfe, auch z. B. im Internet.

Stufen der Hilfesuche
→ Bd. 1, S. 83

Besonders gute praktische und psychologische Unterstützung können **Selbsthilfegruppen** und **-organisationen** bieten. Das sind selbst organisierte Gruppen bzw. Verbände Betroffener und/oder ihrer Angehörigen. Alle Mitglieder haben die gleiche Diagnose und können sich offen darüber austauschen. Sie können Informationen zu Diagnostik und Therapie, aber auch Gefühle und persönliche Probleme besprechen. Oft werden Erfahrungen mit Ärztinnen und Kliniken und Adressen kompetenter Therapeutinnen ausgetauscht.
Selbst wenn Angehörige und Bekannte von der Krankheit nichts mehr hören wollen, finden – und bieten – die Betroffenen in der Selbsthilfegruppe offene Ohren. Selbst Schwerkranke können dabei ihre Kraft und Kompetenz bei der Krankheitsbewältigung erkennen und nutzen. Trotz oder wegen eigener Krankheit anderen helfen zu können, baut auf und gibt der Krankheit einen gewissen Sinn. Oft stellen Mitglieder auch fest, dass es ihnen im Vergleich mit anderen Betroffenen noch gut geht oder sie nehmen sich ein Beispiel an anderen Mitgliedern der Gruppe.

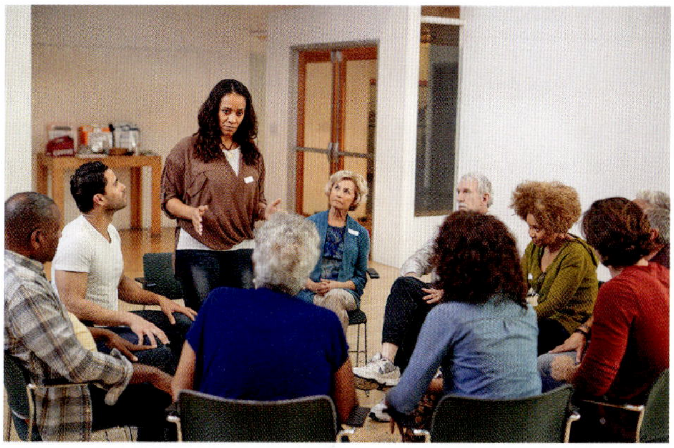

Abb. 1 Selbsthilfegruppen können eine gute Unterstützung sein.

In jeder Praxis sollten Broschüren und Adressen ortsansässiger Selbsthilfegruppen ausliegen. Gruppentreffen, Schulungen und Vorträge können in den Praxisräumen mit oder ohne Einbezug des Praxispersonals stattfinden. Das kann die Patientenbindung verbessern und darüber hinaus Werbeeffekte bewirken.

Die aktive Teilnahme an einer Selbsthilfegruppe verbessert z. B. bei der Überwindung der Alkoholkrankheit nachweislich die Prognose. Selten löst die Konfrontation mit schwer bzw. fortgeschritten Erkrankten aber auch Angst vor einer Verschlimmerung der eigenen Krankheit aus. Viele Betroffene entscheiden sich daher, ihren eigenen Weg ohne Selbsthilfegruppe zu gehen.

Beispiele für Selbsthilfeorganisationen:
www.rheuma-liga.de
www.hochdruckliga.de
www.daab.de
(Deutscher Allergie- und Asthmabund)
www.dccv.de
(Morbus Crohn, Colitis ulcerosa)

MERKE Die **Na**tionale **Ko**ntakt- und Informationsstelle zur Anregung und Unterstützung von **S**elbsthilfegruppen (NAKOS; www.nakos.de) bietet Adressen bestehender Selbsthilfegruppen sowie Informationen und Unterstützung bei der Neugründung. Auch www.selbsthilfenetz.de hilft bei der Suche nach ortsnahen Selbsthilfeorganisationen.

Interaktive Übungen
→ S. 151, PagePlayer

3 Psychosomatik und psychische Erkrankungen

3.1 Psychosomatik

Psychosomatik ist die Lehre der Wechselwirkungen von Körper (gr. Soma) und Seele (gr. Psyche) im Krankheitsgeschehen. Aufgrund der Arbeitsweise des vegetativen Nervensystems und der Untrennbarkeit von Hirn- und Organfunktionen wirkt sich ein seelisches Ungleichgewicht auf den Körper aus: „Ein Infarktkandidat“, „immer auf 180“, „der arbeitet bis zum Umfallen …“ – so redet die Belegschaft z. B. über ihren pausenlos tätigen Chef. Umgekehrt beeinflussen körperliche Krankheiten das seelische Befinden. Eine Virusgrippe oder eine Mononukleose führen zu depressiver Antriebslosigkeit und zu erhöhtem Schlafbedürfnis – eventuell über Wochen und Monate. Chronische Krankheiten fördern ebenfalls Depressionen – durch körperliche, seelische und soziale Auswirkungen.

vegetatives Nervensystem
→ Bd. 1, S. 281

Ein Schlüsselbegriff der Psychosomatik ist die Stressreaktion, d. h. das körperliche und seelische Geschehen bei **Stress**. Erfährt das Gehirn durch die Sinnesorgane von einem Stressauslöser, verstärkt das vegetative Nervensystem die Aktivität des **Sympathikus**. Dieser Teil des unbewusst arbeitenden Nervensystems steigert Leistung und Aktivität. Die Nebennieren schütten dazu die Stresshormone Adrenalin und Cortison aus. Das erzeugt typische körperliche Stresseffekte:

- Anstieg von Blutdruck, Herzfrequenz, Blutzucker und Muskelspannung
- Hemmung von Verdauung, Heilung, Immunabwehr und Sexualfunktionen

Stress wirkt sich stark auf die Psyche aus. Während **Eustress** (positiver, aktivierender Stress) die Wachheit, die Fähigkeit zu klarem Denken und zu Entscheidungen fördert, führt **Disstress** (negativer, schädlicher Stress) zu Ideenlosigkeit, Blackout, negativem Denken, Angst und Erschöpfung.

Die erhöhte Aktivierung von Körper und Seele (so die Definition von Stress) ist eigentlich eine gesunde Reaktion. Eustress fördert Leistung und Motivation. Disstress hingegen schadet. Der Organismus versucht sich an negativen Stress anzupassen. Dabei geraten Körper und Seele in die sog. Widerstandsphase, die mit Funktionsstörungen einhergeht. Typisch sind Hypertonie, Infekthäufung, Magen-Darm-Symptome, Rücken- und Kopfschmerzen sowie Schlafstörungen. In der Widerstandsphase fühlt man sich jedoch psychisch gut. Das bewirken die Stresshormone im Gehirn. Wer z. B. eine Prüfung hinter sich hat, fühlt sich zunächst noch (unter den Stresshormonen) stark und hat viele Ideen, was er nun alles tun möchte – wird dann aber krank oder „fällt in ein Loch“. Dieser Leistungsknick zeigt, dass nach Wegfall des Stressauslösers die sympathikusbetonte Phase endet und eine Zeit lang der **Parasympathikus** stärker wirkt. Dieser Teil des vegetativen Nervensystems fordert bzw. erzwingt Ruhe, Schlaf und Erholung.

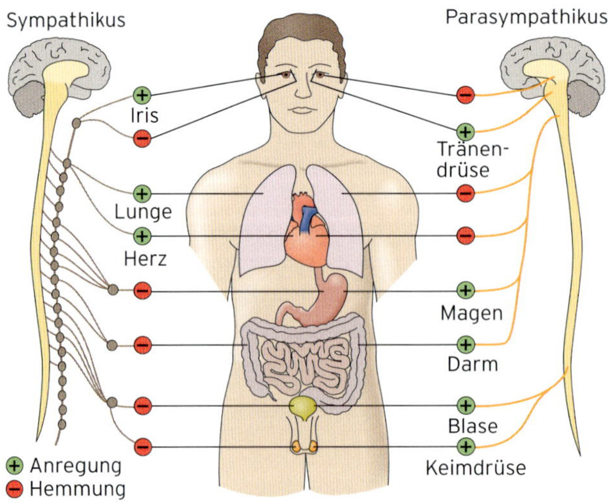

Abb. 1 Wirkungen von Sympathikus und Parasympathikus auf die einzelnen Zielorgane bzw. -gewebe

Ein junger, gesunder Organismus erträgt eine Zeit lang stressbedingte Funktionsstörungen, ohne Schaden zu nehmen. Ein älterer oder kranker Körper kommt leichter aus dem Gleichgewicht. So entstehen stressbedingt Herzinfarkte, Schlaganfälle und Unfälle. Dauerstress kann zu einem bleibenden Umbau des Gehirns führen – z. B. mit der Folge einer Depression und/oder Demenz.

Oft werden in der Psychosomatik bildliche Vergleiche herangezogen, um seelische Ursachen körperlicher Erkrankungen zu erklären: „Du stehst unter Druck“ bei Hypertonie, „du hast die Nase voll“ bei Sinusitis, „sie ist wirklich sauer“ bei Gastritis und „ich habe ihm was gehustet“ bei Asthma bronchiale.
Jeder Erkrankung eine Sprachrohrfunktion der Seele zuzuschreiben, birgt jedoch die Gefahr, der Betroffenen zu ihrem körperlichen Leiden nun auch noch eine Art Schuld für die Krankheit zuzuschieben. Das hilft keinem, der krank ist.
Unbestritten psychosomatische Erkrankungen, die bei schweren Konflikten auftreten, sind die Essstörungen **Anorexie** (Magersucht), **Bulimie** (Ess-Brech-Sucht) und verschiedene Formen von Esssucht. Die Therapie erfordert eine Kombination aus somatischen und psychologischen bzw. psychiatrischen Methoden, um die tiefgreifenden seelischen Störungen mit ihren lebensbedrohlichen Auswirkungen nachhaltig zu bessern.

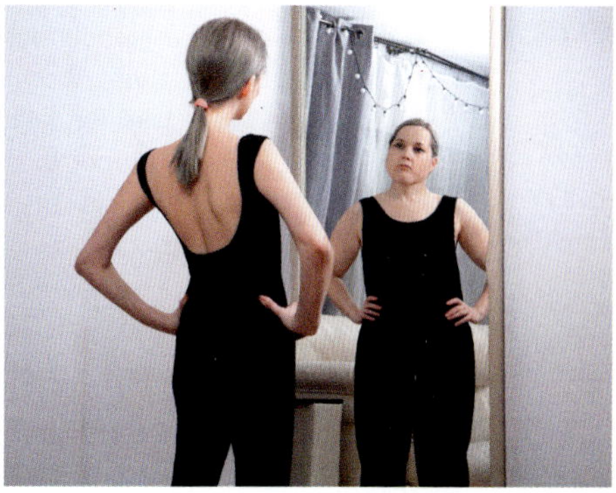

Abb. 1 Veränderte Körperwahrnehmung bei Magersucht

3.2 Suchtkrankheiten und ihre Behandlung

Der Begriff Sucht kommt von „Siechtum“ und bedeutet Krankheit. Etwa seit 1900 wird er für Abhängigkeitserkrankungen verwendet. Man unterscheidet:

- **stoffgebundene Sucht** (Abhängigkeit von Substanzen, welche die seelische Befindlichkeit beeinflussen, z. B. Alkohol, Nikotin oder Benzodiazepine)
- **nicht stoffgebundene Sucht** (Abhängigkeit von bestimmten Tätigkeiten wie Glücksspiel oder PC-Spielen; Kaufzwang)

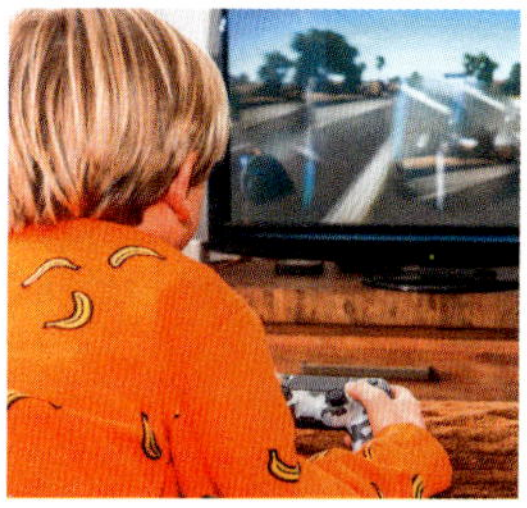

Abb. 2 Internet und Computerspiele können zur Sucht werden.

Definition	Kennzeichen des Konsums bzw. der Abhängigkeit und typische Beispiele
Gewohnheit	**regelmäßiger Konsum**, der bei normalen Mengen unschädlich ist: Kaffee- und Teekonsum bei über 90 % der erwachsenen Bevölkerung; eine Unterbrechung der Koffeinzufuhr führt ggf. zu schlechter Stimmung und Müdigkeit
schädlicher/ gefährlicher Gebrauch	**(übermäßiger) Konsum** mit dem Risiko gesundheitlicher Schäden: gelegentliches Rauchen, Alkoholkonsum von > 20 g/Tag (Männer) bzw. 10 g (Frauen) oder in der Schwangerschaft, gelegentlicher Cannabiskonsum
Missbrauch (Abusus)	**fortgesetzter Konsum** eines Suchtmittels trotz bereits eingetretener Schäden: Alkoholkonsum bei Leberschaden
Fehlgebrauch	Medikamentenkonsum ohne Indikation: Schmerzmitteleinnahme zur Leistungssteigerung oder Verbesserung der Stimmung
Abhängigkeit	körperliche Abhängigkeit mit **Toleranzentwicklung** (körperliche Anpassung mit **Wirkverlust** und **Dosissteigerung**), **Entzugserscheinungen** (körperliche Symptome bei Unterbrechung der Zufuhr), Konsum zur Vermeidung dieser Symptome; psychische Abhängigkeit mit starkem **Drang** bzw. **Zwang, sich den Stoff zuzuführen** bzw. die Tätigkeit auszuführen, sowie Vernachlässigung von Pflichten und Interessen wegen des Konsums; Fortsetzung des Konsums trotz bekannter körperlicher und sozialer Schäden: Nikotin-, Alkohol- und Heroinabhängigkeit, Glücksspielsucht, exzessive Nutzung von Fernsehen, PC-Spielen, Online-Netzwerken usw.

3.2.1 Alkoholabhängigkeit

Alkohol (Ethanol) und Nikotin sind die häufigsten Suchtmittel. Etwa 2 % der erwachsenen Deutschen sind alkoholabhängig, mehr als 10 % betreiben Missbrauch. In manchen Berufsgruppen, z. B. bei Akademikern, ist der Anteil etwa doppelt so hoch.

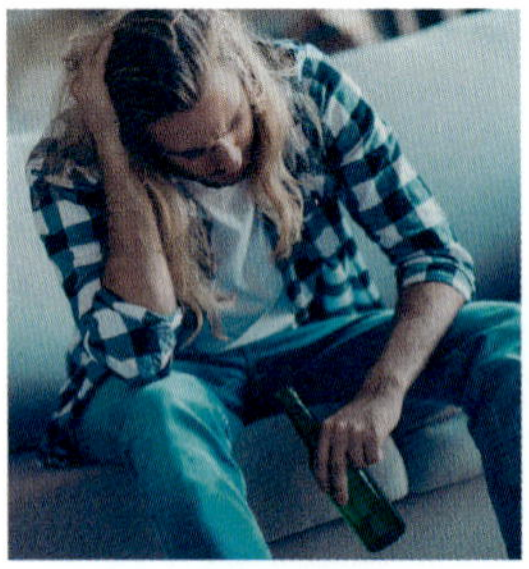

Abb. 1 Mit Erleichterungstrinken beginnt oft eine Alkoholabhängigkeit.

Alkoholprobleme beginnen damit, dass der Wirkung wegen getrunken wird: zur Erleichterung, d. h. zum „Abschalten" bei Stress, um lockerer zu werden und/oder um schlafen zu können. Alkohol wird für diese Zwecke genutzt, weil er auf zwei Arten wirken kann: anregend oder dämpfend. Wer Alkohol konsumiert, wählt die Getränke, die Menge und den Zeitpunkt des Trinkens entsprechend der gewünschten Wirkung. Oft versuchen psychisch Kranke, quälende Symptome mit Alkohol zu betäuben. Diese „Selbstmedikation" ist nachvollziehbar: Alkohol hat sedierende, antidepressive, angstlösende und bei hoher Dosis auch narkotische Wirkungen. Schäden können akut und chronisch entstehen. Die Suchtentwicklung unterliegt genetischen, biografischen und kulturellen Faktoren und verläuft allmählich.

Die **Diagnose** wird durch Anamnese, Fremdanamnese und Blutwerte gestellt und gesichert – aber auch durch Notfälle wie z. B. Klinikeinlieferung nach Trinkexzessen oder Entzugssymptome wegen Unterbrechung der Alkoholzufuhr bei Operationen. Die Giftwirkung des Alkohols erzeugt nicht nur erhöhte Leberwerte, sondern auch ein erhöhtes MCV (Erythrozytenvolumen) und einen hohen Triglyzeridwert. Der Ethanolgehalt des Blutes kann gemessen werden; die Einheit ist ‰ (Promille, d. h. pro Tausend). Verschiedene Kurztests helfen, ein Alkoholproblem anamnestisch zu erkennen, z. B. der CAGE-Test (engl. „cage" = Käfig):

C	cut down (reduzieren)	Haben Sie schon einmal versucht, weniger zu trinken?
A	annoyed (verärgert)	Haben Sie sich schon einmal über Bemerkungen zu Ihrem Alkoholkonsum geärgert?
G	guilty (schuldig)	Fühlen Sie sich wegen Ihres Alkoholkonsums schuldig?
E	eye opener (Augenöffner)	Brauchen Sie morgens Alkohol, um in Gang zu kommen?

Der **LAST** (**L**übecker **A**lkoholabhängigkeits- und -missbrauchs-**S**creening-**T**est) erfragt zusätzlich alkoholbedingte Klinikaufenthalte (Unfälle, Pankreatitis, schwere Infektionen, Leberkrankheiten usw.) und Probleme am Arbeitsplatz.

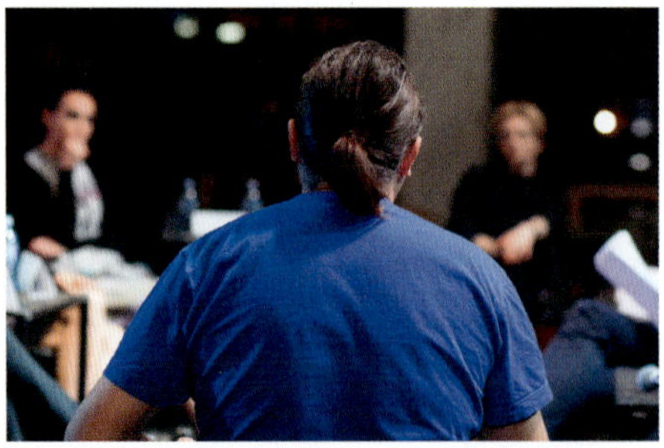

Abb. 2 Die Teilnahme an einer Selbsthilfegruppe senkt die Rückfallgefahr.

Angehörige werden in das Suchtgeschehen hineingezogen. Manche umsorgen die erkrankte Person so intensiv, dass sie trotz ihrer Sucht noch lange Zeit gesellschaftsfähig bzw. „unauffällig" bleibt. Sie investieren viel Geld, Kraft, Zeit usw., erleichtern so dem suchtkranken Menschen das Lügen und Verleugnen – und werden **Co-Abhängige**. Ihr Verhalten stabilisiert die Sucht und führt zu psychischen und sozialen Schäden auch bei den Co-Abhängigen selbst. Kinder aus Familien Suchtkranker sind oft seelisch **traumatisiert** und neigen selbst zu Depression und Abhängigkeit.

Gesteht sich die suchtkranke Person ihr Problem ein und ist ausreichend motiviert, kann zunächst eine stationär durchgeführte **Entgiftung** stattfinden. Dabei werden die Entzugssymptome mit Medikamenten gemildert. Anschließend dient ein längerer Fachklinikaufenthalt der **Entwöhnung**. Zur Senkung der Rückfallgefahr ist die Teilnahme an einer Selbsthilfegruppe ratsam. Die Wahrscheinlichkeit, auf Dauer **abstinent**, d. h. suchtmittelfrei, zu bleiben, ist bei Mitgliedern viel höher als im Alleingang innerhalb des alten Umfeldes, wenn dort der Alkoholmissbrauch weitergeht.

3.2.2 Nikotinabhängigkeit und -entwöhnung

Zigaretten machen krank, impotent, lassen die Haut altern und kosten im Raucherleben so viel wie ein Lottogewinn. Der Grund, warum dennoch geraucht wird, ist die Abhängigkeit. Nikotin ist so stark suchterzeugend wie Heroin. Beim ersten Konsum treten heftige Giftwirkungen auf: Durchfall, Erbrechen, Herzrasen, Husten und Schwindelgefühl. Sie lassen das Rauchen vielen Jugendlichen als Mutprobe geeignet erscheinen. Nach 14 Tagen tritt Abhängigkeit auf, d. h. nun wird geraucht, um Entzugssymptome zu vermeiden. Sie zeigen die Toleranzentwicklung durch Änderungen von Hirnfunktionen, z. B. die Vermehrung von Rezeptoren. Diese Veränderungen bilden sich nach der Beendigung des Drogenkonsums nur langsam zurück – und so lange halten körperliche Entzugserscheinungen an.
Ist ein Raucher motiviert, aufzuhören, sollte er sich zunächst folgende Frage stellen: Wann rauche ich morgens die erste Zigarette? Die Antwort ergibt den Grad der körperlichen Abhängigkeit:

innerhalb von 5 Minuten	innerhalb von 30–60 Minuten	innerhalb von 31–60 Minuten	nach mehr als 60 Minuten
stark abhängig	mäßig abhängig	leicht abhängig	kaum abhängig

Anschließend sammelt man die Gründe für das Aufhören. Sind diese stark genug, wird der Rauchstopptag festgelegt. Ein Reduzieren der Zigarettenmenge ist sinnlos, da dann unbewusst intensiver geraucht wird und bei Stress die Zigarettenzahl sofort wieder hochschnellt. Das Entsorgen aller Rauchutensilien und das Bekanntgeben des Nichtraucherstatus im sozialen Umfeld erhöhen die Chance, diese schwierige Zeit durchzuhalten. Alkohol sollte bis drei Monate nach dem Rauchstopp gemieden werden. Das senkt die Hemmschwelle, „nur eine" mitzurauchen und damit rückfällig zu werden.

Vom Raucher zum Nichtraucher

Regenerationsphasen des Körpers nach der letzten Zigarette

nach 20 Minuten: Herzschlagfrequenz und Blutdruck sinken

12 Stunden: Kohlenmonoxidgehalt im Blut sinkt auf normales Niveau

2 bis 12 Wochen: Kreislauf stabilisiert sich, Lungenfunktion ist verbessert

1 bis 9 Monaten: Husten und Atemnot nehmen ab; Zilien (Flimmerhärchen in Bronchien) transportieren wieder mehr Schleim hinauf zum Hals, reinigen somit die Lunge und reduzieren das Risiko einer Infektion

1 Jahr: Erhöhtes Risiko einer koronaren Herzkrankheit* nur noch halb so hoch wie das eines Rauchers

2 bis 5 Jahren: Schlaganfall-Risiko kann sich auf das eines Nichtrauchers senken

5 Jahren: Krebsrisiko in Mund, Rachen, Speiseröhre und Blase ist nur noch halb so hoch wie bei einem Raucher; Risiko von Gebärmutterhalskrebs sinkt auf das Niveau einer Nichtraucherin

10 Jahren: Risiko, an Lungenkrebs zu sterben, hat sich halbiert; das Risiko von Kehlkopf- und Bauchspeicheldrüsenkrebs sinkt

15 Jahren: Risiko einer koronaren Herzkrankheit* ist genauso hoch wie bei einem Nichtraucher

*Erkrankung des Herzens als Folge verengter Herzkranzgefäße

dpa•21016 Quelle: American Cancer Society

Nikotinersatzmittel wie Pflaster und Kaugummi können bei starker körperlicher Abhängigkeit eingesetzt und schrittweise reduziert werden. Sie kosten so viel wie die entsprechende Menge Zigaretten. Nikotinersatzmittel strecken die Entzugserscheinungen über einen längeren Zeitraum, sodass die Symptome weniger heftig und abrupt auftreten. Medikamente können ggf. unterstützend wirken, bergen aber neue Risiken und sind sehr teuer. Ohne festen Willen zum Rauchstopp wirken sie nicht.
Einige Bücher sind hilfreich; Kurse bzw. Verhaltenstherapie erleichtern manchen Rauchenden den Ausstieg. Die Erfolgsquote beträgt beim Spontanentschluss ca. 3 %, bei guter Vorbereitung bis zu 30 % nach einem Jahr. Viele Raucher brauchen mehrere Versuche, um lebenslang rauchfrei zu bleiben. Oft ist eine Schwangerschaft bzw. Vaterschaft ein Grund für den Ausstieg aus der Sucht.

Informationen und Hilfen zur Raucherentwöhnung:
www.rauchfrei-info.de
Informationen und Materialien der Bundeszentrale für gesundheitliche Aufklärung

Dampfen statt Rauchen … wird aufgrund intensiven Marketings beliebter. Da die sog. Liquids (die wirkstoffhaltigen Flüssigkeiten) nicht verbrannt werden, enthält der Dampf weniger krebserzeugende Stoffe als Zigarettenrauch. Der Nikotingehalt kann sehr hoch sein und so wird ggf. den Zigaretten nur eine weitere Nikotinquelle hinzugefügt. Die Hersteller mischen hohe Nikotinmengen und attraktive Aromen in die Liquids, um die Abhängigkeit der Kunden und den Verbrauch zu steigern. Die Liquids enthalten aber auch krebserzeugende Stoffe. Auch Shisha-Rauchen ist schädlich, u. a. wegen der Gefahr einer Kohlenmonoxidvergiftung; mit einer Shisha raucht man quasi 100 Zigaretten. Todesfälle durch Shisha und Dampfen kommen vor. Wer gesund leben will, inhaliert nur Luft.

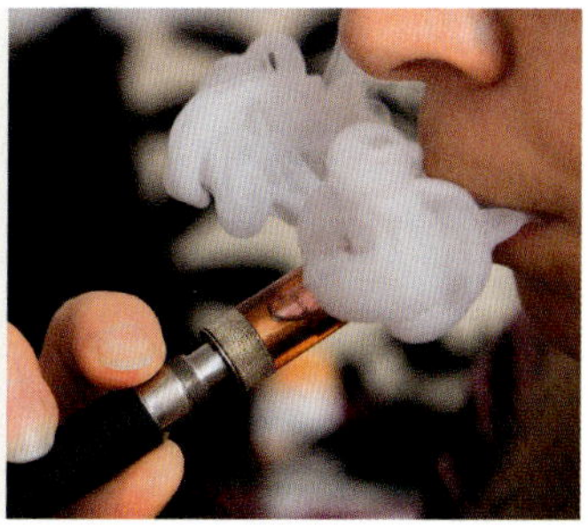

3.2.3 Suchtprävention

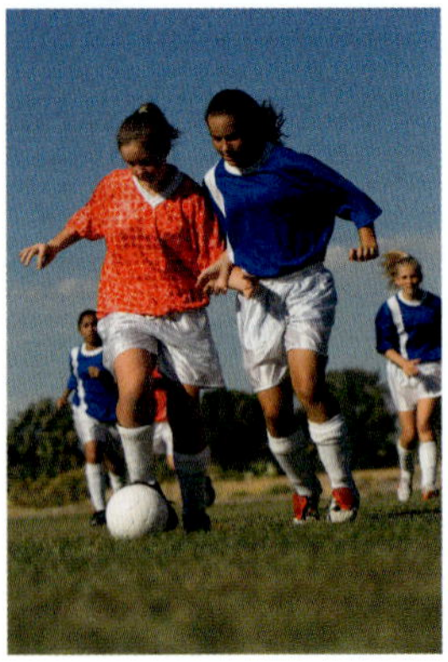

Abb. 1 Sport wirkt suchtpräventiv und fördert Teamgeist.

Alle Suchtmittel wirken im **Belohnungssystem des ZNS**. Die Natur belohnt anstrengende, aber biologisch wichtige Aktivitäten mit guten Gefühlen. Essen, Sexualität, körperliche und geistige Anstrengungen sowie soziale Kontakte bzw. Bindungen usw. erzeugen über **Botenstoffe** positive Gefühle. Drogen ähneln diesen Stoffen und erzeugen ebenfalls gute Gefühle und Entspannung – aber schnell, einfach und ohne Anstrengung. Bei wiederholter Anwendung verändern Drogen den Hirnstoffwechsel, was zur Abhängigkeit mit Dosissteigerung und Entzugssymptomen führt. Die unnatürlich schnelle Wirkung von Drogen, verglichen mit natürlichen Hirnsubstanzen, erzeugt den suchtfördernden „Kick".

Präventiv wirken daher alle „echten" Aktivitäten, die das Belohnungssystem des ZNS anregen und ein soziales, zufriedenes und glückliches Leben ausmachen. Wichtig ist dabei, aktiv zu sein, statt passiv Dinge oder Stoffe zu konsumieren. So stellen sich durch eigene Anstrengung, Leistung und Durchhaltevermögen Belohnungsgefühle ein. Die Art der Tätigkeit (Sport, Hobby, Beruf usw.) richtet sich nach der persönlichen Vorliebe. Langeweile auszuhalten und dadurch auf eigene, kreative Ideen zu kommen, ist ein Erziehungsziel schon im frühen Kindesalter. Das Gefühl von Leere zu ertragen und mit sich selbst allein sein zu können, ist wichtig, um nicht jede „Bespaßungslücke" mit Konsum bzw. Suchtverhalten schließen zu müssen. Kontakt zu Natur, Sport, kulturvollem Essen, Gemeinschaft, die Ausübung von Hobbys allein und mit anderen, ausschließlich medizinisch indizierte Medikamenteneinnahme und maßvoller Alkoholkonsum gehören zur Suchtprävention. Vorbilder bewirken mehr als Theorie und Verbote. Soziale und ggf. religiöse Rituale helfen, Lebenskrisen mit ihren chaotischen Gefühlen zu durchleben und sollten gepflegt werden.

3.3 Depression und Suizid

Definition und Symptome: Depression, d. h. krankhafte Niedergeschlagenheit, ist durch eine Störung des Gefühlslebens, d. h. eine anhaltende Verminderung der Stimmung und des Antriebs, gekennzeichnet.

Man unterscheidet drei Schweregrade:

- Die **leichte Depression** umfasst gedrückte Stimmung und Antriebsmangel.
- Die **mittelschwere Depression** erzeugt zusätzlich körperliche Symptome.
- Die **schwere Depression** geht mit einer Neigung zum **Suizid** (Selbsttötung) und/oder zu psychotischen Symptomen einher.

Psychotisch bedeutet, dass die betroffene Person Wahrnehmungen hat, die kein anderer nachvollziehen kann, z. B. Wahnsymptome oder das Gefühl, alles sei unwirklich. Oft zeigen Erkrankte einen sozialen Rückzug und eine Interesselosigkeit. Sie können sich nicht mehr freuen und hören auf, sich mit Menschen zu treffen und ihren Hobbys nachzugehen. Oft treten Schlafstörungen auf. Manche Depressive schlafen fast nur, andere können kaum ein- oder durchschlafen. Ebenso kann es zur Gewichtszunahme oder zum Gewichtsverlust kommen.

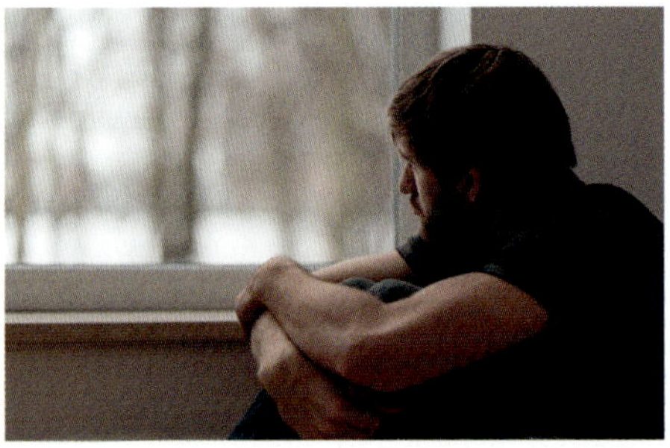

Abb. 2 Jeder fünfte Mensch erleidet im Laufe seines Lebens eine Depression.

Häufigkeit: Im Laufe seines Lebens erkrankt jeder fünfte Mensch an einer Depression, innerhalb eines Jahres jeder zehnte. Jedes Jahr ereignen sich in Deutschland ca. 12 000 gesicherte Suizide und ca. zehnmal mehr Suizidversuche.

Ursachen und Pathogenese: Die Ursachen der Depression sind vielfältig. Biologisch betrachtet liegt eine Hirnstoffwechselstörung mit einem Mangel an bestimmten Botenstoffen vor. Besonders **Serotonin**, **Noradrenalin** und **Dopamin** sind für Stimmung und Aktivität wichtig. Bei depressiven Erkrankungen besteht ein Mangel an diesen und ggf. weiteren Botenstoffen des Nervensystems.

Die Depressionsentstehung umfasst viele Faktoren, von Veranlagung über seelische Verletzungen (Traumata), Dauerstress und chronische Krankheiten bis zu Medikamenten (→ Abb. 1).

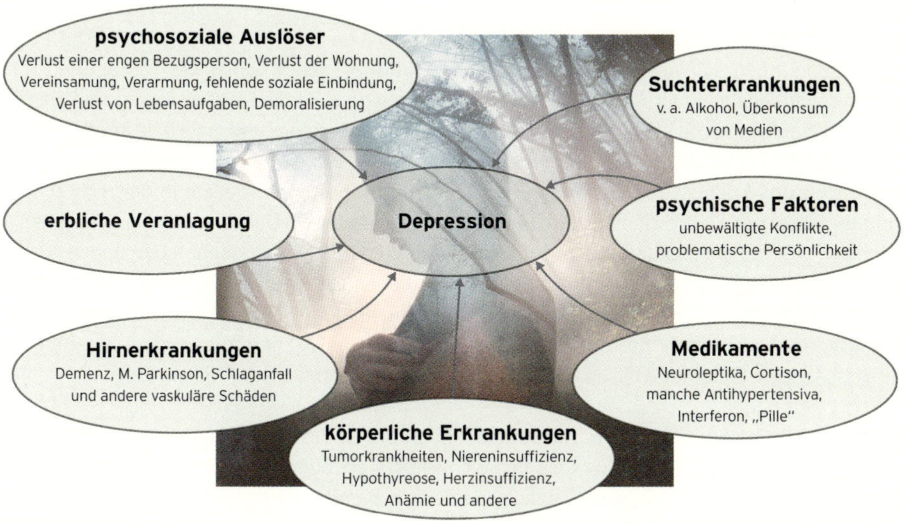

Abb. 1 Ursachen der Depression

Diagnostik: Eine Depression wird im persönlichen Gespräch diagnostiziert. Fragebögen können helfen, Stimmung, Antrieb, Leistungsfähigkeit, Ängste, Schlaf, Tagesablauf, Vorerkrankungen, Genuss- bzw. Suchtmittel- sowie Medikamentenkonsum zu erfassen. Die Familienanamnese ergibt nicht selten **psychische** Erkrankungen und Suizide bei Verwandten. Oft ist eine Fremdanamnese nötig oder erfolgt sogar zuerst, wenn besorgte Angehörige sich an die Ärztin wenden. Somatische Krankheiten, vor allem Schilddrüsen-, Leber- und Nierenkrankheiten, Anämien und Vitamin-B_{12}-Mangel, müssen ausgeschlossen bzw. behandelt werden. Diese Erkrankungen können eine sog. organische Depression erzeugen.

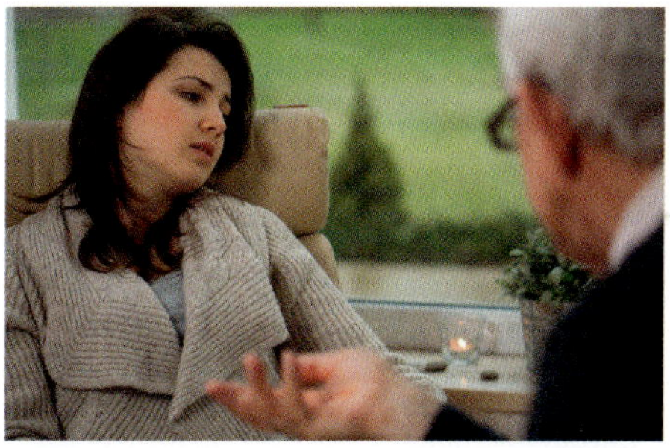

Abb. 2 Durch Gesprächsangebote versucht man Betroffenen zu helfen, ohne sie zu bedrängen.

Therapie: Die Therapie der leichten Depression ist oft durch psychotherapeutische Gespräche möglich. Eine Optimierung der Lebensgestaltung ist wichtig, um ein Gleichgewicht zwischen Eustress und Disstress herzustellen.

Ab mittelschwerer Depression ist zusätzlich ein **Antidepressivum** indiziert. Antidepressiva zeigen bei ca. 70 % der Betroffenen eine spürbare Wirkung. Dadurch kann oft eine Verbesserung des Befindens, der Aktivität und des sozialen Lebens erzielt werden. Manche erlangen durch ein Antidepressivum die Motivation, eine Psychotherapie durchzuführen und ihr Leben bewusster zu gestalten. Die meisten Wirkstoffe, z. B. Fluoxetin und Citalopram, bessern den Botenstoffmangel im Gehirn. Antidepressiva beginnen nach wenigen Wochen zu wirken und sollten mindestens sechs Monate über die Besserung hinaus eingenommen werden, um Rückfälle zu vermeiden.

Selbsttest, Hotline und umfangreiche Hilfen:
www.deutsche-depressionshilfe.de
Deutsche Gesellschaft für Suizidprävention:
www.suizidprophylaxe.de
www.neurologen-und-psychiater-im-netz.de

Antidepressiva
→ S. 173; Bd. 1, S. 438

Bei chronischer Depression kann eine jahre- und ggf. lebenslange Behandlung sinnvoll sein, da Umbauvorgänge depressive Symptome im Gehirn „festschreiben" und die (teilweise) Rückbildung dieser Veränderungen lange dauert. Ab mittelschwerer Depression ist eine fachärztliche psychiatrische Mitbehandlung indiziert. Schwere Depressionen erfordern oft eine Klinikbehandlung.

Prävention der Depression: Ziel ist ein Gleichgewicht von Eustress und Disstress. Die Pflege sozialer Bindungen, sinnvolle berufliche und private Tätigkeit, genug Schlaf, Verzicht auf Reizüberflutung sowie regelmäßiger Ausdauersport sind Faktoren, welche die Psyche stärken und Depressionen weniger wahrscheinlich machen. Die genetische Komponente und viele belastende Lebensereignisse sind jedoch nicht beeinflussbar.

Prävention des Suizids: Die Prävention der Selbsttötung besteht vor allem in der rechtzeitigen und ausreichenden Depressionsbehandlung. Menschen, die einen Suizid ankündigen, meinen es sehr ernst – sie wollen allerdings nicht tot sein! Sie können nur **so** nicht mehr leben und sehen aus ihrer Not momentan keinen anderen Ausweg, als ihr Leben zu beenden. Es ist bewiesen, dass die psychische Situation vor dem Suizid, welche die Suizidhandlung ausführen lässt, nach dem Selbsttötungsversuch nicht mehr besteht. Menschen, die (z. T. zufällig) gerettet wurden, bereuten fast alle, dass sie eine endgültige Lösung (den Tod) für ein vorübergehendes Problem (z. B. die Depression) gewählt haben.

Besonderheit: Ein Suizid ist kein „Selbstmord". Ein Mord ist die Tötung eines Menschen aus sog. niederen Beweggründen, z. B. aus Geldgier. Sich selbst gegenüber kann man keine niederen Beweggründe haben. Auch „Freitod" ist kein passender Begriff, da der suizidale Mensch sich in höchster seelischer Not befindet und in seiner extremen gedanklichen Einengung auf die Suizidhandlung nicht frei ist.

→ Terminologie: Psychosomatik und psychische Krankheiten

Abstinenz (Adj. **abstinent**)	bzgl. Suchtstoffen und -handlungen: Enthaltsamkeit
Abusus	Missbrauch; schädlicher Substanzgebrauch
Anorexie **Anorexia nervosa**	Magersucht
Antidepressivum (Mz. **Antidepressiva**)	Arzneimittel zur Behandlung der Depression, z. B. SSRI (selektive Serotonin-Wiederaufnahmehemmer wie Citalopram)
Bulimie	Ess-Brech-Sucht
Depression	krankhafte Niedergeschlagenheit; Störung des Gefühlslebens, z. B. mit verringertem Antrieb, gedrückter Stimmung
Disstress	negativer, schädlicher Stress
Entgiftung	Therapie zur Linderung der Entzugssymptome bei Suchtmittelentzug
Eustress	positiver, aktivierender Stress
Neurotransmitter	Boten- bzw. Überträgerstoff des Nervensystems
Psychiaterin	Seelenärztin; Ärztin, die psychische Krankheiten behandelt
psychisch	seelisch
Psychosomatik	Lehre von den körperlich-seelischen Wechselwirkungen im Krankheitsgeschehen
Serotonin, Dopamin, Noradrenalin	Neurotransmitter, bei deren Mangel eine Depression entstehen kann

somatisch	körperlich
Stress	erhöhte Aktivierung des vegetativen Nervensystems
Suizid	Selbsttötung
Toleranzentwicklung	typisches Suchtsymptom: die Patientin „verträgt“ mehr und steigert die Dosis, da die Wirkung des Suchtstoffs nachlässt
Trauma (Adj. **traumatisiert**)	1. seelische Verletzung, 2. körperliche Verletzung

Aufgaben

1 Definieren Sie folgende Begriffe:
   - a Missbrauch
   - b Toleranzentwicklung
   - c Wirkungsverlust
   - d Entzugserscheinungen
   - e psychische Abhängigkeit
   - f körperliche Abhängigkeit
   - g Sucht

2 Erläutern Sie, welche Vor- und Nachteile Selbsthilfegruppen bei chronischen Krankheiten haben.

3 Welche Symptome sind für eine Depression typisch?

4 Welche Therapiemaßnahmen sind bei leichter, mittelschwerer und schwerer Depression indiziert?

4 Behandlung alter Menschen (Geriatrie)

Interaktive Übungen
→ S. 151, PagePlayer

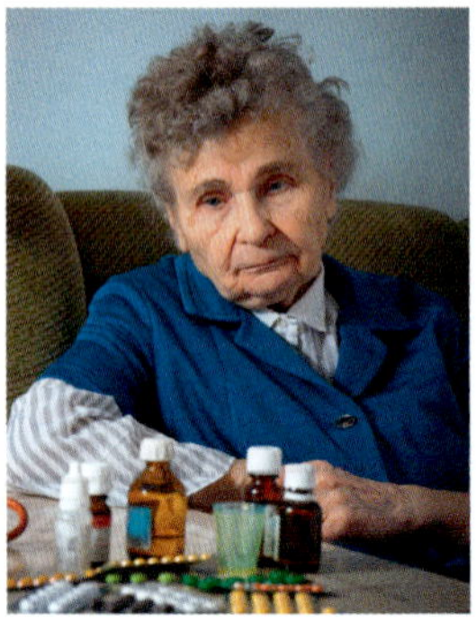

Abb. 1 Die meisten alten Menschen nehmen regelmäßig Medikamente ein.

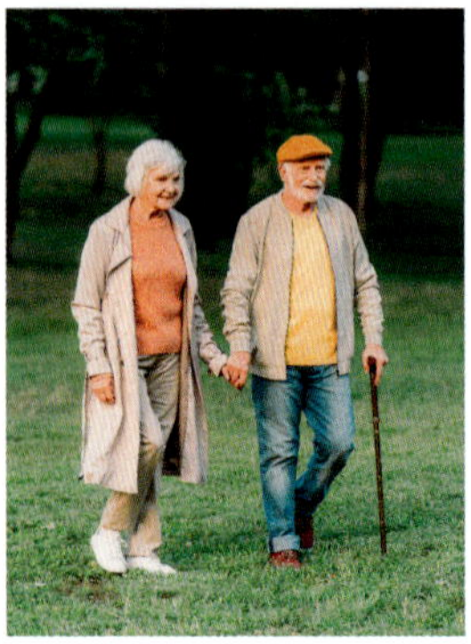

Abb. 2 Altes Paar beim Spazierengehen

Hohes Alter war in früheren Zeiten etwas Seltenes und Besonderes. Begriffe wie Stammesältester und Ältestenrat (lat. Senat, gr. Presbyterium) zeigen, dass alte Menschen wegen ihrer Lebenserfahrung besonders respektiert wurden. Man traute ihnen schwierige und weitreichende Entscheidungen zu.
Erst seit wenigen Jahrzehnten ist die Lebenserwartung so gestiegen, dass ein Alter über 70 Jahren als selbstverständliches Recht erscheint. Der steigende Anteil alter Menschen verändert die Gesellschaft und schafft die Notwendigkeit, alte Menschen als großen, aber „unproduktiven" Bevölkerungsteil zu versorgen.

Der Teil der Medizin, der sich mit den Besonderheiten der Behandlung und Betreuung alter Menschen beschäftigt, ist die **Geriatrie** (Altersmedizin). Hohes Alter ist keine Krankheit, geht aber mit einer hohen Wahrscheinlichkeit von Krankheiten vieler Organsysteme einher. Die Geriatrie gehört zur Allgemein- und Inneren Medizin, zur Neurologie und Psychiatrie.

4.1 Multimorbidität und Multimedikation

Das gleichzeitige Vorliegen mehrerer Diagnosen, d. h. eine **Multimorbidität**, ist bei alten Menschen sehr häufig. Es kommt nicht selten vor, dass z. B. bei einem 75-jährigen Mann gleichzeitig folgende Diagnosen zusammenkommen:

Diagnosen	Arzneimittel und Medizinprodukte
Übergewicht (BMI = 31)	–
arterielle Hypertonie	Ramipril, Amlodipin, Metoprolol
gemischte Hyperlipidämie	Rosuvastatin
Hyperurikämie mit Z. n. Gichtarthritis	Allopurinol
Diabetes mellitus Typ 2 ohne Entgleisung	Metformin, Sitagliptin, Dapagliflozin
Fettleber	–
Niereninsuffizienz Grad 2	–
Linksherzinsuffizienz durch Hypertonie	s.o. Ramipril, zusätzlich Torasemid
koronare Herzkrankheit, Z. n. Herzinfarkt	s.o. Rosuvastatin, Metoprolol sowie ASS
Refluxkrankheit bei Hiatushernie	Pantoprazol
benignes Prostatasyndrom mit Nykturie und rezidivierenden Harnwegsinfektionen	Tamsulosin, bei Infektionen Antibiotika
Arthrose der Wirbelsäule und Knie	Ibuprofen und Metamizol bei Bedarf
schwere Arthrose eines Hüftgelenks	künstliches Hüftgelenk
Lichtschäden der Haut, Z. n. Basaliom	Diclofenac-Gel und Imiquimod-Creme
Altersschwerhörigkeit beidseits	Hörgeräte
grauer Star (Katarakt) beidseits, Alterssichtigkeit	operativ eingesetzter Linsenersatz, Spezialbrille

Wegen der zahlreichen Erkrankungen sind viele Arztbesuche notwendig. Der Patient nimmt eine große Anzahl an Medikamenten ein (rechte Tabellenspalte). Die Therapie mit mehreren Medikamenten nennt sich **Multimedikation**.

Die Multimedikation birgt speziell bei alten Menschen einige Probleme:

- Die Nierenleistung nimmt im Alter ab. Diabetes und Hypertonie verstärken die Niereninsuffizienz. Da viele Wirkstoffe über die Nieren ausgeschieden werden, kann es zur **Anhäufung (Anreicherung)** der Substanzen im Blut kommen. Der Effekt entspricht einer Überdosierung; es kann zur **Vergiftung** kommen.
- Die Multimedikation belastet die Leber, die ihre Entgiftungsfunktion ggf. nicht mehr ausreichend erfüllt. Auch dadurch häufen sich Substanzen an und es kommt zur Vergiftung.
- **Wechselwirkungen** entstehen Medikamente verstärken einander in Wirkungen und Nebenwirkungen – oder sie heben gegenseitig ihre Wirkungen auf. Diclofenac kombiniert mit einem Diuretikum kann zum Nierenversagen führen. Es kann Antihypertensiva wirkungslos machen und Herzversagen verursachen.
- Manche Medikamente, z. B. Beruhigungs- und Schlafmittel, werden im Alter so langsam abgebaut und ausgeschieden, dass die Behandelten dauerhaft sediert sind – die Unfall- und **Sturzgefahr** steigt.
- Psychopharmaka können ganz anders wirken als bei jungen Menschen, z. B. indem sie Unruhe und Verwirrtheit hervorrufen anstatt zu beruhigen.
- Kreislauf- und Blutdruckregulation werden labiler. Antihypertensiva, Sedativa und im ZNS wirkende Schmerzmittel wie Tramadol können **Schwindel** verstärken sowie zu **Kollapszuständen** und Stürzen (ggf. mit Frakturen) führen.
- Die **Verwechslung von Medikamenten** passiert durch die oft verminderte Seh- und Merkfähigkeit betagter Patientinnen. Rabattverträge zwischen Herstellern und Krankenkassen führen zum wiederholten Austausch wirkstoffgleicher Präparate in den Apotheken, was die Verwechslungsgefahr erhöht.
- **Praktische Probleme:** Fingerfertigkeit und Sehvermögen sind eingeschränkt. Manche Arzneimittelpackungen sind so schwer zu öffnen, dass die Mittel überhaupt nicht eingenommen werden. Das Abzählen von Tropfen kann unmöglich sein. Sind Tabletten schwer teilbar, werden sie entweder nicht oder in falscher Dosierung eingenommen.
- Die Gefahr einer **gastrointestinalen Blutung** ist durch die Altersatrophie der Magenschleimhaut und die Brüchigkeit der Blutgefäße erhöht. Sie steigt weiter an, wenn die Patientin z. B. ASS und Diclofenac gleichzeitig einnimmt. Antikoagulanzien, die im Alter häufig indiziert sind, vervielfachen Blutungsrisiken.
- **Selbstmedikation:** Alte Menschen haben viele Beschwerden und werden von Herstellern frei verkäuflicher Arzneimittel und Nahrungsergänzungsmittel stark beworben. Hier drohen außer Neben- auch Wechselwirkungen mit ärztlich verordneten Medikamenten.

MERKE Einige Medikamente bergen **im Alter** besonders hohe Risiken:

- Diclofenac bzw. NSAR → Magenblutung, Nieren- und Herzinsuffizienz, Hypertonie
- Tramadol und andere Opioide/Opiate → Übelkeit, Schwindel mit Kollaps bzw. Sturz
- Beruhigungs- und Schlafmittel → Anreicherung im Blut mit Dauersedierung, Sturzneigung und Frakturen

Die Ärztin muss immer wieder überprüfen, ob jedes Medikament wirklich indiziert ist und ob es angesichts der Nieren- und Leberfunktion sowie möglicher Wechselwirkungen tatsächlich gegeben werden soll. Bei manchen Wirkstoffen muss die Dosis z. B. bei Niereninsuffizienz reduziert werden. Zu beachten ist auch, dass sich viele Menschen zusätzlich mit frei verkäuflichen Medikamenten selbst behandeln. Riskant hinsichtlich Wechselwirkungen sind vor allem Johanniskraut und NSAR.

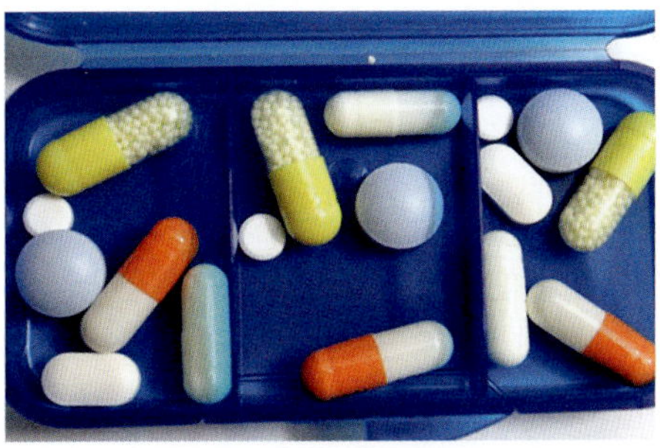

Abb. 1 Viele Medikamente sind unnötig.

4.2 Demenz

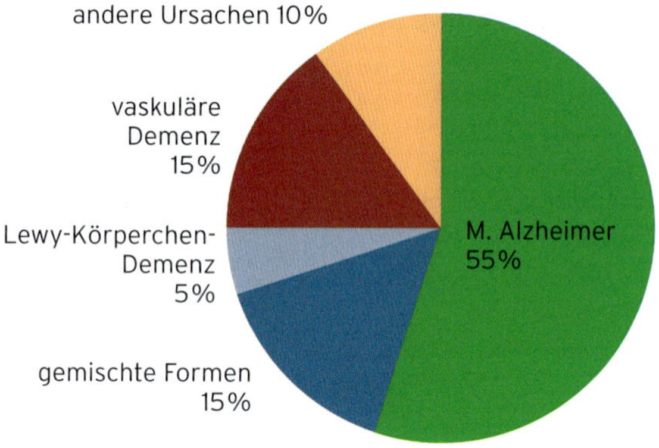

Abb. 1 Ursachen der Demenz

Zerebralsklerose
→ Bd. 2, S. 63

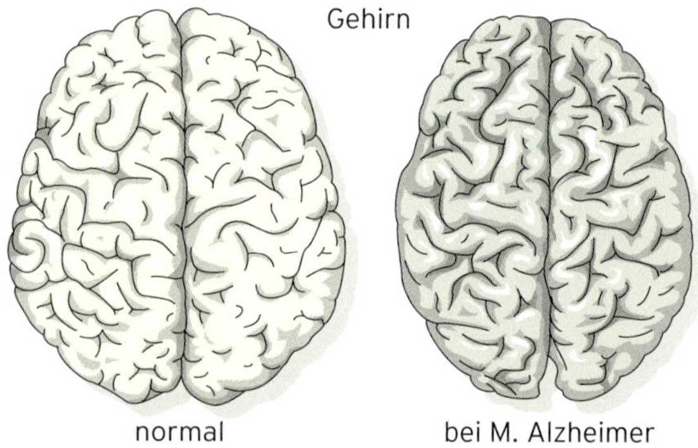

Abb. 2 Die Hirnoberfläche hat bei Morbus Alzheimer durch den Substanzverlust deutlichere Furchen.

Definition: Demenz ist der fortschreitende Verlust früher erworbener geistiger Fähigkeiten. Sie führt zum Abbau von Fertigkeiten und Persönlichkeitseigenschaften. Kurzzeitgedächtnis, geistige Flexibilität, sprachliche und motorische Fähigkeiten lassen nach und gehen allmählich verloren.

Ursachen und Pathogenese: Die Ursachen der Demenz sind vielfältig und kommen oft kombiniert vor (→ Abb. 1). Etwa jeder zweite Fall geht auf die **Alzheimer-Krankheit** zurück. Beim Morbus Alzheimer lagert sich Amyloid β (sprich: „Amülo-id Beta"), eine faserige Substanz, im ZNS ab und es kommt zum fortschreitenden Verlust von Nervenzellen, Nervenverknüpfungen und Hirnmasse (→ Abb. 2).

Alois Alzheimer beschrieb die nach ihm benannte Demenzform 1906 nach intensiven Untersuchungen einer 51-jährigen Patientin.

Bei der **Lewy-Körperchen-Demenz** finden sich in der Hirnsubstanz spezielle Zelleinschlüsse. Die **vaskuläre Demenz** geht auf Arteriosklerose und ihre bekannten Risikofaktoren zurück.

Risikofaktoren: Auch wenn „der" Demenzauslöser nicht bekannt ist, erhöhen einige Faktoren die Wahrscheinlichkeit der Erkrankung: hohes Alter, Bewegungsmangel, Überernährung bzw. Adipositas, geringe Bildung, Diabetes mellitus und Hypertonie. Alkoholmissbrauch trägt intensiv zum Gehirnabbau bei und verstärkt die Wirkung anderer Schädigungen. Einige Demenzformen kommen familiär gehäuft vor. Dauerstress und eine unbehandelte Depression machen eine Demenz wahrscheinlicher.

Symptome: Demenz beginnt schleichend. Vergesslichkeit und Wortfindungsstörungen werden oft durch Umschreibungen, allgemeine Redewendungen und einen freundlichen Umgangston überspielt. Das kann zumindest Unbeteiligte eine Zeit lang über die fehlende Denkfähigkeit hinwegtäuschen. Häufig kommt es im Verlauf zu Verwirrtheit, Enthemmung, Aggressivität und Depression sowie zu körperlichen Symptomen wie Inkontinenz und allgemeinem körperlichem Verfall.

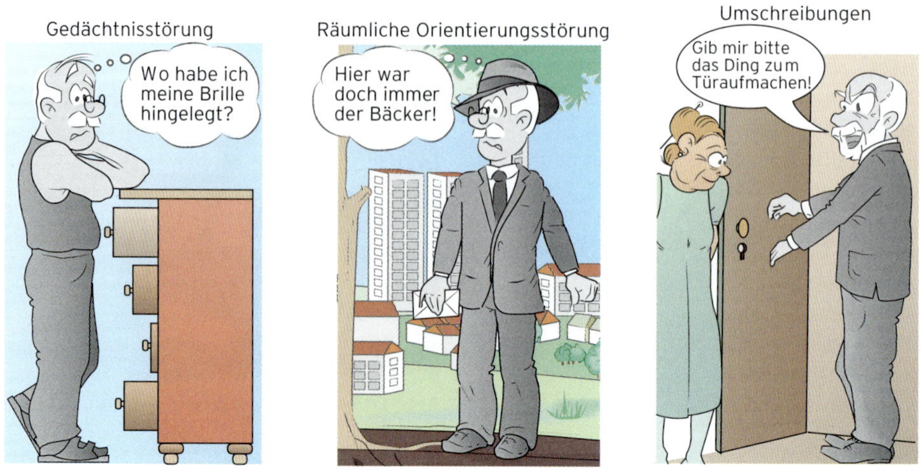
Gedächtnisstörung
Wo habe ich meine Brille hingelegt?
Räumliche Orientierungsstörung
Hier war doch immer der Bäcker!
Umschreibungen
Gib mir bitte das Ding zum Türaufmachen!

Alzheimer - Krankheit des Vergessens

Krankheitsverlauf

Frühstadium: Vergesslichkeit
- Nachlassen des Kurzzeitgedächtnisses
- Schwierigkeiten, die richtigen Wörter zu finden
- Interesse an Hobbys und Alltagsaktivitäten lässt nach

Mittleres Stadium: Deutliche Ausfälle
- Kranke vergessen Namen und erkennen Angehörige nicht mehr
- Schwierigkeiten bei alltäglichen Verrichtungen
- Verlust des Zeitgefühls
- Persönlichkeitsveränderungen: unruhige und apathische Phasen

Fortgeschrittenes Stadium: Kontrollverlust
- Verlust aller höheren physischen Funktionen: Essen, Laufen, Toilettenbenutzung
- Gedächtnis kann keine neuen Informationen mehr speichern

Betroffene Gehirnregionen

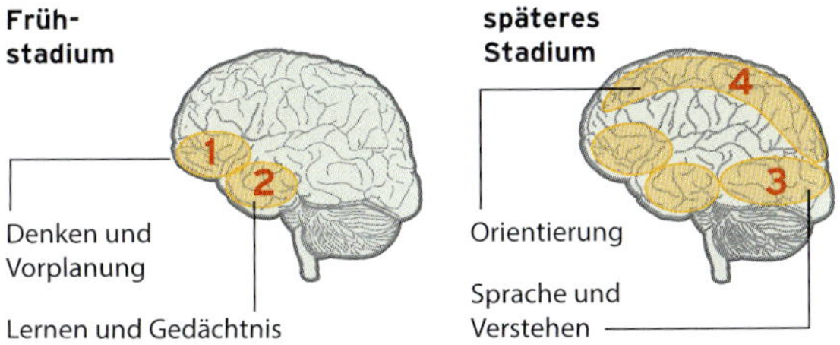

Veränderung des Gehirns

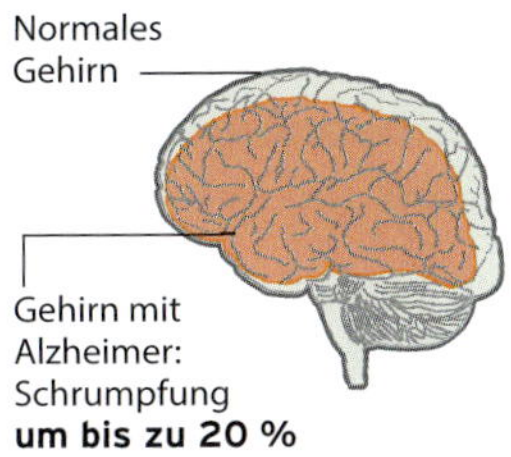

Schäden an den Nervenzellen

durch Abbau des Zellskellets und von Eiweiß

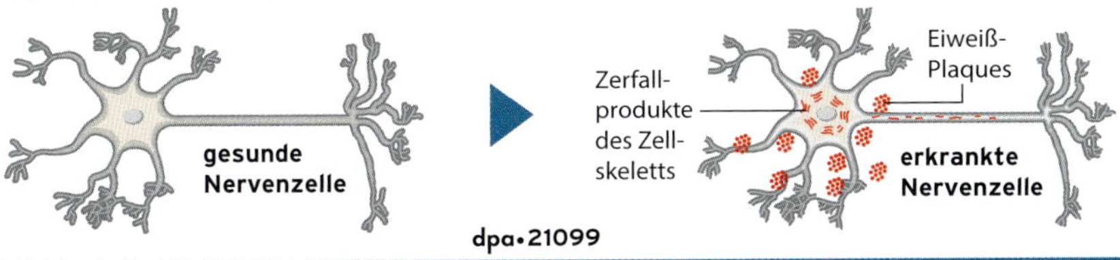

Diagnostik: Die Diagnostik umfasst eine gründliche Anamnese mit Fremdanamnese, eine klinische Untersuchung und den Ausschluss einer organischen Ursache, ähnlich wie bei der Depression. Das Blut wird z. B. auf Anämie, Vitamin-B_{12}-Mangel, Schilddrüsen-, Leber- und Nierenkrankheiten untersucht. Testverfahren wie der Mini Mental Status helfen, die Symptome darzustellen und den Schweregrad der Demenz einzuschätzen. Bildgebende Verfahren (CT bzw. MRT des Gehirns) helfen, Hirnblutungen, Tumoren und andere organische Demenzursachen auszuschließen. Sie helfen, die Hirnatrophie abzubilden und die Demenzursache einzugrenzen.

Mini Mental Status
→ S. 172

Therapie: Bei Demenz können **Antidementiva** (Medikamente, welche die Hirnleistung verbessern sollen) eingesetzt werden. Die Wirkung dieser Arzneimittel ist gering und vorübergehend. Bei zusätzlicher Depression können Antidepressiva, bei anderen psychischen Symptomen, z. B. Unruhe, ggf. andere **Psychopharmaka** indiziert sein.

Antidepressiva
→ S. 173; Bd. 1, S. 438

Eine intensive und fachübergreifende Betreuung der Betroffenen ist wichtig. Oft sind die Angehörigen mit der Pflege des sich zunehmend verändernden Familienmitgliedes überfordert. Tagesbetreuung, Wohngruppen und Selbsthilfeorganisationen für pflegende Angehörige helfen oft der kranken Person und ihrem sozialen Umfeld, mit der Demenz zu leben. Trotz intensiver Forschung kann „das“ Mittel gegen Demenz angesichts der vielen Risikofaktoren nicht entwickelt oder gar „entdeckt“ werden. Allein das durch den medizinischen Fortschritt steigende Lebensalter lässt Demenzerkrankungen häufiger werden.

Prävention: Die Prävention richtet sich auf die bekannten Risikofaktoren, besonders die arterielle Hypertonie. Lebenslange geistige und körperliche Aktivität, gesunde Ernährung, die Pflege von Hobbys und ein berufliches bzw. soziales Engagement auch über das Ende der Erwerbstätigkeit hinaus sowie aktives Musizieren können das persönliche Demenzrisiko senken. Schutzstoffe in Kaffee, Tee, fettreichem Fisch und Früchten wirken günstig. Stressreduktion und -bewältigung, ausreichend Schlaf und die konsequente Behandlung depressiver Erkrankungen schützen Hirnstruktur und -funktion.

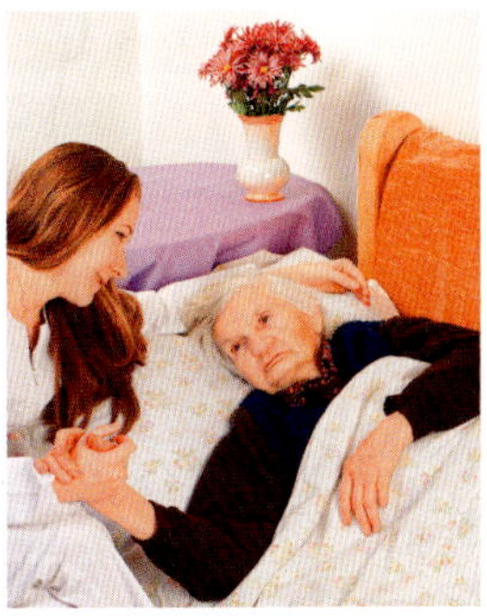

Abb. 1 Individuelle Zuwendung und Betreuung

4.3 Geriatrische Testverfahren

Geriatrische Patientinnen können ihr soziales Umfeld, sowie das ärztliche, therapeutische und pflegende Fachpersonal vor große Herausforderungen stellen. Für die Einschätzung der körperlichen und geistigen Leistungsfähigkeit bzw. deren Einschränkung gibt es mehrere Testverfahren. Sie werden als **geriatrisches Basisassessment**, d. h. grundlegende Verfahren zur Einschätzung der Leistungsfähigkeit von Menschen ab 70 Jahren, zusammengefasst. Das Assessment, die systematische Bewertung, hat das Ziel, dass die behandelten Personen die notwendige und passende Unterstützung bekommen. Das umfasst z. B. häusliche oder stationäre Pflege, Hilfsmittel wie einen Rollator oder ein behindertengerechtes Bad, aber auch die Versorgung mit Inkontinenzprodukten wie Vorlagen und Windeln. Möglicherweise muss die Wohnung verändert werden, wenn Betroffene z. B. keine Treppen mehr steigen können oder Teppiche und Kabel zu Stolperfallen werden.

Die gesetzlichen Kassen fordern das geriatrische Basis-Assessment für die Abrechnung des geriatrischen Betreuungskomplexes. Es umfasst verpflichtend den **Barthel-Index** und den **Timed-up-and-go-Test**.

Der Barthel-Index wird mit einem Fragebogen bestimmt und bezieht sich auf die Aktivitäten des täglichen Lebens. Die Patientin wird befragt und/oder im häuslichen Umfeld beobachtet. Der Test erfasst, wie selbstständig bzw. mit wie viel Hilfe sie sich fortbewegen, an- und auskleiden, waschen, essen usw. kann. Es sind maximal 100 Punkte erreichbar, sodass das Ergebnis die „Alltags-Fitness" bzw. die Fähigkeit des alten Menschen, sich selbst zu versorgen, als Prozentzahl angibt.

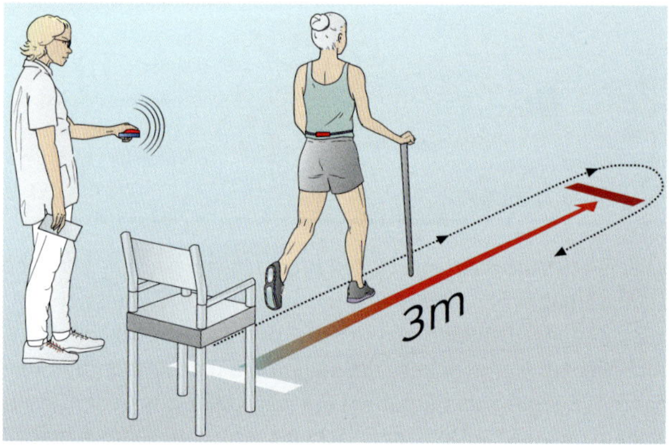

Abb. 1 Timed-up-and-go-Test

Beim Timed-up-and-go-Test (engl. für „Zeitmessung beim Aufstehen und Gehen") setzt sich die Patientin auf einen Stuhl mit Armlehnen. Dann wird die Zeit gestoppt, die sie braucht, um aufzustehen, drei Meter zu gehen, umzukehren und sich wieder hinzusetzen. Ab zehn Sekunden spricht man von eingeschränkter **Mobilität** (Beweglichkeit, Fähigkeit zur Fortbewegung), ab 20 Sekunden ist die Mobilität stark eingeschränkt. Notwendige Gehhilfen wie ein Rollator oder ein Gehstock werden auch beim Test eingesetzt.
Bei Demenzverdacht kommt der **Mini Mental Status (MMS)** hinzu. Dieser Kurztest untersucht Denken, Rechnen, Zeichnen, Schreiben, Sprache und Sprachverständnis sowie Gedächtnis und Aufmerksamkeit.

Besteht der Verdacht auf eine Depression, kann auch hier ein Fragebogen zu Hilfe genommen werden, um Symptome und Schweregrad einzuschätzen.

Natürlich ersetzen die genannten Testverfahren weder das persönliche Gespräch noch die klinische Untersuchung. Sie dienen als Screening und ermöglichen eine erste Einschätzung.

4.4 Psychopharmaka

Die große Arzneimittelgruppe der Psychopharmaka umfasst zahlreiche Substanzklassen und Einzelstoffe, welche die seelische Befindlichkeit und Funktion beeinflussen können. Nicht alle Psychopharmaka sind Beruhigungsmittel und/oder suchterzeugend. Jedes die Psyche beeinflussende Arzneimittel wird nur dann eingesetzt, wenn andere Maßnahmen nicht wirken oder nicht eingesetzt werden können. Fast alle sind rezeptpflichtig. Die Tabelle charakterisiert kurz die wichtigsten Psychopharmaka-Arten bzw. Wirkstoffgruppen:

Psychopharmaka	
Substanzgruppe (Erklärung), Wirkstoffbeispiele	**Beispiele für Indikationen (I), Kontraindikationen (KI), Nebenwirkungen (NW); Sonstiges (S)**
Sedativa (leichte Beruhigungsmittel) Baldriantinktur, Lavendelöl	**I** leichte Unruhe-, Stress- und Angstzustände **S** weitere, nicht pflanzliche Beruhigungsmittel sind niedrig dosierte Hypnotika oder Tranquillanzien
Hypnotika (Schlafmittel) Doxylamin, Zopiclon und Zolpidem (sog. Z-Drugs), kurz wirksame Benzodiazepine	**I** kurzfristige (< 28 Tage) Behandlung v. a. von Einschlafstörungen **KI** Substanzmissbrauch, Schlafapnoe, Muskelkrankheiten **S/NW** Z-Drugs ähneln Benzodiazepinen; Cave: Suchtentwicklung, Tagesmüdigkeit, Fahruntüchtigkeit, Sturzgefahr
Tranquillanzien (Tranquilizer; starke Beruhigungsmittel, Mittel gegen Spannungszustände); Benzodiazepine (-azepam) wie Diazepam (Valium®); Lorazepam (Tavor®) usw.	**I** kurzfristig bei Unruhe, Angst, Schlafstörungen **KI** wie Hypnotika **S/NW** Cave: Suchtentwicklung, besonders rasch bei Lorazepam; Anreicherung im Blut mit verlängerter Wirkdauer v. a. im Alter; bei Zerebralsklerose ggf. **paradoxe Wirkung**: Unruhe und Verwirrtheit
Anxiolytika (Angst lösende Mittel) Substanzen aus den Gruppen der Benzodiazepine (Lorazepam) und Neuroleptika (Promethazin)	**I** kurz und schnell wirksame Benzodiazepine (Lorazepam) oder Neuroleptika z. B. bei Angst- bzw. Panikattacken; **KI/S/NW** siehe Benzodiazepine/Neuroleptika; Cave: Gewöhnung, Abhängigkeit, Fahruntüchtigkeit, Sturzgefahr
Antidepressiva (Arzneimittel gegen Depressionen und ggf. Angsterkrankungen) **selektive Serotonin-Wiederaufnahmehemmer** (engl. **SSRI**): Citalopram, Escitalopram, Sertralin, Fluoxetin **trizyklische Antidepressiva:** Amitriptylin, Doxepin, Imipramin (alte Substanzen); pflanzliches Antidepressivum mit leichter SSRI-Wirkung: Johanniskraut	**I** (leichte), mittelschwere und schwere depressive Erkrankungen, auch bei anderen neurologischen Erkrankungen (z. B. Demenz), Verstärkung der Schmerzmittelwirkung bei chronischen Schmerzen (v. a. Amitriptylin) **KI** Manie (krankhaft gehobene Stimmung und Aktivität, quasi das Gegenteil der Depression) **NW** anfangs Kopfschmerz, Schlafstörungen, sexuelle Funktionsstörungen, z. B. Orgasmusstörungen; bei trizyklischen Mitteln oft Gewichtszunahme und Mundtrockenheit; die Gefahr eines Glaukoms steigt an **S** Cave: bei akuter Suizidalität Antriebssteigerung; bei Johanniskraut: Wechselwirkungen z. B. mit Schmerzmitteln, Antibabypille
Neuroleptika (antipsychotische Arzneimittel) Promethazin, Perazin, Haloperidol (alte Substanzen); Clozapin, Risperidon, Olanzapin, Quetiapin (neuere Substanzen)	**I** Psychosen, Wahnzustände, Angst- und Unruhezustände, Manie **KI** Glaukom (grüner Star), Leberschäden **NW** Bewegungsstörungen (Zittern, ggf. bleibende unwillkürliche Mundbewegungen) v. a. durch die älteren Mittel; selten umgekehrte (paradoxe) Wirkung

Grundsätzlich kann jedes **Psychopharmakon** das Reaktionsvermögen und die Fahrtüchtigkeit beeinträchtigen und durch Alkoholkonsum anders oder verstärkt wirken. Für Kinder und Schwangere sind nur wenige Psychopharmaka zugelassen. Im Alter, bei Leber- und Nierenkranken können Abbau bzw. Ausscheidung verlangsamt und die Wirkung verändert oder verstärkt sein.

4.5 Morbus Parkinson und Parkinson-Syndrom

www.kompetenznetz-parkinson.de
www.parkinson-vereinigung.de

Definition und Häufigkeit: Chronische, fortschreitende neurologische Krankheit, die mit einer Störung des Hirnstoffwechsels einhergeht und zu typischen Bewegungsstörungen führt. Das Parkinson-Syndrom betrifft ca. 2 % der über 65-Jährigen. Tritt die Erkrankung ohne erkennbare Ursache auf, spricht man von **Morbus Parkinson (M. Parkinson)**. Ruft eine andere Krankheit z. B. des Nervensystems die Symptome hervor, wird dies als **Parkinson-Syndrom** bezeichnet.

Ursachen und Pathogenese: Die Ursache ist unbekannt. Genetische Faktoren können zur Krankheitsentstehung beitragen. Der Untergang von Gehirnzellen in bestimmten Hirnarealen bewirkt einen Mangel v. a. des Botenstoffs **Dopamin**. Dieser Mangel führt zu den typischen Bewegungsstörungen.

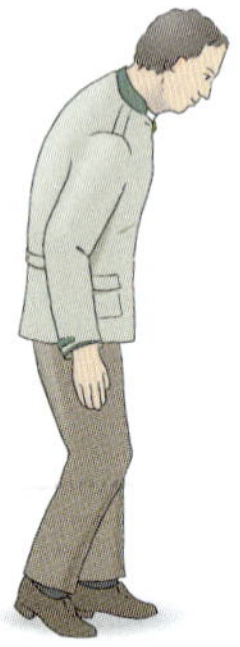

Abb. 1 Beginnende Parkinson-Symptomatik: vornübergebeugte Haltung, langsamer, schlurfender Gang

Symptome: Charakteristische Parkinson-Symptome sind

- allgemeine Bewegungsverarmung, die sich in veränderter, „versteinert" wirkender Mimik, einem schlurfenden Gang, vornübergebeugter Haltung, steif wirkenden Bewegungen und auffallend kleiner Handschrift äußert.
- Steifheit der Bewegungen, da einander entgegengesetzt wirkende Muskeln (Antagonisten) gleichzeitig aktiv sind; beugt man z. B. den Unterarm der Patientin, hat man das Gefühl, das Gelenk sei ein schwerfälliges Zahnradgetriebe.
- unwillkürliches Zittern vor allem der Hände in Ruhe **(Tremor)**. Der Tremor erschwert viele Alltagstätigkeiten, z. B. das Essen.
- psychische Symptome, besonders Depression und Unruhe.
- vegetative Symptome wie Obstipation und vermehrte Talgsekretion, Schluckstörungen und leises Sprechen.

Komplikationen: Die Parkinson-Krise, die bei Stress und Fehlen der Medikamente auftreten kann, geht mit einer Verstärkung der Symptome einher und kann sowohl einen stark ausgeprägten Tremor als auch eine völlige Unbeweglichkeit der Kranken mit sich bringen.

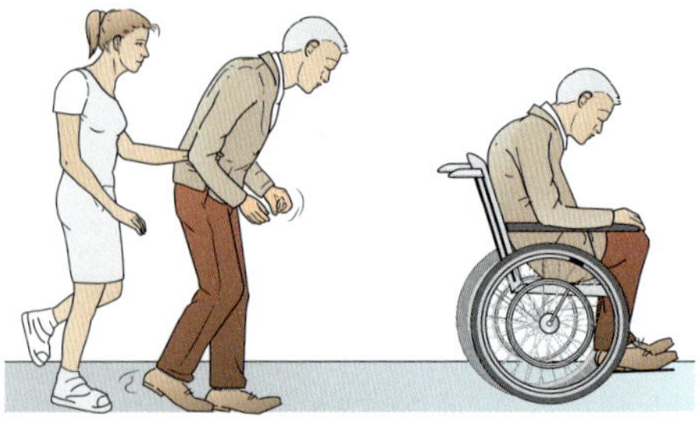

Abb. 2 Fortgeschrittene Parkinson-Symptomatik: Der Patient kann sich kaum noch selbstständig fortbewegen.

Diagnostik: Anamnese und klinische neurologische Untersuchung, Bildgebung des Gehirns, Ausschluss anderer Krankheiten, die ähnliche Symptome hervorrufen können. Einige Medikamente, z. B. das Antiemetikum Metoclopramid (MCP) und Neuroleptika wie Haloperidol, können kurzfristig Parkinson-Symptome hervorrufen.

Therapie: Das wichtigste Medikament ist **L-Dopa (Levodopa)**, da es der Betroffenen die fehlenden Neurotransmitter teilweise ersetzt. Die Therapie wird individuell angepasst. Da die Wirkung mit der Zeit nachlässt, wird die Medikation immer wieder geprüft. Physiotherapie und **Logopädie** (Stimm- und Sprachtherapie) sind wichtig, um die Selbstständigkeit der Erkrankten möglichst lange zu erhalten.

Prävention: Eine gezielte Prävention ist nicht möglich.

→ Terminologie: Geriatrie, Demenz und Parkinson-Syndrom	
Alzheimer-Krankheit **Morbus Alzheimer** **Alzheimer-Demenz**	Demenz, mit charakteristischen Ablagerungen im Hirngewebe (Amyloid β)
Antidementiva	Arzneimittel zur Verbesserung der Hirnleistung bei Demenz
Barthel-Index	Fragebogentest zur Bewertung der Alltagsfähigkeiten betagter Patientinnen
Demenz (Adj. **dement**)	fortschreitender Verlust der geistigen Fähigkeiten
Dopamin	Neurotransmitter, dessen Mangel dem Parkinson-Syndrom zugrunde liegt

geriatrisches Basisassessment	Testverfahren zur Bewertung der Alltagsfähigkeiten, der Mobilität und ggf. der geistigen Leistungsfähigkeit
L-Dopa (Levodopa)	wichtigstes Parkinson-Medikament
Lewy-Körperchen-Demenz	Demenzform, bei der spezielle Zelleinschlüsse (die Lewy-Körperchen) in Hirnzellen zu finden sind
Logopädie	Stimm- und Sprachtherapie
Mini Mental Status (MMS)	Testverfahren der geistigen Fähigkeiten, das bei Demenzverdacht durchgeführt wird
Mobilität	Beweglichkeit; Fähigkeit zur Fortbewegung
paradoxe Wirkung	umgekehrte Wirkung durch ein Arzneimittel, z. B. Unruhe durch ein Beruhigungsmittel
Parkinson-Syndrom Morbus Parkinson	neurologische Krankheiten u. a. mit Bewegungsstörungen wie Tremor und Steifheit
Psychopharmaka (Ez. **Psychopharmakon**)	Arzneimittel, die auf seelische Befindlichkeit und Funktionen wirken, z. B. Antidepressiva, Beruhigungsmittel
Timed-up-and-go-Test	geriatrischer Test, bei dem die Patientin von einem Sessel aufsteht, drei Meter hin und zurück geht und sich wieder hinsetzt; die benötigte Zeit wird gestoppt.
Tremor	unwillkürliches Zittern v. a. der Hände
vaskuläre Demenz	Demenz aufgrund einer Arteriosklerose

Aufgaben

1 Erklären Sie die Begriffe Multimorbidität und Multimedikation.
2 Welche Probleme können bei alten Menschen durch eine Multimedikation auftreten?
3 Geben Sie Arzneimittel an, die bei alten Menschen fast immer riskant sind, und erklären Sie, welche Probleme bei Gabe dieser Medikamente besonders oft auftreten.
4 Erklären Sie den Begriff Demenz.
5 Nennen Sie typische Symptome für Demenzerkrankungen.
6 Welche Fähigkeiten testet der Mini Mental Status?
7 Erläutern Sie, weshalb ein Patient mit Verdacht auf Depression, Demenz oder Parkinson-Syndrom hausärztlich bzw. internistisch untersucht werden muss.
8 Nennen Sie drei Risikofaktoren der Demenz.
9 Nennen Sie typische Symptome des Parkinson-Syndroms bzw. des Morbus Parkinson hinsichtlich der Aspekte
  a Bewegung,
  b Gang und Haltung,
  c vegetative Körperfunktionen,
  d Psyche.
10 Nennen Sie das bei Morbus Parkinson am häufigsten angewandte Medikament.

4.6 Sinnesfunktionen im Alter

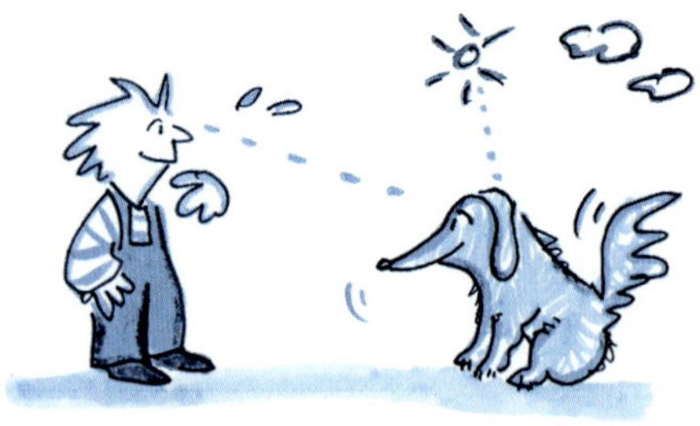

Abb. 1 Ein Reiz trifft auf ein Sinnesorgan.

Ein **Sinn** ist die Fähigkeit, Reize aus der Außenwelt wahrzunehmen, z. B. Hören und Sehen. Auch die Lage und Befindlichkeit unseres Körpers im Raum nehmen wir wahr. **Sinnesorgane** bzw. **Sinneszellen** nehmen Reize auf und leiten sie an das Gehirn weiter (→ Abb. 1). Dort, im Zentralnervensystem (ZNS), werden die Reize wahrgenommen und verstanden. Das ZNS verarbeitet alle ankommenden Sinnesreize (→ Abb. 2) und beantwortet sie bei Bedarf mit einer Reaktion. Überstarke Reize wie grelles Licht oder lautes Knallen empfinden wir als Schmerz.

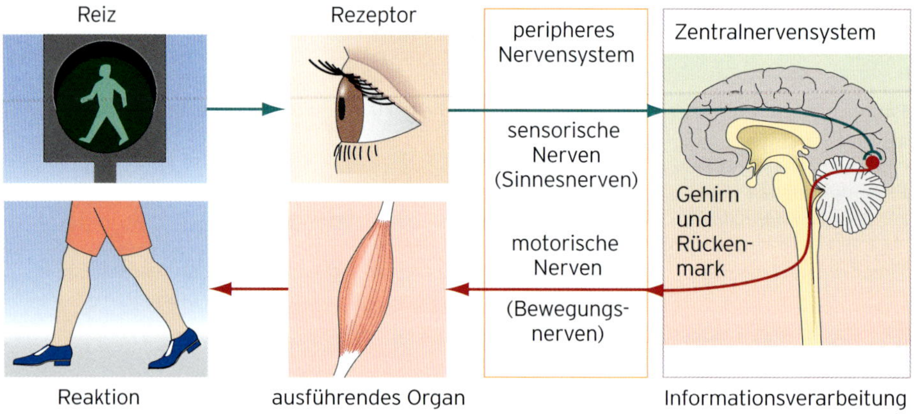

Abb. 2 Reiz-Reaktions-Schema

Sinn	Reiz	Sinnesorgan	Rezeptoren, die den Reiz aufnehmen	Empfindung
Sehen	Licht	Auge	Sinneszellen der Netzhaut	Licht, Farben, Helligkeit, Muster, Oberflächen
Gehör	Schall	Ohr	Haarzellen in der Schnecke des Innenohrs	Schall bzw. Ton, Klang und Lautstärke
Gleichgewichtssinn	Schwerkraft	Innenohr	Haarzellen der Bogengänge des Innenohrs	Bewegung im Raum
Geruchsinn	Geruchs- und Aromastoffe	Nase	Sinneszellen im Riechepithel (oberer Nasengang)	Gerüche, Düfte, Reizstoffe
Geschmackssinn	Aromastoffe, Salz, Zucker, Säure	Zunge und Nase	Geschmacksknospen der Zunge, Riechepithel	Aromen und Reizstoffe
Tast- und Berührungssinn	Berührung, Druck, Wärme, Kälte	Tastorgane der Haut	Nervenendigungen (in Tastorganen und frei liegend)	Berührung, Kälte, Wärme, Druck
Lage- und Bewegungssinn	Lage des Körpers im Raum	Rezeptoren in Muskeln, Sehnen, Gelenken	Nervenendigungen in Lagesinn-Rezeptoren	Haltung des Körpers, z. B. der Extremitäten und des Kopfes

Die **Antwort auf einen Reiz** kann automatisch, d. h. durch einen **Reflex**, passieren: Fliegt ein Insekt auf das Auge zu, schließen sich „automatisch“ die Lider. Reflexe funktionieren ohne Nachdenken. Die Natur setzt sie ein, wenn sie sich nicht darauf verlassen kann, dass der Mensch schnell genug richtig handelt. Daher sind viele Reflexe Schutzreflexe: Der Lidschluss- und der Hustenreflex schützen vor Fremdkörpern in den Augen und Luftwegen.
Eine **Reaktion** auf wahrgenommene Reize kann aber auch mit Überlegungen, d. h. **unter Mitarbeit der Hirnrinde**, geschehen. Gelangen wiederholt Fremdkörper ins Auge, z. B. beim Holzsägen, denkt der Mensch über eine Problemlösung nach und trägt z. B. eine Schutzbrille.

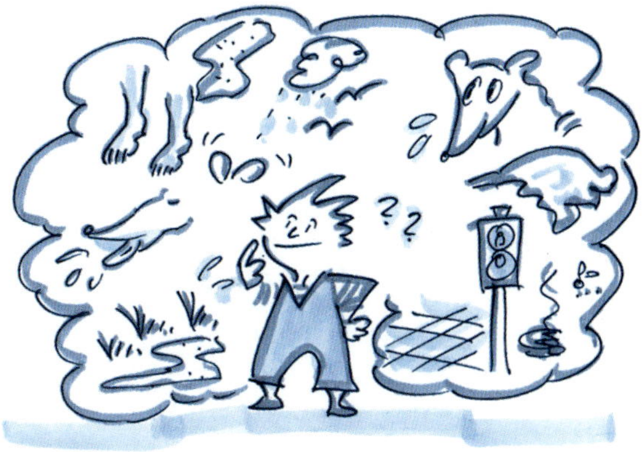

Abb. 1 Das Gehirn organisiert und verarbeitet die unterschiedlichen Sinneseindrücke.

Das ZNS vergleicht und verarbeitet die ankommenden Informationen aller Sinnesorgane. Das ist eine enorme Gehirnleistung, die durch Reizüberflutung, vielfältige Störungen und altersbedingte Einschränkungen beeinträchtigt werden kann. Passen die ankommenden Informationen unterschiedlicher Sinnesorgane nicht optimal zusammen oder dringen zu viele Reize auf das ZNS ein, wird das Gehirn überfordert. Es reagiert z. B. mit Schwindelgefühl und Übelkeit. Das kann man u. a. bei schnellem Drehen auf einem Karussell, beim Hinunterschauen aus großer Höhe und im 3D-Kino erleben. Dabei ist jeder Mensch unterschiedlich empfindlich auf die Reizung bzw. Überreizung seines Sinnessystems. Vererbung und Alter spielen eine Rolle: Schaukeln und Karussellfahren macht vor allem Kindern großen Spaß und manche Menschen sind völlig schwindelfrei.

Jedem von uns fällt es schwer, im Dunklen zu gehen. Die optischen Informationen fehlen dann. Bei völliger Dunkelheit oder mit geschlossenen Augen wird man sofort unsicher – nicht nur, weil man sich nicht stoßen möchte, sondern auch, weil einfach Sinneseindrücke fehlen und damit das Zusammenspiel aller Nerven- und Bewegungsfunktionen gestört ist. Es ist anstrengend, wenn man sich nicht auf alle Sinne verlassen kann. Dieser Zustand kann im Alter dauerhaft bestehen.

Ist das Gehirn erkrankt, z. B. nach zu viel Alkohol oder bei einer Gehirnerschütterung, kann es nicht so viele Informationen wie sonst verarbeiten. Es kommt zu Übelkeit und dem Wunsch, kein helles Licht, keine lauten Geräusche und überhaupt von allen Sinnesorganen möglichst wenig „gesendet“ zu bekommen.

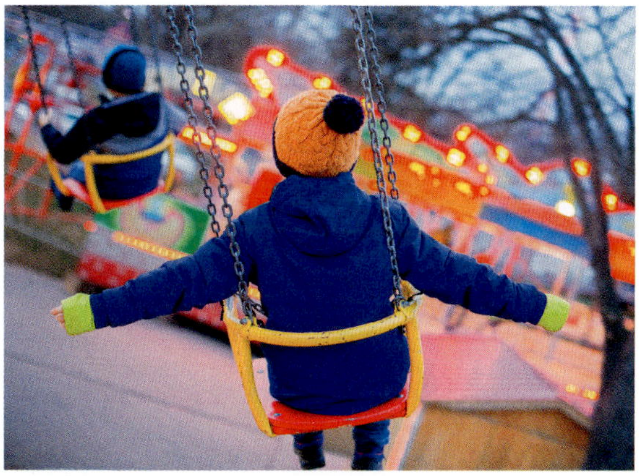

Abb. 2 Viele Kinder genießen das leichte Schwindelgefühl beim Karussellfahren.

Im Alter lassen die Sinne nach: Alle Gewebe und Organe atrophieren im Alter. Viele Sinnes- und Nervenzellen sterben ab. Es kommt zu **Schwerhörigkeit, Fehlsichtigkeit, nachlassendem Gleichgewichtssinn** und überhaupt zu Schwierigkeiten, Sinnesreize wahrzunehmen und zu verarbeiten. Das Gehirn des alten Menschen ist ständig überfordert. Deshalb ist wechselndes oder ständiges **Schwindelgefühl** im Alter häufig.
Die Durchblutung des Körpers und somit des Gehirns beeinflusst die Sinne und damit alle Empfindungen und Fähigkeiten des Menschen. Herzinsuffizienz, Arteriosklerose, Überdosierungen von Antihypertensiva oder Sedativa usw. verschlechtern daher die Wahrnehmung und den Allgemeinzustand alter Menschen. Daneben hat auch das Wetter Einfluss auf das Befinden und die Leistungsfähigkeit. Die Tagesform betagter Menschen kann deshalb stark wechseln.

Schwindelgefühl im Alter kann man nicht durch Abwarten überwinden. Nur das Training aller Sinne und des ganzen Körpers kann die Beschwerden bessern und eine Verschlimmerung hinauszögern. Tägliche Bewegung hilft dem Gleichgewichtssinn; Lesen, Schreiben und Gespräche erhalten die Denkfähigkeit. Die rechtzeitige Versorgung mit einem Hörgerät erhält die Fähigkeit, zu hören und Gehörtes zu verarbeiten, und ist eine wichtige Präventionsmaßnahme gegen Demenz. Ohne ausreichende Informationen aus den Sinnesorganen bauen sich die für die Verarbeitung zuständigen ZNS-Bereiche ab – dem Gehirn vergeht Hören und Sehen.

4.6.1 Aufbau und Funktion des Hör- und Gleichgewichtsorgans

Das Ohr ist sowohl Hör- als auch Gleichgewichtsorgan. Es wird in drei Abschnitte eingeteilt: äußeres Ohr, Mittel- und Innenohr (→ Abb. 1):

- Das äußere Ohr besteht aus der Ohrmuschel und dem äußeren Gehörgang. Es dient der **Schallaufnahme**.
- Das **Mittelohr** beginnt am Trommelfell. Es besteht aus der Paukenhöhle und den Gehörknöchelchen. Das Mittelohr dient der **Schallverstärkung**.
- Das **Innenohr** besteht aus der Schnecke und den Bogengängen. Die **Schnecke** dient der **Schallempfindung**.
- Die **Bogengänge des Innenohrs** sind das Gleichgewichtsorgan. Es dient der Wahrnehmung der Lage und Bewegung des Körpers im Raum sowie der Schwerkraft.

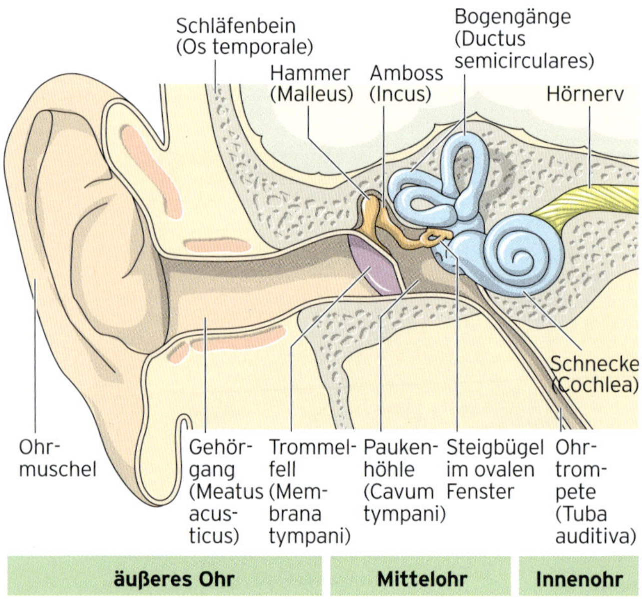

Abb. 1 Schematischer Schnitt durch das Ohr

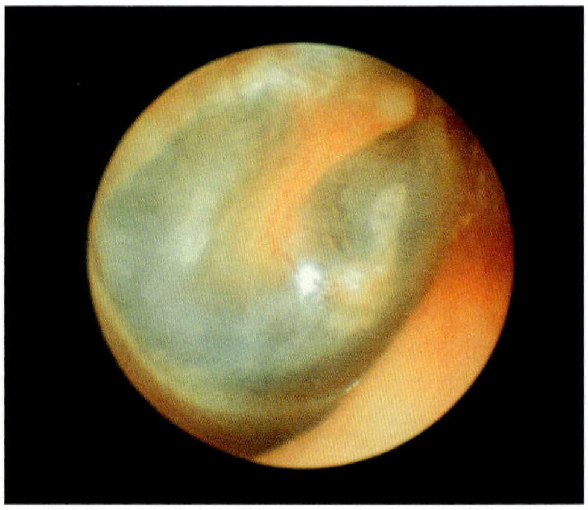

Abb. 2 Normales rechtes Trommelfell im Otoskopie-Bild. Rechts oben liegt der Hammergriff, der einem Ellenbogen ähnelt; die hellen Bereiche sind Lichtreflexe. Die weiteren Gehörknöchelchen sieht man durchscheinen.

Das äußere Ohr besteht aus elastischem Knorpel, Bindegewebe und Epithel. Der äußere Gehörgang enthält **Cerumen** (Ohrschmalz), das die empfindliche Gehörgangshaut geschmeidig hält und vor Infektionen schützt. Der äußere Gehörgang reicht bis zum Trommelfell. Diese 0,1 mm dünne elastische Membran trennt äußeres Ohr und Mittelohr.

Im Mittelohr befinden sich die **Gehörknöchelchen**, d. h. **Hammer, Amboss** und **Steigbügel**. Der Hammer ist z. T. ins Trommelfell eingelassen (→ Abb. 2) und gelenkig mit den beiden anderen Gehörknöchelchen verbunden. Der Steigbügel bildet am sog. ovalen Fenster eine Verbindung mit dem Innenohr. Am ovalen Fenster (→ S. 179, Abb. 1) befindet sich der Eingang zur Schnecke **(Cochlea)**. Die Schnecke entspricht einem aufgerollten Schlauch mit 2½ Windungen.

4.6.2 Der Hörvorgang

Der Schall wird vom äußeren Ohr aufgenommen und bringt das elastische Trommelfell zum Schwingen. Das Trommelfell verstärkt den aufgenommenen Schall auf das 1,3-Fache. Der mit dem Trommelfell verbundene Hammer gibt den Schall über Amboss und Steigbügel weiter. Auf seinem Weg entlang der Gehörknöchelchenkette wird der Schall auf das 20-Fache verstärkt. Der Steigbügel „tritt" mit seiner Basis ins ovale Fenster. Der ankommende Schall wird so in die Schnecke, d. h. ins Innenohr, übertragen.

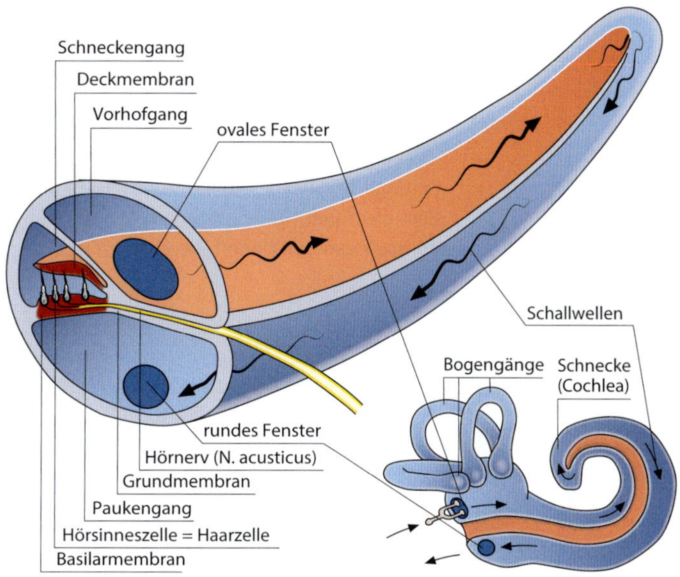

Abb. 1 Aufbau des häutigen Labyrinths im Innenohr (unten); Schnecke, abgerollt (oben)

Die Schallwellen wandern in der Schnecke hinauf wie in ein Treppenhaus mit 2½ Stockwerken (→ Abb. 1). Jede Tonhöhe (Frequenz) regt an einer bestimmten Stelle der Schnecke die dort befindlichen Haarzellen an. Hohe Töne werden von Haarzellen in der Schneckenbasis aufgenommen und von dort durch den Hörnerv an den zuständigen Gehirnteil, d. h. die Hörrinde, weitergeleitet. Tiefe Töne wandern weiter bis zur Schneckenspitze und werden erst dort von den Haarzellen aufgenommen und ebenfalls über den Hörnerv ins ZNS weitergeleitet (→ Abb. 2).

Da der Schall eine Druckwelle ist, welche die Schnecke nicht einfach „schlucken" kann, wandert der Schall durch den Vorhofgang die Schnecke hinauf, dann von der Schneckenspitze aus durch den Paukengang wieder hinunter und verlässt dann die Schnecke durch das runde Fenster. Das eigentliche Hörorgan, d. h. die Sinneszellen, befindet sich in der Schnecke, eingebettet zwischen Vorhof- und Paukengang. Sie bilden das Sinnesepithel des Ohrs (das **Corti-Organ**), das in die **Basilarmembran** eingebettet ist.

Das menschliche Ohr kann – wenn es ganz gesund ist – Frequenzen zwischen 20 Hz (ein tiefes Brummen) und 20 000 Hz (ein kaum hörbares hohes Pfeifen) wahrnehmen. Schall mit Frequenzen über 20 000 Hz nennt man Ultraschall (wörtl.: Oberhalb-Schall), weil die Schallhöhe oberhalb des menschlichen Hörvermögens liegt.

Das Ohr hat zwei Möglichkeiten, um sich vor zu hohem Schalldruck zu schützen: Bei hoher Schallintensität spannt sich ein kleiner Muskel am Hammer an. Er verhindert, dass der Hammer zu stark ausschlägt, und begrenzt so die Schallverstärkung. Ein weiterer Muskel am Steigbügel wirkt ähnlich und vermindert ebenfalls die lärmbedingte Druckschädigung des Innenohrs.

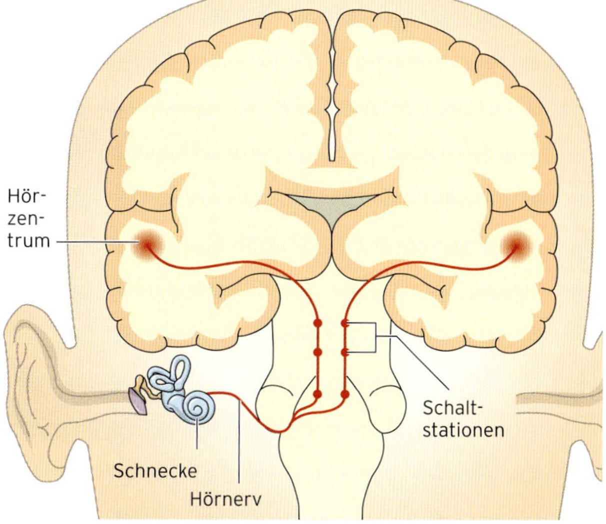

Abb. 2 Verlauf der Hörbahn im Gehirn bis zum Hörzentrum (Ansicht von vorn)

4.6.3 Presbyakusis (Altersschwerhörigkeit)

Definition: Altersschwerhörigkeit; sie fällt etwa ab dem 60. Lebensjahr klinisch auf und liegt bei jedem älteren Menschen mehr oder weniger ausgeprägt vor.
Pathogenese: Die Schnecke bzw. ihre Sinneszellen sind während des gesamten Lebens aktiv. Schon im Mutterleib hören Kinder – die Herztöne der Mutter beruhigen sie und laute Geräusche können sie erschrecken. Auf Dauer führt die Beanspruchung der Cochlea zu degenerativen Veränderungen. Dabei gehen die Sinneszellen in den unteren Schneckenwindungen zuerst zugrunde. Da dort die hohen Töne aufgenommen werden, beginnt die Lärmschwerhörigkeit bzw. Altersschwerhörigkeit bei den hohen Frequenzen bzw. Tönen.

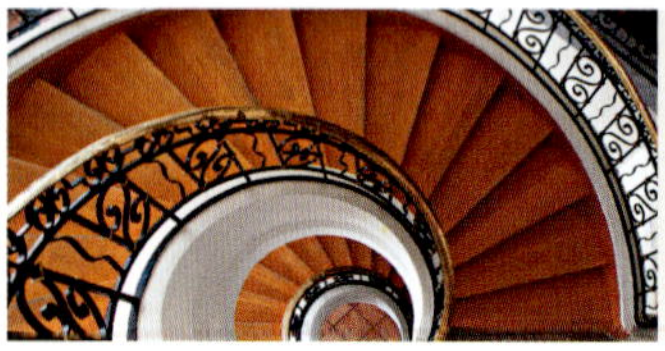

Man kann sich die Abnutzung der Schnecke bzw. den **Untergang von Haarzellen** in den unteren Schneckenwindungen so vorstellen, als gingen jahrzehntelang Menschen ein Treppenhaus hinauf. Nicht alle wollen ins oberste Stockwerk. Aber alle müssen unten ins Treppenhaus eintreten. Daher wird der Boden im Erdgeschoss zuerst abgenutzt.

Sowohl intensive Beschallung, d. h. Lärm, als auch Dauerbeschallung schädigen die Haarzellen und führen zur Lärmschwerhörigkeit. Arteriosklerose, Diabetes und die allgemeine Altersatrophie verstärken die Lärmeffekte. Schon 20-Jährige, z. B. Diskothekenpersonal und Rockmusiker, können eine ausgeprägte Lärmschwerhörigkeit haben, die der Altersschwerhörigkeit von 70-Jährigen entspricht. Der Unterschied zwischen Lärm- und Altersschwerhörigkeit besteht darin, dass alte Menschen neben der Schädigung des Hörorgans durch Abbau der Gehirnleistungen das Gehörte nicht mehr so gut und schnell verarbeiten bzw. verstehen können.
Symptome: Zuerst geht die Hörfähigkeit für sehr hohe Töne verloren. Das Sprachverständnis nimmt allmählich ab. Menschen mit hoher Stimme werden schlechter verstanden als Menschen mit tiefer Stimmlage. Oft beschweren sich die Betroffenen, dass Gesprächspartner „nuscheln" würden. Sprechen mehrere Menschen gleichzeitig, können Altersschwerhörige Unterhaltungen nicht mehr folgen.
Komplikationen: Sozialer Rückzug, Demenz, Anstieg der Unfallgefahr.
Diagnostik: Das Tonschwellen-**Audiogramm**, d. h. der Hörtest, der die Hörfähigkeit der verschiedenen Tonhöhen abbildet, stellt das Ausmaß der Schwerhörigkeit dar. Es wird für jedes Ohr einzeln durchgeführt. Bei der Presbyakusis zeigt sich ein Hörverlust vor allem bei den hohen Frequenzen, der sich mit der Zeit auf immer tiefere Frequenzen ausweitet.

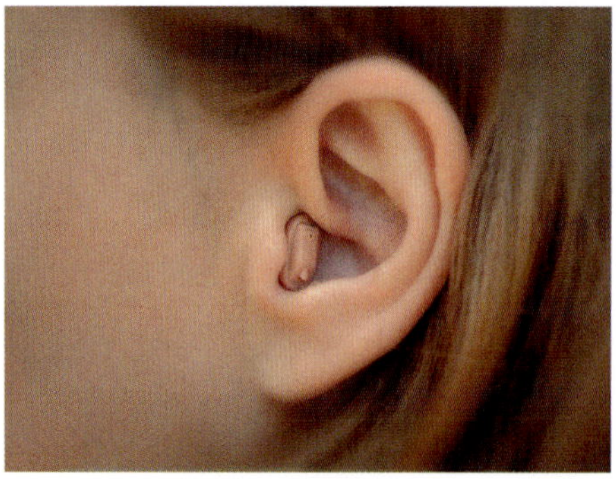

Abb. 1 Im-Ohr-Hörgerät (IO)

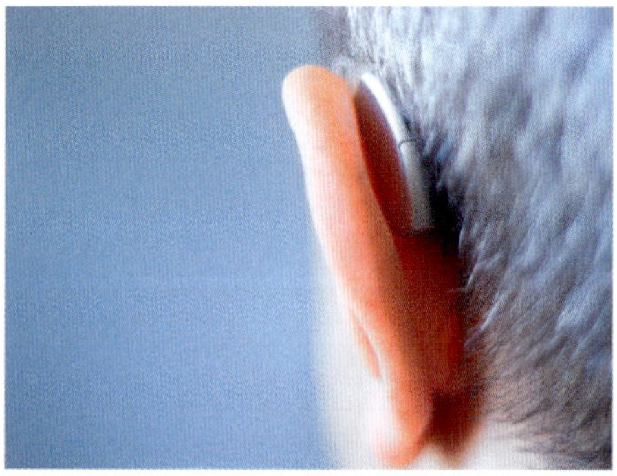

Abb. 2 Hinter-dem-Ohr-Hörgerät (HdO)

Therapie: Frühzeitige Versorgung mit einem Hörgerät, da fehlende Sinnesreize sonst zu einem verstärkten Abbau der Hörrinde führen. Es gibt **Im-Ohr-Geräte (IO)** (→ Abb. 1) und **Hinter-dem-Ohr-Geräte (HdO)** (→ Abb. 2). Sie müssen konsequent getragen und eingeschaltet werden, um die Hörfähigkeit möglichst lange zu erhalten.
Prävention: Verzicht auf Dauerbeschallung, konsequenter Lärmschutz.

4.6.4 Umgang mit Schwerhörigen

Schwerhörige fühlen sich oft ausgeschlossen. Es besteht die Gefahr, dass die sich sozial zurückziehen und auch geistig verarmen. Das plattdeutsche Wort für „taub" lautet „doof", was im Hochdeutschen in neuer Bedeutung verwendet wird. Dies verdeutlicht, dass Menschen, die auf Sprache zu wenig reagieren, kaum etwas zugetraut wird. Im Umgang mit Schwerhörigen ist Geduld wichtig. Es hilft, sich in die Lage des Hörgeschädigten zu versetzen.

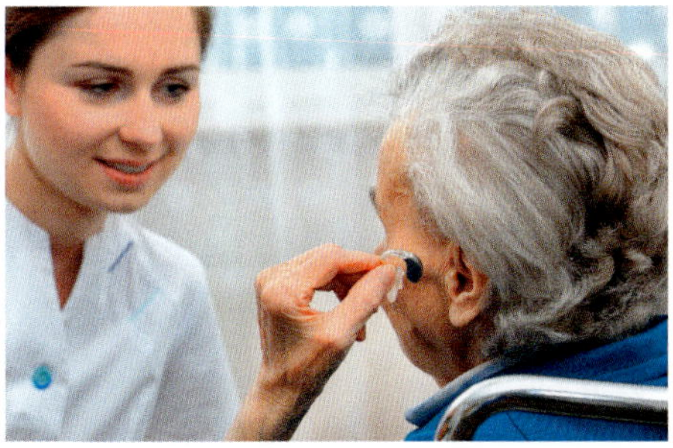

Abb. 1 Für die Kommunikation mit Schwerhörigen ist der Blickkontakt wichtig.

www.schwerhoerigen-netz.de

Grundregeln im Umgang mit schwerhörigen und gehörlosen Menschen

Der gut hörende Partner soll ...	Denn hörgeschädigte Menschen ...
... das Sprechen sichtbar machen, d. h. dem Schwerhörigen sein Gesicht zuwenden ... vor jedem Gespräch Blickkontakt aufnehmen und halten ... deutlich und langsam sprechen	... „hören" auch mit den Augen und brauchen Zeit, um die Worte vom Mund abzulesen.
... nicht schreien	... sind oft sehr lärmempfindlich. Schreien verzerrt außerdem die Sprache.
... kurze und klare Sätze formulieren	... können den Inhalt dann leichter erraten.
... Unverstandenes geduldig wiederholen	... entmutigt es, wenn sie keine Chance haben, das Gehörte wiederholt zu bekommen.
... bei ausgeprägter Schwerhörigkeit und Gehörlosigkeit wichtige Inhalte schriftlich mitteilen	... , vor allem Gehörlose, benötigen schriftliche Informationen und haben ggf. keine andere Möglichkeit, etwas zu verstehen.

→ Terminologie: Ohr

Audiogramm	Hörtest mit grafischer Darstellung der Hörfähigkeit
Basilarmembran	Bindegewebeplatte in der Cochlea, die das Corti-Organ und damit die Haarzellen enthält
Bogengänge	Gleichgewichtsorgan des Innenohrs
Cerumen	(sprich: „Zeru-men") Ohrschmalz
Cochlea	Hörschnecke; Teil des Innenohrs
Corti-Organ	Sinnesepithel in der mittleren Windung der Cochlea
Presbyakusis	(sprich: „Presbiaku-sis"); Altersschwerhörigkeit

Aufgaben

1 Erläutern Sie den Aufbau des Ohrs unter Verwendung der Begriffe äußeres Ohr, Mittelohr und Innenohr und nennen Sie die Aufgaben dieser drei Abschnitte.
2 Erklären Sie die Pathogenese der Presbyakusis.
3 Einige Verhaltensweisen erleichtern es einem schwerhörigen Gesprächspartner, eine Unterhaltung zu führen. Nennen Sie mindestens drei Punkte.

4.6.5 Aufbau und Funktion der Augen

Das Auge ist das Sehorgan des Menschen. Es liegt in der knöchernen **Augenhöhle**, der **Orbita**. Es besteht aus dem **Augapfel (Bulbus)** und dem **Sehnerv (Nervus opticus)**.

Mehrere Vorrichtungen schützen die Augen und damit den wichtigen Sehsinn:
- Die Augenbrauen und Wimpern schützen sie vor Schweiß und Schmutz.
- Die Augenlider schützen sie vor Austrocknung, zu viel Licht und Fremdkörpern.
- Der Tränenapparat (Tränendrüsen und Tränenkanäle) pflegt und ernährt die Augen mit der Tränenflüssigkeit. Er schützt sie vor Schmutz, Infektionen und Austrocknung.

Das Innere des Augapfels bildet der durchsichtige, gallertartige **Glaskörper**, dem ventral die **Linse** aufliegt. Die Wand des Augapfels besteht aus drei Schichten (von außen nach innen):
- Die 0,5 mm dicke, feste **Lederhaut (Sklera)** besteht hauptsächlich aus Kollagen. Sie schützt den Bulbus vor Verletzungen. Die Sklera ist weiß und fast undurchsichtig; sie geht ventral, d. h. über Pupille und Linse, in die klare, durchsichtige **Hornhaut (Cornea)** über. Sklera und Cornea umschließen zusammen den gesamten Augapfel mit Ausnahme der Austrittsstelle des Sehnervs. Die Sklera setzt sich dorsal als harte Hirnhaut fort, die Gehirn und Rückenmark umhüllt.
- Die mittlere Schicht, die **Aderhaut**, liegt der Sklera innen an. Die Aderhaut ist reich an Blutgefäßen – daher ihr Name.
- Die innerste Schicht, die **Netzhaut (Retina)**, ist das **Sinnesepithel** des Auges. Aderhaut und Retina bedecken die dorsalen zwei Drittel des Bulbus. Die Retina geht in den Sehnerv über, der die Informationen der Sinneszellen zum Gehirn führt.

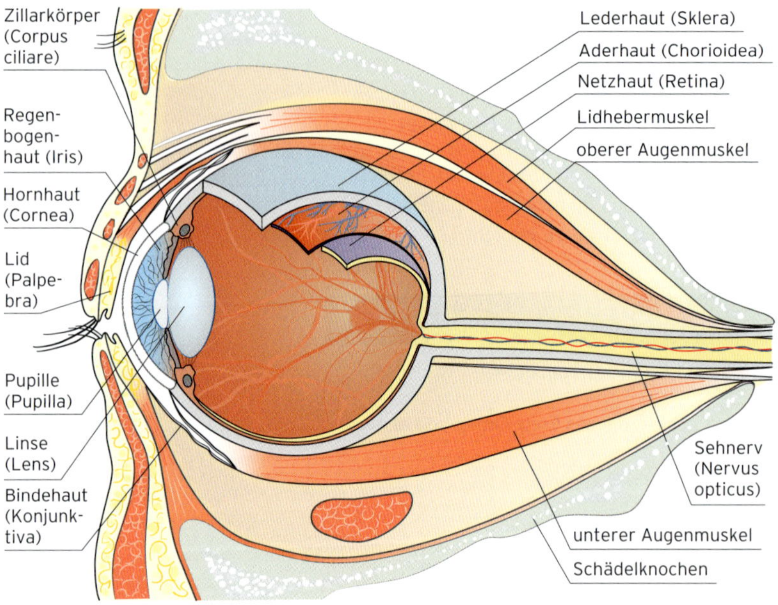

Abb. 1 Schematischer Augenaufbau

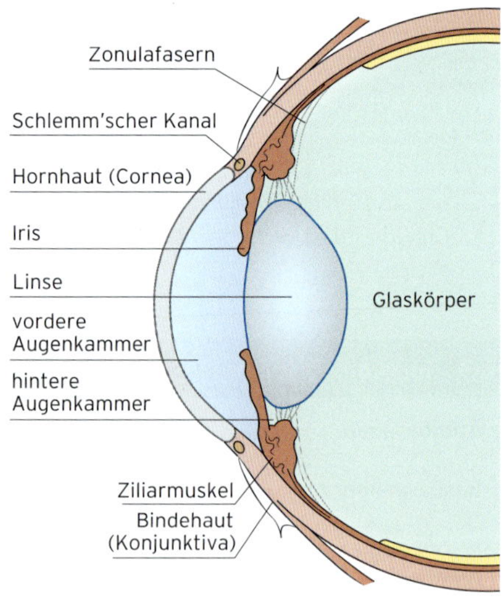

Abb. 2 Linse, Iris und Augenkammern

Im vorderen Drittel des Auges befinden sich der Ziliarkörper, die Linse, die Iris und die beiden Augenkammern.

Der **Ziliarkörper** (Strahlenkörper) enthält den **Ziliarmuskel**. Der Ziliarkörper ist über die strahlenförmig angeordneten **Zonulafasern** mit der Linse verbunden. Zieht sich der ringförmige Ziliarmuskel zusammen, lockern sich die Zonulafasern, an denen die Linse aufgehängt ist (→ Abb. 2). Dadurch wird die Linse kugelförmig und stellt sich so auf nahe Gegenstände ein. Nahsehen strengt auf Dauer an, weil der Ziliarmuskel sich dafür anspannen muss.

Lockert sich der Ziliarmuskel, schaut man in die Ferne und die Linse wird durch die Zonulafasern flach gezogen. In die Ferne zu schauen entspannt. Der Ziliarmuskel verändert die Krümmung der Linse und dient so der **Akkommodation** (Nah- und Ferneinstellung) des Auges (→ S. 185, Abb. 3).

Der Ziliarkörper bildet auch das **Kammerwasser**. Diese Flüssigkeit umspült die Linse. Sie ernährt die Linse und verzögert durch ihren hohen Vitamin-C-Gehalt ihre Alterung. Das Kammerwasser wird im Ziliarkörper ständig neu gebildet und fließt durch kleine Öffnungen im **Kammerwinkel** in den Blutkreislauf ab. Ist der Kammerwinkel zu eng oder der Abfluss anderweitig gestört, staut sich das Kammerwasser und erhöht den **Augeninnendruck** (normalerweise 15–22 mmHg). Das führt zum grünen Star **(Glaukom)**, d. h. zu einer Druckschädigung des Sehnervs.
Ventral des Ziliarkörpers befindet sich die **Regenbogenhaut (Iris)**. Sie liegt der Linse vorn locker an, sodass das Kammerwasser zwischen vorderer und hinterer Augenkammer frei fließen kann. Zwischen Linse, Iris und Cornea befindet sich die vordere Augenkammer. Seitlich der Linse zwischen Iris und Glaskörper liegt die kleinere hintere Augenkammer (→ S. 182, Abb. 2).
Die Öffnung in der Mitte der Iris ist die **Pupille**. Die Weite bzw. Größe der Pupille wird durch Ring- und Strahlenmuskeln der Iris verändert. Die Pupille wirkt wie eine verstellbare Blende, indem sie den Lichteinfall ins Auge regelt.

Sympathikus und Parasympathikus, Nah- bzw. Ferneinstellung, Medikamente und Drogen beeinflussen die Pupillenmuskeln und damit die Pupillenweite. Normalerweise sind beide Pupillen **isokor** (gleich groß) und mittelweit. Bei Helligkeit wird die Pupille eng gestellt **(Miosis)**, bei Dunkelheit wird sie weit gestellt **(Mydriasis)**.

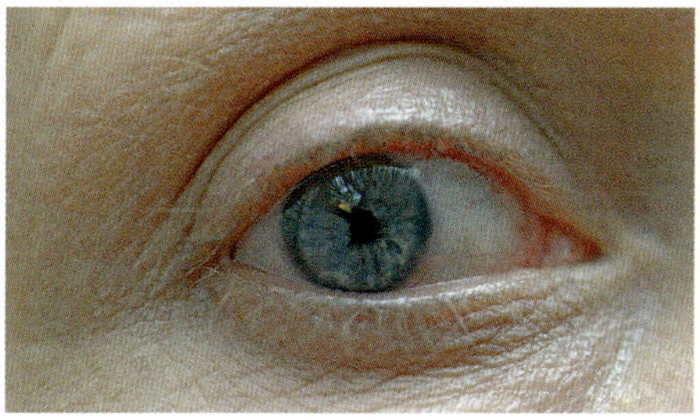

Abb. 1 Miosis (Engstellung der Pupille)

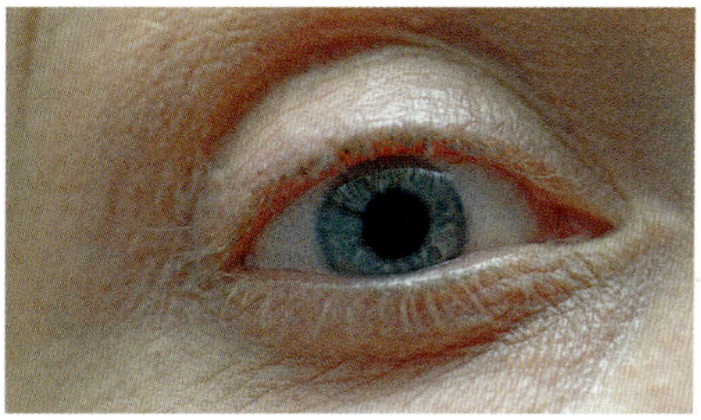

Abb. 2 Mydriasis (Weitstellung der Pupille)

Neugeborene haben noch keine Irispigmente. Dadurch erscheint ihre Iris blau. Bei hellhäutigen Menschen bleibt die Iris pigmentlos und blau. Bei dunkelhäutigen Menschen lagert sie etwa bis zum Ende des zweiten Lebensjahrs immer mehr Pigment ein, sodass sie über mehrere Farbstufen schließlich sehr dunkel werden kann.

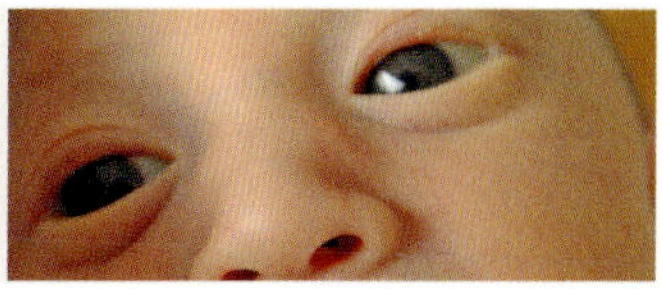

Die Netzhaut enthält zwei Arten von Sinneszellen: Zapfen und Stäbchen. Die **Zapfen** dienen dem Farbsehen. Trifft farbiges Licht auf einen Zapfen, verändert sich das in ihm enthaltene Sehpigment. Die **Stäbchen** können dagegen ausschließlich Hell-Dunkel-Unterschiede aufnehmen. Mit ihnen sieht man nur Schwarz-Weiß. Nachts sind die Zapfen inaktiv, weil sie viel Licht brauchen. Da bei wenig Licht nur die Stäbchen funktionieren, sieht man nachts weniger scharf und auch keine Farben. Beide Sinneszellarten der Retina leiten ihre Informationen über den Sehnerv an das ZNS.
Die Stelle schärfsten Sehens auf der Netzhaut ist der **gelbe Fleck** (die **Makula**); dort befinden sich nur Zapfen. Im gesunden Auge wird das einfallende Licht durch die Linse genau auf die Makula gelenkt. Die Augenmuskeln helfen, das Auge und damit die Makula immer exakt auf das betrachtete Objekt zu richten.
Von den Sehzellen gehen Nervenzellen aus, die sich zu einem Bündel, dem Sehnerv, vereinigen (→ S. 184, Abb. 1). Jeder Zapfen hat eine eigene Nervenzelle, während mehrere Stäbchen eine gemeinsame Nervenzelle haben.

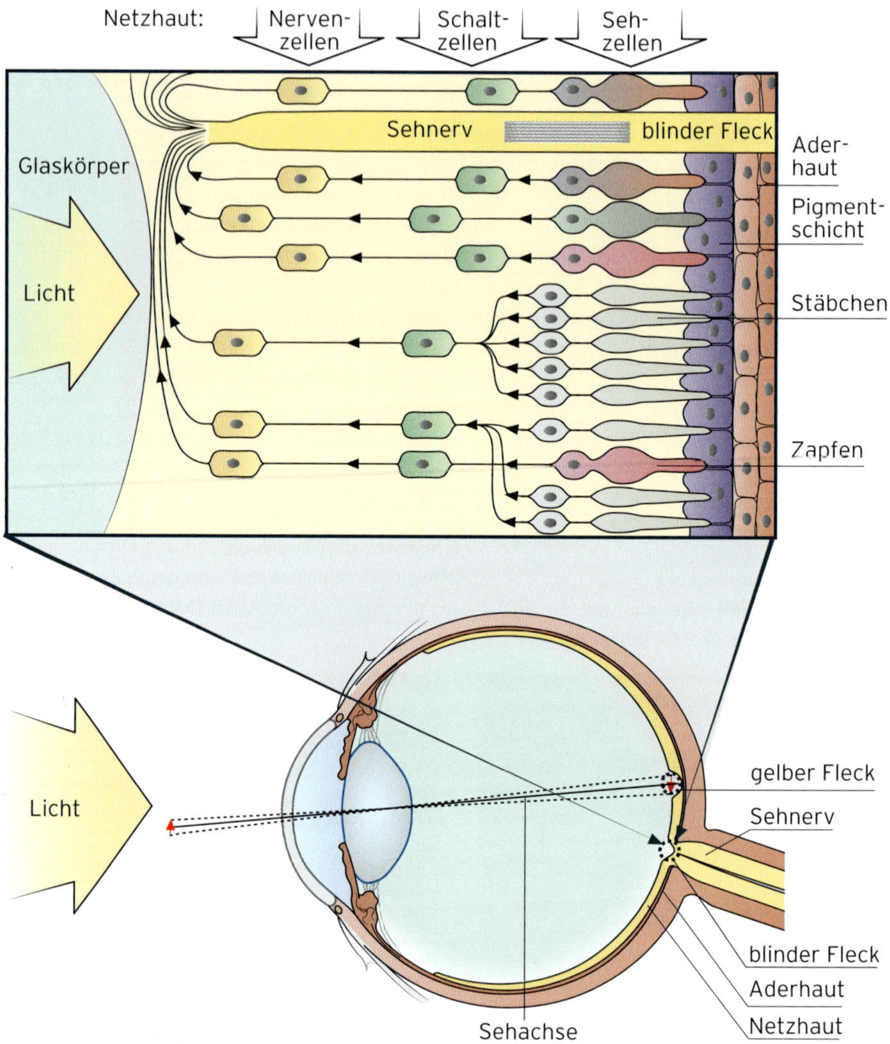

Abb. 1 Lichteinfall und Aufbau der Netzhaut. Stäbchen und Zapfen empfangen die Lichtreize. Schaltzellen fassen die Meldungen ans Gehirn zusammen. Jeder gesehene Gegenstand wird umgekehrt abgebildet. Das Gehirn verarbeitet die Informationen aber so, dass das Gesehene richtig herum wahrgenommen wird.

Bei Dunkelheit treten die Stäbchen etwas in Richtung Retina-Oberfläche hervor, um mehr Lichtreize aufzufangen. Die Pupille weitet sich, um mehr Licht ins Auge zu lassen. Die Anpassung an die Dunkelheit dauert einige Minuten und nennt sich **Adaptation** (Hell-Dunkel-Anpassung). Macht man nach erfolgter Adaptation ein Licht an, sind sofort wieder die Zapfen „vorn" und scharfes, farbiges Sehen ist möglich. Eine erneute Adaptation an Dunkelheit dauert wieder einige Minuten.

Die **Sehnervpapille** ist die Stelle, an welcher der Sehnerv aus dem Auge austritt. Daher gibt es hier keine Sehzellen. Diese Stelle heißt **blinder Fleck**, da ohne Sinneszellen kein Sehen möglich ist. Das Gehirn verarbeitet die Informationen aus beiden Augen jedoch so, dass wir die blinden Flecken nicht wahrnehmen.

Die Bindehaut **(Konjunktiva)** ist eine Schleimhaut, welche die Innenflächen der Lider und die Oberfläche der Sklera bis zum Rand der Cornea bedeckt. Sie schützt die Sklera. Da die Konjunktiva Blutgefäße enthält, überzieht sie nicht die Cornea. Man sähe sonst ständig Äste der Bindehautgefäße. Eine Blutgefäßbildung in der Cornea ist pathologisch und kann bei Entzündungen der Hornhaut **(Keratitis)**, z. B. durch zu langes Tragen von Kontaktlinsen, vorkommen.

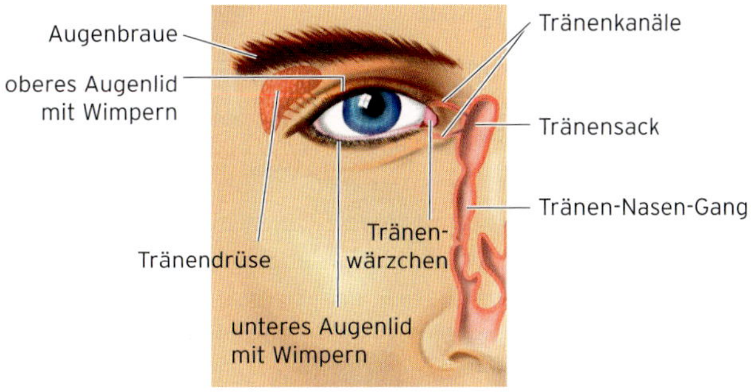

Abb. 1 Schutzeinrichtungen des Auges

Hilfsorgane der Augen sind die **Tränendrüsen**. Sie liegen seitlich unter den Oberlidern (→ Abb. 1) und geben die salzreiche Tränenflüssigkeit ab. Sie befeuchtet und spült Konjunktiva und Cornea. Mit ihren bakteriziden Stoffen und Antikörpern wehrt sie Krankheitserreger ab. Die Tränenflüssigkeit wird ständig neu gebildet und fließt über den **Tränen-Nasen-Gang** in die Nase ab. Daher muss man beim Weinen die Nase putzen. Der „Schlaf", der sich morgens im inneren Augenwinkel befindet, besteht aus über Nacht eingetrockneter Tränenflüssigkeit, Leukozyten und Staub. Der Tränenfilm ist dreischichtig: Direkt auf der Konjunktiva liegt eine Schleimschicht, die von kleinen Bindehautdrüsen gebildet wird. In der Mitte befindet sich die Tränenflüssigkeit, das Sekret der Tränendrüsen. Auf der Oberfläche wird der Tränenfilm durch eine sehr dünne Lipidschicht „versiegelt" und vor zu schneller Abtrocknung geschützt. Die Lipidschicht bilden die Talgdrüsen der Wimpern am Lidrand.

Das **trockene Auge** ist eine Volkskrankheit. Mangelnder Tränenfilm hat viele Ursachen: Altersatrophie, Hormonmangel nach der Menopause, Autoimmunkrankheiten, Medikamente (z. B. Antidepressiva), Stress, Schlafmangel, Alkoholkonsum, trockene Luft und Bildschirmarbeit (sie vermindert die Zahl der Lidschläge und damit die Befeuchtung der Bindehaut). Tränenersatzmittel enthalten Kochsalzlösung, ggf. auch andickende Stoffe und Lipide. Welches Mittel am besten hilft und wie oft es gebraucht wird, ist individuell verschieden.

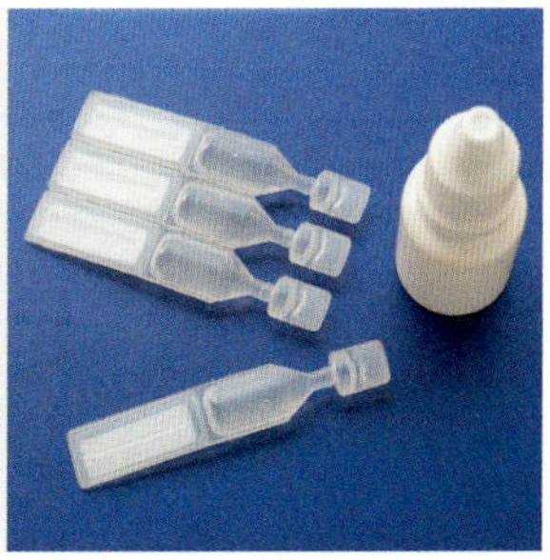

Abb. 2 Tränenersatzmittel

Das Scharfstellen beim Sehen, die **Akkommodation**, erfolgt durch die Aktivität des Ziliarmuskels: durch Zug an den Zonulafasern beim Nahsehen und durch Lockerung der Zonulafasern beim Betrachten entfernter Gegenstände (→ Abb. 3 und 4).

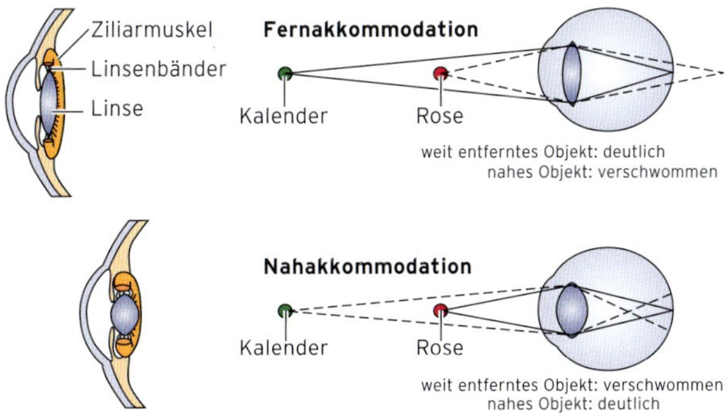

Abb. 3 Akkommodation

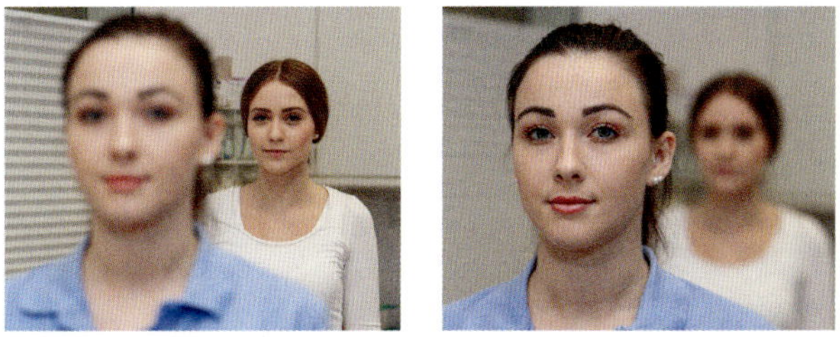

Abb. 4 Fernakkommodation (links), Nahakkommodation (rechts)

Die Augäpfel werden von mehreren Muskeln bewegt. Jedes Auge hat seinen eigenen Blickwinkel und liefert dem Gehirn ein Bild, das von dem des anderen Auges leicht abweicht. Das Gehirn verarbeitet die Informationen beider Augen zum räumlichen Seheindruck. Nur mit zwei Augen sind dreidimensionales Sehen und das Abschätzen von Entfernungen möglich.

4.6.6 Fehlsichtigkeit

Myopie (Kurzsichtigkeit)

Eine häufige Form der Fehlsichtigkeit ist die **Myopie** (Kurzsichtigkeit). Dabei ist der Augapfel zu lang (→ Abb. 1b). Man kann nah am Auge befindliche Gegenstände schärfer sehen als der Normalsichtige. Für die Ferne benötigt man bei Myopie eine Brille, welche die Lichtstrahlen zerstreut **(Konkavlinse, Zerstreuungslinse)**. Durch die Korrekturlinse werden entfernt liegende Gegenstände wieder genau auf der Makula abgebildet, d. h. scharf gesehen. Myopie entsteht meistens während der Wachstumsphase in der Pubertät, da auch der Augapfel wächst und bei entsprechender Veranlagung zu lang wird. Bis zum Abschluss des Wachstums können bei Jugendlichen immer wieder neue, stärkere Brillengläser nötig sein. Viel Lesen, Handynutzung usw. begünstigen die Entstehung einer Myopie.

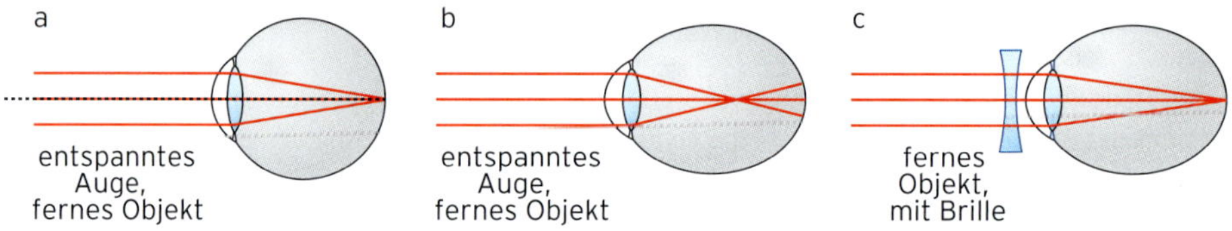

Abb. 1 Normalsichtiges Auge (a); kurzsichtiges Auge ohne (b) und mit Sehhilfe (c)

Hyperopie (Weitsichtigkeit)

Bei der **Hyperopie** ist der Augapfel zu kurz. Daher können weit entfernte Gegenstände ohne Anstrengung scharf gesehen werde. Nahe Objekte werden quasi hinter der Retina abgebildet, d. h. unscharf gesehen. Bei Weitsichtigkeit hilft eine Konvexlinse **(Sammellinse)**, nahe Objekte scharf zu sehen.

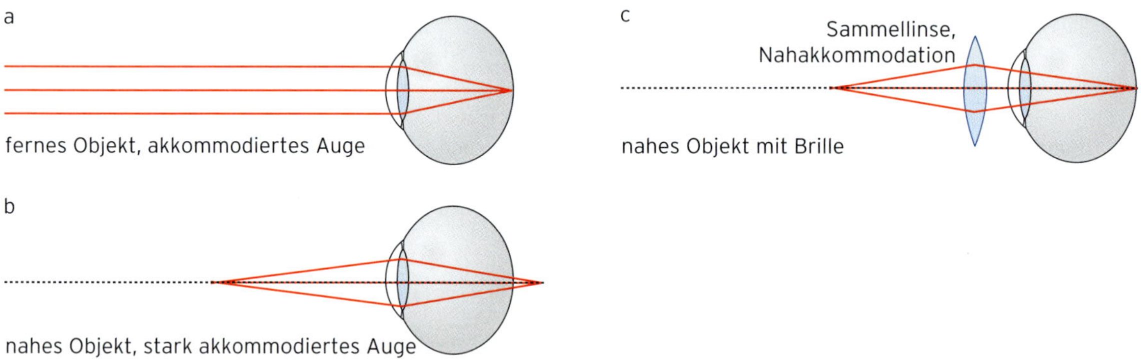

Abb. 2 Weitsichtiges Auge ohne (a + b) und mit Brille (c + d)

MERKE **Kurzsichtige** sehen auf kurze Entfernung gut. **Weitsichtige** sehen auf weite Entfernung gut.

Presbyopie (Altersfehlsichtigkeit)

Im Alter unterliegen auch die Augen degenerativen Vorgängen. Ab etwa dem 40. Lebensjahr geht die Elastizität der Linse zurück. Ihr Zellanteil nimmt zu und ihr Wassergehalt nimmt ab. Die Linse wird steifer und verformt sich kaum noch. Da sie keine Kugelform mehr annehmen kann, d. h. ihre Brechkraft abnimmt, wird es immer schwerer, nahe Objekte zu erkennen (→ Abb. 1a). Das nennt sich Altersfehlsichtigkeit **(Presbyopie)**. Die Presbyopie ähnelt der Hyperopie. Die Betroffenen strecken zum Lesen den Arm aus, um den Gegenstand weiter vom Auge zu entfernen. Eine Lesebrille gleicht die Presbyopie teilweise aus (→ Abb. 1b). Ab ungefähr 70 Jahren ist die Verformbarkeit der Linse schließlich so gering, dass zum Lesen evtl. eine Lupe gebraucht wird. Da mit den Jahren immer mehr Retinazellen durch Altersatrophie verloren gehen und die Sehrinde im Gehirn altert, nimmt die Sehkraft im Alter auch unabhängig vom Zustand der Linse ab.

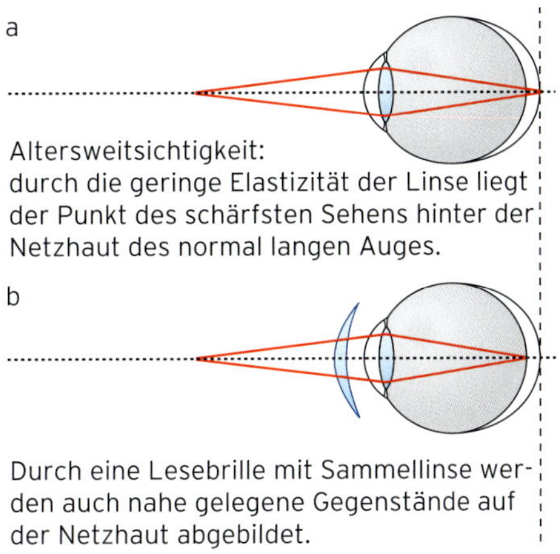

Abb. 1 Altersweitsichtigkeit. Durch die geringe Elastizität der Linse liegt der Punkt des schärfsten Sehens hinter der Netzhaut des normal langen Auges (a). Durch eine Lesebrille mit Sammellinse werden auch nahe gelegene Gegenstände auf der Netzhaut abgebildet (b).

Alternativen zur Brille

Kontaktlinsen

Im Gegensatz zu Brillengläsern liegen Kontaktlinsen direkt auf der Cornea. Es gibt weiche und harte Linsen. Weiche Linsen erfordern im Gegensatz zu harten Linsen keine Eingewöhnungszeit. Oft sind aber Tränenersatzmittel notwendig. Kontaktlinsen stören die Benetzung der Hornhaut mit Tränenflüssigkeit und damit ihre Ernährung, Spülung und Sauerstoffversorgung. Menschen mit empfindlicher Binde- und Hornhaut vertragen Kontaktlinsen schlecht. Abends werden die Linsen herausgenommen, damit sich die Cornea nachts erholen kann. Wegen der Entzündungs- und Infektionsgefahr ist mit Kontaktlinsen sehr hygienisch umzugehen. Bei Reizungen, Rötungen und Sehstörungen müssen sie entfernt und ggf. der Augenarzt aufgesucht werden.

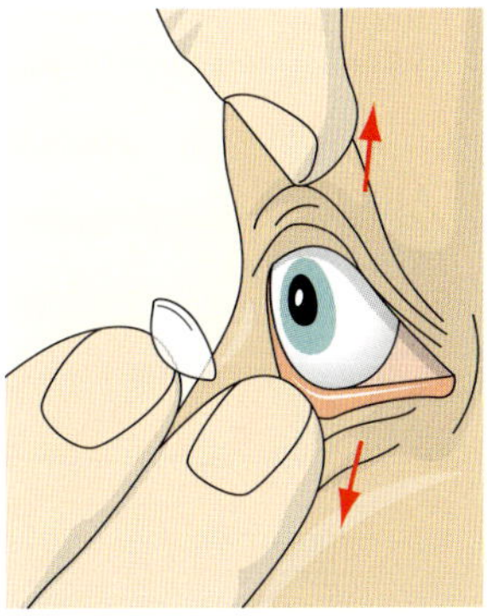

Abb. 2 Einsetzen einer Kontaktlinse

Laserbehandlung

Fehlsichtige, die weder eine Brille noch Kontaktlinsen tragen wollen, können sich die Cornea mit Lasertechnik zu einer passenden Linse umformen lassen. Am besten wird der Eingriff im Alter zwischen 25 und 45 Jahren durchgeführt, weil sich in dieser Zeit die Brechkraft des Auges kaum verändert. Die Operation erfolgt ambulant unter örtlicher Betäubung. Nach Abheben eines oberflächlichen Hornhautscheibchens wird in der mittleren Hornhautschicht operiert. Sie wird bei Weitsichtigkeit zu einer Pluslinse, bei Kurzsichtigkeit zu einer Minuslinse umgeformt. Nach Abschluss der Hornhautbearbeitung wird die zuvor abgehobene Cornea-Oberflächenscheibe wieder zurückgeklappt. Am häufigsten wird die Technik **LASIK** (**La**ser-in-**si**tu-**K**eratomileusis) angewendet. Die Abkürzung besagt, dass die Hornhaut an ihrer natürlichen Stelle, d. h. direkt am Auge, mit Lasertechnik umgeformt wird.

Da auch mit LASIK behandelte Augen ab ca. 45 Jahren altersfehlsichtig werden, gibt die Behandlung eine „Brillenfreiheit auf Zeit" unter Inkaufnahme des OP-Risikos. Dauerhaft trockene Augen sind nach LASIK-Eingriffen häufig; seltener treten Sehstörungen und Infektionen auf.

4.6.7 Katarakt (grauer Star)

Definition: Der graue Star (die **Katarakt**) ist in eine grau wirkende **Linsentrübung**.

Pathogenese: Die Linse ist ein kompliziert aufgebautes, vielschichtiges Gebilde, das im gesunden Zustand völlig klar ist. Mit den Jahren degeneriert die Linse. Sie wird immer steifer und trüber. So entsteht der **Altersstar (Cataracta senilis; Alterskatarakt)**. Ursache ist vor allem Sonnenlicht. Röntgenstrahlung, Diabetes mellitus, Neurodermitis und Cortisontherapie begünstigen eine Linsentrübung. Selten, z. B. bei der Rötelnembryopathie, kommt es zur angeborenen Katarakt.

Rötelnembryopathie → Bd. 2, S. 279

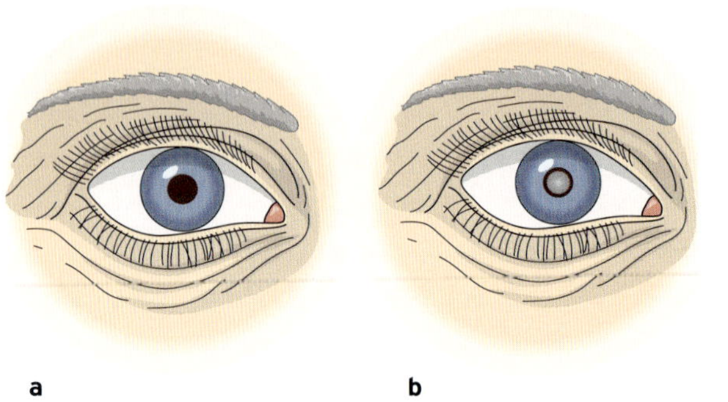

Abb. 1 Normales Auge (a); fortgeschrittenes Stadium des Altersstars mit weißlicher, bereits von außen sichtbarer Verfärbung der Augenlinse (b).

Symptome und Komplikationen: Die Patientin sieht wie durch eine Milchglasscheibe. Das Bild wird unschärfer, Farben erscheinen blasser und es werden immer weniger Details erkannt. Die Linsentrübung wirkt außerdem wie eine schmutzige Windschutzscheibe am Auto: Sie zerstreut auftreffendes Licht in alle Richtungen und blendet. Daher tragen Betroffene oft Sonnenbrillen, ggf. sogar mit scheuklappenartigem Seitenschutz – selbst bei schlechtem Wetter. Dunkle Brillen, heruntergelassene Rollläden usw. lassen die Pupille größer werden, sodass man an der trüben Linsenmitte vorbeisehen kann. Oft verändert sich die Brillenstärke, da die Linse mit zunehmendem Alter auch ihre Form verändert.

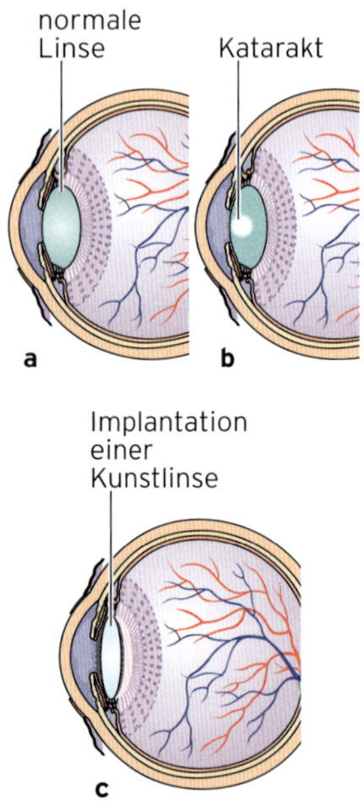

Abb. 2 Normale Linse (a); Katarakt (b); durch operative Entfernung der getrübten Linse und Implantation einer Kunststofflinse wird die Sehkraft verbessert (c).

Diagnostik: Die Augenärztin erkennt die Linsentrübung mit der Spaltlampe und kann sehen, ob eher der Kern oder die Kapsel der Linse betroffen ist. Die fortgeschrittene Katarakt ist ohne Hilfsmittel als weißliche Scheibe in der Pupille sichtbar.

Therapie: Die getrübte Linse wird operativ entfernt und durch eine Kunstlinse ersetzt. Es wird immer nur ein Auge operiert: zuerst das mit der schlechteren Linse. Die Operation ist risikoarm und erfolgt in der Regel ambulant und in Lokalanästhesie. Antikoagulanzien müssen meist nicht abgesetzt werden. Da die Kunstlinse nicht akkommodieren, d. h., sich durch Kontraktion des Ziliarmuskels verformen kann, ist nach dem Eingriff eine (zusätzliche) Lesebrille erforderlich. **Multifokallinsen**, d. h. Linsen mit mehreren Brennpunkten, können die Brille(n) ggf. ersetzen. Die Patientin muss sich an diese Linsenart jedoch länger gewöhnen. Die Multifokalbrille wirkt wie eine ständig getragene Gleichsichtbrille.

Nach der Operation benötigt die Patientin einige Zeit Ruhe und mehrmals täglich Augentropfen. Die Anwendung der Tropfen kann sie präoperativ mit Tränenersatzmitteln üben, um sich postoperativ selbst versorgen zu können. Die veränderte Sehstärke kann anfangs zu verstärktem Schwindelgefühl führen. Bei fast 50 % der Operierten kommt es in den ersten Jahren zu einem **Nachstar**. Es bildet sich eine Zellschicht hinter der Kunstlinse, welche die Sicht erneut trübt. Der Nachstar wird mit Laser oder einer erneuten Augenoperation behandelt.

4.6.8 Glaukom (grüner Star)

Definition: Der grüne Star, das **Glaukom**, ist eine irreversible Schädigung des Sehnervs an seiner Austrittsstelle aus dem Augapfel. Meistens führt ein zu hoher Augeninnendruck zum Glaukom.
Pathogenese und Symptome: Kann das Kammerwasser nicht ungehindert durch den Kammerwinkel abfließen, staut es sich und der Druck im Auge steigt an. Das kann akut passieren, z. B. bei starker Pupillenerweiterung, die zu einer Verlegung des Kammerwinkels führt **(akutes Glaukom; Winkelblockglaukom, Glaukomanfall)**. Typische Auslöser sind Medikamente wie Spasmolytika. Der Augeninnendruck kann dabei bis zu 80 mmHg ansteigen. Die Patientin leidet akut unter Kopf- und Augenschmerzen, Übelkeit und Erbrechen. Der Bulbus des betroffenen Auges fühlt sich steinhart an. Das betroffene Auge ist gerötet und die Pupille reagiert nicht auf Licht, was die Augenärztin mit der Untersuchungslampe feststellt.
Häufiger ist das **chronische Glaukom**. Zu den Ursachen gehören genetische Veranlagung, Diabetes, Rauchen, Arteriosklerose, ein enger Kammerwinkel und verschiedene Augenkrankheiten. Der Augeninnendruck ist dauerhaft erhöht.

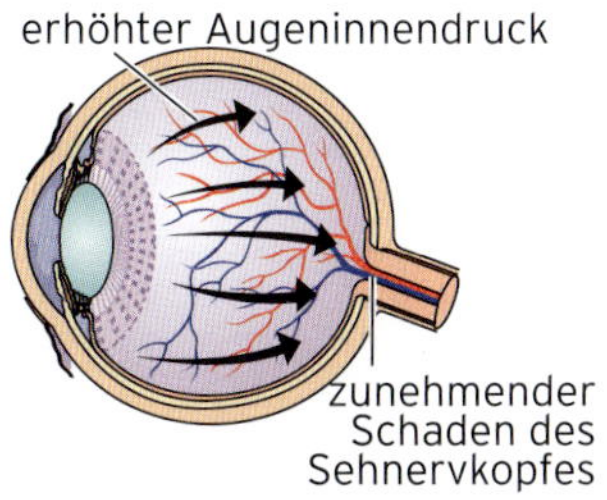

Abb. 1 Beim Glaukom kommt es aufgrund eines erhöhten Augeninnendrucks zu einer zunehmenden Schädigung des Sehnervkopfes.

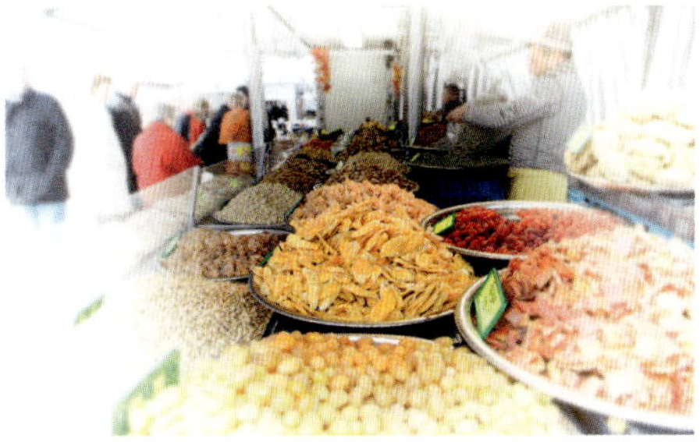

Abb. 2 Das Glaukom führt unbehandelt zu einer zunehmenden Einengung des Gesichtsfeldes, sodass der Erkrankte zum Schluss nur noch einen kleinen Ausschnitt seines ursprünglichen Gesichtsfeldes wahrnehmen kann (Tunnelblick).

Der Sehnerv ist ein Bündel aus allen Nervenfasern der Retina. Bei erhöhtem Druck wird er gegen die knöcherne Öffnung der Orbita gedrückt, durch die er ins Gehirn eintritt (→ Abb. 1). Außen, d. h. an der scharfen Knochenkante, liegen die Nervenfasern der äußeren Netzhautbereiche. Sie werden bei hohem Augendruck als erste geschädigt bzw. zerdrückt. Da ein leicht bis mäßig erhöhter Augendruck nicht spürbar ist, zeigen die ersten Symptome schon einen Spätschaden an: Es kommt zur **Verkleinerung des Gesichtsfeldes** (→ Abb. 2). Das Gesichtsfeld ist der Bereich der Umwelt, den ein Mensch mit unbewegten Augen sieht. Die Patientin übersieht z. B. auf die Straße laufende Kinder, weil sie im äußeren Blickfeldbereich keine Nervenzellen mehr besitzt, d. h. blind ist. Es kommt zum sog. Tunnelblick, d. h. die Patientin sieht nur noch wie durch ein Fernrohr. Geht der Sehnerv völlig zugrunde, erblindet sie.
Komplikationen: Erblindung. Sie kann bei einem Glaukomanfall akut auftreten. Beim chronischen Glaukom entsteht sie durch langsame Atrophie des Sehnervs.
Diagnostik: Messung des Augendrucks **(Tonometrie)**. Die Weite des Kammerwinkels kann die Augenärztin ebenfalls beurteilen. Mittels **Perimetrie** (Gesichtsfeldprüfung) kann ein Sehnervschaden an Gesichtsfeldeinschränkungen erkannt werden.
Therapie: Beim akuten Glaukom i. v.-Gabe von Medikamenten, welche die Kammerwasserbildung stoppen. Beim chronischen Glaukom gibt man vor allem Augentropfen, welche die Pupille verkleinern, weil das den Abfluss des Kammerwassers erleichtert. Die Tropfen müssen mehrmals täglich angewendet werden. Ähnlich wie bei der arteriellen Hypertonie spürt die Patientin vor den Spätschäden keine Symptome und muss daher aus Vernunft handeln. In bestimmten Fällen kann eine Operation den Abfluss des Kammerwassers verbessern.
Prävention: Messung des Augendrucks ab ca. 40 Jahren; bei Arteriosklerose, Diabetes, positiver Familienanamnese und Cortisontherapie auch früher. Konsequente Therapie beeinflussbarer Risikofaktoren und symptomloser Frühstadien.

4.6.9 Altersbedingte Makuladegeneration (AMD)

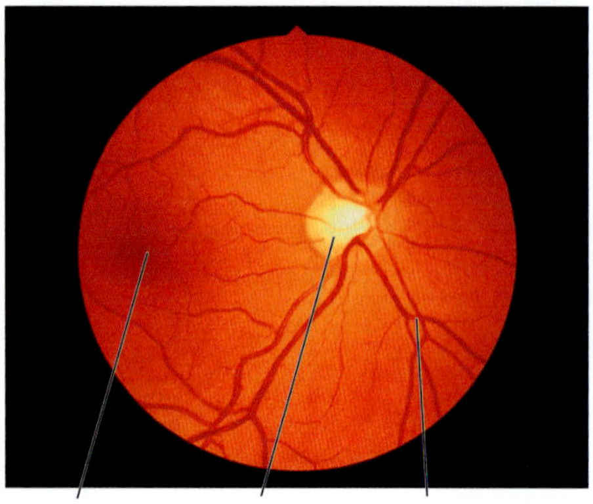

Abb. 1 Normaler Augenhintergrund

Die Makula, der gelbe Fleck, ist die Netzhautstelle mit der größten Sinneszelldichte und daher die Stelle des schärfsten Sehens. Sie ist nur wenige Quadratmillimeter groß. Die Makula kann bei der **Fundoskopie**, der Betrachtung des Augenhintergrundes (des **Fundus**) mit dem **Ophthalmoskop**, beurteilt werden. Vor der Fundoskopie werden die Pupillen durch Medikamente erweitert („weitgetropft“). Auch fotografische Darstellungen des Augenhintergrundes sind möglich (→ Abb. 1).

Definition: Die **altersbedingte Makuladegeneration (AMD)** ist ein Zerfall der Makula mit Verlust der Sehzellen und damit der Sehfähigkeit im wichtigsten Netzhautbereich. Es gibt die trockene (80 % der Fälle) und die feuchte AMD (20 % der Fälle).

Ursachen und Pathogenese: Im Alter bilden sich Ablagerungen in der Makula **(trockene AMD)** oder es wachsen Gefäße in die Makula ein, geben Flüssigkeit ab und heben die Netzhaut im Bereich der Makula ab **(feuchte AMD)**.

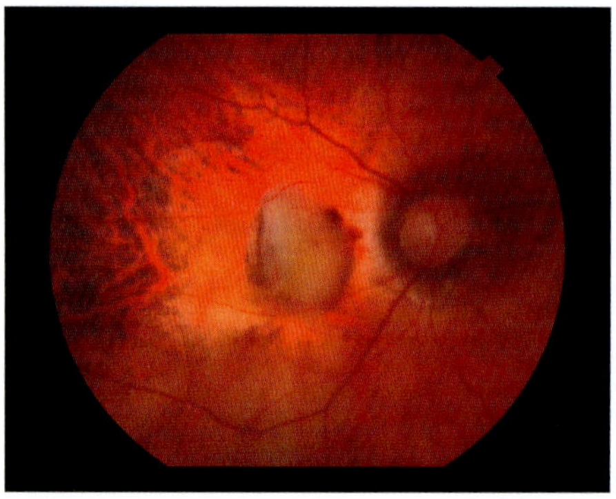
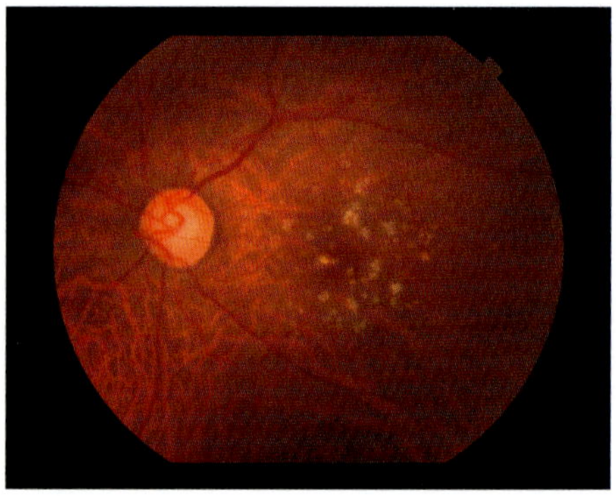

Abb. 2 Feuchte (links) und trockene (rechts) Form der Makuladegeneration: Bei der feuchten Form wachsen Aderhautgefäße in die Makula ein und verursachen dort Blutungen. Bei der trockenen Form zeigen sich kleine weiße Stippchen, sog. Drusen.

Risikofaktoren: Die Risikofaktoren der AMD ähneln denen der Arteriosklerose: hohes Alter, Hyperlipidämie, Veranlagung, Rauchen und vitaminarme Ernährung. Frauen sind öfter als Männer betroffen und bei Blauäugigen ist die AMD häufiger. Sonnenlicht und der Zustand nach Katarakt-OP sind weitere Risikofaktoren.

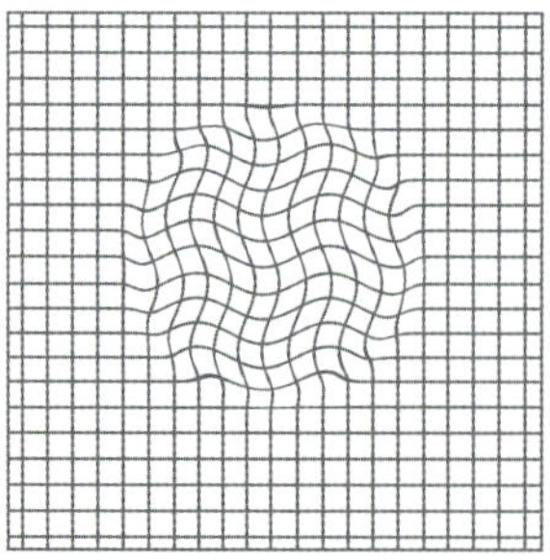

Abb. 3 Amsler-Gitter zur Früherkennung der Makuladegeneration; typische zentrale Bildverzerrung bei Makuladegeneration

Symptome und Komplikationen: Zunächst erscheinen gerade Linien in der Mitte des Blickfeldes verzerrt. Das bemerkt die Patientin im Alltag oft nicht. Daher ist der **Amsler-Gitter-Test** (→ Abb. 3) wichtig. Schließlich wird der „blinde Fleck“ im Zentrum des Blickfeldes, d. h. genau dort, wohin man schaut, immer größer. Farberkennung und Lesen werden mit der Zeit unmöglich. Die Patientin kann allmählich erblinden.

Diagnostik: Gitter-Test, Fundoskopie, Darstellung der Makulagefäße (Fluoreszenz-Angiografie) und andere Spezialuntersuchungen.

Besonderheiten: Das Glaukom und die AMD sind degenerative Krankheiten der Augen, quasi der Alzheimer des Auges. Die beste Prävention besteht in einem guten, sportlichen Lebensstil mit mediterraner Kost und der konsequenten Therapie beeinflussbarer Risikofaktoren.

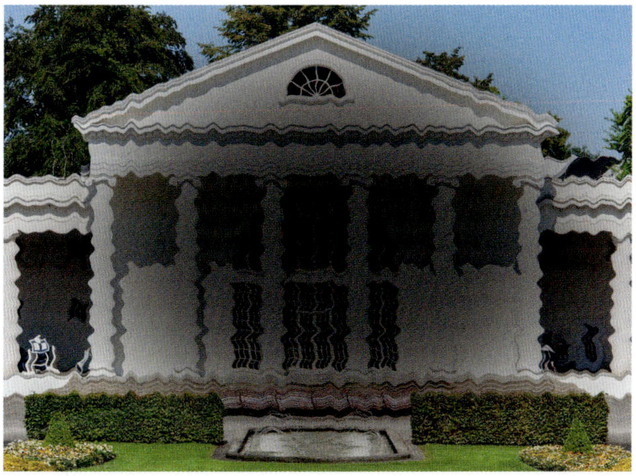

Abb. 1 Bildverzerrungen bei Makuladegeneration

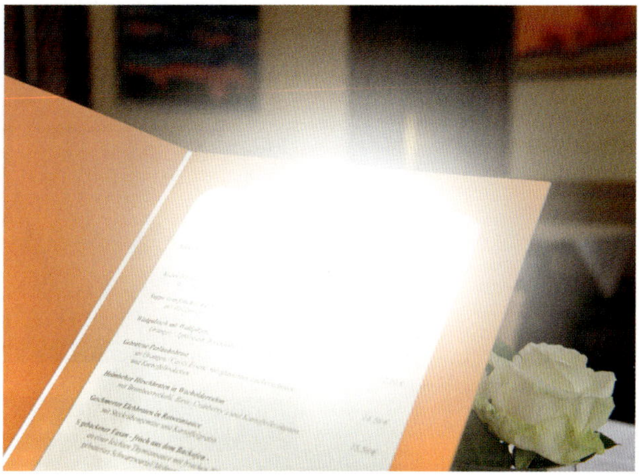

Abb. 2 Zentraler Sehverlust bei Makuladegeneration

Therapie: Risikofaktoren behandeln, starke Sonneneinstrahlung vermeiden. Durch Injektion eines Arzneimittels, das die Neubildung von Blutgefäßen hemmt, kann der Krankheitsprozess gebremst werden. Das ist jedoch nur im sog. aktiven Stadium der feuchten Makuladegeneration wirksam und sinnvoll. Die Injektion erfolgt in den Glaskörper und wird mehrmals wiederholt. Es gibt weitere Therapieverfahren, die aber alle nicht heilen, sondern das Fortschreiten der AMD höchstens verlangsamen.
Prävention: Siehe Risikofaktoren; eine vitaminreiche Ernährung ist ratsam.

MERKE Beim **Glaukom** verliert die Patientin ihre Sehfähigkeit vom Rand des Gesichtsfeldes aus. Bei der **Makuladegeneration** fehlt der zentrale Teil des Blickfeldes. Liegen beide Störungen vor, schreitet die Erblindung besonders schnell fort.

4.6.10 Diabetes- und Hochdruckschäden der Retina

Die Augenärztin **(Ophthalmologin)** ist die einzige Ärztin, die (fast) ohne Hilfsmittel Blutgefäße direkt betrachten kann. Bei der Fundoskopie, die am besten mit erweiterten Pupillen in einem abgedunkelten Raum erfolgt, kann sie die Netzhaut eingehend betrachten. Dabei beurteilt sie vor allem die Makula, die Austrittsstelle des Sehnervs (die Sehnervpapille) sowie die Blutgefäße. Bei den Blutgefäßen achtet sie auf die Weite, die Schlängelung, die Kreuzungsstellen, auf Wandunregelmäßigkeiten bzw. -verdickungen und das Verhältnis der Dicke der Venen zu den Arterien. Die Augenärztin untersucht die Retina bei der Fundoskopie auch auf Blutungen, Ablagerungen, Netzhautablösungen, Entzündungen, Tumorsymptome usw.

Bei Diabetes mellitus und Hypertonie – beides Krankheiten mit erhöhtem Arterioskleroserisiko – erkennt die Augenärztin die Gefäßschädigung schon früh. Die Veränderungen des Augenhintergrundes durch Bluthochdruck **(Fundus hypertonicus; Retinopathia hypertonica)** und die **diabetische Retinopathie** werden in Schweregrade eingeteilt. In manchen Fällen kann eine Lasertherapie angewendet werden, um kranke Gefäße zu therapieren. Sie wirkt aber nur lokal und bessert die gefäßschädigende Grunderkrankung nicht. Jede erkennbare Netzhautschädigung sollte dazu veranlassen, die Therapie zu intensivieren und die Risikofaktoren zu senken.

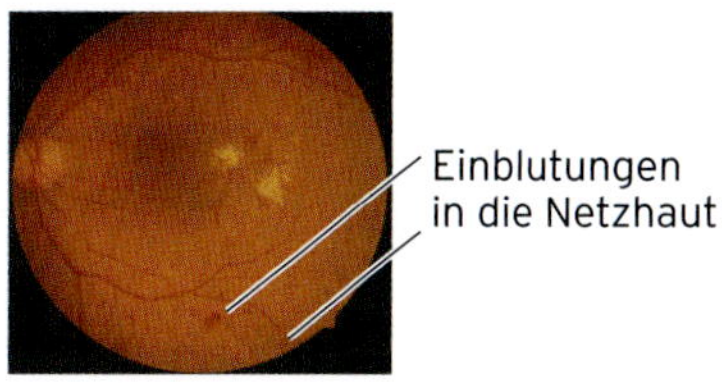

Abb. 3 Diabetische Retinopathie mit Einblutungen und Gefäßerweiterungen (Mikroaneurysmen)

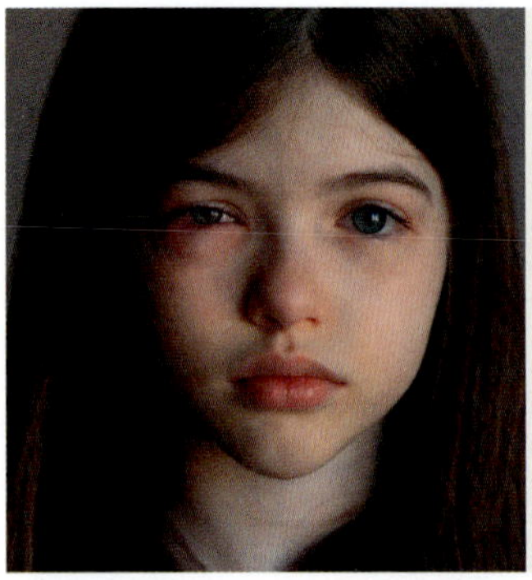

Die **Konjunktivitis** (Bindehautentzündung) betrifft jeden Menschen gelegentlich. Die Ursachen sind Trockenheit, Staub, seltener Lidschlag bei Bildschirmarbeit, Sonneneinstrahlung, Pollenallergien, bakterielle und virale Infektionen. Gefürchtet ist die hochinfektiöse **Conjunctivitis epidemica**, die auch die Hornhaut befallen und schädigen kann. Bei jeder Konjunktivitis sollte man die Augen aus Hygienegründen nicht berühren und eine konsequente Händehygiene betreiben. Auch verordnete Augentropfen dürfen das Auge und die Wimpern nicht berühren, um die Lösung nicht mit Erregern zu kontaminieren.

→ Terminologie: Auge

Adaptation	Hell-Dunkel-Anpassung des Auges
Akkommodation	Anpassung des Auges auf Nah- und Fernsehen
altersbedingte Makuladegeneration (AMD)	degenerative Netzhauterkrankung im Bereich der Makula (als trockene oder feuchte Verlaufsform)
Amsler-Gitter	Testbild zur Früherkennung der Makuladegeneration
Bulbus	Augapfel
Cataracta senilis	(grauer) Altersstar; Alterskatarakt
Conjunctivitis epidemica	hochansteckende virale Bindehautentzündung
Cornea (Kornea)	Hornhaut des Auges
Fundoskopie **Funduskopie**	Betrachtung des Augenhintergrundes
Fundus	bzgl. des Auges: Augenhintergrund
Fundus hypertonicus (Retinopathia hypertonica)	pathologische Augenhintergrundveränderungen durch arterielle Hypertonie
Gesichtsfeld	Teil der Umwelt, den die Patientin mit unbewegten Augen, d. h. beim Blick nach vorn, einsehen kann.
Glaukom, das	grüner Star (Schädigung des Sehnervs zumeist durch erhöhten Augeninnendruck); 1. Glaukomanfall, 2. chronisches Glaukom
Glaukomanfall **akutes Glaukom**	starker Anstieg des Augeninnendrucks mit akuter Gefährdung des Nervus opticus (Notfall)
Hyperopie	Weitsichtigkeit
Iris	Regenbogenhaut des Auges
isokor	bzgl. Pupillen: gleich weit
Katarakt, die	Linsentrübung; grauer Star
Keratitis	Hornhautentzündung
Konjunktiva	Bindehaut des Auges

Konjunktivitis	Bindehautentzündung
Konkavlinse	Zerstreuungslinse zur Korrektur der Myopie (Minus-Linse)
Konvexlinse	Sammellinse zur Korrektur der Hyperopie (Plus-Linse)
LASIK (Laser-in-situ-Keratomileusis)	Lasertherapie, bei der die mittlere Hornhautschicht des Auges zu einer Korrekturlinse umgeformt wird
Makula	gelber Fleck; Stelle schärfsten Sehens der Netzhaut
Miosis	(sprich: „Mi-osis") Engstellung der Pupille
Multifokallinse	Brillenglas oder Kunstlinse mit mehreren Brennpunkten, d. h. zum Sehen in verschiedenen Entfernungen
Mydriasis	(sprich: „Müdri-asis") Weitstellung der Pupille
Myopie	Kurzsichtigkeit
Nachstar	Bildung einer undurchsichtigen Zellmembran an der Kunstlinse nach Katarakt-Operation
Nervus opticus	Sehnerv
Ophthalmologin	Augenärztin
Ophthalmoskop	Augenspiegel; Gerät zur Betrachtung des Augenhintergrundes
Orbita	Augenhöhle
Perimetrie	Gesichtsfeldprüfung
Retina	Netzhaut des Auges
Sehnervpapille	Austrittsstelle des Sehnervs aus der Orbita (in das ZNS)
Sklera	Lederhaut des Auges
Tonometrie	Messung des Augeninnendrucks
Ziliarkörper	Linsen-Halteapparat mit Ziliarmuskel
Ziliarmuskel	Ringmuskel, der die Krümmung der Linse verändert
Zonulafasern	strahlenförmige Fasern, die Ziliarkörper und Linse verbinden

Aufgaben

1 Welche Schichten bedecken den Augapfel? Nennen Sie deutsche und Fachbegriffe.
2 Welche Aufgabe erfüllt der Ziliarmuskel?
3 Erklären Sie, wie die Adaptation vor sich geht.
4 Welche Erkrankungen werden grauer und grüner Star genannt?
5 Erläutern Sie die beiden Erkrankungen.

Ich kann …

… die Begriffe Primär-, Sekundär- und Tertiärprävention definieren.

… je fünf Beispiele für Primär-, Sekundär- und Tertiärprävention angeben.

… dje drei Beispiele für Primär-, Sekundär- und Tertiärprävention, die in meiner Praxis (oder in der Praxis meiner Hausärztin) angewandt werden, nennen.

… begründen, warum Prävention die Gesellschaft viel Geld kostet, obwohl Krankheiten verhütet und die damit verbundenen Kosten vermieden werden.

… diskutieren, welche Präventionsmaßnahmen ich sinnvoll finde, obwohl die Solidargemeinschaft sie finanzieren muss.

… fünf Präventionsmaßnahmen, die ich selbst nutze oder schon genutzt habe, aufzählen.

… bei mir selbst drei gesundheitsschädliche Verhaltensweisen finden und begründen, warum ich diese wider besseres Wissen betreibe.

… für jede meiner gesundheitsschädlichen Gewohnheiten Gründe finden, die mich motivieren würden, diese aufzugeben bzw. mein Verhalten zu verbessern.

… einer Praktikantin die persönlichen Präventionsmaßnahmen im MFA-Beruf erläutern.

… mögliche Gründe finden, warum nur ein kleiner Anteil der berechtigten Männer und ein deutlich größerer Anteil der berechtigten Frauen an Früherkennungsuntersuchungen teilnimmt.

… einer 50-jährigen Frau, die erstmals die Einladung zum Mammografie-Screening erhalten hat, erklären, welche Vorteile sie durch das Screening hat. Dabei gehe ich auf die Angst der Patientin vor der Strahlenbelastung und vor einer Krebsdiagnose ein.

… einen 52-jährigen Mann, der bisher die Vorsorge-Koloskopie nicht in Anspruch genommen hat, zur Teilnahme motivieren. Dabei gehe ich auf die anstrengende Vorbereitung ein und darauf, dass ihn Schamgefühle hemmen, die Untersuchung zu nutzen.

… drei Argumente formulieren, mit denen ich eine nikotinabhängige Schwangere motivieren könnte, das Rauchen aufzugeben.

… drei motivierende Sätze bilden, die einer 59-jährigen Patientin mit Adipositas Grad 3 (BMI = 48 kg/m^2) helfen könnten, aktiver zu werden und gesünder zu essen.

… begründen, warum es die adipöse Patientin nicht motivieren wird, ihr zu sagen, dass sie viel zu dick ist und dass sie mindestens 50 kg abnehmen muss.

… je drei Vor- und Nachteile von Selbsthilfegruppen aufzählen.

… drei Beispiele für große Selbsthilfeorganisationen nennen.

… drei Möglichkeiten der Zusammenarbeit zwischen meiner Ausbildungspraxis (oder der Praxis meiner Hausärztin) und der Selbsthilfegruppe für Betroffene der Krankheit . vorschlagen.

… einer Patientin mit einer seltenen Erkrankung, für die es an unserem Wohnort keine Selbsthilfeorganisation gibt, Tipps zur Gründung einer neuen Gruppe geben.

… den Begriff Stress definieren.

… drei Situationen, in denen ich mich gestresst fühle, aufzählen.

… drei körperliche Empfindungen, die ich bei akutem Stress, z. B. nach einer Vollbremsung, spüre, erklären und welchen biologischen Sinn die Stressreaktion hat.

… die Begriffe Eustress und Disstress unterscheiden und definieren.

Ich kann …

… erklären, wie im menschlichen Körper Disstress in Funktionsänderungen umgeschaltet wird.

… fünf Redensarten nennen, die beispielhaft für stressbedingte somatische Funktionsstörungen sind.

… die Begriffe Missbrauch und Abhängigkeit unterscheiden und definieren.

… drei Charakteristika der Abhängigkeit von einem Stoff oder einer Tätigkeit aufzählen.

… je drei Beispiele für stoffgebundene und nicht stoffgebundene Suchtkrankheiten angeben.

… die vier Fragen des CAGE-Tests auf Alkoholabhängigkeit aufzählen und die beiden zusätzlichen Suchtkriterien des LAST-Tests nennen.

… die Frage formulieren, mit der schnell und einfach die Nikotinabhängigkeit einer Raucherin eingeschätzt werden kann.

… fünf Faktoren aufzählen, die zur Entstehung einer Depression beitragen können.

… die Krankheit Depression definieren und jeweils ein typisches Merkmal der mittelschweren und schweren Depression nennen.

… erklären, warum die Aussage des sozialen Umfeldes nach einem Suizid, dass der Mensch sich das Leben genommen habe, weil er nicht mehr leben wollte, falsch ist.

… den Unterschied zwischen Antidepressiva und Tranquillanzien darstellen.

… fünf Medikamentenwirkstoffe aufzählen, die Menschen über 70 Jahren häufig gleichzeitig einnehmen, und die jeweilige Indikation angeben.

… begründen, warum die Polypharmazie (Multimedikation) älterer Menschen noch mehr Risiken birgt als die Polypharmazie jüngerer Menschen.

… die Erkrankung Demenz erklären und fünf Risikofaktoren aufzählen, die eine Demenz wahrscheinlicher machen.

… erklären, wie der Morbus Alzheimer sich von anderen Demenzformen unterscheiden lässt.

… drei typische Demenzsymptome aufzählen.

… drei wichtige Aspekte im Umgang mit Demenzkranken nennen.

… die Krankheit Presbyakusis erläutern und dabei auf Ursachen, Pathogenese, Diagnostik, Therapie und Prävention eingehen.

… fünf Aspekte nennen, die im Umgang mit Hörgeschädigten wichtig sind, damit die Kommunikation trotz der Sinneseinschränkung gelingt.

… die Augenkrankheiten grauer Star und grüner Star erklären und unterscheiden sowie die jeweiligen Fachbegriffe nennen.

… die typischen Sehstörungen durch grauen und grünen Star beschreiben und erklären, wie sich der Sehsinn verändert, wenn beide Krankheiten gleichzeitig vorliegen.

… erklären, warum fast alle Menschen über 45 Jahren eine Lesebrille brauchen.

… in meiner Ausbildungspraxis dafür sorgen, dass sehbehinderte Menschen sich nicht verletzen bzw. nicht stürzen und die entsprechenden Maßnahmen erläutern.

… einer 92-jährigen Nachbarin helfen, ihre Wohnung sturzsicher zu gestalten. Dabei gebe ich ihr auch Tipps, welche Schuhe am besten geeignet sind.

Interaktive Übungen
→ S. 151, PagePlayer

5 Der Weg zum Mahnverfahren

5.1 Ausstellen von Liquidationen

Eine Ärztin rechnet grundsätzlich nur Leistungen ab, die medizinisch notwendig sind. Dies gilt für Versicherte der gesetzlichen Krankenversicherungen (GKV) sowie für Privatpatientinnen. Verlangt eine Patientin eine über das Maß des Notwendigen hinausgehende Behandlung oder ein nicht anerkanntes medizinisches Verfahren, wird eine schriftliche Vereinbarung mit der Patientin geschlossen. Folgende Leistungen werden in der Liquidation als solche kenntlich gemacht:

- zulässige Leistungen auf Wunsch der Patientin, die medizinisch nicht indiziert sind
- von der Leistungspflicht der GKV nicht genannte Leistungen, z. B. IGeL
- Leistungen der GKV, die die Patientin aber ausdrücklich als Privatpatientin wünscht

IGeL
→ S. 226; Bd. 1, S. 103

MERKE Die Abrechnung erfolgt allein über die GOÄ.

Bei der Formulierung von Individuellen Gesundheitsleistungen ist das Fachgebiet der Ärztin zu beachten. In geringem Maße können auch „fachfremde" Leistungen erbracht werden. Ansonsten liegt ein Verstoß gegen das Kammerrecht vor.

Privatpatientinnen müssen in jedem Fall ihre Rechnungen selbst bezahlen bzw. vorfinanzieren und sich diese dann gegebenenfalls von ihrer Versicherung erstatten lassen. Gemäß § 12 Abs. 1 Gebührenordnung für Ärzte (GOÄ) wird die Privatliquidation fällig, wenn der Patientin eine korrekte Rechnung gestellt worden ist (Abb. 1). Der Erstattungsanspruch der Patientin gegenüber ihrer Krankenkasse hat darauf keinen Einfluss. Der Behandlungsvertrag besteht allein zwischen Ärztin und Patientin.

Bei Nichtzahlung tritt gemäß § 286 Abs. 3 des Bürgerlichen Gesetzbuches (BGB) der Zahlungsverzug automatisch 30 Tage nach Fälligkeit und Zugang der Rechnung ein. Es muss in diesem Fall nicht gemahnt werden. Wichtig ist aber, dass die Patientin darauf hingewiesen wurde, da sie Verbraucherin im Sinne des § 13 BGB ist. Es sollte daher folgender Hinweis auf der Rechnung stehen: „Bei Nichtzahlung innerhalb von 30 Tagen nach Zugang der Rechnung tritt Verzug gem. § 286 Abs. 3 BGB ein."

Berufsausübungsgemeinschaft
Dr. med. Albert F. Meierschmidt, Dr. med. Claudia Wagnermeier

Raschweg 34, 35390 Gießen

Sprechzeiten:
Montag–Freitag: 7.30–14.00
15.00–19.00

Dr. Claudia Wagnermeier, Raschweg 34, 35390 Gießen

Herr Wilhelm Meier
Musterplatz 14
35390 Gießen

Gießen, 03.07.2024

Liquidation Nr. 33/166 2024

Sehr geehrter Herr Meier,

für folgende Behandlungen erlauben wir uns, entsprechende Leistungen nach der Gebührenordnung für Ärzte (GoÄ) in Rechnung zu stellen:

Diagnose: 28.06.2024 Clavus; Hautkrebsscreening; multiple Pigmentnaevi

Leistungen:

Datum	Ziffer	Leistung (laut GOÄ-Vertrag)	Anzahl	Faktor	Betrag
28.06.2024	1	Beratung / auch telefonisch	1	12,30	110,72
28.06.2024	A612	Videodermatoskopie der Haut	1	2,30	101,48
28.06.2024	7	Untersuchung, Organsystem	1	2,30	21,45
28.06.2024	740	Kryotherapie der Haut	1	2,30	9,52
				Summe:	52,45

Wir bedanken uns für das entgegengebrachte Vertrauen. Bitte überweisen Sie den Rechnungsbetrag unter Angabe der oben angegebenen Rechnungsnummer innerhalb von 30 Tagen ab dem Datum der Rechnungsstellung.

Mit freundlichen Grüßen
Ihr Praxisteam

Kontoverbindung: Mediziner-Bank
IBAN: DE52 9131 0023 3466 7798 00
BIC: SKGI DE

Raschweg 34
35390 Gießen

Telefon: 058-66445
Fax: 058-66553
E-Mail: MW@BAG.com

Abb. 1 Beispiel für eine Liquidation

5.2 Außergerichtliches (kaufmännisches) Mahnverfahren

Alle Möglichkeiten, die der Arztpraxis offenstehen, eine Zahlung von der Patientin außergerichtlich zu erwirken, werden als kaufmännisches Mahnverfahren bezeichnet. Wird die Zahlungsüberwachung der Forderungen von der Arztpraxis durchgeführt (Alternative: z. B. Inkassobüro), muss auch das Mahnverfahren von der Praxis vorgenommen werden. Es gibt keine festen Regeln für das kaufmännische Mahnverfahren. Die folgenden Vorgehensweisen werden häufig in Arztpraxen angewendet.

5.2.1 Erinnerung

Generell ist die Ärztin in der Beweispflicht, ob die Rechnung der Patientin auch zugegangen ist. Dies wäre nur in Form eines Einschreibens oder durch persönliche Übergabe mit einer Zeugin möglich. In der Praxis ist dies aber nicht praktikabel und der Aufwand wäre viel zu hoch. Trotzdem besteht die Möglichkeit, dass die Patientin die Rechnung nicht erhalten hat. Deshalb sollte der erste Schritt immer eine Zahlungserinnerung (Abb. 1) bzw. das Zusenden einer Liquidationskopie oder eines humorvollen Briefes sein. Aber auch ein Telefonat oder eine SMS bzw. eine E-Mail können helfen. Das Ärztin-Patientin-Verhältnis ist ein Vertrauensverhältnis. Nach einem persönlichen Telefonat durch eine MFA oder die Ärztin bezahlen die meisten Patientinnen schnell. Das Gespräch sollte gut vorbereitet werden.

Die MFA sollte anhand der Patientenkartei in Erfahrung bringen, ob die Patientin wiederholt nicht bezahlt hat und ob sie bereits öfters angemahnt werden musste. Sie sollte auch klären, ob die Patientin die Rechnung überhaupt erhalten hat. Die MFA sollte immer direkt mit der Patientin sprechen, ohne dass andere Personen zuhören können (Schweigepflicht). Man sollte sich nicht vertrösten lassen und versuchen, einen direkten Zahlungstermin, z. B. bis zum Ende des Monats, zu vereinbaren.

MERKE Generell ist bei solchen Gesprächen zur Zahlungserinnerung viel Einfühlungsvermögen in die Situation der Patientin gefragt.

M+W Berufsausübungsgemeinschaft
Dr. med. Albert F. Meierschmidt, Dr. med. Claudia Wagnermeier

Raschweg 34, 35390 Gießen

Sprechzeiten:
Montag–Freitag: 7.30–14.00
15.00–19.00

Dr. Claudia Wagnermeier, Raschweg 34, 35390 Gießen

Herr Wilhelm Müller
Musterplatz 14
35390 Gießen

Gießen, 17.07.2024

Zahlungserinnerung Rechnung Nr. 4587/2024

Sehr geehrter Herr Müller,

im Trubel des Alltags kann es vorkommen, dass eine Rechnung in Vergessenheit gerät.
Sicher ist es Ihrer Aufmerksamkeit entgangen, die Rechnung vom 15.06.2024 in Höhe von 568,65 € zu begleichen.

Wir bitten Sie daher höflich, den offenen Rechnungsbetrag auf das unten angegebene Konto zu überweisen. Als Anlage erhalten Sie die Rechnung nochmals in Kopie.

Sollten Sie die Rechnung inzwischen beglichen haben, betrachten Sie dieses Schreiben als gegenstandslos.

Falls Sie Fragen zur Rechnung oder zur Bezahlung haben, können Sie uns gerne kontaktieren.

Mit freundlichen Grüßen

Ihr Praxisteam

Anlage: Rechnungskopie

Kontoverbindung: Mediziner-Bank
IBAN: DE52 9131 0023 3466 7798 00
BIC: SKGI DE

Raschweg 34
35390 Gießen

Telefon: 058-66445
Fax: 058-66553
E-Mail: MW@BAG.com

Abb. 1 Beispiel für eine Zahlungserinnerung

5.2.2 Erste Mahnung

Hat die Patientin trotz Erinnerung immer noch nicht bezahlt, wird die erste Mahnung eingeleitet. Ist für die Bezahlung in der Liquidation kein Datum genannt und steht auf der Liquidation kein Vermerk mit Hinweis auf die BGB-Regelung, sollte mit der ersten Mahnung ein Zahlungstermin gesetzt werden, um die Patientin wirksam in Verzug zu setzen. Auf der ersten Mahnung sollte die Formulierung „erste Mahnung" nicht erscheinen, denn dies erweckt den Eindruck, dass weitere Mahnungen erfolgen.

Zahlungsverzug
→ Bd. 2, S. 155

5.2.3 Zweite Mahnung

Reagiert die Patientin auf die erste Mahnung nicht, ist der Zahlungsverzug eingetreten. Es können Verzugszinsen berechnet werden (5 % über dem Basiszinssatz). Ein Hinweis im Text der zweiten Mahnung auf die Vormahnung sollte nicht fehlen. Kosten für Mahnschreiben können zusätzlich verlangt werden (ca. 5,00 €). Eventuell kann eine Teilzahlung angeboten werden.

5.2.4 Dritte und letzte Mahnung

Die Patientin will oder kann offensichtlich nicht zahlen. Es sollte eine letzte Frist gesetzt werden. Sämtliche Kosten werden aufgeführt und es wird um Begleichung gebeten. Das gerichtliche Mahnverfahren oder die Klage sollte angedroht werden.
Immer wieder werden besondere Verfahren zum Eintreiben von Forderungen praktiziert.

Zum Beispiel verkleidet ein Inkassounternehmen Mitarbeiter als rosarote Panther und lässt sie den Schuldner den ganzen Tag über verfolgen. Der rosarote Panther trägt einen Aktenkoffer mit großer Aufschrift des Inkassounternehmens mit sich. Von Gerichten wurde diese Art des „außergerichtlichen Mahnverfahrens" für legal erklärt.

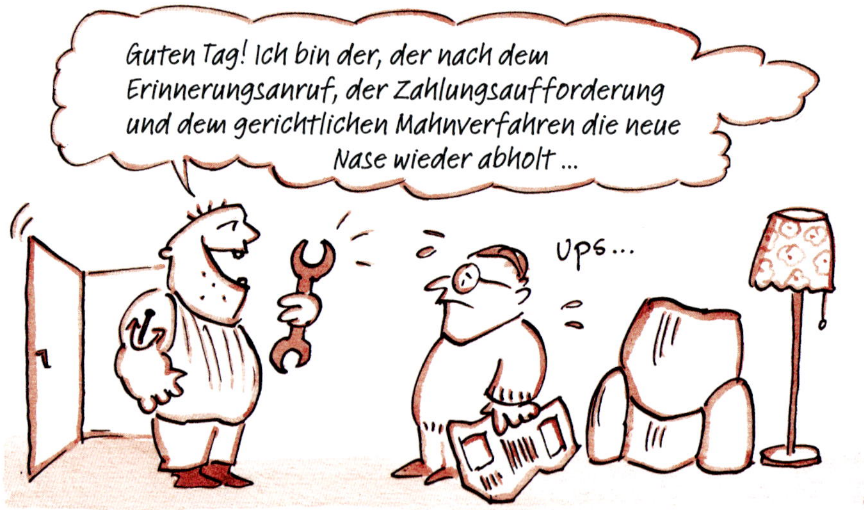
Guten Tag! Ich bin der, der nach dem Erinnerungsanruf, der Zahlungsaufforderung und dem gerichtlichen Mahnverfahren die neue Nase wieder abholt ...
Ups ...

Aufgaben

1 Sie sollen eine Erinnerung für Ihre Praxis als Textbaustein entwerfen.
  - a Versuchen Sie eine witzige Erinnerung zu entwerfen, die dennoch das „Ziel" erreichen könnte.
  - b Schreiben Sie eine weitere Erinnerung als Textbaustein, die Sie in der Praxis für „ernste Patienten" verwenden können.
  - c Was ist das Ziel einer Erinnerung?

2 Entwerfen Sie ein Ablaufschema, Flowchart oder eine Checkliste für das Vorgehen beim kaufmännischen Mahnverfahren in Ihrer Praxis.

6 Gerichtliches Mahnverfahren

Hat die Patientin nach dem Praxismahnverfahren (kaufmännisches Mahnverfahren) nicht bezahlt, kann die Arztpraxis das gerichtliche Verfahren einleiten. Hierzu benötigt die Praxis keine Rechtsanwältin. Die Praxis kann das gerichtliche Verfahren auch ohne das Praxismahnverfahren einleiten, wenn auf der Rechnung ein Zahlungsdatum genannt bzw. der Hinweis auf die BGB-Regelung zum Zahlungsverzug gegeben ist.

Video
→ S. 151, PagePlayer

Für das gerichtliche Mahnverfahren sind folgende Schritte erforderlich:
- Antrag auf Erlass eines Mahnbescheids
- Einsendung an das Amtsgericht
- Zusendung des Vollstreckungsbescheids durch das Amtsgericht an den Schuldner
- Klageverfahren (Zivilprozess)

6.1 Antrag auf Erlass eines Mahnbescheids

Zunächst muss die Praxis einen Antrag auf Erlass eines Mahnbescheids ausfüllen und an das zuständige Amtsgericht (z. B. in Baden-Württemberg das Amtsgericht Stuttgart, in Nordrhein-Westfalen die Amtsgerichte Hagen oder Euskirchen, in Bayern das Amtsgericht Coburg) schicken.

Der Antrag ist in Verwaltungsprogrammen enthalten oder kann online erstellt werden (Abb. 1).

Antrag auf Erlass eines Mahnbescheids online stellen:
www.mahngerichte.de

Der Antrag muss enthalten:
- Antragsteller (Gläubiger)
- Antragsgegner (Schuldner)
  - Anspruch (nach einem Katalog: z. B. 2 = ärztliche Rechnung, 11 = Kaufvertrag, 19 = Miete)
- Anspruchsbetrag
- Zinsen (ab Eintritt des Verzugs)
- Auslagen, z. B. Vordruck, Mahnschreiben
- Gerichtsstand bei Widerspruch (Wohnsitz des Beklagten)
- Antrag auf Erlass (muss auf der letzten Seite unterschrieben werden)

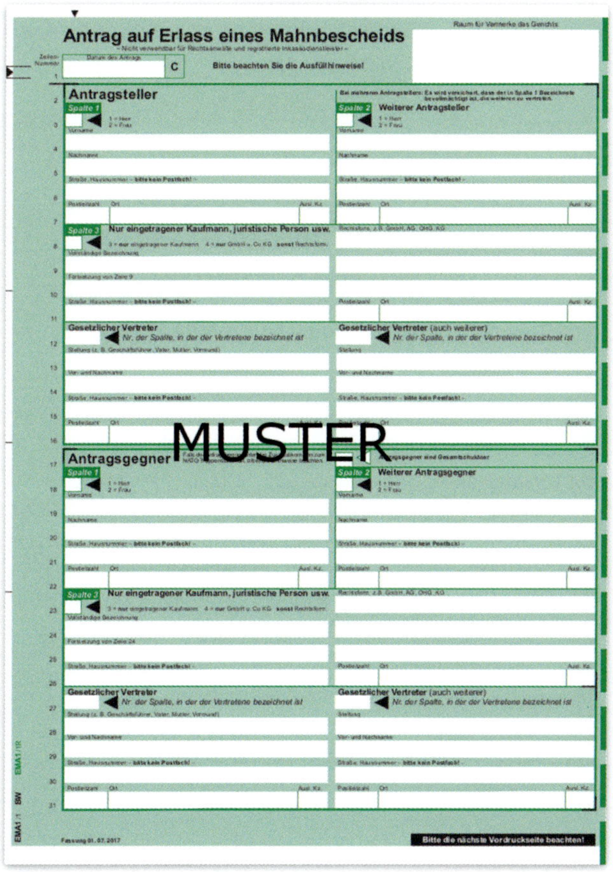

Abb. 1 Antrag auf Erlass eines Mahnbescheids

6.2 Einsendung an das Amtsgericht

Das Amtsgericht überprüft die formale Richtigkeit und sendet eine Rechnung an den Gläubiger (Ärztin), der Schuldner (Patientin) erhält den Mahnbescheid durch Postzustellungsurkunde zugestellt. Der Schuldner hat nun mehrere Möglichkeiten zu reagieren (Abb. 1).

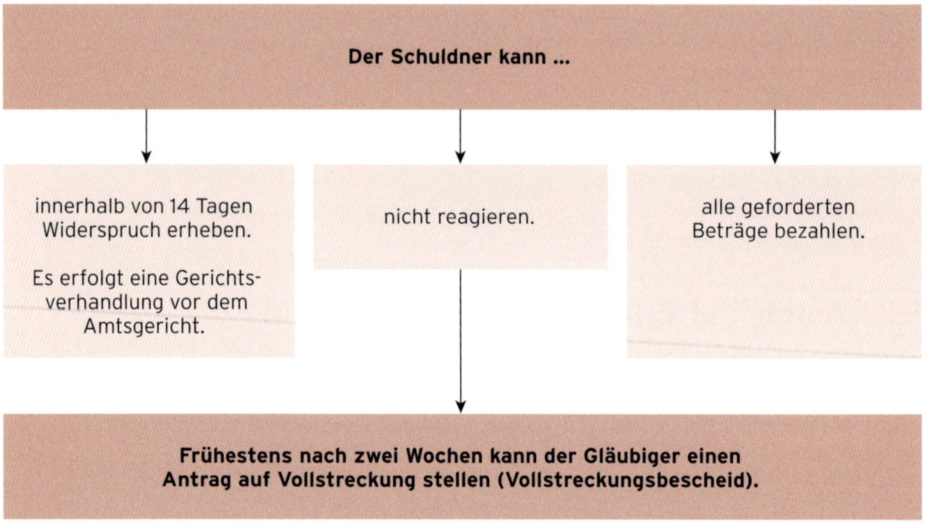

Abb. 1 Vorgehen bei Vorliegen eines Mahnbescheids

Alle folgenden Kosten sind von der Patientin zu bezahlen (Tab. 1). Diese Kosten werden ihr auf dem gerichtlichen Mahn- und Vollstreckungsbescheid automatisch zugestellt.

Ist die Patientin zahlungsunfähig oder die Liquidation der Ärztin unberechtigt, müssen die Kosten jedoch von der Ärztin selbst getragen werden.

Posten	Mahnbescheid	Vollstreckung
Bearbeitungspauschale	25,00 €	0 €
Gerichtsgebühren (§ 11, Nr. 1100 GKG)	35,50 €	0 €
Rechtsanwaltsgebühren (Nr. 3305, Nr. 3308 VV-RVG)	125,00 €	54,00 €
Auslagen der Rechtsanwältin (Nr. 7002 VV-RVG)	20,00 €	0 €
MwSt. auf Gebühren/Auslagen der Rechtsanwältin	27,55 €	10,26 €
Summe (brutto)	233,05 €	64,26 €

Tab. 1 Kosten bei einem Gesamtwert der Forderung von 1500,00 €

Die Rechtsanwaltsgebühren können in einzelnen Fällen von den Zahlen in Tab. 1 abweichen. Für das weitere Verfahren gilt, dass der Antragsteller (Gläubiger) für die Kosten immer in Vorlage treten muss. Selbst wenn es im Verlaufe des Verfahrens zur Verhaftung des Schuldners kommen sollte, muss der Gläubiger einen Haftkostenvorschuss zahlen.

6.3 Zusendung des Vollstreckungsbescheids durch das Amtsgericht an den Schuldner

Wenn der Schuldner nach Zustellung des Mahnbescheids nichts unternimmt, kann der Gläubiger versuchen, in das Vermögen des Schuldners zu vollstrecken, um seine Forderung zu begleichen. Der Vollstreckungsbescheid kann dazu als „letzte Warnung" verstanden werden (Abb. 1).

Der Schuldner kann ...

- innerhalb von 14 Tagen Widerspruch erheben.

  Es erfolgt eine Gerichtsverhandlung vor dem Amtsgericht.
- nicht reagieren.
- alle bisher angefallenen Beträge bezahlen.

↓ (nicht reagieren)

Frühestens nach 14 Tagen, spätestens nach sechs Monaten kann der Gläubiger einen Gerichtsvollzieher mit der Pfändung beauftragen.

Pfändung erfolgreich
Alle Gegenstände, die der Schuldner zum täglichen Leben und zur Berufsausübung benötigt, dürfen nicht gepfändet werden.
Austauschpfändung
Alternativ kann ein hochwertiger Gebrauchsgegenstand vom Gerichtsvollzieher gegen einen geringwertigen ersetzt werden (z. B. Pelzmantel gegen warmen Wintermantel).
Gegenstände werden mit einem Pfandsiegel („Kuckuck") versehen (an nicht unmittelbar sichtbarer Stelle!) und später abgeholt.
Die Gegenstände werden vom Gerichtsvollzieher versteigert. Anschließend wird mit dem Schuldner abgerechnet.
Auch der Arbeitslohn kann innerhalb gesetzlicher Grenzen gepfändet werden.

Pfändung erfolglos
Kann bei dem Schuldner keine Pfändung durchgeführt werden, weil
- er nichts besitzt,
- er nicht mehr besitzt als zum Leben notwendig,
- alle Gegenstände unter Eigentumsvorbehalt stehen,

dann kann der Gläubiger beantragen, dass der Schuldner eine **eidesstattliche Versicherung** abgibt.
Dies ist ein Vermögensverzeichnis des Schuldners, in dem er wahrheitsgemäß (anstatt eines Eides) seine Vermögensgegenstände nennen muss.
Weigert sich der Schuldner zur Abgabe, kann er zur Erzwingung der Abgabe verhaftet werden (Beugehaft).

Kann man bei einem Schuldner nichts pfänden, kann der Gläubiger kaum noch etwas machen. Auch die Kosten des Verfahrens muss der Gläubiger für den Schuldner zunächst tragen.

Abb. 1 Vorgehen bei Vorliegen eines Vollstreckungsbescheids

Neben den in Abb. 1 genannten Pfändungen kann die Gerichtsvollzieherin auch eine **Taschenpfändung** vornehmen. Sie bittet dabei den Schuldner, seine Taschen zu leeren. Dabei kann die Gerichtsvollzieherin verwertbare Dinge, z. B. Geld, sofort pfänden. Ebenso kann man auch in unbewegliche Sachen (z. B. Grundstücke und Gebäude) vollstrecken. Im Grundbuch erfolgt dabei der Eintrag einer sogenannten **Sicherungshypothek** zugunsten des Gläubigers und eventuell eine Zwangsverwaltung. Die Zwangsversteigerung des Grundstücks erfolgt durch einen Rechtspfleger beim Amtsgericht.

Es besteht die Möglichkeit, sich vor „faulen Kunden" zu schützen. Jeder, der ein berechtigtes Interesse nachweist (z. B. Arztpraxis), kann die **Schuldnerliste** einsehen. Die Schuldnerliste wird beim Amtsgericht geführt. Hier sind alle Schuldner aufgeführt, die eine eidesstattliche Versicherung abgegeben haben, verhaftet wurden (Beugehaft) oder insolvent geworden sind.

6.4 Klageverfahren (Zivilprozess)

Zu einem Klageverfahren kommt es, wenn
- die Patientin Widerspruch gegen den Mahnbescheid erhebt,
- die Patientin Widerspruch gegen den Vollstreckungsbescheid (wird von Amts wegen durchgeführt) erhebt,
- die Arztpraxis Klage gegen die Patientin erhebt.

Örtlich zuständig ist das Gericht, in dessen Bezirk die Patientin (Beklagte) wohnt. Die **sachliche Zuständigkeit** richtet sich nach dem Streitwert, der zunächst festgelegt werden muss, z. B. die Geldforderung:
- bis 5000,00 € Streitwert ist das Amtsgericht zuständig (kein Anwaltszwang)
- über 5000,00 € Streitwert ist das Landgericht zuständig (Anwaltszwang)

Der Zivilprozess verläuft nach festgelegten Schritten (Abb. 1).

Ärztin (Gläubiger) reicht Klageschrift beim zuständigen Gericht ein.
Gericht prüft den Antrag und stellt ihn dem Beklagten (Patientin = Schuldner) zu mit der Bitte um Gegenantrag.

↓

Termin zur mündlichen Verhandlung wird bestimmt.

↓

In der mündlichen Verhandlung werden die Standpunkte geklärt.
Beide Parteien haben die Möglichkeit, ihre Behauptungen unter Beweis zu stellen (Zeugenaussagen, Schriftstücke, Gutachten usw.).

Abb. 1 Ablauf des Klageverfahrens

Verfahren endet durch:
- Vergleich (die Parteien einigen sich)
- Rücknahme der Klage (z. B. Arztpraxis erkennt, dass eine Klage keinen Erfolg haben wird, die Rücknahme kann u. U. billiger sein als weiterzuklagen)
- Versäumnisurteil (die Partei, die nicht zum Prozess erscheint, unterliegt, dies kann u. U. billiger sein als zu erscheinen)
- Urteil (das Gericht spricht ein Urteil im Namen des Volkes aus)

Wird ein Urteil oder Vergleich rechtskräftig, d. h., man kann keine Rechtsmittel mehr dagegen ergreifen, wird es bzw. er vollstreckbar. Mit dem vollstreckbaren Titel kann gepfändet werden.

Gegen Urteile kann jede Partei beim nächsthöheren Gericht **Rechtsmittel** einlegen:
- Berufung: In der Berufungsverhandlung wird der gesamte Fall noch einmal verhandelt (Anwaltszwang), möglich bei Amtsgericht – Landgericht, Landgericht – Oberlandesgericht.
- Revision: Gegen Urteile des Oberlandesgerichts kann beim Bundesgerichtshof (BGH) in Karlsruhe Revision eingelegt werden. Hier wird der Fall jedoch nur noch unter formaljuristischen Aspekten überprüft.
- Gegen Urteile des BGH kann das Bundesverfassungsgericht angerufen werden.

Aufgaben

1 Mit welchem Schritt beginnt das gerichtliche Mahnverfahren?
2 Ihnen wird ein gerichtlicher Mahnbescheid über 1200,00 € zugesandt, wobei offensichtlich dem Antragsteller ein Fehler unterlaufen ist. Wie verhalten Sie sich?
3 Weshalb führen viele Praxen ein außergerichtliches Mahnverfahren durch?
4 Nennen Sie Gegenstände des Schuldners, die nicht gepfändet werden können.
5 Nennen Sie ein Beispiel für eine „Austauschpfändung".
6 Was versteht man unter der Schuldnerliste und welche Bedeutung hat sie?
7 Die Praxis hat ihren Sitz in Chemnitz, die Patientin wohnt in Leipzig. Es geht um eine Liquidation in Höhe von 2000,00 €. Die Patientin weigert sich zu zahlen. An welchem Gericht muss die Praxis klagen?

7 Verjährung

Wird das Recht, von einem anderen ein Tun oder Unterlassen zu verlangen (Anspruch), über lange Zeit nicht wahrgenommen, wird dieser Anspruch vom Gesetz nicht mehr geschützt. Das hängt damit zusammen, dass man sich in der Regel an lange zurückliegende Dinge nur schwer erinnern kann.

Dennoch bedeutet das oben Beschriebene nicht, dass die Ansprüche nicht mehr bestehen. Es ist lediglich die Möglichkeit genommen, einen Anspruch gesetzlich durchzusetzen („Der Schuldner hat die Einrede der Verjährung“, lautet die juristische Formulierung hierfür). Im praktischen Ablauf bedeutet dies: Bezahlt eine Patientin nach Ablauf einer Verjährungsfrist, weil sie sich dazu moralisch verpflichtet sieht oder nicht weiß, dass bereits Verjährung eingetreten ist, kann diese Zahlung von der Patientin nicht mehr zurückverlangt werden.

Fast alle Ansprüche und Taten unterliegen der Verjährung. Ausnahmen sind beispielsweise Mord und Völkermord, diese Verbrechen verjähren nie. Andere Straftaten unterliegen der Verjährung.

7.1 Regelmäßige Verjährungsfrist

Die regelmäßige Verjährungsfrist beträgt 3 Jahre. Darunter fällt ein Großteil der in der Wirtschaft vorkommenden Geldansprüche. Die Verjährungsfrist beginnt erst am Ende des Jahres, in dem der Anspruch und die Fälligkeit entstanden sind.

Würde es diese Regelung nicht geben, müsste die Arztpraxis täglich ihre Forderungen auf Verjährung hin überprüfen. So genügt es einmal im Jahr, meist Ende November, die Geldforderungen daraufhin zu überprüfen, ob sie nicht am 31.12. verjähren (Abb. 1, Abb. 2).

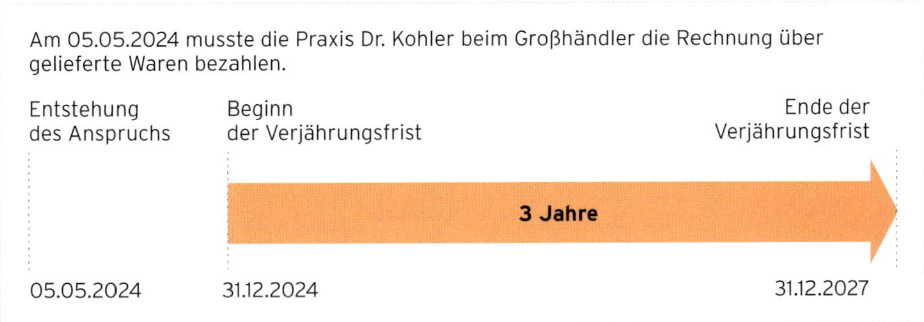

Abb. 1 Verjährung bei einem Schuldner

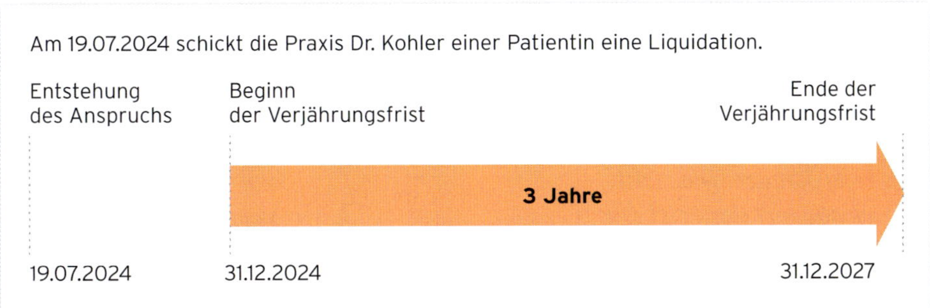

Abb. 2 Verjährung bei einem Gläubiger

Der Beginn der Verjährungsfrist hängt auch von der Art der Ansprüche ab. Bei Ansprüchen aus unerlaubten Handlungen (z. B. Körperverletzung, Sachbeschädigung) beginnt die Verjährung am Ende des Jahres, in dem der Geschädigte Schaden und Schädiger kennt. Wird beispielsweise jemand in einer Disco bei einer Schlägerei (unbeteiligt) verletzt und die Schlägerin flüchtet, beginnt die 3-jährige Verjährungsfrist erst, wenn die flüchtige Schlägerin entdeckt worden oder bekannt geworden ist.

Je nach Art des Anspruchs gelten unterschiedlich lange Verjährungsfristen (Tab. 1).

Frist	Ansprüche	Beginn
30 Jahre	– Herausgabeansprüche aus Eigentum – Ansprüche aus rechtskräftigen Urteilen und Vollstreckungsbescheiden (Abb. 1) – familien- und erbrechtliche Ansprüche – Schadensersatzansprüche, die auf der Verletzung von Leben, der Freiheit, des Körpers und der Gesundheit beruhen	mit dem Tag, an dem der Anspruch entsteht bzw. mit Rechtskraft der Entscheidung
10 Jahre	Rechte an Grundstücken sowie Ansprüche aus Gegenleistungen (Zahlungen) bei Grundstücken	Entstehung des Anspruchs
5 Jahre	Bauwerksmängel	mit der Übergabe
2 Jahre	kaufvertragliche Verjährungsfrist für Mängel	mit der Übergabe der Ware

Tab. 1 Verjährungsfristen

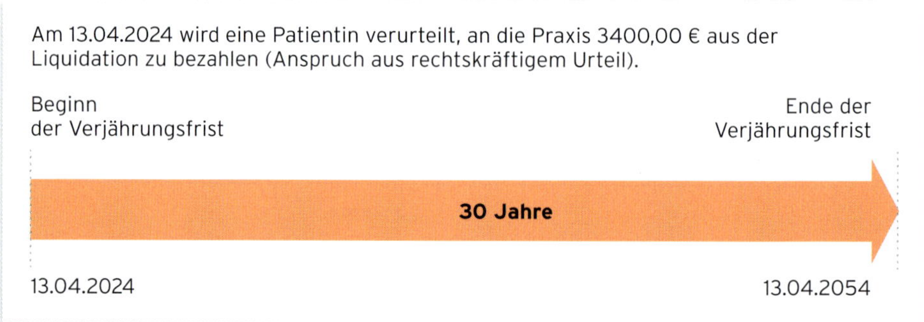

Abb. 1 Verjährung bei einem Vollstreckungsbescheid

MERKE Die außergerichtlichen Praxismahnungen haben keine Auswirkungen auf die Verjährungsfrist.

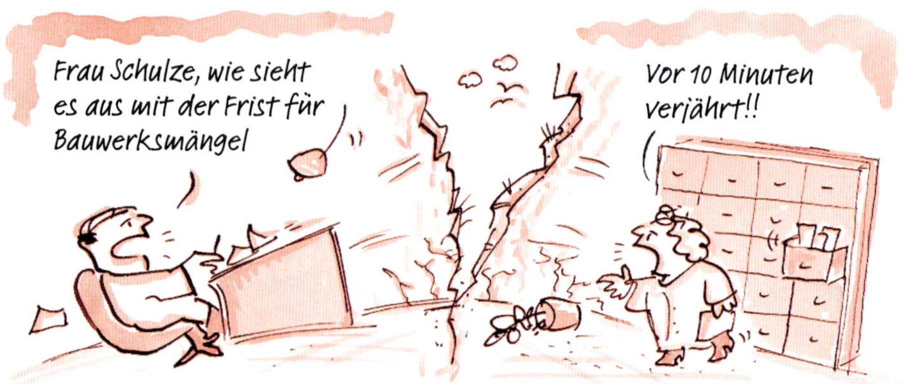
Frau Schulze, wie sieht es aus mit der Frist für Bauwerksmängel
Vor 10 Minuten verjährt!!

7.2 Neubeginn der Verjährung

Video
→ S. 151, PagePlayer

Hat die Arztpraxis nun im November gemerkt, dass eine Verjährung eintreten könnte, muss es für sie eine Möglichkeit geben, die Verjährung aufzuhalten. Der Neubeginn der Verjährung kann auf Veranlassung des Schuldners oder auf Veranlassung des Gläubigers geschehen. Dies tritt ein, wenn der Schuldner

- die Schuld anerkennt durch ein Schuldanerkenntnis,
- durch eine Tätigkeit anerkennt, dass die Schuld besteht (Teilzahlung, Bitte um Stundung o. Ä.) oder
- wenn der Gläubiger eine gerichtliche oder behördliche Vollstreckungshandlung beantragt oder durchführen lässt.

Der Neubeginn der Verjährung bewirkt, dass die Verjährungsfrist von vorne zu laufen beginnt (Abb. 1).

Die Praxis hat einer Patientin 10.10.2024 eine Rechnung über 500,00 € zugesandt. Am 15.11.2024 und am 15.01.2025 wird sie zur Zahlung aufgefordert. Am 15.03.2025 leistet sie eine Teilzahlung in Höhe von 200,00 €, nachdem sie am 15.02.2025 eine letzte Mahnung mit Androhung des Mahnbescheids erhalten hatte. Am 20.04.2025 bittet sie um weitere Stundung und zahlt 50,00 €. Die Bestimmung zur regelmäßigen 3-jährigen Verjährungsfrist muss angewendet werden.

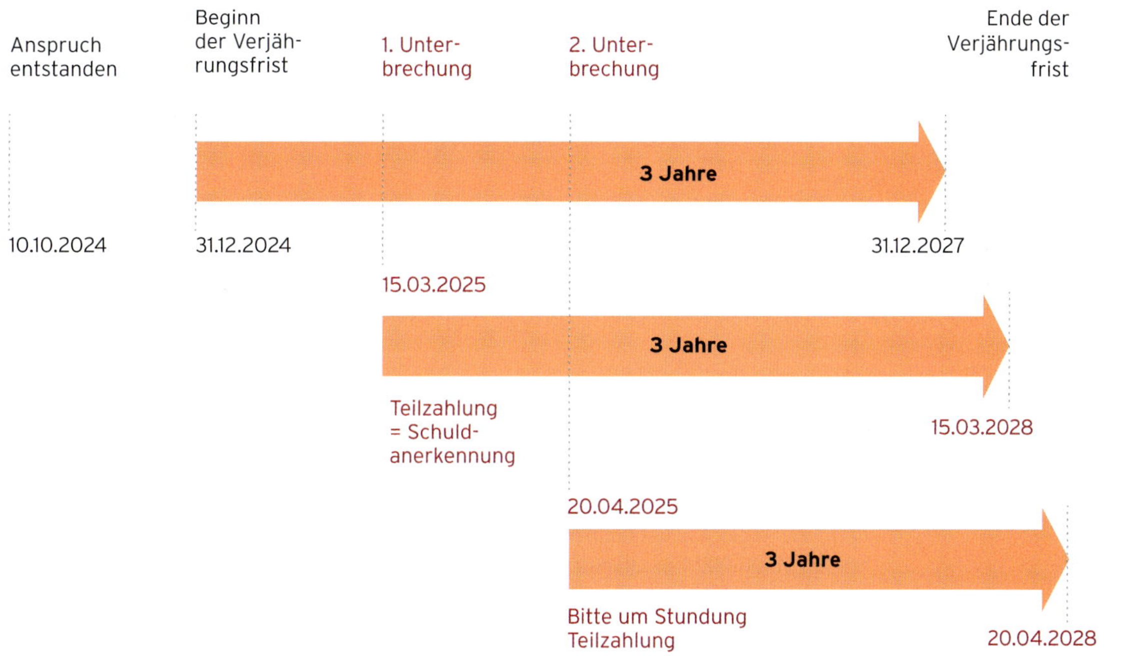

Abb. 1 Neubeginn der Verjährung

Die Verjährungsfristen beginnen jeweils neu zu laufen (15.03.2025 bzw. 20.04.2025). Der endgültige Ablauf der Verjährungsfrist wäre der 20.04.2028. Bei Nichtbezahlung kann die Praxis die Verjährung natürlich aufhalten.

7.3 Hemmung

Die Hemmung der Verjährungsfrist bewirkt, dass der Zeitraum, während dessen die Verjährung gehemmt ist, nicht in die Frist eingerechnet wird.
Die Verjährung kann z. B. durch folgende Ereignisse gehemmt werden (Abb. 1):

- ein Gutachterverfahren bei der Ärztekammer
- die Arztpraxis ist durch höhere Gewalt an der Rechtsverfolgung gehindert (z. B. Praxisbrand)
- Klageerhebung (oder Anmeldung des Anspruchs im Insolvenzverfahren)
- Erlass des Vollstreckungsurteils
- Antrag auf Zustellung des gerichtlichen Mahnbescheids
- Patientin kann die Zahlung aus einem berechtigten Grund verweigern
- Stundungsvereinbarung oder Verhandlung zwischen Praxis und Patientin

Am 15.10.2023 erhält eine Patientin eine Rechnung ihrer Praxis in Höhe von 400,00 €, die sie selbst zahlen muss. Am 15.12.2023 und am 15.01.2024 wird sie angemahnt. Am 15.03.2024 wendet sich die Patientin an die Schlichtungsstelle bei der Ärztekammer, um klären zu lassen, ob die Forderung gerechtfertigt ist. Der Ausschuss entscheidet am 30.06.2024, dass die Liquidation rechtmäßig ist. Es kommt die regelmäßige 3-jährige Verjährungsfrist zur Anwendung. Die Zeit vom 15.03.2024 bis zum 30.06.2024 darf nicht in die Verjährungsfrist eingerechnet werden (Hemmung).

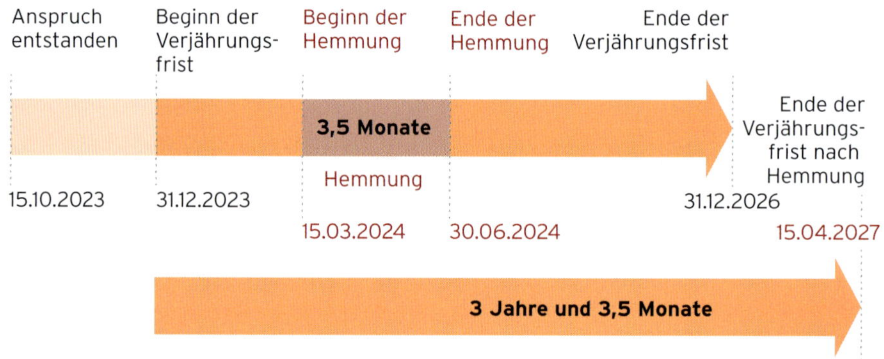

Abb. 1 Hemmung der Verjährung

Eine Besonderheit stellt die Stundungsvereinbarung zwischen Praxis und Patientin dar. Die Stundung ist gleichzeitig auch ein Schuldanerkenntnis. Das bedeutet, hier kommen Unterbrechung und Hemmung zusammen (Abb. 2). Die Unterbrechung geht der Hemmung immer vor. Für den Fall aus Abb. 1 heißt das: Die Patientin hat am 15.03.2024 mit der Praxis vereinbart, dass sie die Rechnung erst am 30.06.2024 bezahlen muss (Stundungsvereinbarung vom 15.03.–30.06.2024 entspricht Hemmung). Da die Unterbrechung vorgeht, beginnt die gesamte Verjährungsfrist am Ende der Hemmung von Neuem.

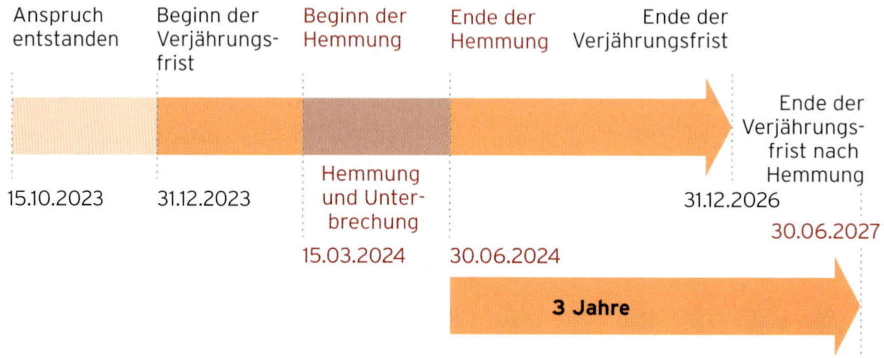

Abb. 2 Hemmung der Verjährung mit Stundungsvereinbarung

Aufgaben

1 Kann die Arztpraxis sofort das gerichtliche Mahnverfahren gegen eine Patientin einleiten, wenn diese die Behandlung nicht unmittelbar bar bezahlt?

2 Weshalb sollten dem gerichtlichen Verfahren mindestens ein bis drei Mahnschreiben der Praxis vorausgehen?

3 Ihre Chefin hat sich über ein Großlabor sehr geärgert und möchte nicht mehr mit diesem zusammenarbeiten. Kürzlich erhielt Ihre Ausbildungspraxis einen Mahnbescheid dieses Labors wegen einer Rechnung, die bereits bezahlt wurde. Ihre Chefin ist darüber sehr erregt und sagt, dass Sie den Mahnbescheid in den Aktenvernichter stecken sollen. Sie trägt Ihnen auf, anzurufen und auf den „katastrophalen Schwachsinn" hinzuweisen. Sie tun das, werden aber „abgewimmelt". Die gesamte Prozedur wiederholt sich. Nach 4 Wochen trifft der Vollstreckungsbescheid ein. Muss die bezahlte Rechnung jetzt noch einmal bezahlt werden?

4 Eine Patientin Ihrer Ausbildungspraxis wird zur Erzwingung der Abgabe der eidesstattlichen Versicherung verhaftet. Ist damit die Schuld getilgt?

5 Eine Patientin bezahlt in Ihrer Ausbildungspraxis eine Liquidation, obwohl sie verjährt ist. Kurze Zeit später verlangt sie den Rechnungsbetrag zurück. Erläutern Sie die Rechtslage.

6 Wann verjähren folgende Ansprüche?
   - a Ihre Praxis kauft einen Sterilisator für 3000,00 € am 25.06.2019 (Zahlungsanspruch).
   - b Der medizinische Großhändler kauft am 12.12.2019 beim Hersteller Sterilisatoren im Gesamtwert von 20 000,00 € (Zahlungsanspruch).
   - c Die Ärztin kauft am 16.01.2018 ein Grundstück, die Zahlung ist am 30.06.2018 fällig.
   - d Der Sterilisator, welchen Sie am 25.06.2020 gekauft haben, verliert seit dem 01.11.2020 die Farbe wegen mangelhafter Lackierung. Können Sie dies noch reklamieren?
   - e Der medizinische Großhändler im Fall b) wird am 01.02.2020, 01.03.2020 und 01.06.2020 zur Zahlung gemahnt. Am 01.07.2020 schreibt der Großhändler an den Hersteller zurück, dass die Mahnungen sinnlos sind, da eine Bezahlung erst zum Jahresende erfolgen kann. Wann ist die Forderung des Herstellers jetzt verjährt?
   - f Bei Ihrem Kauf im Fall a) erhalten Sie eine Zahlungsfrist von einem Jahr. Wie wirkt sich dies auf die Verjährung aus?
   - g Der Hersteller im Fall b) und e) beantragt gegen den Händler einen Mahnbescheid, der am 01.12.2020 zugestellt wird. Wie wirkt sich das auf die Verjährung aus?
   - h Am 20.02.2021 wird der Großhändler aus Fall g) zur Zahlung rechtskräftig verurteilt. Wann verjährt diese Zahlungsfeststellung?

7 Ihre Praxis hat IGe-Leistungen bei einer Patientin in Höhe von 810,00 € erbracht. Die Patientin behauptet, sie hätte nicht gewusst, dass sie die Leistung selbst zahlen muss, und verweigert die Zahlung. Es liegt keine schriftliche Erklärung der Patientin vor, die Kosten selbst zu übernehmen. Wie aussichtsreich ist eine Klage vor Gericht? Erläutern Sie die rechtliche Situation.

Ich kann ...

... beurteilen, ob eine Liquidation nach den Vorschriften der GOÄ richtig ausgestellt wurde.

... Beispiele nennen, für welche Patientinnen (Behandlungen) Liquidationen erstellt werden können.

... einschätzen, dass eine erste Erinnerung über eine Liquidation mit Fingerspitzengefühl durchgeführt werden muss.

... eine erste Erinnerung für eine Liquidation individuell und auf die Patientin bezogen formulieren.

...ein Mahnschreiben gemäß der DIN 5008 verfassen.

... die Verzugszinsen für die dritte Mahnung berechnen.

... Gründe nennen, warum ein Brief mit einer Liquidation bei einer Patientin nicht angekommen ist.

... Vorschläge für ein kaufmännisches Mahnverfahren für eine Arztpraxis machen.

... begründen, warum nicht immer drei Mahnschreiben in einer Arztpraxis erforderlich sind.

...die Vorgehensweise eines Inkassobüros oder einer Zentralen Verrechnungsstelle erklären.

... eine dritte und letzte Mahnung so formulieren, dass sie von der Patientin ernst genommen wird.

... die Fälligkeit einer Liquidation vom Zahlungsverzug der Liquidation unterscheiden.

... den Passus wiedergeben, den eine Liquidation enthalten muss, damit die Patientin automatisch in Zahlungsverzug gerät.

... einen gerichtlichen Mahnbescheid anhand eines Beispiels aus der Arztpraxis ausfüllen.

... das Amtsgericht benennen, welches in meinem Bundesland für die Anträge auf Erlass eines Mahnbescheids zuständig ist.

... die Zuständigkeit des Gerichtes in Abhängigkeit von der Höhe des fälligen Betrages benennen.

... die Kosten eines Mahnbescheides darlegen.

... den Weg des gerichtlichen Mahnbescheids anhand eines konkreten Beispiels aus der Arztpraxis beschreiben.

... die Widerspruchsfristen gegen einen Mahnbescheid und einen Vollstreckungsbescheid nennen.

... die erste Frage des Gerichts erläutern, wenn erst nach Zustellung des Vollstreckungsbescheids der Widerspruch vom Schuldner erfolgt.

... erklären, warum der Vollstreckungsbescheid als „letzte Warnung" verstanden wird.

... die Voraussetzungen erklären, wann man einen Schuldner verhaften lassen kann.

... die unterschiedlichen Pfändungsarten benennen und anhand von Beispielen erklären.

... unterscheiden, welche Gegenstände pfändbar sind und welche nicht.

... wiedergeben, was man unter einer eidesstattlichen Versicherung versteht.

... beschreiben, wann ein Gerichtsvollzieher eine Austauschpfändung durchführt.

... erklären, wie man sich in der Wirtschaft vor „faulen Kunden" schützen kann.

... die örtliche und sachliche Zuständigkeit der Gerichte im Zivilprozess nennen.

... den Ablauf eines Klageverfahrens beschreiben.

Ich kann …

… die Vorteile des gerichtlichen Mahnverfahrens von der direkten Klage abgrenzen.

… Ausnahmen von der Verjährung benennen.

… die regelmäßige Verjährung auf Fälle in der Praxis anwenden.

… erklären, warum die regelmäßige Verjährung erst am Ende des jeweiligen Jahres beginnt.

… die Verjährung als den Verlust der Erzwingbarkeit beschreiben.

… weitere Verjährungsfristen aus anderen Ansprüchen nennen.

… Gründe für den Neubeginn der Verjährung (Unterbrechung) abgrenzen.

… Gründe für die Hemmung der Verjährung benennen.

… erläutern, wie die Arztpraxis den Ablauf der Verjährung aufhalten kann.

… bei Unterbrechung und Hemmung einer Forderung Verjährungsfristen berechnen.

8 Präventive Leistungen

Interaktive Übungen
→ S. 151, PagePlayer

Video
→ S. 151, PagePlayer

8.1 Präventive Leistungen – Grundlagen

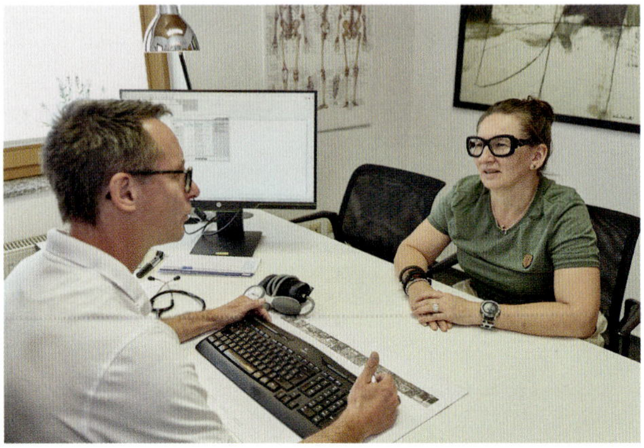

Abb. 1 Beratungsgespräch

Der Begriff „Prävention" stammt aus dem Lateinischen und bedeutet Vorbeugung. Der gleichbedeutende griechische Begriff ist „Prophylaxe". Die Ansprüche an präventive Maßnahmen haben sich mit der gestiegenen Lebenserwartung erhöht. Ziel ist es, die Lebensqualität bis ins hohe Alter zu erhalten und schwerwiegende Erkrankungen frühzeitig zu erkennen.

Prävention ist ein wichtiger Bestandteil der ärztlichen Tätigkeit. Durch den persönlichen und kontinuierlichen Patientenkontakt können Ärztinnen gesundheitliche Belastungen und Risikofaktoren, aber auch Schutzfaktoren frühzeitig erkennen. Ein freundliches Beratungsgespräch durch Ärztinnen kann Patientinnen nachhaltig zu einer gesünderen Lebensweise motivieren. Über die Arztpraxen werden somit alle Bevölkerungsgruppen mit präventiven Maßnahmen erreicht.

www.bundesgesundheitsministerium.de/service/begriffe-von-a-z/p/praeventionsgesetz.html

Das im Jahr 2015 in Kraft getretene Präventionsgesetz stärkt die Gesundheitsförderung und die Prävention in allen Altersgruppen und in allen Lebensbereichen. Mit dem neuen Gesetz wurden auch die Gesundheits- und Früherkennungsuntersuchungen weiterentwickelt, mit stärkerem Fokus auf primärpräventiven ärztlichen Maßnahmen bei den Vorsorgeuntersuchungen (Beratungsleistungen zur Verhaltensprävention). Zudem soll das Gesetz die Aufklärung und Beratung zu Schutzimpfungen verbessern. In der Arztpraxis ist die Grenze zwischen gesundheitsberatenden Maßnahmen, der Früherkennung und der Therapie von Krankheiten oft fließend.

Impfungen
→ S. 212; Bd. 1, S. 339
DMP
→ S. 224; Bd. 1, S. 162

Je nachdem, zu welchem Zeitpunkt präventive Maßnahmen ansetzen, wird in primäre, sekundäre und tertiäre Prävention unterschieden:

Präventionsbereich	Zielgruppe und Ziele	Maßnahmen in der Arztpraxis (Beispiele)
Primäre Prävention	Zielgruppe: gesunde Menschen – Erhaltung der Gesundheit – Entstehung von Krankheiten verhindern – Förderung einer gesunden Lebensweise – Steigerung der Lebensqualität – Unterstützung von gesundheitsfördernden Lebensbedingungen	– Schutzimpfungen – Präventionsempfehlungen (im Rahmen der GU)
Sekundäre Prävention	Zielgruppe: Patientinnen ohne Beschwerden oder Symptome – Früherkennung von Krankheiten oder – Verhindern des Fortschreitens einer Krankheit	– U1 bis U9 – Gesundheitsuntersuchung – Krebsfrüherkennungsuntersuchungen
Tertiäre Prävention	Zielgruppe: Erkrankte – Verhinderung von Komplikationen und Folgen einer Erkrankung – Wiederherstellung der Selbstständigkeit und Arbeitsfähigkeit	– Reha-Maßnahmen – DMP-Programme – Krebsnachsorge

Tab. 1 Präventionsbereiche in der Arztpraxis

8.1.1 Abrechnung von präventiven Leistungen nach EBM

Die **Pflichtleistungen** der gesetzlichen Krankenkassen und die zeitlichen Abstände von Untersuchungen basieren auf G-BA-Richtlinien (z. B. Gesundheitsuntersuchungs-Richtlinie, Krebsfrüherkennungs-Richtlinie). Zusätzlich gelten für manche Früherkennungen organisierte Vorsorgeprogramme (§ 25a, Abs. 4 SGB V), für die gesetzlich Versicherte regelmäßig eingeladen werden. Dadurch sollen mehr Patientinnen für Krebsfrüherkennungsprogramme gewonnen werden. Durch die im Rahmen der Programme gesammelten Daten werden diese Untersuchungen auf Wirksamkeit, Qualität und Sicherheit überprüft und angepasst. Die Vergütung der gesetzlichen Vorsorgeuntersuchungen erfolgt **extrabudgetär**.

Neben den Pflichtleistungen können die gesetzlichen Krankenkassen weitere, gesetzlich nicht vorgeschriebene, präventive Leistungen anbieten. Diese **Ermessensleistungen** können im Rahmen der Prävention z. B. zusätzliche Schutzimpfungen wie etwa gegen FSME sein, Ernährungsberatung, Rückenschule oder Apps zur Gesundheitsförderung. Auch locken viele Krankenkassen mit Bonusprogrammen. Wenn ihre Versicherten eine bestimmte Anzahl an gesundheitsfördernden und präventiven Maßnahmen genutzt haben, warten z. B. Geld- oder Sachwerte von ihrer Krankenkasse.

Werden von der Patientin gewünschte Leistungen weder als Pflicht- noch als Ermessensleistung von der Krankenkasse übernommen, werden sie als sogenannte IGeL nach GOÄ abgerechnet.

Nehmen Patientinnen ausschließlich präventive Leistungen in Anspruch, ist die Versichertenpauschale nicht berechnungsfähig.

G-BA
→ Bd. 1, S. 59, 63

extrabudgetäre Vergütung
→ Bd. 1, S. 74

Ermessensleistungen
→ Bd. 1, S. 47, 56

IGeL
→ S. 226; Bd. 1, S. 103

BEISPIEL Im Rahmen einer Gesundheitsuntersuchung lässt die Ärztin bei einer langjährigen Raucherin mit Atembeschwerden eine Spirografie durchführen. Hier können neben der Gesundheitsuntersuchung als präventive Leistung wegen der Beschwerden auch die Versichertenpauschale und die Spirografie als kurative Leistungen abgerechnet werden.

MERKE Die Versichertenpauschale darf im Rahmen der Prävention nicht berechnet werden, außer es werden zusätzlich kurative Maßnahmen in Anspruch genommen.

Versichertenpauschale
→ Bd. 1, S. 235

8.1.2 Abrechnung von präventiven Leistungen nach GOÄ

Grundsätzlich gelten die G-BA-Richtlinien zu den Früherkennungsuntersuchungen nicht für Privatpatientinnen. Doch viele private Krankenkassen orientieren sich bei der Erstattung von präventiven Inanspruchnahmen am Leistungskatalog der gesetzlichen Krankenkassen. Ob die Kosten für zusätzliche, über die gesetzlichen Richtlinien hinausgehende Leistungen übernommen werden, sollte die Patientin vorher mit ihrer privaten Krankenkasse abklären.

Die GOÄ-Nummern **1** und **3** dürfen auch für Beratungsleistungen im Rahmen der Prävention abgerechnet werden. Neben vielen Vorsorgeunteruntersuchungen schließen sich Gesprächs- und Untersuchungsleistungen nach den GOÄ-Nummern **1, 3, 5, 6, 7** und/oder **8** jedoch aus. Der Beratungsaufwand kann dann über einen höheren Steigerungsfaktor für die Untersuchung angesetzt werden.

MERKE Die gesetzlichen Vorgaben zu Früherkennungsuntersuchungen gelten nicht für Privatpatientinnen. Dennoch orientieren sich viele private Krankenkassen bei der Erstattung von präventiven Inanspruchnahmen an den Richtlinien des G-BA.

8.2 Schutzimpfungen

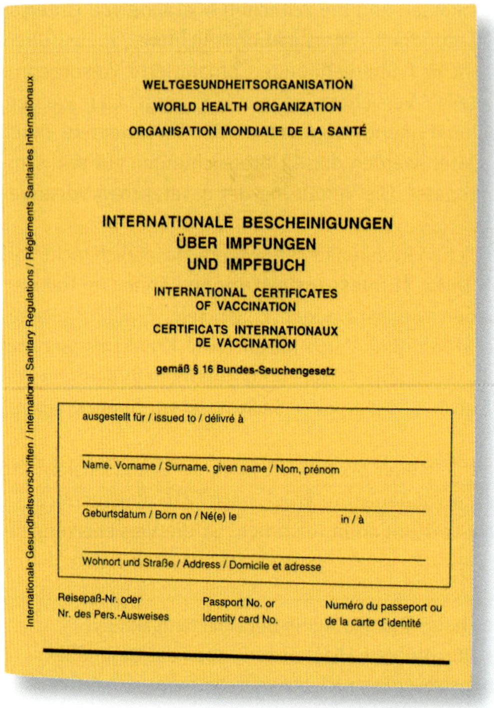

Abb. 1 Impfpass

www.rki.de

Schutzimpfungen sind **aktive Impfungen**, die als Impfstoff Antigene enthalten. Sie regen den Körper an, eigene Abwehrstoffe gegen die Infektionskrankheit zu bilden.

Bei der **passiven Impfung** werden Abwehrstoffe, also Antikörper, verabreicht. Sie erfolgt im Rahmen einer Postexpositionsprophylaxe, also wenn eine Patientin möglicherweise mit Krankheitserregern in Kontakt gekommen ist. Diese Impfgaben zählen zu den kurativen Leistungen. Sie sind in der Versichertenpauschale bereits enthalten.

Schutzimpfungen sind präventive Leistungen, sie können gesondert abgerechnet werden. Die **Schutzimpfungs-richtlinie** des Gemeinsamen Bundesausschusses gibt vor, für welche Impfungen bei gesetzlich Versicherten die Kosten übernommen werden. Die Richtlinie basiert auf den Empfehlungen der **Ständigen Impfkommission (STIKO)** des **Robert Koch-Instituts (RKI)**. Die STIKO veröffentlicht jährlich einen aktuellen Impfkalender mit den empfohlenen Standardimpfungen.

Eine Impfung beinhaltet neben der **Injektion**

- eine **Impfanamnese** mit Ausschluss von Allergien, akuten Erkrankungen und anderen Kontraindikationen,
- eine **Impfberatung** zum Nutzen der Impfung, zu möglichen Nebenwirkungen, Verhalten nach der Impfung, Beginn und Dauer der Schutzwirkung und zu ggf. notwendigen Auffrischimpfungen,
- eine **Dokumentation im Impfausweis** (in Papierform oder im eImpfpass der ePA) oder in der Impfbescheinigung mit dem Datum der Schutzimpfung, Bezeichnung und Chargen-Nummer des Impfstoffes, Name der zu verhütenden Krankheit, Name, Anschrift und Unterschrift der impfenden Ärztin.

Haftpflicht → Bd. 1, S. 69

MERKE Impfungen sind delegierbare ärztliche Tätigkeiten. Sie dürfen von der MFA durchgeführt werden. Die Aufklärung vor der Injektion und die Unterschrift im Impfpass bleiben jedoch Aufgabe der Ärztin.

Seit März 2020 gibt es in Deutschland eine **Impfpflicht gegen Masern**. Sie gilt für alle Personen, die nach 1970 geboren sind. Wer vor diesem Datum geboren wurde, ist von dieser Impfpflicht befreit, da diejenigen die Masern mit einer hohen Wahrscheinlichkeit durchgemacht haben. Um die Impfpflicht zu kontrollieren, besteht für bestimmte Personengruppen eine Nachweispflicht:

- Kinder vor Aufnahme in eine Kindertagesstätte oder Schule
- Bewohner und Mitarbeitende in Heimen und Flüchtlingsunterkünften
- Personen, die in Gemeinschaftseinrichtungen tätig sind (z. B. Erzieherinnen und Lehrerinnen)
- Personen, die in Gesundheitseinrichtungen tätig sind (z. B. MFAs)

Der Impfschutz kann durch die zweimalige Dokumentation im Impfpass oder eine ärztliche Bescheinigung nachgewiesen werden. Bei unklarer Immunität kann eine serologische Titer-Bestimmung auf private Rechnung erfolgen. Bei unvollständigem Impfschutz wird die Impfung als Dreifachimpfung (MMR) oder Vierfachimpfung (MMRV) verabreicht, da kein Einzelimpfstoff gegen Masern verfügbar ist.

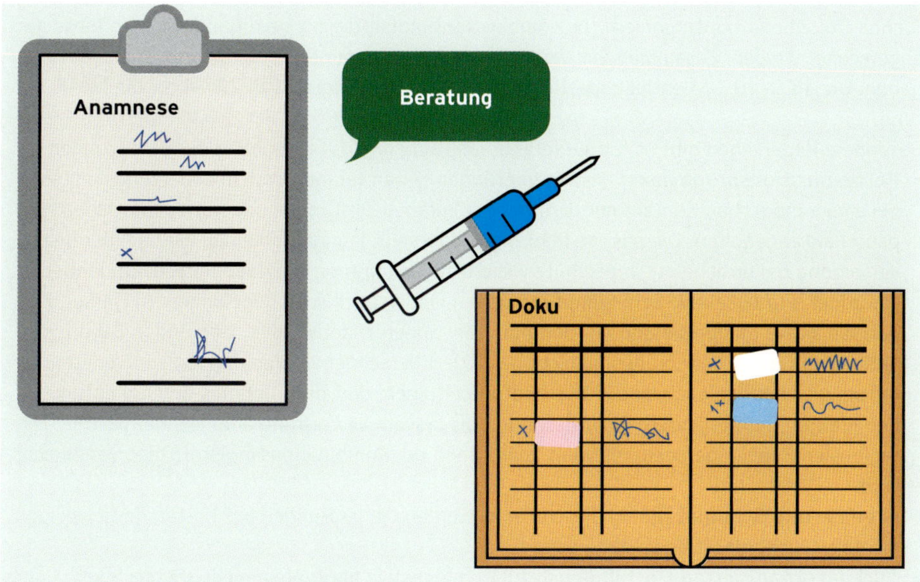

Abb. 1 Obligate Leistungsinhalte einer Schutzimpfung

8.2.1 Abrechnung nach EBM

Von der STIKO empfohlene Impfungen sind Pflichtleistungen aller Krankenkassen und werden extrabudgetär vergütet. Die Details zur Abrechnung der Schutzimpfungen legen regionale Impfvereinbarungen zwischen der KV und den Krankenkassen fest. So kann es sein, dass die Influenza-Impfung in einem Bundesland für alle gesetzlich Versicherten bezahlt wird, in einem anderen Bundesland aber als Indikationsimpfung nur für die von der STIKO genannten Risikogruppen (z. B. chronisch Kranke, ab 60 Jahren).

Die regionalen Vereinbarungen mit den Krankenkassen regeln auch, welche Impfstoffe als Sprechstundenbedarf mit Muster 16 (Bayern: Muster 16a bay) bezogen werden dürfen. Auf dem Muster sind die Felder 8 und 9 durch Nachfahren zu kennzeichnen. Aus dem Sprechstundenbedarf verbrauchte Impfstoffe werden im Folgequartal ersetzt. Da Impfstoffe oft nur eine kurze Haltbarkeitszeit haben und der saisonale Bedarf sich bei manchen Impfungen unterscheidet, können Impfstoffe auch während eines Quartals nachbestellt werden.

IGeL-Impfungen (z. B. Reiseimpfungen) sind i. d. R. auf einem Privatrezept zu verordnen. Wenn eine Krankenkasse bestimmte Reiseimpfungen als sog. Ermessensleistung übernimmt, wird die Impfstoff-Verordnung auf den Namen der Patientin auf dem Muster 16 ausgestellt. Hier besteht noch eine weitere Bezugsmöglichkeit: Die Impfung auf Individualverordnung wird zunächst aus dem Sprechstundenbedarf entnommen. Anschließend löst die Patientin ihr Rezept in der Apotheke ein und gibt den Impfstoff ab, um damit den Sprechstundenbedarf wieder aufzufüllen.

Für Schutzimpfungen gibt es bundeseinheitliche **Dokumentationsnummern** (Abrechnungsnummern, Impfziffern). Diese Nummern sind nicht Teil des EBMs, werden aber wie eine GOP in die Praxisverwaltungssoftware eingetragen. Hinter den Dokumentationsnummern, die alle mit 89 beginnen, steht i. d. R. steht ein Buchstabe zur Kennzeichnung.

- **A:** erste Dosis/Dosen einer Impfserie im Rahmen der Grundimmunisierung (z. B. 89301A für die erste MMR-Impfung)
- **B:** letzte Dosis einer Impfserie im Rahmen der Grundimmunisierung
- **R:** Auffrischungs- oder Wiederholungsimpfung

Auch Corona-Impfungen, die in der Vertragsarztpraxis durchgeführt werden, können seit dem 01.04.2021 abgerechnet werden. Hierfür gibt es Pseudoziffern, die bei der zuständigen KV erfragt werden müssen. Gleiches gilt für Impfberatungen bei Besuchen und Mitbesuchen und auch für die Zeugniserstellung über die erfolgte Impfung. Die Impfungen werden mit dem ICD-10-Schlüssel U11.9 kodiert.

Pflichtleistungen
→ Bd. 1, S. 47, 56
extrabudgetäre Vergütung
→ Bd. 1, S. 74

Sprechstundenbedarf
→ Bd. 2, S. 178
Muster 16
→ Bd. 1, S. 212

Privatrezept
→ Bd. 1, S. 216

Übersicht über die Dokumentationsnummern: Anlage 2 der Schutzimpfungs-Richtlinie: www.g-ba.de/richtlinien/

Stehen Dokumentationsnummern für Kombinationsimpfstoffe zur Verfügung, müssen diese auch abgerechnet werden. Zusammen mit der Dokumentationsnummer ist ein Diagnoseschlüssel anzugeben. Die ICD-10-GM enthält spezifische Codes für Impfungen, z. B. Z27.4 für die MMR-Impfung.

ICD-10-GM → Bd. 1, S. 161

Besondere Regelungen gibt es für die Tetanus-Impfung im Zusammenhang mit Verletzungen.

- **Postexpositionsprophylaxe:** Passive Impfungen gegen Tetanus sind im Verletzungsfall bzw. bei einem möglichen Kontakt mit dem Erreger kurative Leistungen und mit der Versichertenpauschale abgegolten. Die passive Impfung mit Tetanus-Immunglobulinen wird bei der Erstversorgung bei unsicherem Impfschutz wie die aktive Impfung über den Sprechstundenbedarf verordnet. Für die aktive Schutzimpfung gelten länderspezifische Regelungen. In Hessen z. B. darf die aktive Immunisierung mit der Impfziffer abgerechnet werden, während in Bayern die aktive Impfung im Verletzungsfall nicht gesondert berechnet werden darf. Soll im Verletzungsfall am gleichen Tag auch eine aktive Impfung erfolgen, darf diese Tetanus-Schutzimpfung in den meisten Bundesländern nicht gesondert als präventive Leistung abgerechnet werden. Die regionalen Regelungen gelten jeweils auch, wenn der Kombinationsimpfstoff Tdap verabreicht wird.
- **Arbeits- und Schulunfälle:** In diesen Fällen werden die Impfungen auf Kosten des jeweiligen Unfallversicherungsträgers abgerechnet.
- Auch **im organisierten Notfalldienst** dürfen präventive Impfungen nicht abgerechnet werden, da sie auch am nächsten Tag von der Hausärztin durchgeführt werden können. Postexpositionelle Impfungen mit Immunglobulinen, also passive Immunisierungen, sind in diesem Fall in der Notfallpauschale enthalten.

Unfallversicherung → Bd. 1, S. 185

Notfallpauschale → Bd. 2, S. 116

MERKE Die Tetanus-Impfung kann im Verletzungsfall nicht abgerechnet werden.

8.2.2 Abrechnung nach GOÄ

Schutzimpfungen werden nach der GOÄ mit folgenden Nummern abgerechnet:

- Nr. **375** für i. m.-Impfungen (oder s. c.-Impfungen)
- Nr. **376** für Schluckimpfungen
- Nr. **377** für Parallelimpfungen
- Nr. **378** für die Simultanimpfung gegen Tetanus

Die **Impfberatung** darf zusätzlich mit der GOÄ-Nr. **1** abgerechnet werden, für die **Untersuchung der Impffähigkeit** kann die körperliche Untersuchung mit den GOÄ-Nummern **5, 6, 7** oder **8** abgerechnet werden. Zusätzlich ist bei Ausstellung eines neuen **Impfpasses** die GOÄ-Nr. **70** berechnungsfähig. Werden **zwei Impfungen gleichzeitig** verabreicht, muss die GOÄ-Nr. **377** berechnet werden. Die GOÄ-Nr. 1 darf daneben nicht mehr abgerechnet werden. Eine **Kombinationsimpfung**, z. B. die Dreifachimpfung MMR, gilt als eine Impfung und wird mit der GOÄ-Nr. **375** abgerechnet.

Die Impfstoffe für Privatpatientinnen oder IGeL-Impfungen können auf zwei Wegen bezogen werden:

1. Die Patientin holt sich den auf einem Privatrezept verordneten Impfstoff aus der Apotheke ab. Die Kühlkette für den Impfstoff muss gewährleistet werden.
2. Die Praxis entnimmt den Impfstoff aus dem Impfstoffvorrat und stellt der Patientin diesen in Form von Sachkosten in Rechnung. Der Impfstoff, der aus dem Sprechstundenbedarf entnommen wurde, muss wieder ersetzt werden.

8.3 Mutterschaftsvorsorge

In der Mutterschaftsrichtlinie legt der Gemeinsame Bundesausschuss die präventiven Leistungen der gesetzlichen Krankenkassen über die ärztliche Betreuung während der Schwangerschaft und nach der Entbindung fest. Dazu gehören verschiedene Laborleistungen wie z. B. einmalig die Blutgruppenbestimmung und ein Röteln-Antikörper-Test, drei Ultraschallscreenings und regelmäßige Untersuchungen der Schwangeren und des ungeborenen Kindes. Rhesus-negative Frauen können außerdem über einen Bluttest die Blutgruppe des ungeborenen Kindes bestimmen lassen, um die Notwendigkeit einer Anti-D-Prophlyaxe zu erkennen. Alle Untersuchungen werden im Mutterpass oder im eMutterpass dokumentiert.

G-BA
→ Bd. 1, S. 59, 63

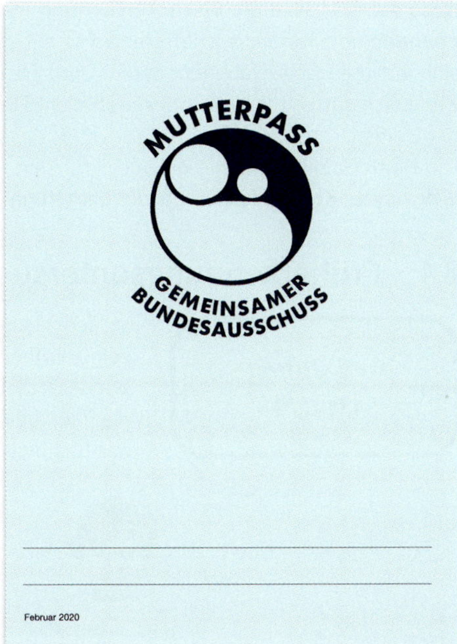

Abb. 1 Mutterpass

8.3.1 Abrechnung nach EBM

Die Leistungen im Rahmen der **Mutterschaftsvorsorge** werden mit der GOP **01770** abgerechnet. Obwohl die Leistung in Kapitel 1 des EBM steht, benötigen Ärztinnen eine Genehmigung der Kassenärztlichen Vereinigung zur Abrechnung dieser GOP. Dies sind in erster Linie Fachärztinnen für Frauenheilkunde und Geburtshilfe.
Auch wenn die Untersuchungen zur Mutterschaftsvorsorge im vier- bzw. zweiwöchigen Abstand erfolgen, darf die GOP nur einmal im Behandlungsfall und nur von einer Vertragsärztin abgerechnet werden.

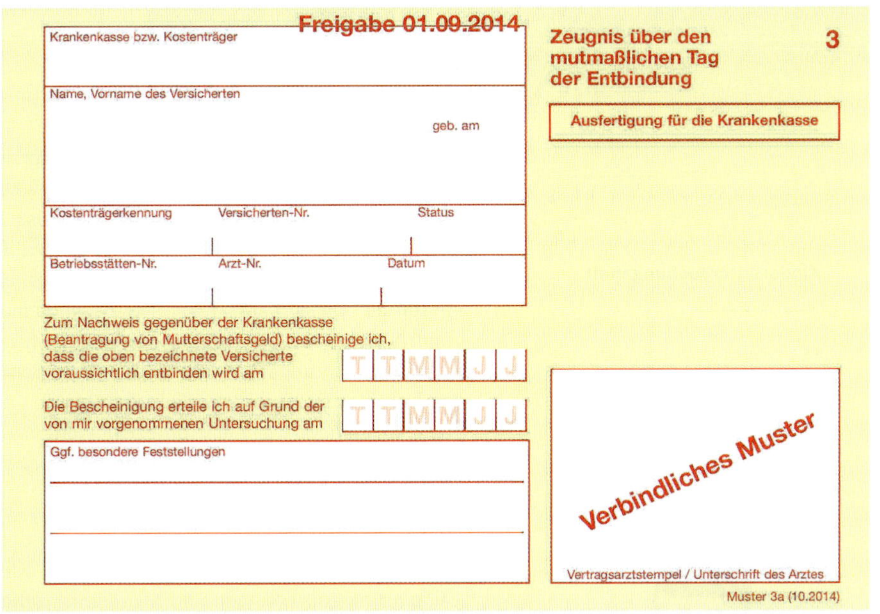
Freigabe 01.09.2014
Krankenkasse bzw. Kostenträger
Name, Vorname des Versicherten
geb. am
Kostenträgerkennung Versicherten-Nr. Status
Betriebsstätten-Nr. Arzt-Nr. Datum
Zeugnis über den mutmaßlichen Tag der Entbindung
3
Ausfertigung für die Krankenkasse
Zum Nachweis gegenüber der Krankenkasse (Beantragung von Mutterschaftsgeld) bescheinige ich, dass die oben bezeichnete Versicherte voraussichtlich entbinden wird am T T M M J J
Die Bescheinigung erteile ich auf Grund der von mir vorgenommenen Untersuchung am T T M M J J
Ggf. besondere Feststellungen
Verbindliches Muster
Vertragsarztstempel / Unterschrift des Arztes
Muster 3a (10.2014)

Abb. 2 Auf Muster 3 stellt die Gynäkologin der Schwangeren ein Zeugnis über den voraussichtlichen Entbindungstermin mit Durchschlägen für die Krankenkasse und den Arbeitgeber aus.

8.3.2 Abrechnung nach GOÄ

Nach der GOÄ wird die **Erstuntersuchung** mit der GOÄ-Nr. **23** abgerechnet, **weitere Untersuchungen** im Schwangerschaftsverlauf je mit der GOÄ-Nr. **24**. Die Beratungen der Schwangeren sind in diesen GOÄ-Nummern bereits enthalten.
Zusätzlich dürfen für die Routinekontrollen z. B. Labor- oder Ultraschalluntersuchungen abgerechnet werden.
Die Mutterschaftsrichtlinie gilt nicht für den privatärztlichen Bereich. Dennoch orientieren sich viele private Krankenkassen bei der Erstattung an den Leistungsinhalten.

8.4 Früherkennungsuntersuchungen bei Kindern

0–5 Jahre:
U1–U9

In den ersten sechs Lebensjahren stehen Kindern insgesamt zehn Früherkennungsuntersuchungen zu. Der Gemeinsame Bundesausschuss legt die gesetzlichen Vorgaben in der Richtlinie über die Früherkennung von Krankheiten bei Kindern („Kinder-Richtlinie") fest.

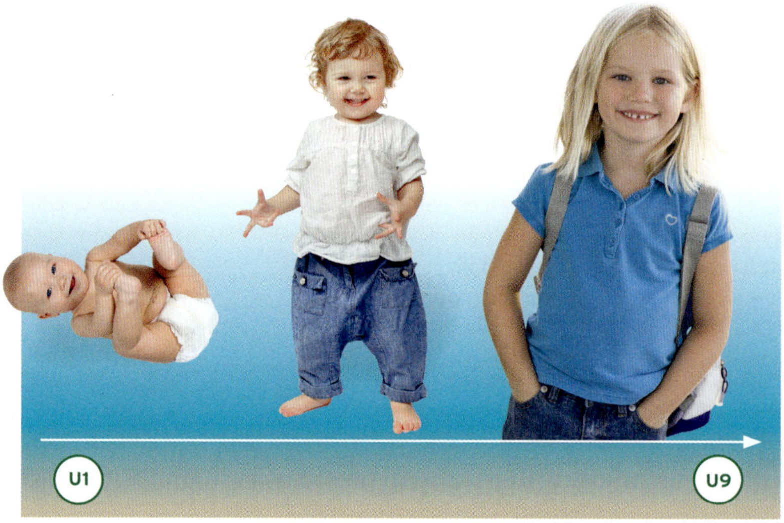

Abb. 1 Von der U1 bis zur U9

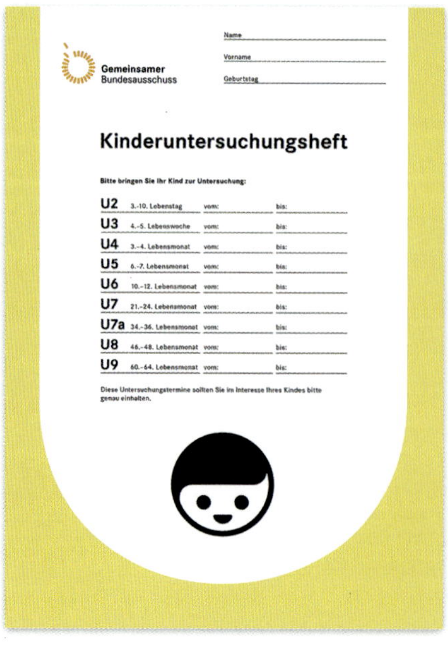

Gemeinsamer Bundesausschuss

Name
Vorname
Geburtstag

Kinderuntersuchungsheft

Bitte bringen Sie Ihr Kind zur Untersuchung:

U2	3.-10. Lebenstag	vom:	bis:
U3	4.-5. Lebenswoche	vom:	bis:
U4	3.-4. Lebensmonat	vom:	bis:
U5	6.-7. Lebensmonat	vom:	bis:
U6	10.-12. Lebensmonat	vom:	bis:
U7	21.-24. Lebensmonat	vom:	bis:
U7a	34.-36. Lebensmonat	vom:	bis:
U8	46.-48. Lebensmonat	vom:	bis:
U9	60.-64. Lebensmonat	vom:	bis:

Diese Untersuchungstermine sollten Sie im Interesse Ihres Kindes bitte genau einhalten.

Abb. 2 Kinderuntersuchungsheft

Im **gelben Kinderuntersuchungsheft** oder im eU-Heft (elektronisches Untersuchungsheft) werden alle Maßnahmen dokumentiert. Zusätzlich werden die U-Untersuchungen auf der beigefügten Teilnahmekarte im Untersuchungsheft bestätigt. Diese Karte kann herausgenommen und bei öffentlichen Institutionen und Gemeinschaftseinrichtungen (Kindertagesstätten, Schulen) als Nachweis über die Teilnahme an den altersgemäßen Maßnahmen vorgezeigt werden.

8.4.1 Abrechnung nach EBM

Die Früherkennungsuntersuchungen von Kindern dürfen neben Kinder- und Jugendärztinnen auch Allgemeinmedizinerinnen und hausärztlich tätige Internistinnen durchführen. Die zehn U-Untersuchungen müssen jeweils in den angegebenen Zeiträumen, spätestens bis Ende der Toleranzzeiten, stattfinden, sonst können die Leistungen nicht abgerechnet werden.

Untersuchung	Vorgegebener Zeitraum	Zeitliche Toleranzgrenze	Abrechnung
U1	unmittelbar nach der Geburt	keine	01711
U2	3. bis 10. Lebenstag	3. bis 14. Lebenstag	01712
U3	4. bis 5. Lebenswoche	3. bis 8. Lebenswoche	01713
U4	3. bis 4. Lebensmonat	2. bis 4. Lebensmonat	01714
U5	6. bis 7. Lebensmonat	5. bis 8. Lebensmonat	01715
U6	10. bis 12. Lebensmonat	9. bis 14. Lebensmonat	01716
U7	21. bis 24. Lebensmonat	20. bis 27. Lebensmonat	01717
U7a	34. bis 36. Lebensmonat	33. bis 38. Lebensmonat	01723
U8	46. bis 48. Lebensmonat	43. bis 50. Lebensmonat	01718
U9	60. bis 64. Lebensmonat	58. bis 66. Lebensmonat	01719

Tab. 1 Früherkennungsuntersuchungen bei Kindern

Gleich nach der Geburt erfolgt der erste Gesundheitscheck für das Baby. Unter anderem wird der sogenannte APGAR-Test insgesamt dreimal durchgeführt, nämlich nach einer, nach fünf und nach zehn Minuten. Bewertet werden:

- **A**tmung
- **P**uls
- **G**rundtonus (Muskeltonus)
- **A**ussehen (Hautfarbe)
- **R**eflexe

Bei einer Entbindung im Krankenhaus ist die U1 Teil der stationären Behandlung, sie kann dann nicht abgerechnet werden.
Bis zur U9, also bis zum sechsten Lebensjahr, liegt der Fokus der Vorsorge auf der körperlichen und geistigen Entwicklung des Kindes und auf den Impfungen.
Viele Bundesländer haben für die Kinderfrüherkennungsuntersuchungen eine namentliche Meldepflicht eingeführt, um einer Kindeswohlgefährdung entgegenzuwirken. In Hessen, Baden-Württemberg und Bayern besteht darüber hinaus eine Teilnahmepflicht an den Früherkennungsuntersuchungen.
Manche gesetzlichen Krankenkassen bieten zusätzlich eine U10 für Sieben- bis Achtjährige („Grundschulcheck") und eine U11 für Neun- bis Zehnjährige („Schülercheck") an, um die kindliche Entwicklung und soziale Risken zu überprüfen. Diese Untersuchungen sind gesetzlich nicht vorgeschrieben, sie werden von den Krankenkassen pauschal vergütet.
Für **Besuche** im Rahmen der U1 oder U2 kann die GOP **01721** abgerechnet werden. Weitere spezielle Screenings führen Hausärzte in der Regel nicht durch. Zu diesen besonderen Screenings zählen Leistungen nach der GOP **01703** (**Pulsoxymetrie-Screening auf kritische angeborene Herzfehler**) mittels Pulsoxymeter, der GOP **01705** (**Neugeborenen-Hörscreening** inklusive Beratung) und der GOP **01722** (präventive, **sonografische Untersuchung der Säuglingshüften**) zur Verfügung, für die eine Genehmigung der KV erforderlich ist. Für die GOP **01707 (erweitertes Neugeborenen-Screening)** und **01709 (Screening auf Mukoviszidose)** sind Blutentnahmen (Fersenblut) beim Neugeborenen erforderlich. Die Untersuchung erfolgt in dafür zugelassenen Laboren.

MERKE Die zehn U-Untersuchungen müssen im vorgegebenen Zeitraum stattfinden, um die Leistungen abrechnen zu können.

8.4.2 Abrechnung nach GOÄ

Die festgelegten Zeiträume für die Vorsorgeuntersuchungen gelten nicht bei privat versicherten Säuglingen und Kindern. Die **Erstuntersuchung** wird mit der GOÄ-Nr. **25** abgerechnet, die **regelmäßigen Untersuchungen** mit der GOÄ-Nr. **26**. Letztere ist bis zum vollendeten zweiten Lebensjahr ohne Einschränkungen berechnungsfähig, anschließend höchstens noch einmal im Kalenderjahr. Dennoch orientieren sich auch die privaten Krankenkassen bei der Erstattung an den Untersuchungsintervallen der U-Untersuchungen.
Beratungs- und Untersuchungsleistungen nach den GOÄ-Nummern **1 bis 8** sind neben den Nummer 25 und 26 nicht berechnungsfähig.
Für die speziellen Maßnahmen und Screenings nach der Kinder-Richtlinie können z. B. folgende GOÄ-Nummern gesondert berechnet werden:
- GOÄ-Nr. **50**: **Besuche**
- GOÄ-Nr. **602**: **Oxymetrische Untersuchung(en)**
- GOÄ Nr. **413: Sonografie der Hüftgelenke bei Säuglingen und Kleinkindern**

8.5 Früherkennungsuntersuchungen bei Jugendlichen

12–14 Jahre: J1

Bei der Jugendgesundheitsuntersuchung **J1** wird der Gesundheitszustand ganzheitlich überprüft, um körperliche, psychische, soziale oder auch schulische Auffälligkeiten frühzeitig zu erkennen.

Bei der körperlichen Untersuchung werden das Körpergewicht und die Körpergröße ermittelt, der Blutdruck gemessen und (bei familiärer Vorbelastung) eine Blutentnahme zur Untersuchung des Cholesterins durchgeführt. Die Kontrolle des Impfstatus ist ebenfalls Teil der Vorsorgemaßnahme, um bei Bedarf Nachholimpfungen zu veranlassen und für erste Auffrischimpfungen zu motivieren. Die Jugendlichen müssen auch Fragen zu gesundheitsgefährdendem Verhalten wie Rauchen und Alkohol- oder Drogenkonsum beantworten und werden schließlich dahingehend beraten.

8.5.1 Abrechnung nach EBM

Die Inhalte der J1 legt die Richtlinie des Gemeinsamen Bundesausschusses zur **Jugendgesundheitsuntersuchung** fest. Die Untersuchung kann im Alter von 12 bis 14 Jahren durchgeführt und mit der GOP **01720** abgerechnet werden. Die Dokumentation erfolgt auf dem Berichtsvordruck (s. Abb. 1), dieser verbleibt bei der Ärztin. Zusätzlich bieten manche gesetzlichen Krankenkassen im Alter von 16–17 Jahren die Jugendgesundheitsuntersuchung **J2** an.

8.5.2 Abrechnung nach GOÄ

Die GOÄ-Nr. **26**, die auch für die intervallmäßigen U-Untersuchungen abgerechnet wird, darf bis zum vollendeten 14. Lebensjahr abgerechnet werden. **Weitere Früherkennungsuntersuchungen** zwischen dem 14. und dem 18. Lebensjahr werden mit der GOÄ-Nr. **A 26** berechnet. Die Leistungen sollten mit der für die GKV festgelegten J1 vergleichbar sein, um die Erstattung zu gewährleisten.

Krankenkasse bzw. Kostenträger
Name, Vorname der/des Versicherten
geb. am
Kostenträgerkennung | Versicherten-Nr. | Status
Vertragsarzt-Nr. | eGK gültig bis | Datum

Geschlecht weiblich ☐ männlich ☐ divers ☐

ANAMNESE

	ja	nein
Bekannte Gesundheitsstörungen	ja	nein
1. chronische Erkrankung	☐	☐
2. körperliche Behinderung	☐	☐
3. seelische Störung	☐	☐
Impfstatus und Jodprophylaxe	ja	nein
4. Impfschutz vollständig	☐	☐
5. Jodprophylaxe wird durchgeführt	☐	☐
Familie	ja	nein
6. besondere Familiensituation	☐	☐
7. Hinweis auf fam. Hypercholesterinämie	☐	☐
Schulische Entwicklung	ja	nein
8. Schulleistungsprobleme	☐	☐
9. Besuch einer weiterführenden Schule!	☐	☐
Gesundheitsverhalten	ja	nein
10. regelmäßige Medikamenteneinnahme o. ärztl. Verordnung	☐	☐
11. Rauchen	☐	☐
12. Alkoholkonsum	☐	☐
13. Drogenkonsum	☐	☐
Motorik/Visuomotorik	ja	nein
14. motor./visuomotor. Auffälligkeiten	☐	☐
Seelische Entwicklung/Verhalten	ja	nein
15. Dissoziales Verhalten	☐	☐
16. Essstörungen	☐	☐
17. Affektive Störungen	☐	☐
Pubertätsentwicklung	ja	nein
18. Dissoziales Verhalten	☐	☐
19. Essstörungen	☐	☐
20. Affektive Störungen	☐	☐

KÖRPERLICHE UNTERSUCHUNG

Größe (cm) Gewicht (kg)

BMI (kg/m²):

Blutdruck: mmHg
normal ☐ kontrollbedürftig ☐

Labor (nur bei fam. Hypercholesterinämie) mg/dl

Körperliche Entwicklung in der Pubertät:
Tanner-Stadien
Knaben G Ph
Mädchen B Ph

BEFUNDE

	ja	nein
Struma	☐	☐
Skelettsystem		
Fehlhaltung	☐	☐
Skoliose	☐	☐
Bewegungseinschränkung der Hüfte	☐	☐

Sonstige

Überweisung
Impfung veranlasst ja ☐ nein ☐

Arztstempel

Abb. 1 Berichtsvordruck J1

8.6 Gesundheitsuntersuchung

ab 18 Jahren: GU

Die Gesundheitsuntersuchung dient der Früherkennung von Krankheiten und deren Risikofaktoren. Insbesondere sollen sogenannte „Volkskrankheiten" (z. B. Herz-Kreislauf-Erkrankungen oder Diabetes mellitus) frühzeitig erkannt werden. In den Leistungen der gesetzlichen Krankenkassen ist eine Gesundheitsuntersuchung zwischen dem 18. und dem 35. Lebensjahr enthalten. Ab einem Alter von 35 Jahren haben gesetzlich Versicherte alle drei Kalenderjahre Anspruch auf eine GU. Die Gesundheitsuntersuchungs-Richtlinie gibt die Inhalte vor.
Zusätzlich haben Versicherte ab 35 Jahren einmalig Anspruch darauf, sich auf Hepatitis B und Hepatitis C testen zu lassen.

Die Gesundheitsuntersuchungs-Richtlinie zum Download **www.g-ba.de/richtlinien/10**

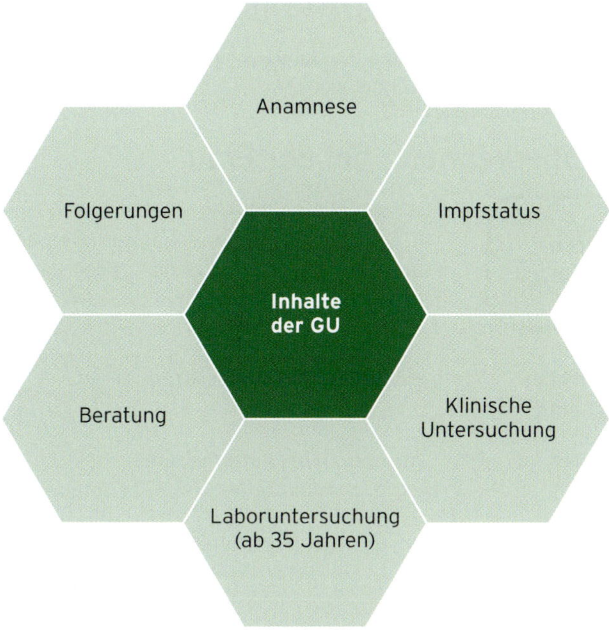

Abb. 1 Inhalte der Gesundheitsuntersuchung

8.6.1 Abrechnung nach EBM

Die Gesundheitsuntersuchung wird mit der GOP **01732** abgerechnet. Ab 35 Jahren werden bei jeder Gesundheitsuntersuchung drei Laborleistungen durchgeführt. Diese drei Laborleistungen können abgerechnet werden, wenn sie in der eigenen Praxis durchgeführt werden:

- **Harnstreifentest**: GOP **32880**
- **Nüchternplasmaglukose**: GOP **32881**
- **Lipidprofil** (Gesamt-Cholesterin, HDL-Cholesterin, LDL-Cholesterin, Triglyzeride): GOP **32882**

GOP 32880 → Bd. 2, S. 126

GOP 32881 → Bd. 2, S. 125

Die Blutuntersuchung auf Glukose und Lipide darf bei der einmaligen Gesundheitsuntersuchung zwischen 18 und 35 Jahren nur abgerechnet werden, wenn ein individuelles Risiko, wie z. B. Übergewicht, besteht.

Zusätzlich dürfen gesetzlich Versicherte eine einmalige Untersuchung auf eine Hepatitis-B- und/oder Hepatitis-C-Virusinfektion durchführen lassen. Dazu wird die Blutprobe mit Muster 10 an das Facharztlabor weitergeleitet. Die Hausärztin rechnet für die Aufklärung der Patientin zu diesem Screening die GOP 01734 als Zuschlag zur 01732 ab.

MERKE Laboruntersuchungen, die ab 35 Jahren bei jeder GU erfolgen, werden mit den GOP 32880 bis 32882 berechnet.

8.6.2 Abrechnung nach GOÄ

Die Gesundheitsuntersuchungs-Richtlinie gilt für die Abrechnung nach der GOÄ nicht, auch unterliegt die Untersuchung keiner Altersbegrenzung. Dennoch sollten sich die Leistungen auch im privatärztlichen Bereich an der Richtlinie orientieren, um eine Erstattung durch die private Krankenversicherung sicherzustellen. In manchen Tarifen der privaten Krankenversicherung und bei Patientinnen mit Beihilfe-Anspruch werden die Kosten erst ab einem Alter von 35 Jahren übernommen.
Die **GU** wird mit der GOÄ-Nr. **29** abgerechnet, die Laborleistungen im praxiseigenen Labor können zusätzlich berechnet werden.

- **Harnuntersuchung** mittels Teststreifen: GOÄ-Nr. **3511**
- **Nüchtern-Plasmaglukose**: GOÄ-Nr. **3514**
- **Lipidprofil**: GOÄ-Nummern **3562.H1 bis 3565.H1**.

Die GOÄ-Nr. 29 darf nicht neben weiteren Beratungs- und Untersuchungsleistungen (GOÄ-Nummern 1, 3, 5, 6, 7 und/oder 8) abgerechnet werden.

8.7 Krebsfrüherkennung bei der Frau

ab 20 Jahren: Krebsvorsorge Frau

Durch das gynäkologische Krebsfrüherkennungsprogramm können bei Frauen zwei der häufigsten Krebsarten, Gebärmutterhalskrebs und Brustkrebs, schon in den Vorstufen erkannt werden.

Alter	Zeitlicher Abstand	Früherkennungsuntersuchungen	
Ab 20	Jährlich	**Vorsorge Gebärmutterhalskrebs**: klinische Genitaluntersuchung; **zusätzliche** Tests nach Altersgruppen:	
		20–34	jährliche zytologische Untersuchung mittels Pap-Abstrich*
		ab 35	alle drei Jahre „Ko-Test“: Kombinationsuntersuchung aus zytologischer Untersuchung und Test auf Humane Papillomviren (HPV)
Ab 30	Jährlich	**Brustkrebsvorsorge:** Inspektion und Abtasten	
50–75	Alle 2 Jahre	**Brustkrebsvorsorge:** Mammografie-Screening	

Tab. 1 Leistungen der GKV zur Krebsfrüherkennung bei der Frau

* Benannt nach dem Frauenarzt George Nicholas Papanicolaou. Es werden Abstriche von Muttermund und Gebärmutterhalskanal entnommen. Die Zellen werden in einem Zytologielabor unter dem Mikroskop untersucht.

Gesetzlich versicherte Frauen zwischen 20 und 65 Jahren werden alle fünf Jahre von ihrer Krankenversicherung daran erinnert, am organisierten Krebsfrüherkennungsprogramm von Gebärmutterhalskrebs (oKFE-RL) des Gemeinsamen Bundesausschusses teilzunehmen.

8.7.1 Abrechnung nach EBM

Die Untersuchung zur **Früherkennung von Krebserkrankungen** bei der Frau wird mit der GOP **01761** abgerechnet. Ab 35 Jahren wird in den zwei Jahren zwischen dem Untersuchungsintervall mit „Ko-Test“ die **jährliche klinische Untersuchung** mit der GOP **01760** angesetzt. Beide GOP können von Ärztinnen des hausärztlichen Versorgungsbereiches abgerechnet werden, wenn sie eine mindestens einjährige gynäkologische Weiterbildung vorweisen können oder wenn entsprechende Leistungen bereits vor dem Jahr 2003 abgerechnet wurden.

Vor der ersten Krebsfrüherkennungsuntersuchung nach der GOP 01761 besteht für Frauen, die **nach dem 01.04.1987** geboren wurden, eine **Beratungspflicht**, die mit der GOP **01735** abgerechnet wird. Ohne Beratungsnachweis dürfen die Frauen, wenn sie an Krebs erkranken, die Chronikerregelung nicht in Anspruch nehmen. Diese Regelung soll zur Teilnahme an den Maßnahmen motivieren. Die GOP 01735 kann nur einmalig im Leben im Zeitraum von zwei Jahren nach Erreichen der Anspruchsberechtigung berechnet werden. Im Quartal der Berechnung der GOP 01735 und im Folgequartal sind die GOP 01760 und 01761 nicht berechnungsfähig.
Die im Vorsorgeprogramm enthaltene zytologische Untersuchung und der Test auf den HP-Virus werden vom zytologischen, von der KV genehmigten Labor abgerechnet. Mit dem **Muster 39** wird der Auftrag an den Zytologen erteilt und der Befund an die Gynäkologin übermittelt.
Frauen, die keine Gebärmutter mehr haben, fallen aus dem organisierten Vorsorgeprogramm heraus. Sie erhalten nur noch eine klinische Genitaluntersuchung und ab dem 30. Lebensjahr die Brustkrebsvorsorge. Die Abrechnung erfolgt immer mit der GOP 01760. Abstriche sind als Individuelle Gesundheitsleistungen möglich.

8.7.2 Abrechnung nach GOÄ

Die Richtlinien des G-BA gelten nicht für Privatpatienten, doch erstatten viele private Krankenkassen nur die dort empfohlenen Leistungsinhalte. Es gelten jedoch keine Altersbegrenzungen. Die **Krebsvorsorge für die Frau** wird mit der GOÄ-Nr. **27** abgerechnet und enthält bereits die Laboruntersuchungen. Zusätzlich berechnet werden können z. B. Sonografien, Mammografien und Abstriche zur mikrobiologischen Untersuchung. Beratungs- und Untersuchungsleistungen nach den GOÄ-Nummern 1, 3, 5, 6, 7 und/oder 8 sind in der GOÄ-Nr. 27 bereits enthalten.

8.8 Früherkennungsuntersuchungen beim Mann

Für Männer werden zwei spezifische Früherkennungsuntersuchungen angeboten: die Krebsfrüherkennungsuntersuchung der Prostata und der äußeren Genitalien sowie das Screening auf Bauchaortenaneurysmen.

8.8.1 Krebsfrüherkennung beim Mann – Abrechnung nach EBM

ab 45 Jahren: Krebsvorsorge Mann

Ab 45 Jahren können sich Männer jährlich auf Krebserkrankungen der Prostata und des äußeren Genitals untersuchen lassen (Krebsfrüherkennungs-Richtlinie). Die Maßnahme beinhaltet neben der Anamnese die Inspektion und das Abtasten der äußeren Geschlechtsorgane und deren Hautareale, eine rektale Tastuntersuchung der Prostata, die Untersuchung der umgebenden Lymphknoten und eine abschließende Befundmitteilung, ggf. mit Beratung. Die Ergebnisse aus der Anamnese und der Befund werden elektronisch dokumentiert. Die Untersuchung wird mit der GOP **01731** abgerechnet.
Auch wenn Befunde erst zu einem späteren Zeitpunkt mitgeteilt werden und erst dann eine entsprechende Beratung erfolgt, dürfen Gesprächsleistungen nicht zusätzlich abgerechnet werden.
Die Leistungen zur Krebsfrüherkennung beim Mann können von allen Hausärztinnen, auch ohne besondere Qualifikation, durchgeführt und abgerechnet werden.
Die Bestimmung des Tumormarkers PSA (prostataspezifisches Antigen) im Blut ist eine IGeL. Sie ist im Leistungsumfang der gesetzlichen Krankenkassen nicht enthalten.

8.8.2 Krebsfrüherkennung beim Mann – Abrechnung nach GOÄ

Die **Krebsfrüherkennung beim Mann** wird mit der GOÄ-Nr. **28** abgerechnet. Auch hier gelten zwar die Vorgaben der G-BA-Richtlinie und die Altersgrenzen nicht, doch orientieren sich viele private Krankenkassen bei der Erstattung an diesen Bestimmungen. Sonstige Beratungs- und Untersuchungsleistungen (GOÄ-Nummern 1, 3, 5, 6, 7 und/oder 8) können daneben nicht abgerechnet werden.

8.8.3 Früherkennung Bauchaortenaneurysma beim Mann – Abrechnung nach EBM

1x ab 65 Jahren: Bauchaorten-aneurysma-Screening

Aufgrund eines höheren Krankheitsrisikos erhalten männliche, gesetzlich Versicherte lt. Gesundheitsuntersuchungs-Richtlinie (GU-RL) ab einem Alter von 65 Jahren einmalig ein Ultraschallscreening auf Bauchaortenaneurysmen. Vorab muss eine ärztliche Beratung erfolgen. Das **aufklärende Gespräch** wird mit der GOP **01747** abgerechnet, die **sonografische Untersuchung** mit der GOP **01748**. Die beiden Leistungen müssen nicht von der gleichen Ärztin durchgeführt werden.
Werden während der Früherkennungsuntersuchung **weitere Organe des Abdomens oder des Urogenitalbereichs** sonografisch untersucht, dürfen neben der GOP 01748 die GOP **33042** oder die GOP **33043** abgerechnet werden; diese werden aber nicht in voller Höhe honoriert.

Ultraschalluntersuchungen
→ Bd. 2, S. 304

8.8.4 Früherkennung Bauchaortenaneurysma beim Mann – Abrechnung nach GOÄ

In der GOÄ gibt es keine spezielle Nummer für die präventive Beratungsleistung im Rahmen der Früherkennungsuntersuchung zum Bauchaortenaneurysma, dafür darf die GOÄ-Nr. **1** auch für präventive Beratungsleistungen berechnet werden. Darf die Nr. 1 nicht berechnet werden (z. B. bei gleichzeitiger Berechnung der Nr. 28), kann die Beratungsleistung auch über einen höheren Steigerungsfaktor zur Rechnung gestellt werden. Der **Ultraschall** wird mit der GOÄ-Nr. **410** abgerechnet, ggf. gemeinsam mit der GOÄ-Nr. **420**, Letztere bei **Untersuchung weiterer Organe** bis zu dreimal, und dem Zuschlag GOÄ-Nr. **401** für die Anwendung des **Duplex-Verfahrens**.

Sonografie, Methoden
→ Bd. 2, S. 304, 308

8.9 Krebsfrüherkennung Frauen und Männer

8.9.1 Haut- und Darmkrebsvorsorge

Beim Anspruch auf die Haut- und Darmkrebsvorsorge gelten für Frauen und Männer die gleichen Vorgaben. Die Krebsfrüherkennungs-Richtlinie des Gemeinsamen Bundesausschusses gibt die Altersbegrenzungen, die Regelmäßigkeit und die Inhalte vor.

8.9.2 Abrechnung nach EBM

ab 35 Jahren: Hautkrebsvorsorge

Hautkrebsvorsorge
Das Hautkrebsscreening dient der frühzeitigen Diagnose von bösartigen Hautveränderungen wie malignen Melanomen, Basalzellkarzinomen und Plattenepithelkarzinomen. Die Vorsorge beginnt für Frauen und Männer ab 35 Jahren, dann haben gesetzlich Versicherte alle zwei Jahre Anspruch darauf.
Das Screening umfasst eine Anamnese, die Inspektion der gesamten Haut und eine Beratung zum Ergebnis. Die Auflichtmikroskopie (Dermatoskopie) ist seit der EBM-Reform im April 2020 fakultativer Leistungsinhalt der Hautkrebsvorsorge, d. h. sie kann nicht zusätzlich als Individuelle Gesundheitsleistung abgerechnet werden.
Für das **Screening** gibt der EBM die GOP **01745** an. Werden die Hautkrebsvorsorge und die Gesundheitsuntersuchung gemeinsam oder im gleichen Quartal durchgeführt, wird statt der GOP 01745 der Zuschlag **01746** angesetzt. Die GOP 01745 darf also im Behandlungsfall nicht neben der GOP 01732 stehen.

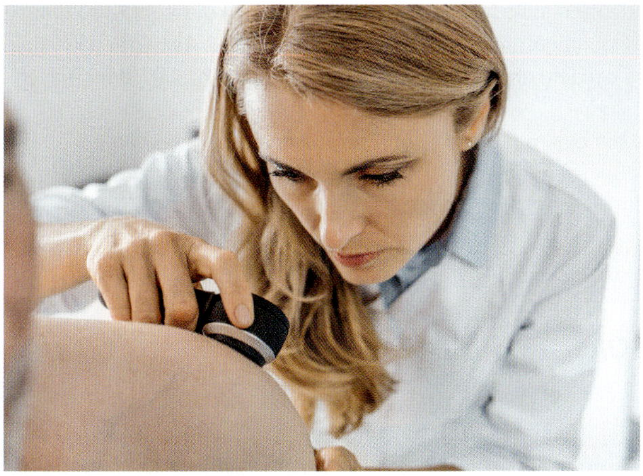

Abb. 1 Inspektion der Haut im Rahmen der Krebsvorsorge

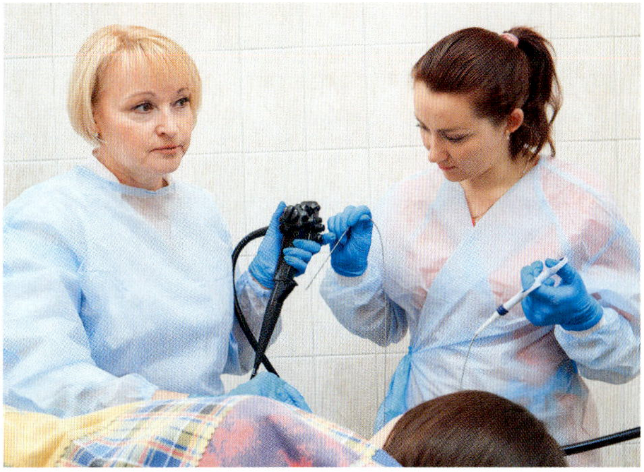

Abb. 2 Koloskopie (Darmspiegelung)

ab 50 Jahren: Darmkrebsvorsorge

Darmkrebsvorsorge

Für die Früherkennung von Darmkrebs gibt es ein organisiertes Krebsfrüherkennungsprogramm, zu dem alle anspruchsberechtigten Versicherten von ihrer Krankenkasse schriftlich eingeladen werden. Die Patientinnen ab 50 Jahren werden zunächst einmalig über das Ziel, den Ablauf und den Zweck des Untersuchungsprogramm beraten. Dafür rechnet die Ärztin die GOP **01740** ab.
Grundsätzlich haben Patientinnen die Wahl zwischen einem regelmäßigen Stuhltest auf verstecktes Blut oder zwei Koloskopien (Darmspiegelungen). Männer und Frauen können die erste präventive Koloskopie ab einem Alter von 50 Jahren in Anspruch nehmen.
Bei Frauen und Männern werden maximal zwei Vorsorge-Koloskopien im Abstand von zehn Jahren durchgeführt. Ab 75 Jahren wird normalerweise keine Darmspiegelung mehr durchgeführt, weil das Risiko für Komplikationen zu hoch ist. Die Koloskopie dürfen nur Ärztinnen mit einer Genehmigung der KV durchführen. Dies sind meistens Fachärztinnen für Innere Medizin mit dem Schwerpunkt Gastroenterologie.
Der jährliche bzw. zweijährige Test auf okkultes Blut kann nur durchgeführt werden, wenn man sich gegen die Vorsorge-Darmspiegelung entscheidet. Getestet wird hier auf nicht sichtbare Blutspuren im Stuhl, die ein Hinweis auf gut- und bösartige Veränderungen im Magen-Darm-Trakt sind. Der verwendete **iFOB-Test** ist ein immunologischer Test, der sich durch bestimmte Nahrungsmittel nicht verfälschen lässt. Für die Ausgabe, Rücknahme und Weiterleitung des iFOB-Tests, einschließlich der damit verbundenen Beratung, wird die GOP **01737** abgerechnet. Die Leistung ist erst berechnungsfähig, wenn die Patientin den Test zurückbringt und die Untersuchung der Stuhlprobe veranlasst wurde.

iFOB-Test
→ S. 32

Bei auffälligem Stuhltest haben Patientinnen Anspruch auf eine Abklärungskoloskopie als kurative Leistung. Wird ein Stuhltest kurativ durchgeführt, ist die Leistung mit der Versichertenpauschale abgegolten. Es ist also wichtig, dass bei der Labor-Überweisung auf Muster 10 die Felder präventiv bzw. kurativ richtig angekreuzt sind.

Muster 10
→ Bd. 1, S. 204

Da die Darmkrebsfrüherkennung nach einem organisierten Programm abläuft, werden neben der Dokumentation in der Praxis die Daten pseudonymisiert an die KV weitergeleitet, um die Maßnahmen umfassend zu evaluieren.

MERKE Der Stuhltest darf erst bei Rückgabe und Weiterleitung berechnet werden.

8.9.3 Abrechnung nach GOÄ

Haut- und Darmkrebsvorsorge

Die GOÄ beinhaltet keine gesonderten Nummern für Haut- und Darmkrebsscreenings. Die **Untersuchungen der Haut und auf okkultes Blut** sind als Teilleistungen in den geschlechtsspezifischen Krebsvorsorgen der GOÄ-Nummern **27** und **28** enthalten. Für den Mehraufwand bei der Untersuchung mehrerer Organe können diese gesteigert werden. Das gilt auch für die GOÄ-Nr. **29** bei zeitgleicher Durchführung der GU mit dem Hautkrebsscreening.

GU
→ S. 219

Wird nur die Hautkrebsvorsorge durchgeführt, kann die GOÄ-Nr. **7** für die Untersuchung mit der GOÄ-Nr. **1** für die Beratung in Rechnung gestellt werden. Die **Auflichtmikroskopie** kann in allen Fällen gesondert mit der GOÄ-Nr. **750** berechnet werden.

8.10 Disease-Management-Programme (DMP) für gesetzlich Versicherte

Um die Versorgung chronisch kranker Menschen zu verbessern, wurden für bestimmte Erkrankungen Disease-Management-Programme entwickelt. Diese Vorsorgen sind Teil der tertiären Prävention. DMP sind strukturierte Behandlungsprogramme, für die sich Patientinnen einschreiben können, um sich facharztübergreifend und nach den Erkenntnissen evidenzbasierter (auf wissenschaftlichen Erkenntnissen beruhender) Medizin behandeln zu lassen.

Präventionsformen
→ S. 210

Ärztinnen, die DMP anbieten und für ihre Patientinnen koordinieren wollen, benötigen eine Genehmigung der KV. Die Daten, welche die verantwortliche Ärztin durch die regelmäßigen Verlaufskontrollen erhebt, werden elektronisch und strukturiert über eDMP an die DMP-Datenstelle der Krankenkassen verschickt. Dadurch wird die Qualität der Maßnahmen gesichert und weiterentwickelt.

Vorhandene DMP	DMP in der Entwicklung
Asthma bronchiale	Adipositas bei Erwachsenen
Brustkrebs	chronische Herzinsuffizienz
COPD (chronisch obstruktive Lungenkrankheit)	chronischer Rückenschmerz
Diabetes mellitus Typ 1	Depression
Diabetes mellitus Typ 2	Osteoporose
Koronare Herzkrankheit	Rheumatoide Arthritis

Abb. 1 Erkrankungen, für die DMP angeboten werden oder DMP in der Entwicklung sind (Stand: Mai 2025)

BEISPIEL Eine Hausärztin koordiniert das Programm einer Diabetikerin. Als verantwortliche Ärztin vereinbart sie konkrete, individuelle Behandlungsziele mit der Patientin, z. B. hyperglykämische Stoffwechselentgleisungen zu vermeiden und den HbA_{1c}-Wert zwischen 6,5 % und 7,5 % zu erreichen. Die Hausärztin steuert schließlich zielgerichtete Therapieschritte und dokumentiert regelmäßig den Verlauf. Sie koordiniert die Mitbehandlung weiterer Fachärztinnen, z. B. der Augenärztin für eine regelmäßige augenärztliche Kontrolle oder der Nephrologin bei eingeschränkter Nierenfunktion. Die Patientin erhält außerdem Beratungen zu Ernährung, zu körperlichen Aktivitäten und zu einem besseren Selbstmanagement des Blutzuckerstoffwechsels.

Patientinnen können freiwillig an einem oder auch mehreren DMP teilnehmen, wenn folgende Voraussetzungen erfüllt sind:

- Es muss eine gesicherte ICD-Diagnose zu einer der „DMP-Erkrankungen" vorliegen.
- Sie müssen die Vorsorgemaßnahmen (z. B. Schulungen und sonstige Präventionsangebote) in Anspruch nehmen, also aktiv bei Erreichen der individuellen Therapieziele mitwirken.
- Sie willigen ein, dass die im Programm erhobenen Daten weiterverarbeitet werden dürfen.

Mitwirkungspflicht → Bd. 1, S. 55
Einwilligung → Bd. 1, S. 66

Die Hausärztin wird zur koordinierenden Ärztin der Patientin in Bezug auf deren chronische Erkrankung. Ihre Hauptaufgaben bestehen darin,

- regelmäßig Untersuchungen durchzuführen, die im jeweiligen DMP festgelegt sind (z. B. die typischen Blutuntersuchungen bei Diabetes mellitus),
- einen individuellen Therapieplan aufzustellen,
- Patientenschulungen durchzuführen,
- die Patientin bei Bedarf an andere Leistungserbringer wie Fachärztinnen, Krankenhäuser, Rehabilitationseinrichtungen zu überweisen,
- die Maßnahmen regelmäßig zu dokumentieren und die Daten an eine zentrale Datenstelle zu übermitteln.

Vorteile durch DMP gibt es für alle beteiligten Akteure:

- Die **Krankenkassen** erhalten für ihre DMP-Patientinnen höhere Zuwendungen aus dem Gesundheitsfonds. Außerdem erhoffen sie sich Kosteneinsparungen, wenn unnötige Untersuchungen und Folgeerkrankungen vermieden werden.
- Die **Ärztinnen** erhalten für Maßnahmen im Rahmen der DMP ein festgelegtes, extrabudgetäres Honorar.
- Die **Patientinnen** profitieren davon, dass sie zu ihrer Erkrankung umfassend aufgeklärt, geschult und überwacht werden. Sie können sich sicher sein, dass ihre Behandlung auf dem aktuellen Stand der Medizin erfolgt.

Gesundheitsfonds → Bd. 1, S. 73
extrabudgetäres Honorar → Bd. 1, S. 74
Symbolnummer → Bd. 1, S. 234

Die **Abrechnung** der Leistungen erfolgt über die KV. Die spezifischen Leistungen sind über eigene **Symbolnummern** abrechenbar. Diese werden im Praxissystem in der Quartalsabrechnung eingetragen. Jede KV führt eigene Symbolnummern für die einzelnen Programme.

Beispielliste der KV Nordrhein
www.kvno.de/fileadmin/shared/pdf/online/vertraege/dmp/dpm_ICD10_kurzliste.pdf?v=1701674308

8.11 Individuelle Gesundheitsleistungen im Zusammenhang mit Früherkennungsuntersuchungen

Individuelle Gesundheitsleistungen (**IGeL**) sind Leistungen, die der Gesetzgeber als medizinisch nicht notwendig erachtet. Sie können als Selbstzahler-Leistungen angeboten werden.
Ärztinnen beraten ihre Patientinnen zu IGeL-Maßnahmen, u. a. hinsichtlich deren Nutzen, Risiken und Kosten. Wenn sich die Patientin für eine Selbstzahler-Leistung entscheidet, muss ein schriftlicher **Behandlungsvertrag** zwischen Ärztin und Patientin geschlossen werden. Der Behandlungsvertrag muss die Beschreibung der IGeL, die Angaben der Kosten für die Leistungen sowie die Erklärung, dass die Patientin die Leistung selbst zahlt, enthalten.

Behandlungsvertrag → Bd. 1, S. 65

Der „IGeL-Markt" verändert sich permanent, angepasst an die gesetzlichen Vorgaben und an die Weiterentwicklung der Medizin. Im Folgenden sind Beispiele für IGeL aufgelistet, die im Rahmen der Vorsorgeuntersuchungen zusätzlich (bzw. unabhängig von diesen) angeboten werden könnten:

Ausführliche Informationen zu IGeL: **www.kbv.de/html/igel.php**
Aktualisierte kritische Bewertung über Sinn und Nutzen einzelner IGeL: **www.igel-monitor.de**

- zur Gesundheitsuntersuchung
  - erweiterte Blutuntersuchung (z. B. Nierenwerte oder Leberwerte)
  - neurologische Untersuchung (GOÄ-Nr. **800**)
  - Ruhe-EKG, Spirometrie
- zur Krebsvorsorge beim Mann
  - PSA-Test
- zur Krebsvorsorge bei der Frau
  - Ultraschall der Brust, Ultraschall der Eierstöcke
- zur Mutterschaftsvorsorge
  - zusätzliche Ultraschalluntersuchungen
  - Fein-Ultraschall bzw. Organ-Ultraschall (bei Risikoschwangerschaft = Kassenleistung, ansonsten = IGeL)
- Sonstiges
  - „Intervall-Check": zusätzliche Gesundheitsuntersuchungen zwischen den regulären Untersuchungsabständen von drei Jahren
  - sportmedizinische Untersuchung, reisemedizinische Vorsorge

kurative Leistungen → Bd. 1, S. 47
präventive Leistungen → Bd. 1, S. 47

Die Beispiele verdeutlichen, dass einige der Leistungen als kurative Leistungen von der gesetzlichen Krankenkasse bezahlt werden, als präventive Leistungen müssen die Patientinnen sie selbst zahlen. Zum Beispiel ist ein kurativ durchgeführtes Ruhe-EKG in der Versichertenpauschale enthalten. Der Fein-Ultraschall ist bei einer Risikoschwangerschaft ebenfalls eine Leistung der gesetzlichen Krankenversicherung. Die Abrechnung von IGeL erfolgt nach der **GOÄ**. Für IGeL muss ein Behandlungsvertrag geschlossen werden.

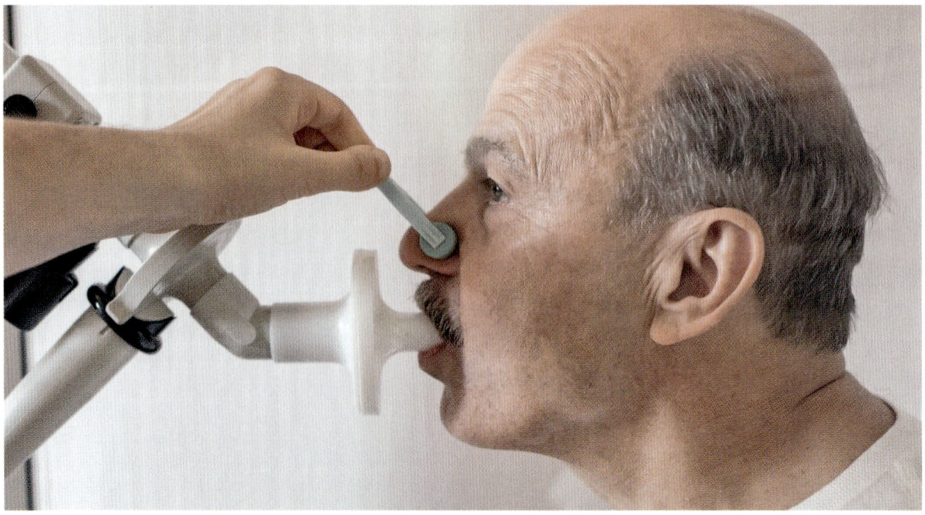

Abb. 1 Eine Spirometrie kann als Individuelle Gesundheitsleistung angeboten werden.

8.12 Untersuchungen nach dem Jugendarbeitsschutzgesetz

Vor dem Einstieg ins Berufsleben muss jede Jugendliche unter 18 Jahren gemäß § 32 des **Jugendarbeitsschutzgesetzes (JArbSchG)** ärztlich untersucht werden. Die **Erstuntersuchung** darf bei Aufnahme der Tätigkeit nicht länger als 14 Monate zurückliegen. Bis spätestens 14 Monate nach Beginn der Ausbildung muss eine **Nachuntersuchung** für Jugendliche stattfinden, sonst darf die Arbeitgeberin die Jugendliche nicht weiterbeschäftigen. Die Nachuntersuchung entfällt, wenn die Jugendliche zwischenzeitlich das 18. Lebensjahr vollendet hat.

Jugendarbeitsuntersuchungen
→ Bd. 1, S. 184

Die Jugendlichen erhalten vorher einen **Untersuchungsberechtigungsschein und einen Erhebungsbogen** zur Vorbereitung auf die Untersuchung. Wer diese Unterlagen ausgibt, ist regional unterschiedlich. In Bayern teilt z. B. die Schule oder das Gewerbeaufsichtsamt diese Unterlagen aus, in Baden-Württemberg die untersuchende Ärztin, in Niedersachsen und Sachsen-Anhalt die Gemeinde des Hauptwohnsitzes.

Nach den Untersuchungen erhalten die Jugendlichen eine **ärztliche Bescheinigung für die Arbeitgeberin**.

Die Kosten werden in der Regel vom Bundesland übernommen, unabhängig vom Versicherungsstatus der Jugendlichen. Das genaue **Abrechnungsverfahren** der Untersuchung ist ebenfalls regional geregelt. Zum Beispiel wird in Sachsen-Anhalt und Thüringen direkt **nach GOÄ** mit der Nummer **32** abgerechnet. Die Nummer wird nach § 11 GOÄ nur mit dem **Einfachsatz** berechnet, da es sich immer um einen öffentlich-rechtlichen Kostenträger handelt. Dies gilt auch für Zusatzleistungen im Rahmen des Jugendarbeitsschutzgesetzes.

KV-Bereich	Erstuntersuchung	Nachuntersuchung
Bayern	GOP 98001	GOP 98002
Bremen	GOP 99170	GOP 99171
Hessen	GOP 91951	GOP 91952
Sachsen	GOP 99150	GOP 99150

Tab. 1 Abrechnungsnummern in unterschiedlichen KV-Bereichen, orientiert an der GOÄ-Nr. 32

Die Untersuchung ersetzt nicht die vom Arbeitgeber zu veranlassende arbeitsmedizinische Vorsorgeuntersuchung.

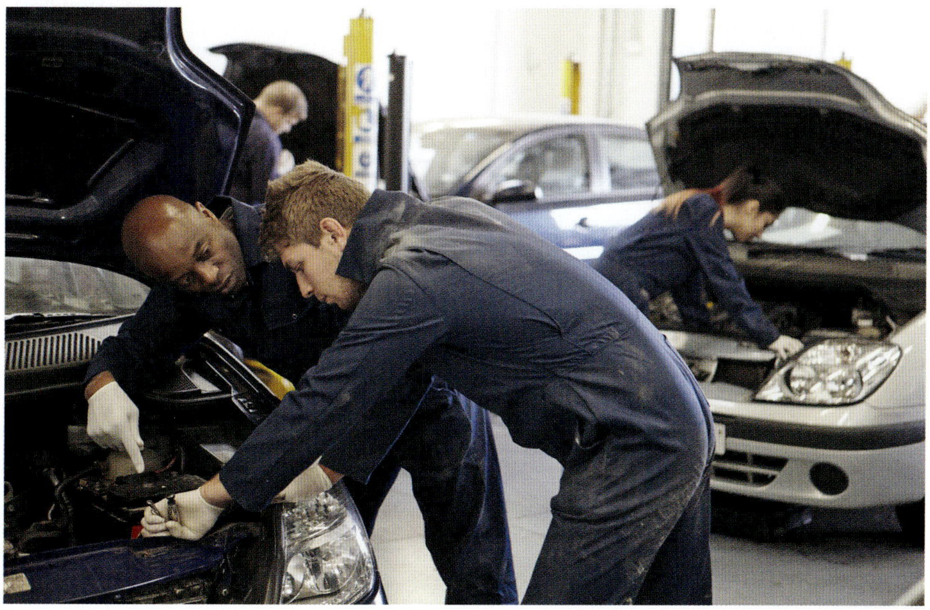

Abb. 1 Jugendliche unter 18 Jahren müssen sich vor Beginn einer Ausbildung ärztlich untersuchen lassen.

Aufgaben

1 Erläutern Sie Abrechnungsmöglichkeiten von primären, sekundären und tertiären Präventionsmaßnahmen bei einer 18-jährigen Typ-1-Diabetikerin.

2 Zählen Sie alle verpflichtenden Inhalte der Leistung „Impfen" auf. Erklären Sie außerdem die Bedeutung der Buchstaben A, B und R bei der Dokumentation von Impfungen.

3 Beschreiben Sie, was Sie als MFA für eine J1 vorbereiten.

4 Nennen Sie die Inhalte der Gesundheitsuntersuchung und die jeweiligen Abrechnungsmöglichkeiten nach EBM und GOÄ.

5 Nennen Sie die gesetzlichen Leistungen zur Krebsvorsorge bei Mann und Frau und deren Möglichkeiten zur Abrechnung in der hausärztlichen Praxis.

6 Geben Sie die Altersbestimmungen für die zwei speziellen Vorsorgeuntersuchungen beim Mann an und beschreiben Sie, wie Sie diese nach EBM und GOÄ abrechnen.

7 Nennen Sie die Altersbestimmungen für die Haut- und Darmkrebsvorsorge. Welche Besonderheiten hat ein organisiertes Krebsfrüherkennungsprogramm?

8 Was müssen Sie in der Abrechnung der Haut- und Darmkrebsvorsorge beachten?

9 Wofür steht die Abkürzung DMP? Nennen Sie die aktuellen DMP.

10 Welche Pflichten haben Ärztin und Patientin bei der Teilnahme an einem DMP? Nennen Sie je zwei.

11 Erklären Sie den Begriff „IGeL".

12 Wer übernimmt die Kosten für die Untersuchungen nach dem Jugendarbeitsschutzgesetz? Wer muss nach dem Jugendarbeitsschutzgesetz eine Nachuntersuchung durchführen lassen?

Ich kann ...

... beurteilen, wann eine Versichertenpauschale neben präventiven Leistungen abgerechnet werden darf.

... die Gültigkeit der G-BA-Richtlinien für gesetzlich versicherte Patientinnen und privat versicherte Patientinnen unterscheiden.

... zwischen Pflicht- und Ermessensleistungen der GKV unterscheiden.

... die Inhalte von Impfleistungen beschreiben.

... die Abkürzungen RKI und STIKO bezeichnen.

... Impfleistungen nach EBM und GOÄ dokumentieren und abrechnen.

... die Bezugswege von Impfstoffen darlegen.

... die besonderen Regelungen für Impfungen im Verletzungsfall wiedergeben.

... U-Untersuchungen nach EBM und GOÄ abrechnen.

... die J1 nach EBM und GOÄ abrechnen.

... Gesundheitsuntersuchungen nach EBM und GOÄ abrechnen.

... Krebsvorsorgeuntersuchungen bei der Frau nach EBM und GOÄ abrechnen.

... Krebsvorsorgeuntersuchungen beim Mann nach EBM und GOÄ abrechnen.

... Früherkennungsuntersuchungen für Bauchaortenaneurysma nach EBM abrechnen.

... Hautkrebsvorsorgeuntersuchungen nach EBM und nach GOÄ abrechnen.

... Entscheidungsmöglichkeiten im Rahmen der Darmkrebsfrüherkennung erklären.

... Leistungen im Rahmen der Darmkrebsfrüherkennung nach EBM abrechnen.

... die Altersbestimmungen und Regelmäßigkeit der Durchführung von Vorsorgeuntersuchungen bei Erwachsenen darlegen.

... Ziele von DMP beschreiben und Beispiele nennen.

... fünf Beispiele für IGeL im Zusammenhang mit ärztlichen Präventionsmaßnahmen aufzählen.

... die Besonderheiten bei der Abrechnung von Erst- und Nachuntersuchungen nach dem Jugendarbeitsschutzgesetz darlegen.

LF 12 Berufliche Perspektiven entwickeln

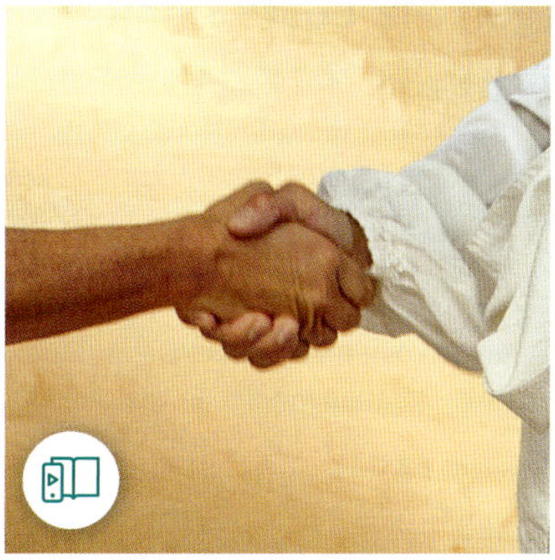

Videos und interaktive Übungen zu diesem Lernfeld können Sie mit einem Smartphone aufrufen, indem Sie mit der PagePlayer-App diese Seite scannen.

Gesundheitswesen im Wandel

„Kinder kriegen die Leute immer“

Ein Ausspruch unseres ersten Bundeskanzlers Konrad Adenauer hat sich als Trugschluss erwiesen. Seit nunmehr über 50 Jahren sinkt die Geburtenrate und die Lebenserwartung der Bevölkerung steigt. Dies bringt die Finanzierung unseres Sozialsystems in Gefahr, da es darauf aufbaut, dass die beruflich aktiven die Kosten aller anderen mittragen. Der immer höher steigende Anteil der älteren Bevölkerung und der sich rasant entwickelnde medizinische Fortschritt führen zu hohen Kosten im Gesundheitswesen. Mehrere Gesundheitsreformen in den letzten Jahren hatten eine immer stärkere Patientenbeteiligung bei Gesundheitskosten zur Folge. Die politischen Beschlüsse und deren Auswirkungen zu kennen, hilft Ihnen beim Umgang mit den Patienten, die häufig sehr wenig Verständnis für die Mehrkosten haben.

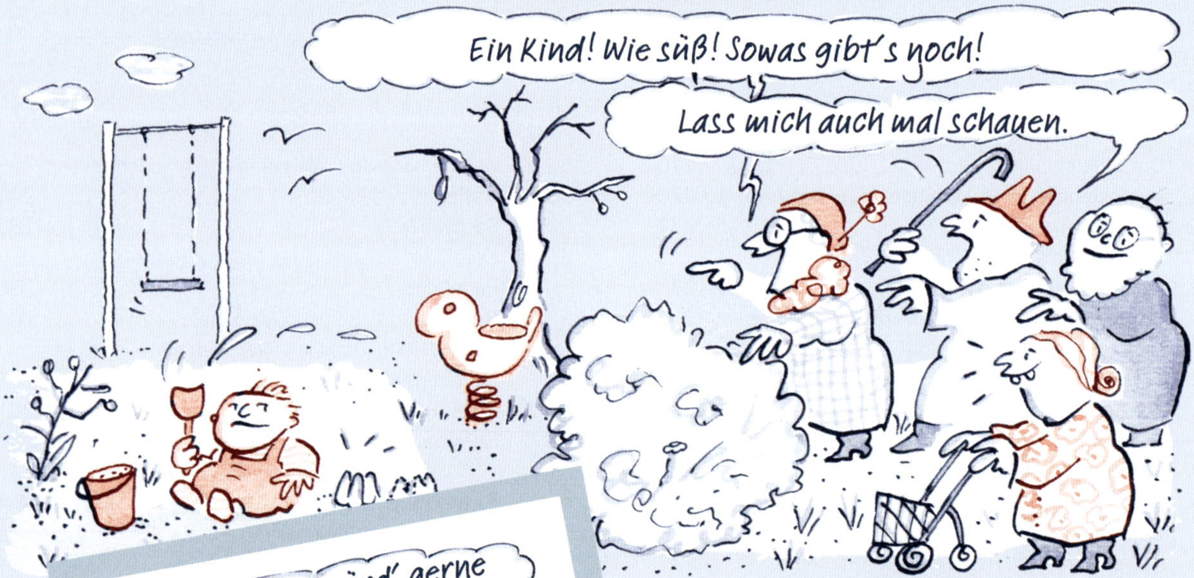
Ein Kind! Wie süß! Sowas gibt's noch!
Lass mich auch mal schauen.

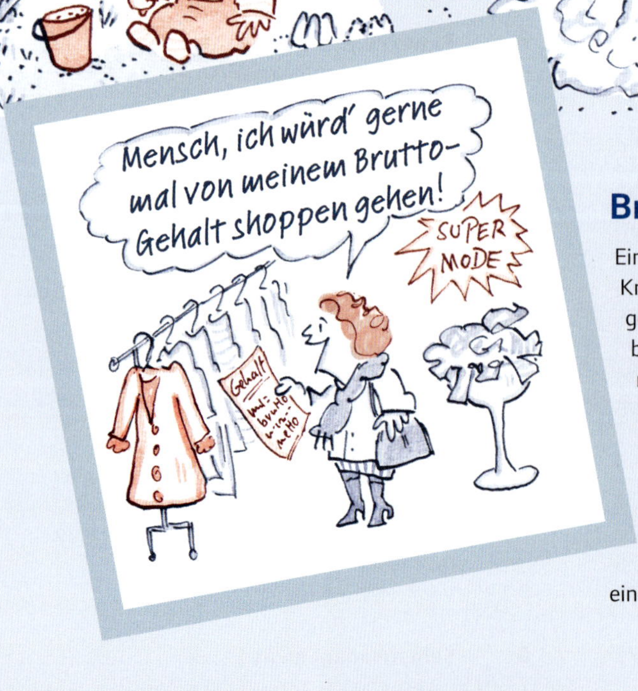
Mensch, ich würd' gerne mal von meinem Brutto-Gehalt shoppen gehen!
SUPER MODE
Gehalt

Brutto ist leider nicht netto …

Ein Blick auf Ihre Gehaltsabrechnung zeigt, dass neben der Krankenversicherung auch die anderen Sozialversicherungen Ihr Nettogehalt erheblich mindern. Viele Faktoren beeinflussen Ihr Nettogehalt: Ob Sie verheiratet sind oder nicht, ob Sie einer Kirche angehören, ob Sie Kinder haben usw. …

Um die Entwicklung Ihres Gehalts einzuschätzen, ist auch ein Blick auf die Reallohnentwicklung unentbehrlich. Wenn alle Produkte (Miete, Lebensmittel usw.) z. B. 4 % teurer werden, Ihre Gehaltserhöhung aber nur 3 % beträgt, haben Sie trotz Gehaltserhöhung einen realen Gehaltsverlust von 1 %.

Prüfung bestanden ... wie geht es weiter?

Sie haben den Grundstock für Ihr Berufsleben gelegt – eine abgeschlossene Ausbildung. Einige von Ihnen werden von der Ausbildungspraxis übernommen. Andere müssen oder wollen einen neuen Arbeitplatz finden, der Ihren Qualifikationen entspricht, an dem Sie sich wohl fühlen und weiterentwickeln können.

Dazu ist ein gutes Abschlusszeugnis eine wichtige Voraussetzung, jedoch gibt es in der Regel auf offene Stellen viele Bewerberinnen. Sie müssen sich bzw. Ihre Arbeitskraft attraktiv „verkaufen" und dies bereits beim Bewerbungsschreiben. Haben Sie diesen Schritt geschafft und werden zum Gespräch eingeladen, wird es aufregend, denn der erste persönliche Eindruck ist entscheidend. Sowohl das Bewerbungsschreiben als auch das Bewerbungsgespräch können Sie trainieren und somit Ihre Zukunft selbst in die Hand nehmen.

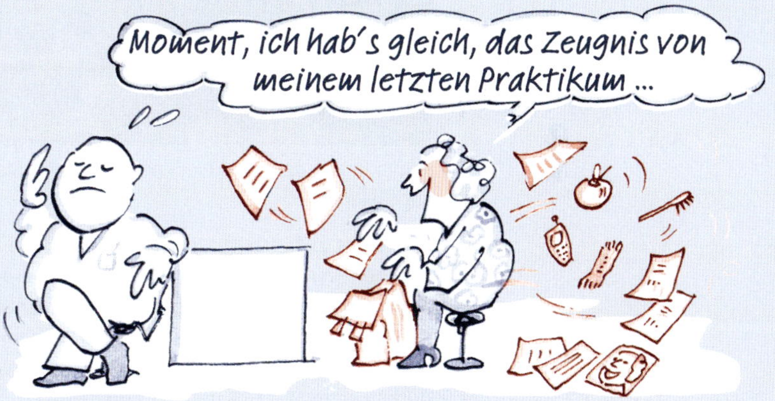
Moment, ich hab's gleich, das Zeugnis von meinem letzten Praktikum ...

Fortbildung lohnt sich!

Wir brauchen gut ausgebildete Fachkräfte! Fortbildung ist eine Investition in die Zukunft! Soweit so gut. Jedoch bedeutet Fortbildung für die Praxis: die Mitarbeiterin ist fort! Außerdem ist eine Fortbildung häufig mit einem zusätzlichen Aufwand für den Mitarbeiter verbunden, z. B. Fahrzeiten, Freizeiteinbußen. Trotz all dem zahlt sich Fortbildung für alle Beteiligten aus. Gut ausgebildete und fortgebildete Medizinische Fachangestellte sind eine Bereicherung für die Arztpraxis und für die Patienten.

Fortbildungen, z. B. im Bereich des Qualitätsmanagement, der Ernährungsmedizin und der Wundversorgung qualifizieren Sie und machen Sie auf dem Arbeitsmarkt „Gesundheit" unverzichtbar.

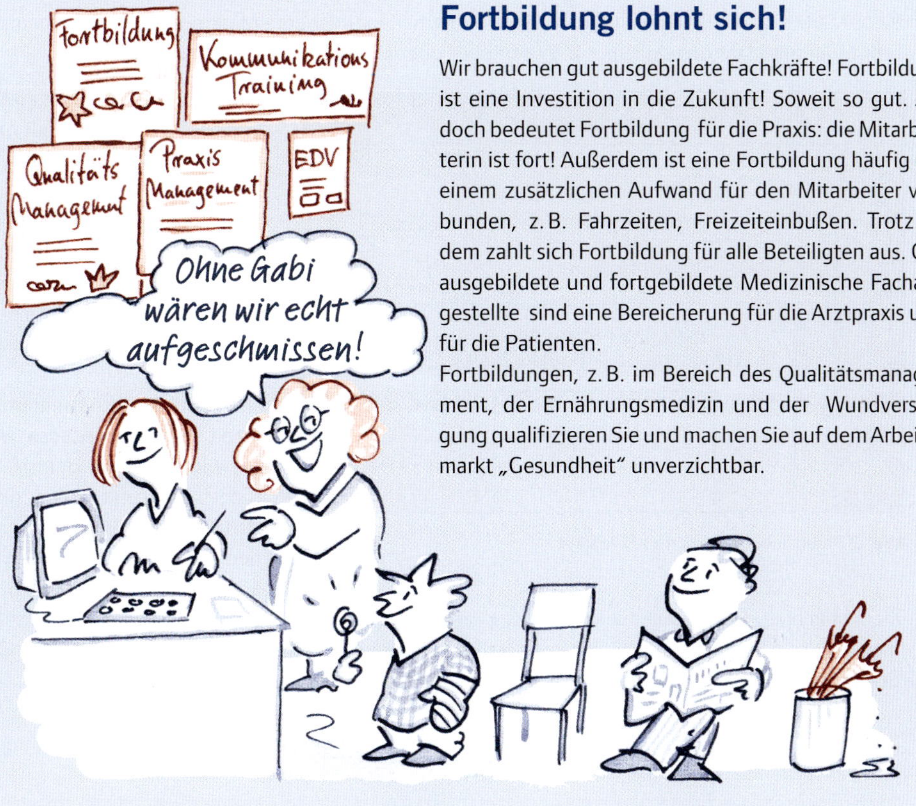
Fortbildung
Kommunikations Training
Qualitäts Management
Praxis Management
EDV
Ohne Gabi wären wir echt aufgeschmissen!

1 Soziale Marktwirtschaft

Interaktive Übungen
→ S. 231, PagePlayer

1.1 Der Markt

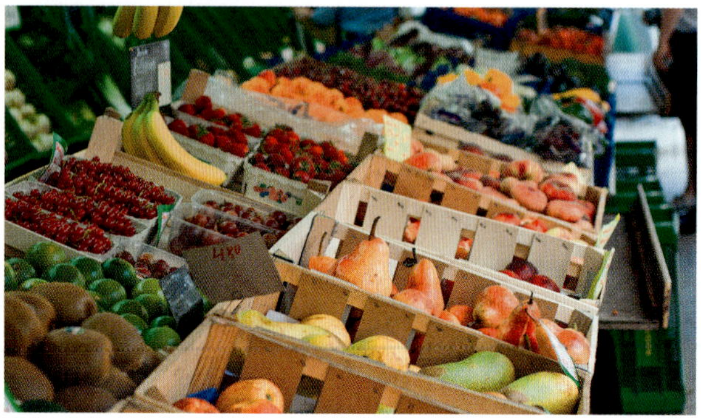

Abb. 1 Wochenmarkt

Um ein Grundverständnis für die Soziale Marktwirtschaft zu erlangen, muss zunächst das Funktionieren des Marktes und der Preisbildung erklärt werden. Seit Jahrhunderten treffen sich z. B. auf dem Wochenmarkt Käufer und Verkäufer von Obst, Gemüse, Blumen usw. (Abb. 1). Das Angebot ändert sich, neue Gemüsezüchtungen kommen auf den Markt ebenso wie völlig neue Waren, manche verschwinden im Laufe der Zeit auch wieder.

Das **Recht auf Zutritt** zum Markt ist für den Käufer einfach zu erhalten. Er muss sich nur dorthin begeben. Verkäufer müssen ein Recht erwerben, dort anzubieten, und „Eintritt" (Standgeld) bezahlen. Ein weiteres Beispiel ist der Arbeitsmarkt. Wer Arbeit anbietet (Arbeitgeber), trifft sich hier mit denen, die Arbeit nachfragen (Arbeitnehmer). Obwohl der Eintritt staatlich geregelt „umsonst" ist (Agentur für Arbeit), gibt es auch hier Vermittlungsinstitutionen (Personalberater), die den Aufbau eines Marktes gegen Entgelt leisten.

Jeden Tag entdecken Menschen **neue Märkte**, häufig im Bereich einfacher Dienstleistungen und in der Entwicklung neuer Apps für Smartphones. Beispiele hierfür sind Kfz-Zulassungsdienste, Computerreinigungsdienste, Bezahl-Apps, Allergen-Apps, Verkehrs-Apps. Das Recht auf Eintritt in diese Märkte ist relativ einfach und preiswert zu erhalten. In andere Märkte ist ein Hineinkommen sehr teuer oder fast unmöglich, z. B. Automobil- oder Mineralölmarkt.

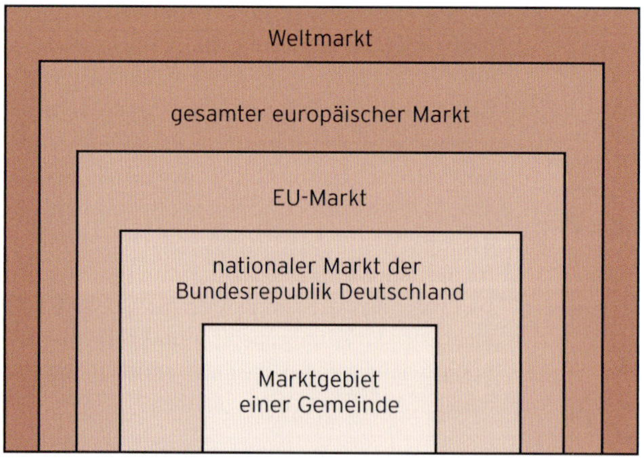

Abb. 2 Räumliche Gliederung der Märkte

Der Ort des Wochenmarktes lässt sich noch relativ gut und verständlich bestimmen. Er findet auf dem Marktplatz statt. Bei der sachlichen Gliederung (Welche Produktarten werden dort gehandelt?) wird es schon schwieriger. Sicherlich kann man beim Wochenmarkt nicht sagen, dass es sich um den Konsumgütermarkt handelt. Genauso wenig wird man von dem Nahrungsmittelmarkt oder dem Obst- und Gemüsemarkt reden können. Sicherlich ist es auch verfehlt, von dem Blumenkohlmarkt, dem Rettichmarkt usw. zu sprechen. Die gleichen Schwierigkeiten bestehen, wenn man über den Wochenmarkt hinaus eine örtliche Gliederung versucht: der Markt einer Gemeinde, der baden-württembergische Markt, der deutsche Markt, der EU-Markt usw. (Abb. 2).

MERKE Für alle Märkte lässt sich Gemeinsames feststellen: Überall dort, wo Angebot und Nachfrage aufeinandertreffen, spricht man von einem Markt.

Das Recht auf Eintritt in einen solchen Markt kann für Anbieter und/oder Nachfrager durch Barrieren mehr oder weniger schwierig sein. Der Ausgleich der gegenseitigen Interessen von Anbietern und Nachfragern erfolgt über den Preis.

Wer hat nun größere Möglichkeiten, durch sein Verhalten den Preis auf dem Markt zu beeinflussen – Anbieter oder Nachfrager?

Beobachtet man verschiedene Märkte, z. B. für Kopfsalat, Waschmittel, Flugzeuge, Unfallversicherungen, so stellt man fest:

- Kopfsalat wird von vielen Gärtnern und Landwirten erzeugt und angeboten und von zahlreichen privaten Haushalten, Gaststätten usw. nachgefragt.
- Waschmittel und Unfallversicherungen werden nur von wenigen Firmen angeboten, aber von vielen Nachfragern nachgefragt.
- Flugzeuge werden von relativ wenig Produzenten angeboten und nur von einigen Unternehmen nachgefragt.

Durch diese wenigen Beispiele wird deutlich, dass sich Märkte auch durch die Anzahl der konkurrierenden Anbieter und Nachfrager unterscheiden. Diese können durch unterschiedliche Möglichkeiten die Preise beeinflussen:

- **Vollständige Konkurrenz (Polypol)**
  Hier stehen viele Anbieter vielen Nachfragern gegenüber. Diese idealen Bedingungen eines Marktes sind selten gegeben. Keine der beiden Seiten hat hier eine größere Möglichkeit, durch ihr Verhalten den Preis zu beeinflussen. Ein Beispiel hierfür ist die Wertpapierbörse (Aktienmarkt).

- **Angebotsoligopol**
  Auf der Anbieterseite finden sich nur wenige Anbieter. Nachfrager sind viele vorhanden. Diese Marktform gilt für viele Industrieerzeugnisse, auch z. B. auf dem Mineralölmarkt oder auf dem Pharmamarkt. Die Gefahr von Preisabsprachen ist auf diesen Märkten sehr groß.

- **Angebotsmonopol (Monopol)**
  Einem Anbieter stehen hier viele Nachfrager gegenüber. Der Monopolist kann den Preis weitgehend bestimmen. Er darf jedoch die Preise der „Ersatzprodukte" – diese sind geeignet, das ursprüngliche Produkt zu ersetzen – nicht aus den Augen lassen. In Deutschland weit verbreitet sind Monopole unter staatlicher Aufsicht, z. B. Deutsche Bahn AG, Bildungswesen.

- **Nachfrageoligopol und Nachfragemonopol (Monopson)**
  Ähnlich wie bei der Verhärtung der Angebotsseite können hier die Nachfrager die größere Macht haben, die Preise zu beeinflussen. Nachfrageoligopole sind z. B. große Einzelhandelsketten, die einzelne Hersteller zu großen Preisabschlägen zwingen, weil sie deren Produkte sonst nicht in die Verkaufsregale lassen. Ein Nachfragemonopol besteht z. B. beim Staat als einzigem Nachfrager nach Rüstungsgütern.

1.2 Preisbildung

1.2.1 Angebot und Nachfrage

Um die Preisbildung auf Märkten zu verstehen, muss man sich zunächst mit den Anbietern und Nachfragern sowie dem gehandelten Produkt befassen.

Den „Normalfall" auf einem Markt kann man auf der **Nachfrageseite** mit einer Kurve darstellen, die einen Verlauf wie in Abb. 1 hat.

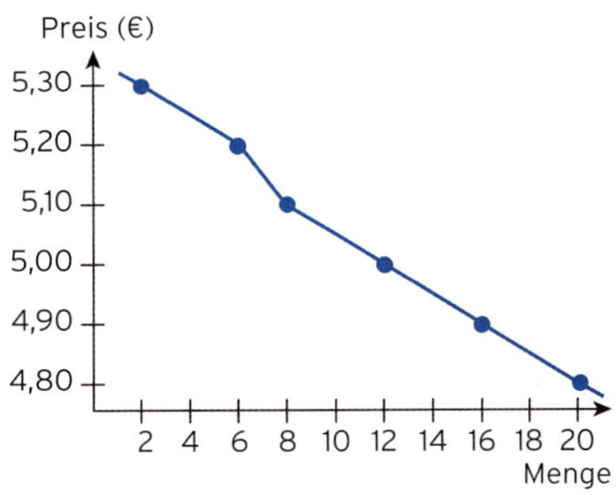

Abb. 1 Nachfragekurve

Bei einem gleichwertigen Produkt ist die nachgefragte Menge bei einem hohen Preis gering. Je mehr die Preise sinken, desto mehr Nachfrager wollen sich dieses Produkt kaufen. Dahinter steht die Vermutung, dass Nachfrager, die bereit sind, einen höheren Preis für ein Produkt zu bezahlen, auch gerne weniger zahlen würden.

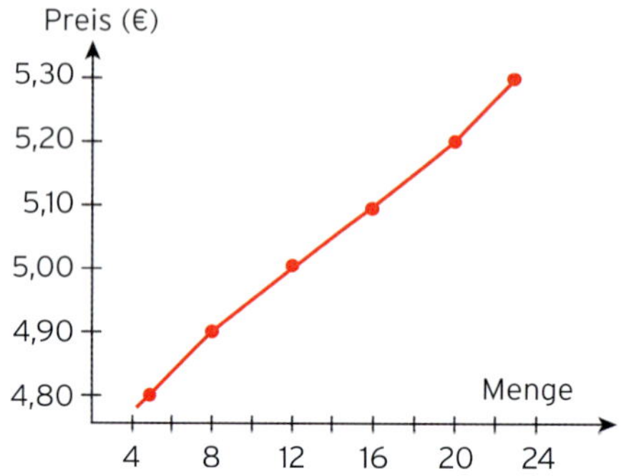

Abb. 1 Angebotskurve

Auf der **Anbieterseite** sieht die Kurve etwas anders aus (Abb. 1). Bei geringen Preisen, gibt es nur wenige Anbieter für ein bestimmtes Produkt auf dem Markt. Lassen sich aber höhere Preise durchsetzen, kommen mehr Anbieter auf den Markt, um ihr Produkt anzubieten. Dahinter steht die Vermutung, dass ein Anbieter, der eine geringe Preiserwartung hat, sein Produkt auch gerne zu einem höheren Preis verkauft.

Bei den beiden Kurven handelt es sich um sogenannte typische Verläufe. Diese sehen anders aus, wenn z. B. die Kunden (Nachfrager) ein Gut zu jedem Preis kaufen würden (absolut lebensnotwendiges Gut) oder die Händler (Anbieter) trotz sinkender Preise ihr Angebot erhöhen (Anbieter haben starke Einkommenseinbußen erlitten). Bringt man die Nachfrager- und Anbietervorstellungen nun in einem Schaubild zusammen, erkennt man, dass sich die Kurven schneiden (Abb. 2). Den Schnittpunkt bezeichnet man als **Wettbewerbspreis**. Dieser Preis wird sich im Wettbewerb bilden. Zu diesem Preis wird auf dem Markt der größte Umsatz erzielt. Der Umsatz ist die umgesetzte Menge mal dem Preis. Bei jedem anderen Preis ist der Umsatz geringer. Die Preise tendieren auf den Märkten zu diesem Wettbewerbspreis.

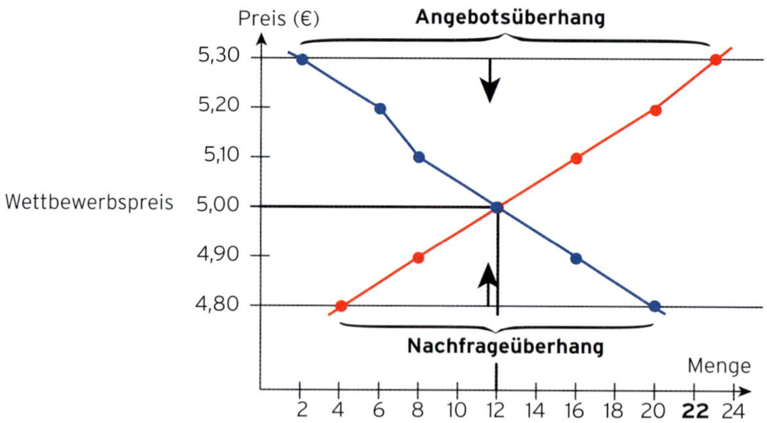

Abb. 2 Bildung des Wettbewerbspreises

Bei einem Preis oberhalb des Wettbewerbspreises ergibt sich ein Angebotsüberhang. Dieser Angebotsüberhang drückt auf die Preise, d. h., er bewegt sich auf den Wettbewerbspreis zu. Nimmt man einen niedrigeren Preis als den Wettbewerbspreis an, sieht man, dass ein Nachfrageüberhang besteht. Ist die nachgefragte Menge größer als die angebotene Menge, ziehen die Preise an. Das bedeutet, dass sich die Preise ebenfalls auf den Wettbewerbspreis zubewegen.

Angebot und Nachfrage bestimmen den Preis auf einem Markt. Hohe Preiserwartungen locken viele Anbieter an, Nachfrager schrecken sie jedoch ab. Niedrige Preiserwartungen halten Anbieter fern, Nachfrager werden jedoch angezogen. Die Abstimmung der Erwartungen erfolgt über den sich bildenden Wettbewerbspreis.

1.2.2 Voraussetzungen des Preisbildungsmodells

Die in Kapitel 1.2.1 beschriebenen Kurven entstehen unter besonderen Voraussetzungen. Diese sollen noch etwas unter die Lupe genommen und ergänzt werden. Die Kurven haben sich auf einem sogenannten vollkommenen Markt entwickelt. Voraussetzungen für solche vollkommenen Märkte sind:

- **Homogenitätsbedingung:** Es wird unterstellt, dass es sich bei den Produkten um Produkte mit gleicher Qualität handelt. Man müsste noch ergänzen, dass z. B. keine besonderen Verpackungen vorhanden sind oder keine Werbung stattfindet.
- **vollständige Konkurrenz:** Es gibt viele Anbieter und viele Nachfrager auf dem Markt.
- **freies Zutrittsrecht:** Anbieter und Nachfrager haben ein Recht auf Eintritt in den Markt und werden nicht beschränkt.
- **Markttransparenz:** Anbieter und Nachfrager kennen ihre Preiserwartungen untereinander.
- **fehlende Präferenzen:** Kein Nachfrager geht zu einem Anbieter, weil er dort z. B. besser oder schneller bedient wird oder weil der Verkaufsstand des Anbieters an seinem Spazierweg oder neben seiner Haustür steht.
- Der Staat greift nicht in den Preisbildungsprozess ein.

Schon bei dieser unvollständigen Aufzählung merkt man, dass es sich um ein **Modell der Preisbildung** handeln muss. Dennoch bleiben diese allgemeinen Merksätze bestehen. Für die Realität bleibt festzuhalten, dass der Preis offenbar nicht das einzige Entscheidungskriterium für Anbieter und Nachfrager ist. Geht ein Anbieter auf einen Markt, bewirbt er sich bei den Nachfragern nicht nur mit seinem Produkt und dessen Preis, sondern auch z. B. mit:

- Werbetafeln oder Webseiten
- Zusatznutzen des Produktes
- freundlicher Bedienung
- Standort des Ladens
- Fachgespräch
- Stückelung des Produktes
- Verpackung

Diese Liste lässt sich beliebig fortführen. Jeden Tag entdecken Anbieter neue solcher „Wettbewerbsaktionsparameter".

Auch der Nachfrager sucht auf dem Markt nicht bei irgendeinem Anbieter nur ein Produkt zu einem Preis, sondern achtet auch auf folgende Kriterien:

- umweltfreundlich verpacktes Produkt
- Form und Farbe des Produktes
- freundliche, schnelle Bedienung
- Neuartigkeit
- Produkt, das ihm beim Konsum „mehr" bringt
- Kauf des Produktes muss ein Erlebnis sein

Auch diese Liste lässt sich weiter fortführen. Selbst bei ein und demselben Nachfrager ändert sie sich im Laufe des Tages, je nachdem welches Produkt er nachfragt. Anbieter und Nachfrager bewirken mit diesen Überlegungen bewusst oder unbewusst eine Ausschaltung des reinen Preisbildungsmodells.

Letztlich müssen sie aber über den Preis zusammenfinden.

Eine Besonderheit stellen die Eingriffe des Staates in den Preisbildungsprozess dar. Man spricht dann von Mindestpreis- oder Höchstpreissetzung. Die Argumentation lautet dann z. B. bei der Höchstpreissetzung: Der Preis, der sich am Markt bildet, ist zu hoch (z. B. bei Mietpreisen für Wohnungen), deshalb muss der Staat die Mietpreise begrenzen. Bei der Mindestpreissetzung lautet die Argumentation: Der Preis, der sich am Markt bildet, ist zu niedrig (z. B. in der Landwirtschaft), deshalb müssen die Preise für landwirtschaftliche Produkte erhöht werden. In beiden Fällen führt es zum Auseinanderdriften von Angebot und Nachfrage und damit zu weiteren Problemen.

1.3 Die Soziale Marktwirtschaft in Deutschland

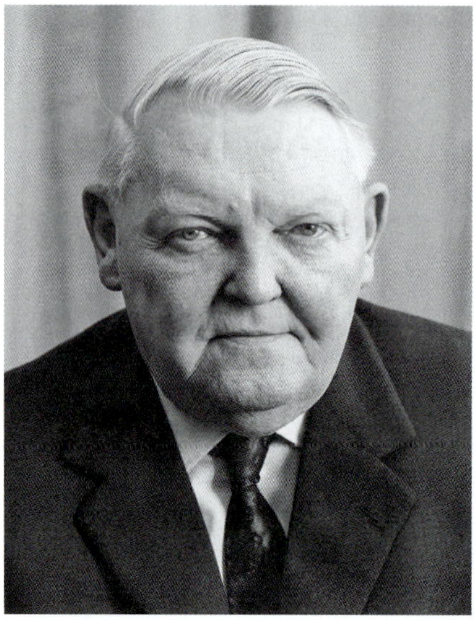

Abb. 1 Ludwig Erhard (1897–1977)

Der Begriff „Soziale Marktwirtschaft" wurde von Alfred Müller-Armack, einem Wirtschaftswissenschaftler, geprägt. Grundlegende Gedanken dazu machten sich auch der Wirtschaftswissenschaftler Walter Eucken und der spätere Bundeskanzler Ludwig Erhard (Abb. 1), der die Idee der Sozialen Marktwirtschaft in der Bundesrepublik Deutschland vorantrieb. Man wollte die individuellen Freiheiten der freien Marktwirtschaft ohne ihre negativen Auswüchse verwirklichen. Die freie Marktwirtschaft wird zugunsten der sozialen Gerechtigkeit und der allgemeinen Sicherheit durch die Eingriffe des Staates eingeschränkt. Im Grundgesetz hat die Wirtschaftsordnung keinen direkten Niederschlag gefunden. Man findet lediglich eine Andeutung in Artikel 20: „Die Bundesrepublik Deutschland ist ein demokratischer und sozialer Rechtsstaat."

MERKE Die Soziale Marktwirtschaft ist kein starres, definiertes System. Sie kann und muss sich weiterentwickeln können, um sich veränderten Lebensgewohnheiten und Regeln des Zusammenlebens von Menschen anzupassen.

1.3.1 Ordnungspolitik als Aufgabe des Staates

Entsprechend den eigenen Erfahrungen lag den Vätern der Sozialen Marktwirtschaft insbesondere die Wettbewerbspolitik sehr am Herzen. Keine Marktwirtschaft funktioniert, wenn es den Wettbewerb nicht gibt. Deswegen lag ihnen viel an einem strengen Kartellgesetz, welches den Unternehmen Absprachen untersagte und Monopole verhindern sollte. Ein Kartell ist ein Zusammenschluss selbstständiger Unternehmen zur Beschränkung des Wettbewerbs. Kartelle, z. B. Preiskartelle (Unternehmen im Pharmabereich sprechen ihre Preise untereinander ab), sind verboten. Seit 1957 gibt es dafür ein spezielles Gesetz, das Gesetz gegen Wettbewerbsbeschränkungen (GWB).

Auch sonst sollte der Wettbewerb gegen Auswüchse und Missbrauch geschützt werden, z. B. durch das Gesetz gegen den unlauteren Wettbewerb (UWG). Unlauter ist es z. B., seine Mitbewerber zu diskriminieren. Ebenso sollte der Staat den rechtlichen und institutionellen Rahmen der Wirtschaft garantieren.

1.3.2 Sozialpolitik als Aufgabe des Staates

Der Staat soll wirtschaftlich Schwachen eine „angemessene Teilhabe am wirtschaftlichen Fortschritt" ermöglichen. Die Risiken des Lebens werden in einem kollektiven Sozialversicherungssystem aufgefangen. Einen Ausgleich zwischen wirtschaftlich Schwachen und wirtschaftlich Starken versucht der Staat durch bestimmte Gesetze zu regeln, z. B.:

Einkommenssteuer → S. 267

Sparen → S. 276

- Lohn- und Einkommensteuergesetz (Progression, Freibeträge)
- Bundeskindergeldgesetz
- Sozialgesetze (SGB)
- Sparprämiengesetze

Ebenso werden Arbeitnehmer in Betrieben durch zahlreiche Gesetze geschützt und ihre Mitarbeit bei betrieblichen Entscheidungen gewährleistet.

Die Sozialpolitik soll zugleich die Leistungsfähigkeit der Wirtschaftsordnung erhalten bzw. wiederherstellen sowie die Leistungsbereitschaft fördern und ermutigen.

1.3.3 Gesamtwirtschaftliche Verantwortung des Staates

Diese politische Aufgabe bewegt sich in drei Spannungsfeldern:

- **Spannungsfeld individuelle Freiheit – soziale Gebundenheit:**
  - Der Staat greift in die individuelle Konsumfreiheit ein, wenn die Belastung der Gesellschaft zu groß ist (Alkohol, umweltschädigende Erzeugnisse).
  - Der Staat greift in das Privateigentum ein, denn Eigentum verpflichtet, z. B. Mitbestimmung im Unternehmen, Enteignung.
  - Die Gewerbefreiheit ist durch Auflagen des Staates zum Schutz der Bürger eingeschränkt, z. B. Handwerksmeisterprüfung, Hygieneverordnungen, Ansiedlung von Betrieben, die gefährliche Güter produzieren.
  - Die Vertragsfreiheit ist durch zahlreiche Gesetze, insbesondere zum Schutz des Verbrauchers, eingeschränkt, z. B. Bestimmungen zur Regelung der allgemeinen Geschäftsbedingungen, GWB, Reisevertragsgesetz.
- **Spannungsfeld Bedarfs- und Leistungsprinzip (soziale Absicherung und Eigenverantwortung):**
  - Soll ein Mensch für seinen Lebensunterhalt so viel erhalten, wie er braucht, oder soll auch das von seiner Leistung abhängen, z. B. Ausbildungsförderung von Studenten ohne Rücksicht auf ihre Leistungen?
  - Soll der Staat bei Krankheit alle Kosten übernehmen oder soll der Einzelne an seinen Krankheitskosten beteiligt werden?
- **Spannungsfeld direkte Steuerung und Marktwirtschaft:**
  - Soll die Konjunktur den Regeln des Marktprozesses unterworfen werden? Seit den 1960er-Jahren greift der Staat in Deutschland durch Investitionsförderprogramme bzw. Beschäftigungsförderungsprogramme sowie Geld- und Fiskalpolitik in das Wirtschaftsgeschehen ein, um negative Auswirkungen von Konjunkturausschlägen zu dämpfen.
  - Soll der Staat bestimmte Strukturen erhalten? Oder soll er sie dem Markt opfern? Auch hier greift der Staat seit den 1960er-Jahren durch seine Strukturpolitik ein. Gefährdete Industriezweige werden durch Subventionen erhalten, z. B. damals: Kohlepfennig zur Erhaltung des Steinkohleabbaus. Um dem Klimawandel entgegenzuwirken, wird die Kohleverstromung abgeschafft und die betroffenen Regionen müssen finanziell unterstützt werden. Wirtschaftlich benachteiligte Gebiete erhalten Steuervergünstigungen, um die Neuansiedlung von Betrieben zu fördern. Branchen, die eine große Zukunft erwarten lassen, werden ebenfalls staatlich gefördert. Vom Staat für besonders wichtig erachtete Branchen werden gleichfalls unterstützt, z. B. Solarindustrie (um Atom- und Kohlekraft zu ersetzen), Werftindustrie, Stahlindustrie, Landwirtschaft.

Gerade die in den Spannungsfeldern angesprochenen Bereiche sind tatsächlich spannungsgeladen. Auf der einen Seite werden zunehmend weitere Staatseingriffe gefordert, weil die vorhandenen angeblich nicht ausreichen. Auf der anderen Seite fordert man den Abbau von Staatseingriffen, weil gerade sie es sind, die die Probleme erst schaffen oder größer machen.

1.4 Umsetzung der Sozialen Marktwirtschaft

1.4.1 Stabilitätsgesetz

Schon 1967 wurden im Gesetz zur Förderung der Stabilität und des Wachstums der Wirtschaft (Stabilitätsgesetz) Bund und Länder auf vier Ziele verpflichtet: das magische Viereck (Abb. 1, S. 240) aus

- Vollbeschäftigung
- Preisstabilität
- angemessenem Wirtschaftswachstum
- außenwirtschaftlichem Gleichgewicht

Die „Magie" besteht darin, alle Ziele gleichzeitig zu verwirklichen. Dies ist nahezu unmöglich, weshalb es in der Praxis immer dazu kommt, dass einem oder zwei Zielen Vorrang eingeräumt wird. Das führt dann häufig zu einer erheblichen Vernachlässigung eines oder mehrerer anderer Ziele.

Zusätzlich lassen sich leicht weitere wirtschaftspolitische Ziele finden. Kritiker behaupten hier: Staatlicher Interventionismus ist expansiv, d. h., hat der Staat erst einmal eingegriffen, folgen notwendigerweise weitere Eingriffe. Das ursprüngliche Viereck wird dann zum Vieleck.

Wenn beispielsweise der Klimaschutz als das wichtigste Ziel des Staates gesehen wird, könnte es sein, dass das Wirtschaftswachstum oder die Vollbeschäftigung oder die Preisstabilität vernachlässigt wird.

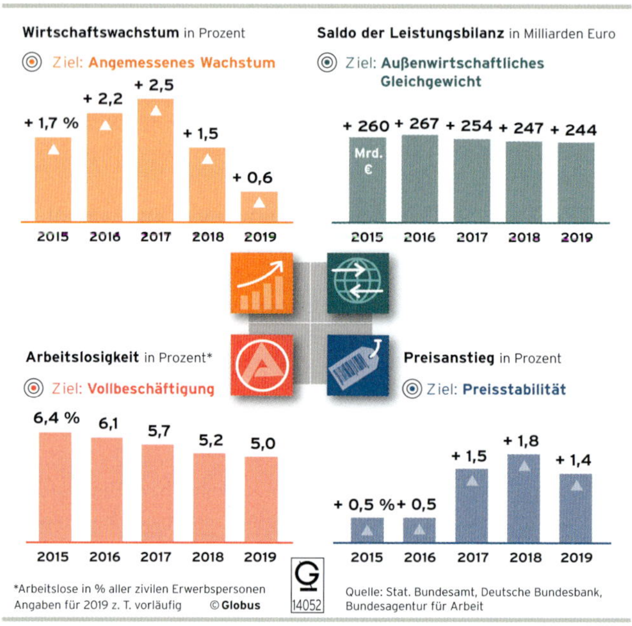

Abb. 1 Magisches Viereck der Wirtschaftspolitik in Deutschland

Vollbeschäftigung

Der Zustand einer totalen Vollbeschäftigung ist in einer Volkswirtschaft unerreichbar. In einem gewissen Umfang muss stets mit Arbeitslosigkeit gerechnet werden. Laufend kündigen Mitarbeiter, um sich beruflich zu verbessern oder wegen eines Wohnungswechsels. Ebenso müssen Unternehmen aufgrund von Insolvenzen aufgeben oder Mitarbeitern wird wegen schlechter Leistung gekündigt.

Man spricht hier von einer „friktionellen Arbeitslosigkeit". Sie beträgt nach Schätzungen ca. 2 % aller arbeitswilligen und arbeitsfähigen Personen (Arbeitslosenquote). Liegt die Arbeitslosenquote zwischen 2 und 3 % bzw. bewegt sich die Zahl der offenen Stellen in derselben Höhe wie die Zahl der Arbeitslosen, kann man das Ziel Vollbeschäftigung als erreicht betrachten.

Preisstabilität

Unter dieser Adresse gelangen Sie zum Statistischen Bundesamt. **www.destatis.de**

Darunter ist zu verstehen, dass die Preise im allgemeinen Durchschnitt weder steigen (Inflation) noch fallen (Deflation). Die Preise werden heute als verhältnismäßig stabil angesehen, wenn sie durchschnittlich nicht mehr als 1–2 % jährlich steigen. Sowohl steigende als auch sinkende Preise können gravierende Folgen haben. Gemessen wird die Preisstabilität am Lebenshaltungskostenindex, der monatlich und jährlich vom Statistischen Bundesamt veröffentlicht wird.

Angemessenes Wirtschaftswachstum

In einer Volkswirtschaft wird das Wirtschaftswachstum an der Entwicklung des realen Bruttoinlandsproduktes gemessen. Als angemessen bezeichnete man lange Zeit ein Wachstum zwischen 2 und 4 %. Ob man durch das Wachstum des Inlandsproduktes den Lebensstandard der Menschen steigern kann, wird auch kritisch gesehen. Zudem trifft man heute auf die Meinung, dass der Staat „Wirtschaftswachstum als Ziel" überhaupt nicht verfolgen kann. Letzten Endes ergibt sich dieses Ziel aus den Handlungen und dem Willen der Menschen eines marktwirtschaftlich orientierten Landes. Häufig wird es missbraucht, um das Ziel Vollbeschäftigung zu erreichen.

Außenwirtschaftliches Gleichgewicht

Dieses Ziel ist dann erreicht, wenn die Einnahmen und Ausgaben aus dem Wirtschaftsverkehr mit dem Ausland sich die Waage halten: Die Zahlungsbilanz muss dazu ausgeglichen sein.

Die Zahlungsbilanz (Abb. 1) enthält folgende Bilanzen:

- **Handelsbilanz:** Gegenüberstellung der ein- und ausgeführten Waren (Export und Import) sowie das Aktivsaldo, hiervon spricht man, wenn mehr exportiert als importiert wird.
- **Dienstleistungsbilanz:** Gegenüberstellung von Dienstleistungsexporten und -importen, z. B. Transport, Reiseverkehr.
- **Bilanz der Übertragungen:** Enthält unentgeltliche Leistungen an das und vom Ausland, z. B. Renten, Pensionen, Überweisungen der ausländischen Arbeitnehmer nach Hause.
- **Kapitalbilanz:** Enthält die kurz- und langfristigen Kapitalbewegungen zum und vom Ausland, z. B. Kredite, Beteiligungen, Wertpapiere.

Können beispielsweise deutsche Produkte preiswert angeboten werden, kauft auch das Ausland verstärkt ein, d. h., die Exporte steigen. Die im Inland vorhandene Gütermenge nimmt ab. Die Nachfrage nach Euro auf den Devisenmärkten steigt. Dadurch kann es leicht zu inflationären Tendenzen kommen. Kaufen die Einwohner Deutschlands umgekehrt im Ausland stärker ein, steigen die Importe und ausländische Produkte verdrängen die heimischen. Betriebsschließungen, Insolvenzen und Arbeitslosigkeit können die Folge sein. Aus diesen Gründen sollten sich Exporte und Importe eines Landes entsprechen.

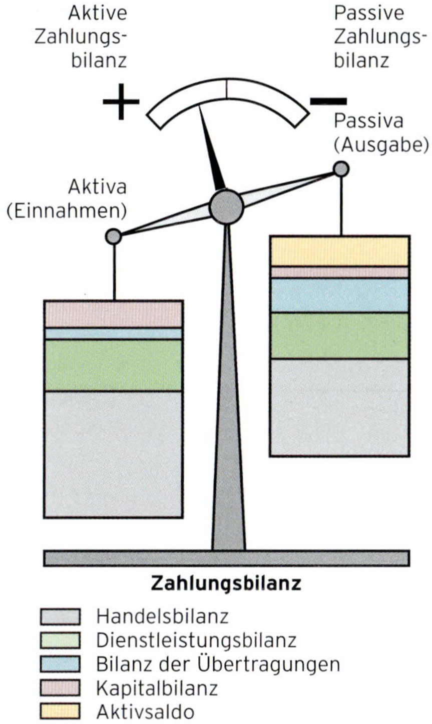

Abb. 1 Zusammensetzung der Zahlungsbilanz

Weitere Ziele

Neben den im Stabilitätsgesetz aufgeführten Zielen verfolgt der Staat eine Reihe weiterer Ziele, die auch teilweise in Gesetzen niedergelegt sind.

Kritiker meinen dazu, dass der Staat sich lieber darauf konzentrieren sollte, in allen Bereichen Märkte zu installieren. Das würde automatisch zur Durchsetzung der Ziele führen, die die Bevölkerung will. Die Staatsquote würde sich dadurch verringern. Unter der Staatsquote versteht man den Anteil der staatlichen wirtschaftlichen Aktivitäten an der gesamten Leistung einer Volkswirtschaft.

Umweltschutz

Konsumorientierter technischer Fortschritt und das Wirtschaftswachstum haben unsere Umwelt stark angegriffen. Langfristig gefährden und vernichten wir damit unsere natürlichen Lebensgrundlagen. Die Verschmutzung der Luft, der Flüsse und Meere beschert uns weltweite Klimaveränderungen (Treibhauseffekt), Waldsterben und Artensterben. Das magische Viereck ist deshalb um ein weiteres Ziel zu erweitern: Erhaltung einer lebenswerten Umwelt.

In zahlreichen Gesetzen versucht der Staat, das Erreichen dieses Ziels zu gewährleisten, z. B. Klimaschutzgesetz, Umwelthaftungsrecht, Bundesimmissionsschutzgesetz, Benzin-Blei-Gesetz, Kfz-Steuergesetz, Abwasserschutzgesetze, Waschmittelgesetze, Lärmschutzgesetze, Abfallbeseitigungsgesetz, Förderung regenerativer Energien. Viele Stoffe, die die Umwelt verschmutzen oder die im Verdacht stehen, die Umwelt zu schädigen, wurden verboten, z. B. Asbest, FCKW. Beim Verbraucher hat sich in den letzten Jahren ein neues **Umweltbewusstsein** entwickelt, das bei den Anbietern dazu führte, dass heute weniger umweltschädigende Produkte angeboten werden, weil sie nicht zu verkaufen sind. Der Verbraucher wird in Zukunft auch einen höheren Preis für Produkte zahlen, wenn sie umweltgerecht sind. Der Trend auf dem Agrarmarkt weist ebenfalls in diese Richtung. Das wird auch Rückwirkungen auf die Verpackung der Produkte haben: Vermeidung und Recycling sind hier angesagt. Verpackungen der Zukunft müssen wiederverwendbar sein, um die Müllhalden zu entlasten. Neben einer Sozialbilanz müssen Unternehmen auch eine Umweltbilanz vorlegen.

Gerechte Einkommens- und Vermögensverteilung

Die Einkommensverteilung vollzieht sich bei uns auf der einen Seite über den Markt nach dem Leistungsprinzip und auf der anderen Seite über den Staat nach dem Sozialprinzip. Ein Großteil der Einkommensverteilung spielt sich in den Verhandlungen zwischen Gewerkschaften und Arbeitgeberverbänden ab.

Die Gewerkschaften achten darauf, dass die Abstufung in Lohngruppen dem Prinzip der Gerechtigkeit genügt. Ein Teil der Einkommen wird auch aus Vermögen erzielt (Zins, Dividende, Miete, Pacht). Auch hier strebt der Staat seit Jahren eine gerechtere Verteilung an (z. B. durch das Vermögensbildungsgesetz). Eingriffe des Staates in die Einkommens- und Vermögensverteilung sind z. B.:

- Progression der Lohn- und Einkommensteuer (d. h., höhere Einkommen werden stärker besteuert)
- Vermögensbildungsgesetz (Haushalte mit geringeren Einkommen können staatlich gefördert Vermögen bilden)
- Bürgergeld (bedürftige Erwerbsfähige werden vom Staat unterstützt)
- Wohngeld-, Kindergeld-, Elterngeldzahlungen, Ausbildungsförderung usw. enthalten alle eine einkommensabhängige Komponente

Mit diesen und weiteren Maßnahmen versucht der Staat, die Ergebnisse des Marktes in Richtung Gerechtigkeit zu korrigieren. Das wird heute als ein weiteres wirtschaftspolitisches Ziel angesehen. Kritiker behaupten, dass der Staat damit aussage, dass das Ergebnis des Marktprozesses ungerecht sei. Sie vergleichen den Markt mit einem Spiel (z. B. Fußballspiel). Das Ergebnis ist eine Mischung aus Fleiß, Anstrengung und Zufall oder Glück. Niemand fragt nach einem gerechten Ergebnis, wenn alle fair gespielt und sich an die Regeln gehalten haben. Aufgabe des Staates wäre dann die des Schiedsrichters: Er passt auf, dass sich alle an die genau festgelegten Spielregeln halten. Das Ergebnis dürfe er auf keinen Fall korrigieren. Die, die nicht „mitspielen" können, werden direkt vom Staat unterstützt.

Mitbestimmung der Arbeitnehmer

Auch das ist ein wirtschaftspolitisches Ziel, was insbesondere in den 1970er-Jahren stark im Vordergrund stand.

Zielkonflikte

Das Stabilitätsgesetz fordert von Bund und Ländern, die vier wirtschaftspolitischen Ziele gleichzeitig zu erreichen: „Die Maßnahmen sind so zu treffen, dass sie im Rahmen der marktwirtschaftlichen Ordnung gleichzeitig zur Stabilität des Preisniveaus, zu einem hohen Beschäftigungsgrad und außenwirtschaftlichem Gleichgewicht bei stetigem und angemessenem Wirtschaftswachstum beitragen" (§ 1). Bezieht man noch die anderen wirtschaftspolitischen Ziele mit ein, grenzt es wahrlich an Zauberei, alle Ziele gemeinsam erreichen zu wollen.

Betrachtet man Preisstabilität und Vollbeschäftigung, können sich beispielsweise folgende Zielkonflikte ergeben:

- **Bei Arbeitslosigkeit und stabilen Preisen** werden sich Regierung, Parlament und Bundesbank (evtl. Europäische Zentralbank) fragen müssen: Soll das Ziel der Preisstabilität ohne Rücksicht auf die hohe Arbeitslosigkeit weiterverfolgt werden?
  - Bei Beharren auf unbedingter Preisstabilität ist es nicht ausgeschlossen, dass die Zahl der Arbeitslosen noch steigt.
  - Wird der Abbau von Arbeitslosigkeit als vordringlich angesehen, so führen Maßnahmen zur Förderung des Konsums und der Investitionen (= Nachfragesteigerung) evtl. zu einem Preisauftrieb.
- **Bei Vollbeschäftigung, aber erheblichen allgemeinen Preissteigerungen** können vorsichtige, gezielte Maßnahmen die Nachfrage dämpfen und die Preissteigerungen allmählich verlangsamen. Zu harte Eingriffe können die Vollbeschäftigung gefährden.

- **Preisstabilität – außenwirtschaftliches Gleichgewicht:** Sind die inländischen Preise relativ stabil, die ausländischen Preise jedoch stark ansteigend, kommt es zu Exportüberschüssen im Inland. Diese Exportüberschüsse führen auf dem Devisenmarkt zu einer verstärkten Euro-Nachfrage. Der Geldumlauf steigt, ohne dass mehr Güter im Inland zur Verfügung stehen. Es kommt zu inflationären Tendenzen („importierte Inflation").
- **Angemessenes Wirtschaftswachstum – Erhalt einer lebenswerten Umwelt:** Will man ein angemessenes Wachstum des Bruttosozialprodukts erreichen, zeigte sich in der Vergangenheit oft, dass dieses Bemühen mit starker Umweltverschmutzung einherging. Die Forderung lautet deshalb: ein ökologisch verträgliches, angemessenes Wachstum.

MERKE Es kann auch sein, dass sich Ziele nicht ausschließen. Denkt man z. B. an angemessenes Wirtschaftswachstum und Vollbeschäftigung, hat man zwei Ziele, die sich ergänzen.

Grundsätzlich ist es möglich, alle Ziele gleichzeitig anzusteuern. In der Praxis treten jedoch häufig Zielkonflikte auf. Die Regierung wird dann durch politische Entscheidungen das eine oder andere Ziel stärker verfolgen. Kritiker merken an, dass die Regierungen dabei nach einem 4-Jahres-Rhythmus je nach Stimmungslage in der Bevölkerung verfahren. Gleichzeitig soll die Staatsquote gesenkt werden, was nur über größere Privatisierung geht.

1.4.2 Beeinflussung der Konjunktur

Das Wort Konjunktur wird verwendet, um bestimmte Zustände der Gesamtwirtschaft zu kennzeichnen, z. B. Konjunkturtief, Hochkonjunktur oder Veränderungen, also die Richtung einer gesamtwirtschaftlichen Entwicklung darzustellen, z. B. konjunktureller Ab- oder Aufschwung. Die Wirtschaft entwickelt sich nicht gleichförmig, sondern in Wellenbewegungen, dem Konjunkturverlauf.

Die Phase des Aufschwungs (Expansion) gipfelt in der Hochkonjunktur (Boom). Diese schlägt in einen Abschwung (Rezession) um, der schließlich im Konjunkturtief (Depression) endet. Ein solcher Konjunkturzyklus dauert erfahrungsgemäß 4–8 Jahre (Abb. 1). Daneben gibt es noch kurzfristige Änderungen der Wirtschaftslage, die meist saisonal bedingt sind, z. B. in der Bauindustrie und Gastronomie, sowie langfristige Schwankungen über ca. 20–30 Jahre. Gemessen werden die Schwankungen üblicherweise an der Entwicklung des realen Bruttoinlandsprodukts. In Tab. 1, S. 244 wird deutlich, wie sich die Konjunkturphasen auf Löhne, Gewinne, Nachfrage, Preise, Zinsen usw. auswirken.

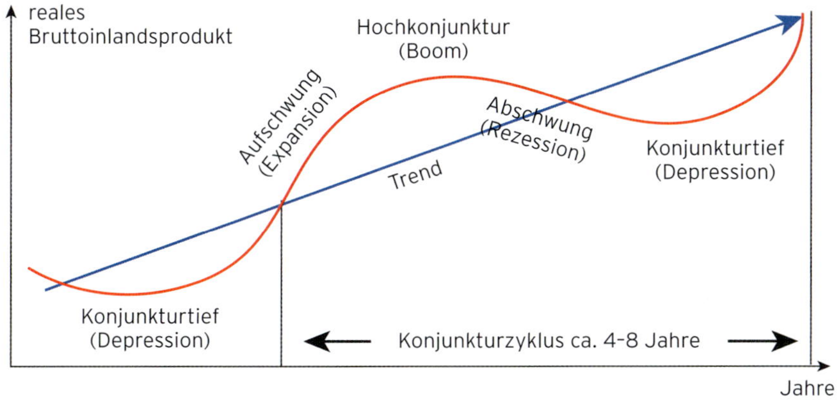

Abb. 1 Ablauf eines Konjunkturzyklus

Die konjunkturelle Entwicklung der Bundesrepublik Deutschland bietet Beispiele dafür, dass die Auswirkungen der Konjunkturphasen nicht immer den theoretischen Vorstellungen vom Konjunkturverlauf entsprechen. So zeigt sich beispielsweise, dass die Ausschläge nach oben und unten immer geringer werden.

	Aufschwung (Expansion)	Hochkonjunktur (Boom)	Abschwung (Rezession)	Konjunkturtief (Depression)
Löhne und Gewinne (real)	steigen anfangs langsam, dann rasch	erreichen Höchststand	beginnen zu fallen	auf Tiefstand, eventuell Verluste
Nachfrage allgemein	steigt anfangs langsam, dann rasch	erreicht Höchststand	fällt anfangs langsam, dann rasch	auf Tiefstand
Preise und Zinssätze	steigen anfangs langsam, dann rasch	erreichen Höchststand	fallen	auf Tiefstand
Produktion	steigt anfangs langsam, dann rasch	erreicht Höchststand	fällt anfangs langsam, dann rasch	auf Tiefstand
Investitionen	steigen anfangs langsam, dann rasch	erreichen Höchststand	gehen anfangs langsam zurück, dann rasch	auf Tiefstand (hohe Arbeitslosigkeit)
Beschäftigung	steigt anfangs langsam, dann rasch	erreicht Höchststand (Vollbeschäftigung)	rückläufig (konjunkturell bedingte Entlassungen)	auf Tiefstand
Steuereinnahmen des Staates	steigen anfangs langsam, dann rasch	erreichen Höchststand	gehen anfangs langsam zurück, dann rasch	auf Tiefstand

Tab. 1 Einfluss der Konjunkturphasen

Ursachen der Konjunkturphasen

Warum kommt es zu diesen Wellenbewegungen der Konjunktur? Dazu gibt es viele Theorien. Man unterscheidet grundsätzlich verschiedene Indikatoren.
Indikatoren auf der Angebotsseite sind:

- **Gewinnerwartungen der Unternehmer:** Sind diese für die Zukunft positiv, werden sie investieren und es kommt zum Aufschwung.
- **Auftragslage:** Volle Auftragsbücher regen die Produktion an.
- **Produktionsvolumen (Kapazitätsauslastung):** Sind die Maschinen, Gebäude und Arbeitskräfte ausgelastet?
- **Investitionsfähigkeit:** Sind genügend Kreditmittel zu einem akzeptablen Preis (Zinsniveau) verfügbar?
- **Investitionsbereitschaft:** Diese ist abhängig von der Gewinnerwartung und auch vom politischen Klima.
- **Kostenentwicklung:** Zeigt sich eine stabile Kostenentwicklung, z. B. Rohstoffe, Löhne?

Ergeben sich für das Unternehmen zu allen Punkten positive Aspekte, kommt es zu keinem Abschwung, sondern zu einem Aufschwung.
Indikatoren auf der Nachfrageseite sind:

- **Einkommen der Arbeitnehmer:** Ohne genügend hohes Einkommen können von der Nachfrage keine Impulse für die Konjunktur kommen.
- **Kauf- und Sparverhalten:** Geben die Nachfrager genügend Geld aus? Oder wird verstärkt gespart und herrscht dadurch nur eine geringe Nachfrage auf dem Markt?
- **Steuerbelastung:** Wird zusätzliches Einkommen durch die Steuer aufgefressen, kann es sich nicht konjunkturfördernd bemerkbar machen.

- **Lohnforderungen:** Einerseits können steigende Löhne die Konjunktur ankurbeln, auf der anderen Seite können Lohnforderungen die Investitionsbereitschaft der Unternehmen negativ beeinflussen.
- **Entwicklung der Binnennachfrage:** Stehen im Inland genügend zufriedenstellende Produkte für die Verbraucher zur Verfügung? Auch hier ergeben sich aus positiven Aspekten konjunkturbelebende Einflüsse.

Indikatoren auf Angebots- und Nachfrageseite sind:
- **Preisentwicklung:** Stark gestiegene Preise zehren gestiegene Einkommen auf. Das führt zu Lohnforderungen und senkt die Investitionsbereitschaft. Das Preisniveau sollte deshalb möglichst stabil sein.
- **Beschäftigungsniveau:** Hohe Arbeitslosigkeit bedeutet Einkommensausfall und sinkende Nachfrage. Die Gewinnerwartungen der Unternehmen sind gering. Die Vollbeschäftigung sollte möglichst gegeben sein.
- **Außenhandel:** Hohe Importe bedeuten Nachfrage nach ausländischen Produkten. Das geht auf Kosten der heimischen Industrie und bedeutet für sie Nachfrageausfall, sinkende Gewinnerwartung und damit Abschwung. Importe und Exporte sollten deshalb möglichst ausgeglichen sein.
- **Wirtschaftswachstum:** Wächst das Sozialprodukt, wächst der materielle Wohlstand (Lebensstandard?), die Menschen sind zufrieden, der Prozess unterstützt sich selbst.

Hinzu kommen sicherlich auch noch die allgemeinen Aussichten für die Zukunft, Vermutungen, Spekulationen. Damit ergibt sich eine Aufgabe für den Staat zur Förderung der Konjunktur und eines stetigen Aufschwungs. Diese sogenannte Wirtschaftsförderung umfasst staatliche Maßnahmen zur Unterstützung des Wirtschaftswachstums. Neben dem Staat kann die Zentralbank Maßnahmen ergreifen, um die Wirtschaft in Form von Zinsänderungen zu unterstützen. Senkt die Zentralbank den Zins, werden Kredite günstiger, sodass Kredite für Autos, Fernseher oder Wohnungen günstiger werden und mehr gekauft wird. Alternativ kann die Zentralbank den Zins erhöhen, wenn die Wirtschaft überhitzt oder eine starke Inflation droht.

Instrumente zur Beeinflussung der Wirtschaft

Welche Maßnahmen können ergriffen werden, um die starken Wellenbewegungen der Konjunktur zu dämpfen? Grundsätzlich müssen alle Maßnahmen, die der Staat zur Verhinderung großer Ausschläge der Konjunktur ergreift, antizyklisch, d. h. gegen den Zyklus, sein. Das bedeutet, dass bei einem herannahenden Aufschwung für eine Dämpfung der Konjunktur gesorgt werden muss. Bei einem drohenden Abschwung müssen Maßnahmen zur Konjunkturförderung ergriffen werden (Abb. 1).

Der Staat kann das mit einer Einnahmen- und Ausgabenpolitik versuchen, die man auch Fiskalpolitik nennt.

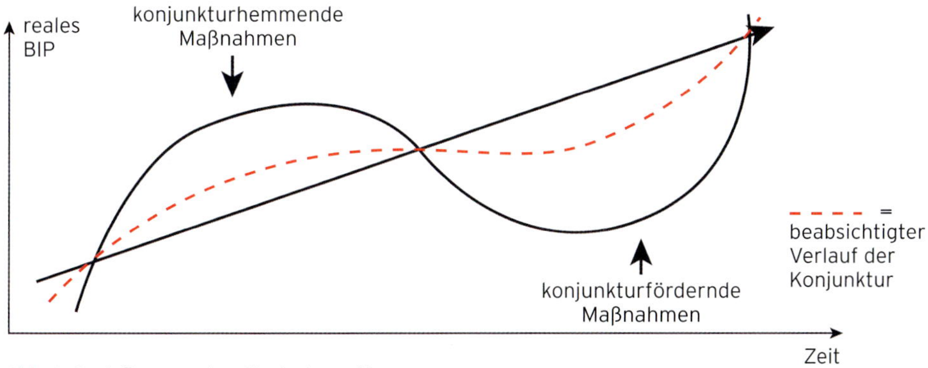

Abb. 1 Beeinflussung eines Konjunkturzyklus

Konjunkturfördernde Maßnahmen des Staates

Bei einer beginnenden Rezession versucht der Staat, die Wirtschaft anzukurbeln (die Konjunktur zu fördern). Dazu bieten sich ihm folgende Möglichkeiten:

- öffentliche Aufträge an die Wirtschaft, z. B. Bau von Straßen, Brücken, öffentlichen Gebäuden
- Steuersenkungen, z. B. Senkung der Lohn- und Einkommensteuer, um die private Nachfrage anzukurbeln
- verbesserte Abschreibungsmöglichkeiten für Unternehmen heben die Investitionsbereitschaft
- Investitionsförderung durch steuerliche Begünstigung oder günstige Staatskredite
- öffentliche Zuschüsse (Subventionen) einführen oder erhöhen (z. B. Kindergeld, Wohngeld, Förderung des Wohnungsbaus, Förderung der Stahlindustrie, Zuschüsse zur Isolierung von Häusern, Sonderprogramme für bestimmte Regionen)
- Auflösung von Konjunkturausgleichsrücklagen (in der Hochkonjunktur stillgelegte Einnahmen des Staates)

Konjunkturhemmende Maßnahmen

Es handelt sich meist um den Gegensatz zu den vorher genannten Maßnahmen:

- öffentliche Aufträge werden eingeschränkt oder „auf die lange Bank geschoben"
- Steuern werden erhöht oder der eingebaute Erhöhungsmechanismus (Progression der Lohn- und Einkommensteuer) wird nicht nach unten korrigiert
- Abschreibungsmöglichkeiten werden stark eingeschränkt
- Investitionen werden nicht mehr gefördert
- öffentliche Zuschüsse werden abgeschafft oder eingeschränkt
- Stilllegung von Einnahmen (Konjunkturausgleichsrücklage)

Probleme der Fiskalpolitik

Grundsätzlich ist es für den Staat leichter, **konjunkturbelebende Maßnahmen** zu beschließen, da er hiermit fast überall in der Wirtschaft auf Zustimmung stößt. Problematisch sind aber insbesondere die Finanzierung und das Maß der Förderung. Wird über zusätzliche Staatskredite gefördert, erhöht sich die Staatsverschuldung mit Belastung der kommenden Generationen. Außerdem treibt die zusätzliche staatliche Kreditnachfrage die Zinsen in die Höhe. In Erwartung der kommenden Hochkonjunktur sollen die Kredite über die erhöhten Steuereinnahmen dann wieder zurückgezahlt werden.

Konjunkturdämpfende Maßnahmen sind politisch meist schwer durchsetzbar. Bestimmte Ausgaben können nur schwer gekürzt, geschweige denn abgeschafft werden. So sind Personalausgaben des Staates kaum zu kürzen, bei öffentlichen Leistungen ist dies ebenfalls sehr schwierig.

Ein weiterer wichtiger Faktor ist das Timing. Wann soll der Staat die genannten Maßnahmen einsetzen? Wer kann genau sagen, in welcher Phase der Konjunktur man sich gerade befindet? Da man das erst hinterher genau weiß, muss man versuchen, den richtigen Zeitpunkt für die Maßnahmen vorsichtig zu finden, zudem die Maßnahmen meist erst nach einer gewissen Zeit (Timelag) wirken.

Ein nicht minder wichtiger Faktor ist die Politik der Europäischen Zentralbank. Da sie in ihren Entscheidungen autonom ist, muss der Staat darauf achten, sich mit ihr abzustimmen. Ihre Geld- und Kreditpolitik muss mit den Maßnahmen des Staates koordiniert sein. Auch die Europäische Union (EU) betreibt verstärkt Fiskalpolitik. Dies kann zu großen Konflikten unter den Mitgliedsstaaten führen, wenn die Konjunkturverläufe in den Staaten sehr unterschiedlich sind. Durch die offenen Grenzen können z. B. konjunkturfördernde Maßnahmen der EU zu einer „Überhitzung" der Konjunktur in einem anderen Land und so zu großen Problemen führen.

MERKE Häufig werden durch fiskalpolitische Zielsetzungen die Ziele des magischen Vierecks gestört.

1.4.3 Das Sozialprodukt als Messgröße der gesamtwirtschaftlichen Lage

Was das Sozialprodukt ist, lässt sich gut an einem Beispiel erklären: Drei Bäcker aus verschiedenen Ländern streiten sich, wer den größten Kuchen gebacken hat. Leider haben alle drei dasselbe Problem: Der Kuchen ist bereits weg und man kann ihn deshalb nicht mehr sehen. Der erste Bäcker beschreibt seinen Kuchen: Mein Kuchen war so groß, dass mir sogar neben dem Handwerk die Industrie geholfen hat, ihn zu backen. Auch der Dienstleistungsbereich hat uns stark geholfen. Sogar Handel, Verkehr und der Staat sowie die Landwirtschaft haben beim Backen mitgewirkt. Ausländische Bäcker haben ebenfalls zu einem kleinen Teil mit Importstückchen ausgeholfen. Der Kuchen hat Tausende gekostet – uns geht es gut!

Der zweite Bäcker berichtet: Von meinem Kuchen haben massenhaft Privatverbraucher gegessen. Auch Unternehmen und der Staat haben sich große Stücke genommen. Einen Riesenhappen konnten wir noch an das Ausland verkaufen. Uns geht es viel besser!

Der dritte Bäcker: Durch das Backen meines Kuchens konnte ich meinen Angestellten gute Löhne und Gehälter zahlen. Ich kann jetzt endlich einen neuen Backofen kaufen. Auch habe ich noch einen beachtlichen Gewinn gemacht. Selbst an den Staat konnte ich davon noch Steuern zahlen. Uns geht es am besten!

Die Schilderungen der drei Bäcker, wie groß die Kuchen waren, die sie in der Vergangenheit gebacken haben, sind vergleichbar mit dem Bericht über das Sozialprodukt eines Landes. Als Sozialprodukt bezeichnet man alle Sachgüter, Dienstleistungen und Rechte (Patente und Lizenzen), die ein Land in einem Jahr produziert hat (erster Bäcker). Man spricht hier von der sogenannten **Entstehungsrechnung** (Wo erarbeitet?) des Sozialprodukts.

Bei der nachträglichen Berechnung des Sozialprodukts kann man aber auch fragen, wer hat denn den gesamten Kuchen gegessen. Es kann nicht mehr gegessen werden als produziert wird (zweiter Bäcker). Damit ist die sogenannte **Verwendungsrechnung** (Wofür verwendet?) des Sozialprodukts gemeint.

Im Rahmen der Kuchenerstellung sind Löhne und Gehälter bzw. Gewinne angefallen, die wiederum ausreichen müssen, den Kuchen zu kaufen. Das ist die dritte Möglichkeit, den Kuchen zu berechnen (dritter Bäcker). Das ist die sogenannte **Verteilungsrechnung** (Wie verteilt?) des Sozialprodukts.

Damit alles miteinander verglichen werden kann, bewertet man das Sozialprodukt in Geldeinheiten, in der Bundesrepublik Deutschland in Euro, international meist in Dollar. Häufig spricht man deshalb auch vom Bruttoinlandsprodukt zu Marktpreisen. „Sozial" bedeutet in diesem Zusammenhang so viel wie „Gemeinschaft". „Produkt" bedeutet so viel wie „Ertrag". Man kann also auch vom gemeinschaftlichen Ertrag eines Landes in einem Jahr, ausgedrückt in der Landeswährung, sprechen. Im Jahr 1993 wurde die Berechnung auf das „Bruttoinlandsprodukt" umgestellt. Es wird nur noch zusammengerechnet, was **innerhalb** der Landesgrenzen erzeugt wird.

Nominales und reales Bruttoinlandsprodukt (BIP) mit Berechnung

Wie in Abb. 1, S. 248 ersichtlich wird, ist das **nominale** Bruttoinlandsprodukt (fast) immer gestiegen. Die jährlich in einer Volkswirtschaft hergestellten Güter bewertet man zu Preisen, die sie am Markt erzielen. Auch bei gleichbleibender Gesamtproduktion kann daher das Bruttoinlandsprodukt zu Marktpreisen von Jahr zu Jahr nominal steigen, wenn die Preise gestiegen sind. Aufgrund der Steigerung des nominalen Bruttoinlandsprodukts kann man aber nicht von einer tatsächlichen (realen) Mehrproduktion in einem Land sprechen.

Die Höhe des **realen** (wirklichen, tatsächlichen) Bruttoinlandsprodukts entscheidet darüber, ob im laufenden Jahr mehr Konsum- und Kapitalgüter bereitstehen als in den vergangenen Jahren. Um das reale Bruttoinlandsprodukt zu ermitteln, müssen also beim nominalen Bruttoinlandsprodukt die Preissteigerungen berücksichtigt werden.

MERKE Steigerung des realen Bruttoinlandsprodukts = Steigerung des nominalen Bruttoinlandsprodukts – Preissteigerung

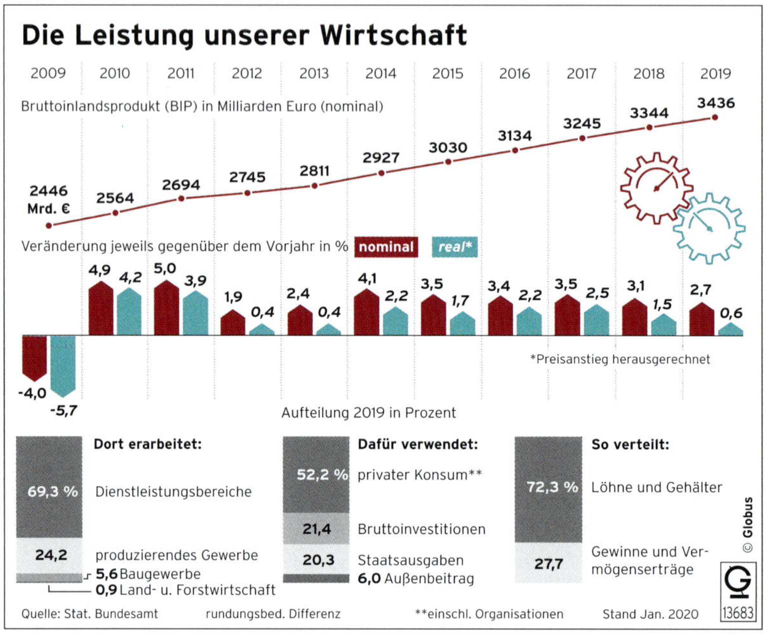

Abb. 1 Entwicklung des Bruttoinlandsprodukts in Deutschland

Aussagekraft des Sozialprodukts

Auch im Eingangsbeispiel versuchen die Bäcker, von der Größe des Kuchens auf ihren Wohlstand zu schließen. Ebenso wird es häufig mit dem Bruttoinlandsprodukt getan. Das Bruttoinlandsprodukt (BIP) wird vielfach als Messlatte des Wirtschaftswachstums und des Lebensstandards angesehen.

Selbstverständlich ist dabei immer das reale Wachstum des BIP gemeint. Aber auch das reale Wachstum um beispielsweise 5 % sagt noch nichts darüber aus, ob der Bevölkerung tatsächlich 5 % mehr Produkte, Dienstleistungen usw. zur Verfügung stehen. Es könnte ja auch sein, dass die Bevölkerung zwischenzeitlich um 5 % gewachsen ist, z. B. durch Steigerung der Geburtenrate oder Zuwanderung.

Um zu einer genaueren Aussage zu kommen, muss das Sozialprodukt also pro Kopf der Bevölkerung ausgedrückt werden. Die Angabe in US-Dollar ist bei internationalen Vergleichen üblich.
Es sind jedoch viele Leistungen im BIP gar nicht erfasst. Dazu gehören insbesondere:

- Hausfrauen/-männer-Arbeit
- Staatsgüter ohne Preise
- Bemühungen um eine saubere Umwelt
- Pflege von Statussymbolen
- Freizeitaktivitäten
- Schwarzarbeit
- Hobbygärtnerei

Diese Aufzählung ließe sich noch erweitern, sie zeigt jedoch schon, dass das Sozialprodukt als Wohlstandsmesser nur eine untergeordnete Bedeutung einnehmen kann.

Es kommt hinzu, dass z. B. Ausgaben für die Behandlung von Krankheiten in das BIP mit als Produkte aufgenommen werden. Da ist der Widerspruch klar zu erkennen.

Häufig haben auch kleine Länder oder Entwicklungsländer ein hohes Sozialprodukt pro Kopf. Bei genauerer Untersuchung stellt man jedoch fest, dass das durch eine kleine Eliteschicht erbracht und verbraucht wird. Die Verteilung der Güter ist also nicht in der BIP-Berechnung enthalten.

Aufgaben

1 Nennen Sie Märkte, auf denen Sie als Anbieter oder Nachfrager auftreten.
2 Nennen Sie die Marktform für folgende Märkte: Benzinmarkt, Informationstransportmarkt, Lebensmittelmarkt.
3 Wodurch kann der Zugang zu einem Markt beschränkt sein?
4 Auf welchen Märkten erfolgt die Preisbildung nicht nach dem Modell des vollkommenen Marktes?
5 Wie erfolgt die Preisbildung auf folgenden Märkten: Markt für Arzneimittel, Markt für ärztliche Behandlung, Markt für Blumen, Markt für Computer, Markt für Snowboards, Markt für Gütertransport, Markt für Smartphones, Markt für Apps?
6 Wie heißt die Wirtschaftsordnung der Bundesrepublik Deutschland?
7 Nennen Sie die Ziele des Stabilitätsgesetzes von 1967.
8 Wie kann der Staat das Ziel „angemessenes Wirtschaftswachstum" verfolgen?
9 Weshalb muss das Ziel Umweltschutz (Klimaschutz) auch in den Zielkatalog aufgenommen werden?
10 Beschreiben Sie allgemein einen Konjunkturzyklusverlauf
11 Nennen Sie Maßnahmen des Staates, die wie folgt wirken:
   a konjunkturfördernd
   b konjunkturdämpfend
12 Was versteht man unter dem Begriff „Sozialprodukt"?
13 Ist es möglich, dass das nominale BIP steigt, das reale BIP aber sinkt? Begründen Sie Ihre Aussage.
14 Kann das Bruttoinlandsprodukt ein Wohlstandsmesser sein? Erläutern Sie Ihre Aussage anhand von drei Beispielen.

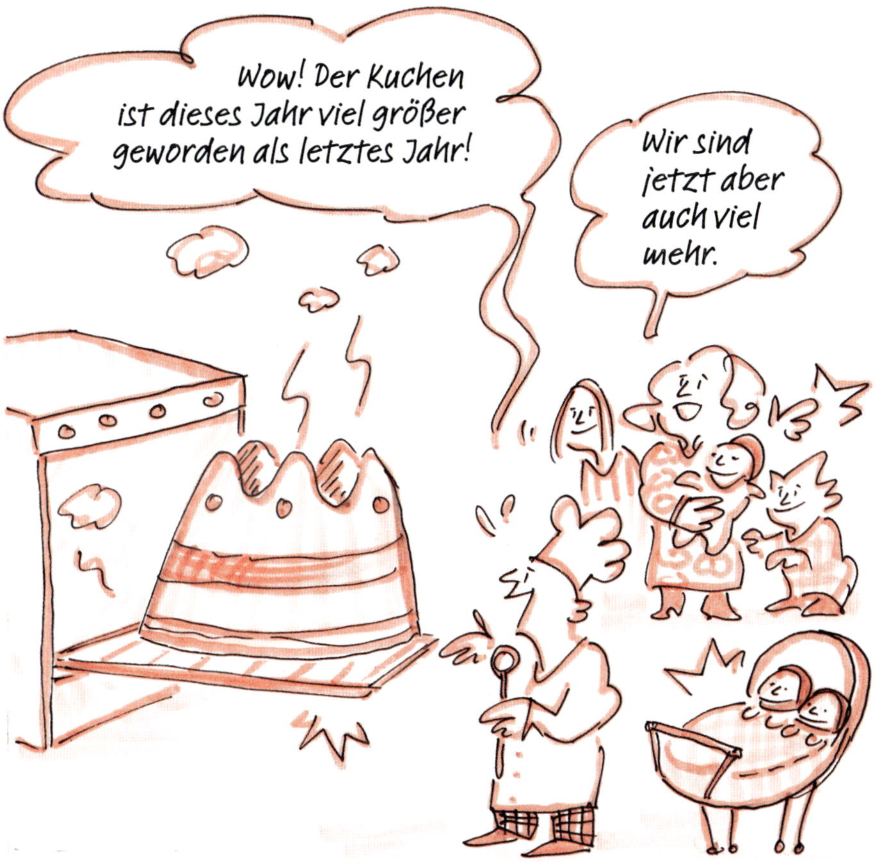
Wow! Der Kuchen ist dieses Jahr viel größer geworden als letztes Jahr!
Wir sind jetzt aber auch viel mehr.

2 Soziale und private Absicherung

2.1 Sozialversicherungen

2.1.1 Entstehung der Sozialversicherungen

Die in Deutschland bis zum heutigen Tag gültigen Sozialversicherungen verdanken ihr Entstehen der kaiserlichen Botschaft vom 17.11.1881, die der damalige Reichskanzler Otto von Bismarck verkündete (Abb. 1). Die Industrialisierung des 19. Jahrhunderts führte zu einer Verelendung großer Teile der Arbeiterschaft. Aus sozialen und politischen Gründen regte von Bismarck eine soziale Absicherung der Arbeitnehmer an. Die kaiserliche Botschaft versprach „den Hülfsbedürftigen größere Sicherheit".

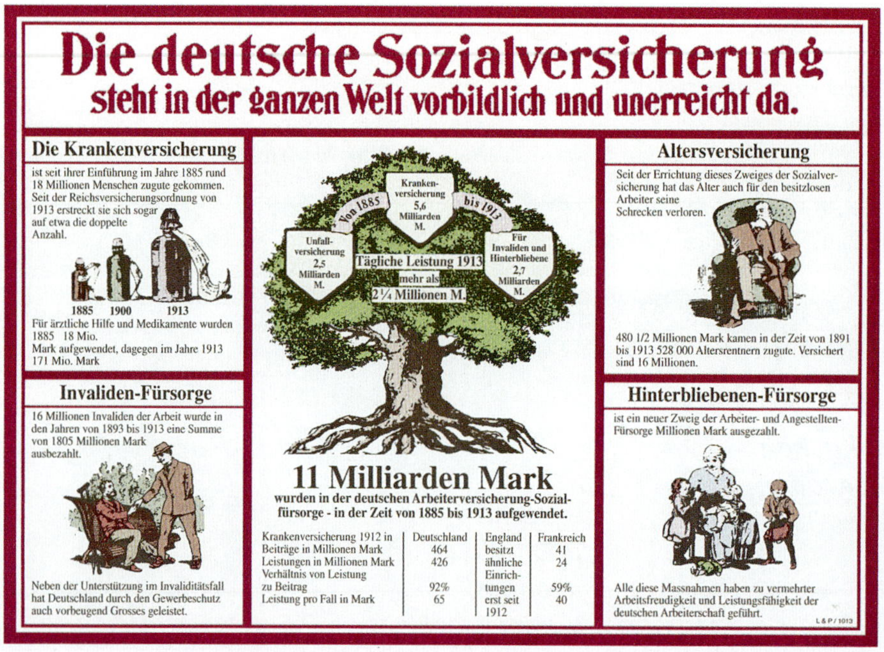
Die deutsche Sozialversicherung
steht in der ganzen Welt vorbildlich und unerreicht da.
Die Krankenversicherung
ist seit ihrer Einführung im Jahre 1885 rund 18 Millionen Menschen zugute gekommen. Seit der Reichsversicherungsordnung von 1913 erstreckt sie sich sogar auf etwa die doppelte Anzahl.
1885 1900 1913
Für ärztliche Hilfe und Medikamente wurden 1885 18 Mio. Mark aufgewendet, dagegen im Jahre 1913 171 Mio. Mark
Invaliden-Fürsorge
16 Millionen Invaliden der Arbeit wurde in den Jahren von 1893 bis 1913 eine Summe von 1805 Millionen Mark ausbezahlt.
Neben der Unterstützung im Invaliditätsfall hat Deutschland durch den Gewerbeschutz auch vorbeugend Grosses geleistet.
Von 1885 bis 1913
Kranken-versicherung 5,6 Milliarden M.
Unfall-versicherung 2,5 Milliarden M.
Für Invaliden und Hinterbliebene 2,7 Milliarden M.
Tägliche Leistung 1913 mehr als 2¼ Millionen M.
11 Milliarden Mark
wurden in der deutschen Arbeiterversicherung-Sozialfürsorge - in der Zeit von 1885 bis 1913 aufgewendet.
Krankenversicherung 1912 in | Deutschland | England | Frankreich
Beiträge in Millionen Mark | 464 | besitzt | 41
Leistungen in Millionen Mark | 426 | ähnliche | 24
Verhältnis von Leistung zu Beitrag | 92% | Einrichtungen | 59%
Leistung pro Fall in Mark | 65 | erst seit 1912 | 40
Altersversicherung
Seit der Errichtung dieses Zweiges der Sozialversicherung hat das Alter auch für den besitzlosen Arbeiter seine Schrecken verloren.
480 1/2 Millionen Mark kamen in der Zeit von 1891 bis 1913 528 000 Altersrentnern zugute. Versichert sind 16 Millionen.
Hinterbliebenen-Fürsorge
ist ein neuer Zweig der Arbeiter- und Angestellten-Fürsorge Millionen Mark ausgezahlt.
Alle diese Massnahmen haben zu vermehrter Arbeitsfreudigkeit und Leistungsfähigkeit der deutschen Arbeiterschaft geführt.
L & P / 1013

Abb. 1 Historisches Informationsplakat zur Sozialversicherung

Nacheinander entstanden als staatliche **Pflichtversicherungen:**

- Krankenversicherung (1883)
- Unfallversicherung (1884)
- Invalidenversicherung (1889), heutige Rentenversicherung
- Arbeitslosenversicherung (1927)
- Pflegeversicherung (1995)

Die Sozialversicherungen bzw. die entsprechenden Sozialgesetze sind heute im **Sozialgesetzbuch** (SGB) in folgenden Bänden zusammengefasst:

- Band III: Arbeitslosenversicherung
- Band V: Krankenversicherung
- Band VI: Rentenversicherung
- Band VII: Unfallversicherung
- Band XI: Pflegeversicherung

Wesentliche Merkmale der Sozialversicherungen sind:

- Absicherung eines bedeutenden Teils der wirtschaftlichen Risiken des Lebens.
- Arbeitnehmer und Arbeitgeber bringen die Beiträge gemeinsam auf.
- Die Sozialversicherungen erhalten Staatszuschüsse.
- Die Versicherten haben einen Rechtsanspruch auf die Leistungen.
- Die Sozialversicherungen verwalten sich selbst durch ihre Mitglieder.
- Die Sozialversicherungen heben die Volksgesundheit und die Produktionskraft unserer Wirtschaft.

Weitere Informationen finden Sie unter:
www.sozialpolitik.com
www.dsv-europa.de

Die Bedeutung der Sozialversicherungen hat sich im Laufe der Jahrzehnte nicht geändert, obwohl sich die Situation der Arbeitnehmer erheblich verbessert hat. Die zunehmenden, vor allem wirtschaftlichen Probleme einzelner Versicherungszweige der Sozialversicherung führen heute zu Diskussionen, ob die Sozialversicherung als Pflichtversicherung noch Bestand haben soll.

In allen Sozialversicherungen gilt das Solidaritäts- und das Äquivalenzprinzip. Das Äquivalenzprinzip gilt nur dann, wenn es um Geld- oder Einkommensersatzleistungen geht. Die Beiträge sollen ein Äquivalent zu den Geldleistungen darstellen. Solidaritätsprinzip bedeutet, dass die Beiträge nach der Leistungsfähigkeit des Versicherungsnehmers kalkuliert werden.

2.1.2 Träger der Sozialversicherungen

Die Träger der Sozialversicherungen, d.h. die Organisationen, die die Versicherungen verwalten, sind im Gegensatz zu privaten Versicherungen Körperschaften des öffentlichen Rechts (Tab. 1). Sie stehen somit unter Staatsaufsicht.

Krankenversicherung	Allgemeine Ortskrankenkasse (AOK), wenn kein sonstiger Träger vorhanden Innungskrankenkassen (IKK) Betriebskrankenkassen (BKK) Landwirtschaftliche Krankenkassen (LKK) Ersatzkrankenkassen Knappschaft
Rentenversicherung	Deutsche Rentenversicherung Bund Deutsche Rentenversicherung Knappschaft-Bahn-See
Pflegeversicherung	Pflegekassen; ihre Aufgaben werden von den gesetzlichen Krankenkassen übernommen
Unfallversicherung	fachlich gegliederte Berufsgenossenschaften: gewerbliche Berufsgenossenschaften landwirtschaftliche Berufsgenossenschaften Unfallkasse
Arbeitslosen-versicherung	Bundesagentur für Arbeit in Nürnberg, ihr unterstehen die Landes- und örtlichen Arbeitsagenturen

Tab. 1 Träger der Sozialversicherungen

Innungskrankenkassen finden Sie unter **www.ikk.de**
Betriebskrankenkassen finden Sie unter **www.bkk.de**
Ortskrankenkassen finden Sie unter **www.aok.de**
Verband der Ersatzkassen finden Sie unter **www.vdek.com**

2.1.3 Krankenversicherung

Krankenversicherte haben grundsätzlich Anspruch auf Leistungen zur Verhütung, Früherkennung und Behandlung von Krankheiten. Die Leistungen müssen zweckmäßig, ausreichend, notwendig und wirtschaftlich sein. Grundsätzlich gilt das sogenannte **Sachleistungsprinzip**, d.h., alle Sachleistungen werden nach oben genanntem Grundsatz von der Krankenversicherung bezahlt. Nur in wenigen Fällen sieht das Gesetz abweichend vom Sachleistungsprinzip eine Geldleistung oder Kostenerstattung vor, z.B. bei 3D-Ultraschall in der Schwangerschaft. Alle Versicherten können die Kostenerstattung für ein Jahr wählen. Bei der privaten Krankenversicherung gilt vorwiegend das Prinzip der Kostenerstattung, d.h., der privat Versicherte muss zunächst die Leistungen selbst bezahlen und kann sich dann vom Versicherungsunternehmen die (versicherten) Kosten erstatten lassen.

Leistungen der Krankenversicherung:
- Leistungen zur **Verhütung von Krankheiten:**
  - Aufklärung der Bevölkerung
  - Zusammenarbeit mit Berufsgenossenschaften
  - Gruppenprophylaxe bei Zahnerkrankungen (Kindergärten und Schulen)
  - Individualprophylaxe und Früherkennungsuntersuchungen bei Zahnerkrankungen
  - Kuren (Kostenbeteiligung der Versicherten)
- Leistungen zur **Früherkennung von Krankheiten:**
  - Vorsorgeuntersuchungen bei Kindern bis zum 6. Lebensjahr
  - Krebsfrüherkennung bei Frauen ab dem 20. und bei Männern ab dem 35. Lebensjahr
- Leistungen bei **Krankheit**
  - Krankenbehandlung (ärztlich, zahnärztlich)
  - Versorgung mit Arznei-, Verband-, Heil- und Hilfsmitteln
  - Krankenhausaufenthalt (Kostenbeteiligungen der Versicherten)
  - Zahnersatz (Kostenbeteiligungen der Versicherten)
  - Haushaltshilfe, wenn Kind unter 8 Jahren bei Krankenhausaufenthalt zu versorgen ist
  - Krankengeld (78 Wochen lang innerhalb von 3 Jahren nach Ablauf der 6-wöchigen Lohnfortzahlung durch den Arbeitgeber)

- **sonstige Leistungen**
  - Betreuung während der Schwangerschaft
  - Entbindungskosten
  - Mutterschaftshilfe
  - Mutterschaftsgeld (6 Wochen vor und 8 Wochen nach Entbindung)
  - Mitversicherung von Familienangehörigen: Haben Familienangehörige kein oder nur ein geringes Einkommen, erhalten sie die gleichen Leistungen wie das versicherte Mitglied (Ausnahmen bestehen). Der Beitrag des versicherten Mitglieds erhöht sich dadurch nicht.

In der Krankenversicherung gibt es Pflichtversicherte und freiwillige Mitglieder. **Pflichtversicherte** sind Angestellte und Arbeiter bis zu einem bestimmten Bruttoentgelt, der **Jahresarbeitsentgeltgrenze** (früher Versicherungspflichtgrenze). Diese lag im Jahr 2024 bei 5775,00 € pro Monat. Ferner unterliegen alle Auszubildenden, Rentner, Studenten, Arbeitslose und selbstständige Landwirte der Versicherungspflicht.

Arbeitnehmer, deren Verdienst über der Jahresarbeitsengeltgrenze liegt, können sich **freiwillig** in den gesetzlichen Krankenkassen weiterversichern. Ebenso können sie sich privat gegen Krankheit versichern. Seit 2007 sind alle Bundesbürger zur Versicherung verpflichtet. Trotzdem gibt es weiterhin ca. 200000 Menschen ohne Versicherungsschutz. Selbstständige können sich ebenfalls freiwillig in einer gesetzlichen Krankenkasse oder privat versichern.

MERKE Die Beiträge zur Krankenversicherung werden von Arbeitgeber und Arbeitnehmer aufgebracht.

Der einheitliche **Beitragssatz** beträgt mit Einführung des Gesundheitsfonds 14,6 % vom Bruttolohn (14,0 % ohne Krankengeldanspruch). Die Arbeitnehmer und die Arbeitgeber zahlen jeweils 7,3 % hiervon (Abb. 1). Die Krankenkassen können (unterschiedliche) Zusatzbeiträge von ihren Mitgliedern verlangen oder Prämien an ihre Mitglieder ausschütten. Ab einem bestimmten Bruttoentgelt steigen die Beiträge für den Versicherten nicht mehr (**Beitragsbemessungsgrenze**, 5175,00 € brutto monatlich im Jahr 2024). Die Zusatzbeiträge der Krankenversicherungen sind stark gestiegen und können z. B. unter www.krankenkasseninfo.de eingesehen werden.

Video
→ S. 231, PagePlayer

Die Berechnung des Beitragssatzes soll an einem Beispiel gezeigt werden: Der Medizinische Fachangestellte Mark erhält ein monatliches Bruttogehalt von 1469,00 €. Sein Krankenkassenbeitrag beträgt 14,6 %. Mark übernimmt also als Arbeitnehmer einen Krankenkassenbeitrag von 7,3 %. Der Arbeitgeber übernimmt die anderen 7,3 % des Krankenkassenbeitrags. Die Krankenkasse erhebt einen Zusatzbeitrag in Höhe von 0,9 %, der ebenfalls zwischen Arbeitnehmer und Arbeitgeber geteilt wird. Die überwiesene Summe von 227,70 € entspricht somit 15,5 % des sozialpflichtigen Arbeitnehmerbruttogehalts. Für Mark bedeutet das, dass er 113,85 € an seine Krankenkasse abführt, sein Arbeitgeber führt ebenfalls 113,85 € ab.

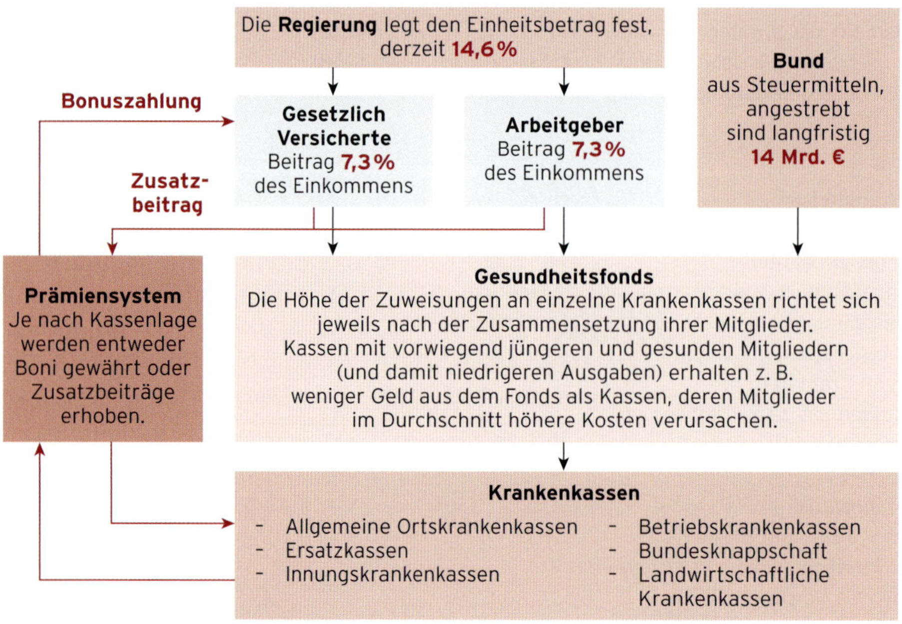

Abb. 1 Funktionsweise des Gesundheitsfonds

2.1.4 Pflegeversicherung

Die Pflegeversicherung erbringt Leistungen (Sachleistungen und Pflegegeld) bei häuslicher und stationärer Pflege. Versicherungspflichtig sind alle in der Krankenversicherung versicherten Personen, auch freiwillig Versicherte. Ebenso sind auch privat Krankenversicherte verpflichtet, sich gegen das Risiko der Pflege zu versichern.

Der Beitragssatz beträgt 3,4 % vom Bruttomonatsentgelt und wird je zur Hälfte von Arbeitgeber und Arbeitnehmer getragen (kinderlose Versicherte ab Vollendung des 23. Lebensjahres und Rentner ab Jahrgang 1940 zahlen 4,00 %). Ehegatten und Kinder sind beitragsfrei mitversichert. In Zukunft sollen Familien nach der Kinderzahl im Beitrag entlastet werden.

Die Einteilung in drei Pflegestufen wurde 2017 durch die Einteilung in fünf **Pflegegrade** ersetzt (Abb. 1).

- Pflegegrad 1: geringe Beeinträchtigung der Selbstständigkeit
- Pflegegrad 2: erhebliche Beeinträchtigung der Selbstständigkeit
- Pflegegrad 3: schwere Beeinträchtigung der Selbstständigkeit
- Pflegegrad 4: schwerste Beeinträchtigung der Selbstständigkeit
- Pflegegrad 5: schwerste Beeinträchtigung der Selbstständigkeit mit besonderen Anforderungen an die pflegerische Versorgung

12,5 bis unter 27 Punkte	**Pflegegrad 1**
27 bis unter 47,5 Punkte	**Pflegegrad 2**
47,5 bis unter 70 Punkte	**Pflegegrad 3**
70 bis unter 90 Punkte	**Pflegegrad 4**
90 bis unter 100 Punkte	**Pflegegrad 5**

Abb. 1 Einteilung der Pflegegrade

Wie selbstständig ein Antragsteller noch ist, ermitteln die Prüfer mit dem neuen Begutachtungsinstrument NBA (**Neues Begutachtungsassessment**) nach einem Punktesystem. Dabei gilt: Je mehr Punkte der Begutachtete erhält, umso höher ist der Pflegegrad und umso mehr Pflege- und Betreuungsleistungen genehmigt seine Pflegekasse. Ausschlaggebend für die Berechnung der Punkte ist der Grad der Selbstständigkeit in sechs Modulen, die unterschiedlich gewichtet werden (Abb. 2):

- Mobilität: z. B. Positionswechsel im Bett, stabile Sitzposition halten, Aufstehen aus sitzender Position und Umsetzen
- kognitive und kommunikative Fähigkeiten: z. B. Personen aus dem näheren Umfeld erkennen, örtliche und zeitliche Orientierung, Sachverhalte und Informationen verstehen
- Verhaltensweisen und psychische Problemlagen: motorisch geprägte Verhaltensauffälligkeiten, nächtliche Unruhe
- Selbstversorgung: z. B. Körperpflege, An- und Auskleiden, Ernährung
- Bewältigung von und selbstständiger Umgang mit krankheits- oder therapiebedingten Anforderungen und Belastungen: z. B. Medikation, Injektionen, Versorgung intravenöser Zugänge
- Gestaltung des Alltagslebens und sozialer Kontakte: z. B. Tagesablauf gestalten und an Veränderungen anpassen, sich beschäftigen

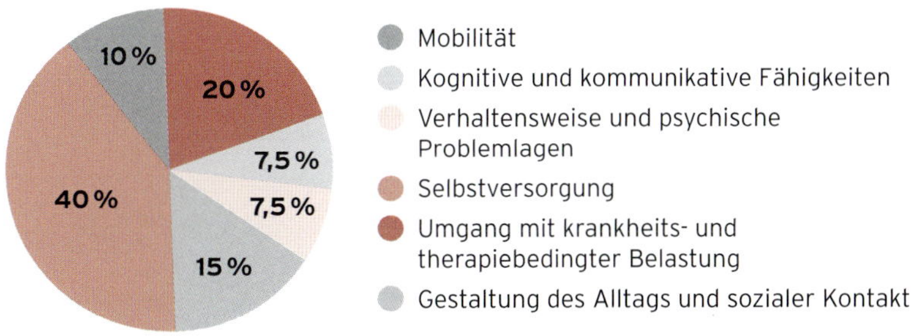

Abb. 2 Gewichtung der Module im Neuen Begutachtungsverfahren

Genau genommen gibt es noch zwei weitere Pflegegrad-Module: außerhäusliche Aktivitäten und Haushaltsführung. Diese beiden Module werden jedoch nicht für die Einstufung der Pflegebedürftigkeit herangezogen, sondern sollen v. a. Pflegekräften eine individuellere Pflegeplanung ermöglichen.

2.1.5 Unfallversicherung

Die Leistungen der Unfallversicherung bestehen zur Hauptsache in der Verhütung von Arbeitsunfällen. Die Leistungspflicht der Unfallversicherung tritt ein bei Arbeitsunfällen, Wegeunfällen und Berufskrankheiten.

Arbeitsunfälle sind Unfälle, die dem Versicherten im Zusammenhang mit seiner beruflichen Tätigkeit zustoßen, z. B. beim Assistieren fällt ein infiziertes Skalpell auf den Fuß des Medizinischen Fachangestellten. Unfälle auf Praxisveranstaltungen zählen ebenfalls zu den Arbeitsunfällen.

Wegeunfälle sind Unfälle auf dem direkten Weg von und zur Praxis.

Berufskrankheiten sind Krankheiten, die der Versicherte sich durch die Berufsausübung zugezogen hat, z. B. Bäckerkaries (bei Bäckern und Konditoren), Hepatitis und Aids (bei Medizinischen Fachangestellten).

Berufskrankheiten der Berufsgenossenschaften für Gesundheitsdienst und Wohlfahrtspflege und Informationen zur Unfallversicherung finden Sie unter **www.bgw-online.de**

Leistungen der Unfallversicherung:
- Heilung der Unfallverletzten durch Heilbehandlung (ärztliche und zahnärztliche Behandlung)
- Berufshilfe mit dem Ziel, den Verletzten wieder in seinen Beruf einzugliedern oder ihn zur Aufnahme eines anderen Berufes zu befähigen
- Entschädigungen für Unfallfolgen durch Geldleistungen:
  - Verletztengeld soll die Lohnausfälle während der Verletzung ausgleichen, ähnlich dem Krankengeld der Krankenkassen.
  - Verletztenrente wird gewährt, wenn die Erwerbsfähigkeit des Verletzten dauernd gemindert ist. Die Höhe richtet sich nach dem Grad der Behinderung und dem Jahresarbeitsverdienst des Verletzten.
- Hinterbliebenenrente und Sterbegeld werden an Hinterbliebene bezahlt, wenn der Verletzte an den Folgen eines Arbeitsunfalls, Wegeunfalls oder einer Berufskrankheit verstorben ist. Die Zahl dieser Unfälle stagniert in den letzten Jahren (Abb. 1)

Informationen zum Verbandbuch und Formulare finden Sie unter: **www.verbandbuch.net**

MERKE In der Unfallversicherung sind alle Arbeitnehmer pflichtversichert.

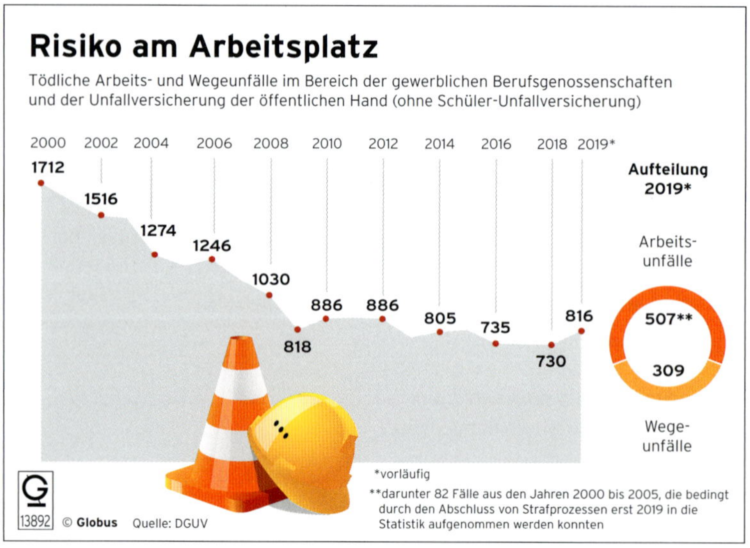

Abb. 1 Entwicklung tödlicher Arbeits- und Wegeunfälle

Mitarbeiter in Arztpraxen sind in der Berufsgenossenschaft für Gesundheitsdienst und Wohlfahrtspflege (BGW), Pappelallee 35–37, 22089 Hamburg, pflichtversichert. Während des Berufsschulbesuchs sind Schüler ebenfalls versichert.

Die **Beiträge** werden vom Arbeitgeber (Praxisinhaber) allein aufgebracht. Ihre Höhe richtet sich nach der Gefahrenklasse des Betriebs und der Anzahl der Mitarbeiter (Lohnsumme). Die geleisteten Arbeitsstunden müssen jährlich an die BGW gemeldet werden. Ereignen sich viele Unfälle in der Praxis, wird sie höher eingestuft – die Beiträge steigen.

Alle Versicherten haben die Unfall- und Krankheitsverhütungsvorschriften der Unfallversicherung genau zu beachten. Ein vorsätzlicher oder grob fahrlässiger Verstoß hiergegen ist strafbar und führt u. U. zu Leistungseinschränkungen. Jeder Arbeitsunfall ist dem Arbeitgeber unverzüglich zu melden. Beteiligte an Arbeitsunfällen oder Zeugen müssen wahrheitsgemäße Aussagen machen. Ärztlich angeordnete Maßnahmen hat ein Verletzter gewissenhaft zu befolgen und sich den Untersuchungen zu stellen. Alle Unfälle und Verletzungen müssen richtig dokumentiert werden.

Auch die erbrachten Erste-Hilfe-Leistungen unterliegen der Dokumentationspflicht des Arztes: Um dieser Aufzeichnungspflicht nachzugehen, empfiehlt sich ein Verbandbuch, mit dem Erste-Hilfe-Leistungen dokumentiert werden können.

2.1.6 Rentenversicherung

In der Rentenversicherung gilt der „Generationenvertrag". Das bedeutet, dass die zurzeit erwerbstätige Generation mit ihren Beiträgen die Generation unterstützt, die nicht mehr im Erwerbsleben steht. Man nennt das auch **Umlageverfahren**. Der Begriff Umlageverfahren beschreibt, wie die Deutsche Rentenversicherung die laufenden Rentenzahlungen finanziert. Dabei werden die Einnahmen aus eingehenden Beiträgen der Versicherten und Arbeitgeber sowie Zuschüssen aus dem Bundeshaushalt für die laufenden Rentenzahlungen verwendet. Dies ist notwendig, weil die gesetzliche Rentenversicherung keinen Kapitalstock aufbauen kann, sondern die Renten allein durch die Umlage der Einnahmen finanziert. Normalerweise sind 3 Monate finanziert.

Das Prinzip des Schutzes vor Alter, Tod und Erwerbsminderung durch den Generationenvertrag „funktioniert" nur, wenn genügend junge erwerbstätige Menschen zur Beitragsfinanzierung vorhanden sind.

Das „Gegenteil" wäre ein **Kapitaldeckungsverfahren**, welches die Ausgaben aus den Zinsen der eingezahlten Beiträge erwirtschaften würde.

Leistungen der Rentenversicherung

Die Rentenversicherung umfasst folgende Leistungen:

- Medizinische und berufsfördernde Maßnahmen sollen die Erwerbsfähigkeit erhalten, bessern und wiederherstellen. Dazu zählen:
  - Heilbehandlungen in Kurkliniken und Sanatorien
  - Berufsförderung durch Weiterbildung, Umschulung, Stellenvermittlung
  - Übergangsgeld während der Dauer der Heilbehandlung oder Umschulung
- Renten als
  - Versichertenrenten (Regelaltersrente, Rente wegen verminderter Erwerbsfähigkeit)
  - Hinterbliebenenrenten (z. B. Witwen- und Waisenrente)

Anspruch auf eine Versichertenrente hat nur, wer bestimmte Voraussetzungen erfüllt, z. B. die Mindestversicherungszeit (Wartezeit) muss erfüllt und ein bestimmtes Alter erreicht sein. Von wenigen Ausnahmen abgesehen gilt eine allgemeine Wartezeit von 60 Kalendermonaten (5 Jahre). Beitragsfreie, beitragsgeminderte und Kindererziehungszeiten werden hierbei unterschiedlich berücksichtigt. Ein Altersruhegeld wird in der Regel ab dem 67. Lebensjahr (ab 2031) bezahlt. Vor 2012 war diese Grenze bei 65 Jahren.

Besondere Renten

- Rente wegen verminderter Erwerbsfähigkeit (ersetzt die Erwerbsminderungsrente) wird gezahlt bei:
  - teilweiser Erwerbsfähigkeit: Der Versicherte kann nur noch 3 bis unter 6 Stunden täglich arbeiten.
  - voller Erwerbsunfähigkeit: Der Versicherte kann nur noch weniger als 3 Stunden täglich arbeiten.
- Flexible Renten: Die Altersrente ab 67 Jahren kann bis zu 3 Jahre früher in Anspruch genommen werden (Frührente). Hierfür muss ein Abschlag von 0,3 % im Monat von der Rente in Kauf genommen werden (Voraussetzung: 35 Versichertenjahre). Ebenso ist eine Verlängerung der Lebensarbeitszeit möglich (Zuschlag von 0,5 % monatlich).
- Teilrenten: Um den Eintritt in das „Rentendasein" gleitend zu gestalten, hat der Versicherte die Möglichkeit, Teilrenten zu beantragen. Möglich sind eine 1/3-Rente, 1/2-Rente und 2/3-Rente. Je geringer die beantragte Rente, desto höher ist die Möglichkeit des Versicherten, noch hinzuzuverdienen.
- Besonders langjährig Versicherte: Hat man 45 Beitragsjahre in die Rentenversicherung einbezahlt, besteht die Möglichkeit, mit 63 Jahren in Rente zu gehen.
- Grundrente: Um der Altersarmut vorzubeugen, erhalten Menschen, die 33 Jahre nur wenig eingezahlt haben, einen Zuschlag zur Rente.

Versicherungspflichtig in der Rentenversicherung sind alle Arbeitnehmer (Arbeiter, Angestellte, Auszubildende). Die Beitragsbemessungsgrenze liegt bei einem Bruttoentgelt von 7550,00 € (West) bzw. 7450,00 € (Ost) monatlich (Stand 2024). Nicht Versicherungspflichtige können freiwillig der Rentenversicherung beitreten oder sich privat versichern. Die Beiträge werden von Arbeitgeber und Arbeitnehmer je zur Hälfte aufgebracht. Der Beitragssatz beträgt 18,6 % vom Bruttoentgelt (Stand 2024).

Nur bei Auszubildenden gilt, dass die Beiträge vom Arbeitgeber allein aufgebracht werden müssen, wenn das Bruttoentgelt unter 325,00 € monatlich liegt.

Es findet eine **nachgelagerte Besteuerung** der Renten statt. Dies besagt, dass Alterseinkünfte (Renten und Pensionen) in voller Höhe der Einkommensteuer unterworfen werden. Im Gegenzug werden die Beiträge oder Aufwendungen zum Erwerb des Rentenanspruchs durch Steuerbefreiungen oder Sonderausgabenabzug einkommensteuerlich freigestellt. Dies geschieht schrittweise (2025 85 %, 2040 100 %).

Die Rentenreform

Neben der Reform der Krankenversicherung betrachtet man die Reform der Rentenversicherung als dringend erforderlich, weil
- die Lebenserwartung der Menschen ständig steigt,
- Altersrenten immer früher in Anspruch genommen werden,
- Ausbildungszeiten immer länger geworden sind,
- die Geburtenrate ständig gesunken ist.

Die politische Forderung lautet: Die Beiträge zur Rentenversicherung sollen in Zukunft nicht über 22 % steigen und das Rentenniveau nicht unter ca. 48 % des Bruttolohns sinken. Man geht davon aus, dass man ca. 60 % des Bruttolohns im Alter benötigt, um seinen Lebensstandard zu erhalten. Deswegen wurde die Altersvorsorge auf drei Säulen verlagert (Abb. 1).

Die sich ergebenden Lasten für die kommenden Jahrzehnte sollen von Rentnern, Bund und Beitragszahlern gemeinsam getragen werden. Ziel dabei ist, das hohe Niveau der Renten (Rente als Lohnersatz) beizubehalten und die Renten an der Wirtschaftsentwicklung (Nettolohnverdienste) zu orientieren.

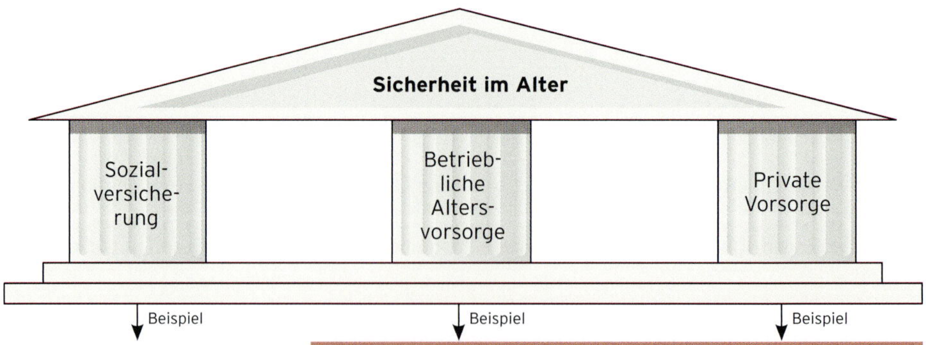

	Steuerlich und sozialversicherungsrechtlich gefördert	
– **Gesetzliche Rentenversicherung als Grundsicherung**	– **Direktversicherung** Arbeitgeber schließt für Arbeitnehmer eine Lebens- oder Rentenversicherung ab. – **Pensionskasse** Arbeitnehmer hat Anspruch an die Versicherung auch bei Arbeitgeberwechsel. – **Pensionsfonds** wie Pensionskasse geregelt, größere Risiken und Gewinne – **Unterstützungskassen** vom Arbeitsgeber gegründet, um Arbeitnehmer im Alter zu unterstützen	– **Private Rentenversicherung** – **Eigentumswohnung oder eigenes Haus** – **Private Lebensversicherung**

Abb. 1 Säulen der Rentenversicherung

Die **Direktversicherung** ist die populärste Form der betrieblichen Altersvorsorge und besonders in Klein- und Kleinstbetrieben – wie Arztpraxen – verbreitet. Es handelt sich hierbei um eine kapitalbildende Rentenversicherung, die der Arbeitgeber als Versicherungsnehmer zugunsten der Arbeitnehmer und ggf. ihrer Angehörigen abschließt. Versicherungsnehmer und Beitragszahler ist der Arbeitgeber, Bezugsberechtigter ist der Arbeitnehmer (bzw. ein Angehöriger).

Bei einem Arbeitgeberwechsel kann die Rentenversicherung übertragen werden (Portabilität). Bis zu gewissen Höchstbeträgen sind die Lohnerhöhungen oder Umwandlungen von Teilen des Arbeitslohns steuerfrei. Der Arbeitgeber ist zur Beratung verpflichtet und wird seinerseits von seinen Institutionen unterstützt.

Im sogenannten Altersvermögensgesetz ist eine weitere Form der Vorsorge geregelt. Der Staat bietet eine Förderung der freiwilligen privaten Vorsorge an. Wer 4% seines sozialversicherungspflichtigen Jahresentgelts anlegt, erhält die jeweils maximale Zulage. Zusätzlich kann es auch noch einen Sonderausgabenabzug in der Steuererklärung geben. Dies wird vom Finanzamt geprüft. Im Volksmund wird diese Vorsorge auch als **Riester-Rente** bezeichnet.

Im Jahre 2002 wurde die Riester-Rente im Zuge der Rentenreform eingeführt. Der Grund für diese Reform war der Beschluss der Regierung, für jüngere Generationen die Rente bezahlbar zu machen, indem das Rentenniveau gesenkt wurde. Um die nun entstehende Versorgungslücke zu stopfen, müssen sich jüngere Arbeitnehmer mit einer privaten oder betrieblichen Altersvorsorge zusätzlich absichern.

Damit die Arbeitnehmer zum Abschluss motiviert werden, unterstützt der Staat Vorsorgesparer durch **Zulagen** und Steuervorteile. Abhängig von der Zulagenhöhe und dem Einkommen können Arbeitnehmer mit kleinen monatlichen Beiträgen ein finanzielles Polster für den Ruhestand aufbauen. Es werden drei Arten der Zulagen gewährt (Tab. 1).

Grundzulage	Berufseinsteigerbonus	Kinderzulage
Jeder Versicherungsnehmer erhält 175,00 € jährlich.	Versicherungsnehmer erhalten 200,00 € bei Abschluss, wenn sie noch keine 25 Jahre alt sind.	Ein kindergeldberechtigtes Elternteil erhält abhängig vom Geburtsjahr des Kindes 185,00 € oder 300,00 € jährlich.

Tab. 1 Zulagenarten beim Vorsorgesparen

Jährlich müssen die Zulagen vom Versicherungsnehmer bei der Zulagenstelle für Altersvermögen beantragt werden. Zusätzlich können diese Beiträge in der Steuererklärung geltend gemacht werden.

Die Anlage nach dem Altersvermögensgesetz kann in folgenden Bereichen erfolgen:
- Banksparplan
- private Rentenversicherung (Lebensversicherung)
- Fondsprodukte
- betriebliche Altersvorsorge (Direktversicherung, Pensionskasse, Pensionsfonds)

Jedes Anlageprodukt, das die staatliche Förderung erhalten will, muss von der BaFin zertifiziert werden. Hierzu müssen die Produkte folgende Kriterien erfüllen:
- Die Auszahlung darf erst mit Beginn einer Altersrente, frühestens ab dem 60. Lebensjahr erfolgen.
- Bei Beginn der Auszahlung müssen mindestens die eingezahlten Beträge zugesichert sein.
- Die Zahlungen müssen dauerhaft bis in hohes Alter absichern (keine Einmalzahlungen).

Verfahren: Der Anbieter des Anlageprodukts schickt dem Sparer einen Antrag auf Zulage. Der Sparer füllt den Antrag aus und sendet ihn an den Anbieter zurück. Dieser schickt den Antrag an das Zulagenamt, welches die Zulage direkt an den Anbieter überweist.

Die Bundesanstalt für Finanzdienstleistungsaufsicht – Versicherungen – finden Sie unter www.bafin.de
→ Verbraucher
→ Versicherungen

2.1.7 Arbeitslosenversicherung

Das Sozialgesetzbuch Band III (SGB III) weist der Bundesagentur für Arbeit folgende arbeitsmarkt- und beschäftigungspolitischen Aufgaben zu:

- Berufsberatung
- Arbeitsvermittlung
- Förderung der beruflichen Bildung
- Erhaltung und Schaffung von Arbeitsplätzen
- Arbeitsmarkt- und Berufsforschung

Durch geeignete Maßnahmen soll ein hoher Beschäftigungsgrad erzielt und aufrechterhalten sowie das Wachstum der Wirtschaft gefördert werden.

Das Bundesministerium für Arbeit und Soziales finden Sie unter www.bmas.de www.arbeitsagentur.de

Arbeitslosengeld

Das Arbeitslosengeld (ALG) ist eine Leistung der Arbeitslosenversicherung. Arbeitslos ist, wer vorübergehend keine Arbeitsstelle hat. Um Arbeitslosengeld beziehen zu können, müssen mehrere Voraussetzungen erfüllt sein:

- Der Arbeitslose muss der Arbeitsvermittlung zur Verfügung stehen.
- Der Arbeitslose muss sich arbeitslos gemeldet haben (sofort nach Erhalt der Kündigung).
- Der Arbeitslose muss die Anwartschaft erfüllt haben, d. h., er muss innerhalb der letzten 3 Jahre mindestens 360 Tage lang Beiträge an die Arbeitslosenversicherung bezahlt haben.

Arbeitslosengeld wird für unter 55-Jährige höchstens für 1 Jahr gewährt. Die **Dauer** richtet sich nach den beitragspflichtigen Beschäftigungszeiten. Über 58-Jährige erhalten bis zu 24 Monate ALG (Tab. 1). Ist die Arbeitslosigkeit selbst verschuldet (z. B. durch eigene Kündigung), kann eine Sperrfrist von 12 Wochen verhängt werden, ansonsten wird das Arbeitslosengeld vom Tag der Antragstellung an gewährt.

Die **Höhe** des Arbeitslosengeldes hängt vom Lebensalter des Arbeitslosen und seinem Familienstatus ab. Ledige Arbeitnehmer ohne Kinder erhalten 60 % des letzten Nettoentgelts, Arbeitslose mit Kindern 67 %. Bei Auszubildenden orientiert sich das Arbeitslosengeld an 50 % des ersten zu erwartenden Entgelts, mindestens jedoch an der letzten Auszubildendenvergütung.

nach Versicherungspflichtverhältnissen mit einer Dauer* von insgesamt mindestens		**und nach Vollendung des … Lebensjahres**	**Anspruchsdauer in**	
… Monaten	**… Kalendertagen**		**… Monaten**	**… Kalendertagen**
12	360		6	180
16	480		8	240
20	600		10	300
24	720		12	360
30	900	50.	15	450
36	1080	55.	18	540
48	1440	58.	24	720

* – Bei der Feststellung der Anspruchsdauer können nur die Versicherungszeiten berücksichtigt werden, die der Arbeitnehmer in den fünf Jahren vor der aktuellen Arbeitslosigkeit zurückgelegt hat.
– Für kurzfristig Beschäftigte gelten Ausnahmen.
Quelle: www.arbeitsagentur.de

Tab. 1 Anspruchsdauer Arbeitslosengeld (Stand 2024)

Bei der Feststellung der Anspruchsdauer können nur die Versicherungszeiten berücksichtigt werden, die der Arbeitsnehmer in den 5 Jahren vor der aktuellen Arbeitslosigkeit zurückgelegt hat. Für kurzfristig Beschäftigte gelten Ausnahmen.

Versicherungspflichtig in der Arbeitslosenversicherung sind alle Arbeitnehmer. Eine freiwillige Mitgliedschaft gibt es u. a. für Selbstständige. Die Beitragsbemessungsgrenze ist mit derjenigen der Rentenversicherung identisch. Die Beiträge werden von Arbeitgeber und Arbeitnehmer je zur Hälfte aufgebracht. Der Beitragssatz beträgt 2,6 % vom Bruttoentgelt (Stand 2024).

Bürgergeld

Bürgergeld wird allen erwerbsfähigen Hilfebedürftigen zwischen 15 und 64 Jahren zur Sicherung ihres Lebensunterhalts gewährt. Das Bürgergeld ist eine aus Steuermitteln finanzierte Fürsorgeleistung und nicht wie das Arbeitslosengeld eine Versicherungsleistung.

Der Gesetzgeber geht bei der Berechnung des Bürgergeldes von einer sogenannten **Bedarfsgemeinschaft** aus. Zu einer Bedarfsgemeinschaft gehören Personen, die in einem Haushalt leben, auch Kinder bis zum 25. Lebensjahr gehören zur Bedarfsgemeinschaft der Eltern (Tab. 1). Nur wenn das gemeinsame Einkommen und das Vermögen zum Lebensunterhalt nicht ausreichen, kann man Bürgergeld beanspruchen. Das bedeutet: Deckt z. B. das Arbeitseinkommen des Partners den vom Gesetz vorgegebenen Bedarf, erhält der Arbeitssuchende kein Bürgergeld. Die Höhe der Leistungen orientiert sich deshalb an dem tatsächlichen Bedarf der Arbeitssuchenden.

Empfänger	Betrag
Alleinstehende, Alleinerziehende und Personen mit minderjährigem Partner	563,00 €
Ehe- oder Lebenspartner jeweils	506,00 €
Kind bis zum 6. Geburtstag	357,00 €
Kind (6 – 13 Jahre)	390,00 €
Kind ab dem 14. Geburtstag bis zum 18. Geburtstag	471,00 €

Tab. 1 Gewährte Regelleistungen Bürgergeld (Stand 2024)

Wird von Bürgergeldempfängern eine zumutbare Arbeit nicht angenommen, drohen Kürzungen beim Bürgergeld. Die Auszahlung erfolgt durch die Jobzentren der Arbeitsagenturen.

Außerdem gibt es sogenannte Mehrbedarfe für:
- Alleinerziehende
- Schwangere
- Miete und Heizungskosten sowie die Beiträge zur Kranken- und Pflegekasse

Bedingungsloses Grundeinkommen

Es gab schon öfters Versuche, den Menschen eines Staates bedingungslos einen bestimmten Betrag ohne Gegenleistung in Form von Arbeit zu überlassen. In der Bundesrepublik startete 2021 ein weiterer Versuch mit 122 Menschen, die 1200,00 € monatlich erhalten. Der Betrag orientiert sich an der sogenannten Armutsgefährdungsgrenze und soll die Existenz sichern, aber auch die Teilnahme am gesellschaftlichen, kulturellen und politischen Leben ermöglichen. Es wird dabei untersucht, wie sich das Verhalten der Menschen ändert: Wie verändern sich das Leben und ihre Sichtweisen? Welche Auswirkungen hat das auf die Arbeitsbereitschaft? Welche Auswirkungen hat das auf den Arbeitsmarkt, insbesondere auf einfache Arbeiten? Das Deutsche Institut für Wirtschaftsforschung in Berlin und das Max-Planck-Institut zur Erforschung von Gemeinschaftsgütern und die Universität Köln begleiten das Projekt. Parallel dazu läuft eine Studie des Vereins „Mein Grundeinkommen" mit ca. 680 Teilnehmern, die 1000,00 € bedingungslos erhalten, die über Spenden finanziert werden.

2.2 Private Absicherung

Die Sozialversicherungen erfassen nicht alle Bevölkerungsgruppen und sind vorwiegend auf die Sicherung vor Gefahren im Berufsleben sowie auf die Vorsorge für die häufigsten Risiken des menschlichen Lebens ausgerichtet. Wer in der Sozialversicherung nicht versichert ist oder sich dort nicht ausreichend versichert sieht, kann eine Individualversicherung abschließen.

Die **Aufgaben** der Individualversicherung sind:
- Abdeckung von Risiken, für die die Sozialversicherung nicht eintritt (z. B. Versicherung gegen private Unfälle, Rechtsschutzversicherung, Schutz vor Diebstahl, Einbruch, Unwetter, Feuer, Haftpflichtfälle)
- Ersatz der Sozialversicherung, wenn sie für bestimmte Personen nicht angeboten wird (z. B. private Krankenversicherung, Unfallversicherung für Arbeitgeber)
- Ergänzung der Sozialversicherung, wenn die Leistungen nicht ausreichend sind (z. B. Lebens- und Rentenversicherung, private Krankenzusatzversicherung)

Die **Hauptunterschiede** zur Sozialversicherung sind:
- Träger sind meist private Versicherungsunternehmen.
- Leistungen richten sich nur nach dem Vertrag und sind z. B. unabhängig vom Familienstand oder dem Einkommen.
- Beiträge müssen vom Versicherten allein aufgebracht werden.
- Der Beitritt ist bis auf wenige Ausnahmen freiwillig.

Man unterscheidet drei Arten von privaten Versicherungen:

Personenversicherungen	Sachversicherungen	Vermögensversicherungen
Durch sie werden die Folgen eines Ereignisses versichert, das unmittelbar den Körper des Versicherten betrifft.	Die Sachen (das Eigentum) einer Person werden versichert.	Das Vermögen des Versicherten wird vor Ansprüchen anderer Personen versichert.
	Beispiele	
– Lebensversicherung – Rentenversicherung – Berufsunfähigkeitsversicherung – Unfallversicherung – Krankenversicherung	– Hausratversicherung – Kfz-Teil- und Vollkaskoversicherung – Fahrradversicherung	– Haftpflichtversicherung – Rechtsschutzversicherung

Aufgaben

1 Nennen Sie die Sozialversicherungen.
2 Gegen welche Risiken sind Sie als Arbeitnehmer versichert?
3 Nennen Sie die Träger der Sozialversicherungen.
4 Wer bringt die Beiträge zu den Sozialversicherungen auf?
5 Was versteht man unter dem „Sachleistungsprinzip“ in der Krankenversicherung?
6 Können die Versicherten die Erstattung aller von einem Arzt bzw. Zahnarzt angebotenen Leistungen von ihrer Krankenversicherung verlangen?
7 Was versteht man unter der „Jahresarbeitsentgeltgrenze“?
8 Informieren Sie sich, welche Unfallverhütungsvorschriften in Ihrer Ausbildungspraxis zu beachten sind.
9 Wonach richtet sich die Beitragshöhe zur Unfallversicherung?
10 Wer ist in der Rentenversicherung beitragspflichtig?
11 Nennen Sie die Aufgaben der Bundesagentur für Arbeit.
12 Inwiefern ergänzen Individualversicherungen Sozialversicherungen?
13 Wie kommt der Beitritt zu einer Individualversicherung zustande?

3 Einzelarbeitsvertrag

3.1 Anbahnung, Abschluss und Inhalt

Schon vor dem Abschluss des Einzelarbeitsvertrags übernehmen die zukünftigen Partner gewisse Pflichten. So muss sich der Bewerber beispielsweise daran halten, wenn Diskretion über den Namen der Praxis oder des Unternehmens, bei dem er sich vorstellte, gewahrt werden soll.

Mehr zum Thema Arbeitsvertrag finden Sie unter www.arbeitsvertrag.de

Ebenso muss die Praxis oder das Unternehmen mit den Bewerbungsunterlagen des Bewerbers diskret umgehen. Bei Einladungen zu Vorstellungsgesprächen müssen dem Bewerber entstehende Kosten erstattet werden.

Es dürfen nur **zulässige Fragen** im Vorstellungsgespräch gestellt werden, die dann auch wahrheitsgemäß beantwortet werden müssen. Zulässige Fragen sind solche nach der fachlichen und persönlichen Eignung des Bewerbers. Werden zulässige Fragen vom Bewerber falsch beantwortet, kann der Arbeitsvertrag vom Arbeitgeber angefochten werden. Ungünstige Umstände muss der Bewerber nicht offenbaren, wenn er nicht danach gefragt wird. Ablehnungen dürfen nicht diskriminierend begründet sein.

Beim Abschluss des Vertrags herrscht Vertragsfreiheit (Freiheit, Verträge aller Art abschließen zu dürfen) im Rahmen der bestehenden Gesetze. Formfreiheit besteht beim Arbeitsvertrag nicht. Nach dem Nachweisgesetz müssen alle wesentlichen Bedingungen des Arbeitsverhältnisses schriftlich festgehalten werden. Die entsprechende Niederschrift muss dem Arbeitnehmer innerhalb eines Monats ausgehändigt werden. Häufig werden für einen Arbeitsvertrag Muster verschiedener Anbieter verwendet. Hier gelten in jedem Fall die gesetzlichen Bestimmungen des AGB.

Dennoch kann ein Arbeitsverhältnis auch formlos (z. B. durch Stillschweigen) begründet werden. Wird ein formloser Arbeitsvertrag geschlossen, muss der Arbeitgeber innerhalb von 4 Wochen den wesentlichen Inhalt der gesetzlichen Bestimmungen schriftlich nachreichen.

Der Arbeitsvertrag ist ein Dienstvertrag zwischen einem Arbeitgeber und einem Arbeitnehmer. Im § 611a BGB ist der Arbeitsvertrag gesetzlich geregelt. Die Niederschrift sollte folgende Angaben enthalten:

- **Namen und Anschriften** von Arbeitgeber und Arbeitnehmer
- **Beginn** des Arbeitsverhältnisses
- Die **Art der Arbeit** sollte geregelt sein. Dies erfolgt meist durch die Angabe der Berufsbezeichnung (z. B. Medizinischer Fachangestellter).
- **Vergütungsregelung** (Monatslohn bzw. Jahresgehalt, Zulagen, Zuschläge, Prämien, Weihnachtsgeld, Urlaubsgeld usw.) und deren Fälligkeit, dabei ist das Mindestlohngesetz zu beachten
- **Urlaubstage** (ggf. die Lage des Urlaubs, z. B. in den Schulferien)
- **Kündigungsfristen**: Neben den gesetzlichen Fristen sind hier geringe Abweichungen möglich.
- **Arbeitszeit:** Hier sind heute neben der starren Voll- und Teilzeitarbeit zahlreiche Varianten möglich. Sie reichen von der flexiblen Arbeitszeitregelung über „Jobsharing“ (zwei Arbeitskräfte teilen sich einen Arbeitsplatz) bis zur „Arbeit auf Abruf“.
- **Vertragsdauer:** Wird der Vertrag ohne Vertragsdauer abgeschlossen, handelt es sich um einen unbefristeten Arbeitsvertrag. Er endet durch Kündigung oder Aufhebung. Häufig werden dennoch die ersten 6 Monate des Vertrags als Probezeit für beide Vertragspartner vereinbart. Innerhalb der Probezeit werden kürzere Kündigungsfristen festgelegt. Möglich ist auch, dass man zunächst einen befristeten Probearbeitsvertrag schließt.
- **Tarifvertragsunterwerfung:** Um sich zahlreiche Einzelregelungen zu ersparen, kann man einen Arbeitsvertrag, auf den ein Tarifvertrag keine Anwendung findet, dem Tarifvertrag dennoch unterwerfen. Es gelten dann alle Bestimmungen dieses Tarifvertrags. Gleiches gilt für Betriebs- oder Dienstvereinbarungen.
- Die Vereinbarung einer **Vertragsstrafe** ist möglich.

Tarifvertrag
→ Bd. 1, S. 16

Neben den im Arbeitsvertrag genannten **Rechten** und **Pflichten** bestehen für das gesamte Arbeitsverhältnis weitere Rechte und Pflichten (Tab. 1 und 2).

Pflicht	Verletzung der Pflicht (Beispiele)
Arbeitspflicht	Arbeitnehmer kauft während der Arbeitszeit für private Zwecke ein.
Weisungspflicht	Arbeitnehmer führt Aufträge seines Vorgesetzten nicht aus.
Treuepflicht	Arbeitnehmer arbeitet am Wochenende „schwarz“; Arbeitnehmer arbeitet in einer vergleichbaren Tätigkeit trotz Krankschreibung.
Verschwiegenheitspflicht	Arbeitnehmer plaudert Geschäftsgeheimnisse aus.
Schadensersatzpflicht	Arbeitnehmer verursacht grob fahrlässig oder mit Vorsatz einen Schaden.

Tab. 1 Pflichten des Arbeitnehmers = Rechte des Arbeitgebers

Pflicht	Verletzung der Pflicht (Beispiele)
Entlohnungspflicht	Arbeitgeber zahlt nicht den vereinbarten Lohn.
Beschäftigungspflicht	Arbeitgeber beschäftigt den Arbeitnehmer mit nicht vereinbarten Tätigkeiten.
Fürsorgepflicht	Arbeitgeber beauftragt einen Arbeitnehmer mit gesundheitsgefährdenden Arbeiten; Arbeitgeber führt die Sozialversicherungsbeiträge nicht ab.
Zeugnispflicht	Arbeitgeber weigert sich, den Arbeitnehmer in einem Zeugnis zu beurteilen.

Tab. 2 Pflichten des Arbeitgebers = Rechte des Arbeitnehmers

MERKE Die Pflichten des einen sind gleichzeitig die Rechte des anderen.

3.2 Befristete Arbeitsverträge

Der unbefristete Arbeitsvertrag stellt den Normalzustand dar, den es zu erreichen gilt. Eine Befristung des Arbeitsvertrags ist aus sachlichen Gründen möglich.

Sachliche Gründe können z. B. sein:
- Der Bedarf an der Arbeitsleistung besteht nur vorübergehend.
- Dem Auszubildenden soll der Übergang in das Berufsleben erleichtert werden.
- Beschäftigung zur Vertretung eines anderen Arbeitnehmers
- die Befristung zur Erprobung
- Vertretung während der Elternzeit

Ausnahmsweise ist auch eine Befristung ohne Grund zulässig. Liegt kein sachlicher Grund vor, beträgt die Höchstbefristung 2 Jahre. Diese kann innerhalb der 2 Jahre dreimal erneuert werden. Es muss sich allerdings um Neueinstellungen handeln.

Für Arbeitnehmer über 52 Jahre und neu gegründete Unternehmen gelten Sonderbestimmungen.

Bei befristeten Arbeitsverträgen bedarf es keiner Kündigung. Sie enden durch Zeitablauf (wie der Ausbildungsvertrag). Allgemeine und besondere Kündigungsschutzgründe gelten nicht. Die Arbeitsverträge können während der Befristung nur unter bestimmten Voraussetzungen (z. B. im Vertrag benannt) gekündigt werden.

In Tarifverträgen können die Befristungen ausgedehnt oder eingeschränkt werden.

3.3 Beendigung des Arbeitsverhältnisses

Das Arbeitsverhältnis kann enden durch
- Aufhebungsvertrag
- Kündigung (bei unbefristeten Verträgen)
- Zeitablauf (bei befristeten Verträgen)
- Tod des Arbeitnehmers
- Erreichen einer bestimmten Altersgrenze (z. B. Rentenalter)

3.3.1 Aufhebungsvertrag

In einem Aufhebungsvertrag vereinbaren die beiden Parteien die Aufhebung des Arbeitsvertrags. Hierbei werden auch die noch bestehenden Rechte und Pflichten (z. B. Resturlaub, Abfindungszahlung) geklärt. Die Schriftform ist empfehlenswert.

3.3.2 Kündigung

Die Kündigung ist ein einseitig empfangsbedürftiges Rechtsgeschäft, d. h., die Kündigung gilt nur, wenn der Empfänger sie erhalten hat (z. B. Einschreiben mit Rückschein). Diesen Nachweis muss der Absender leisten. Für Kündigungen ist die Schriftform gesetzlich vorgeschrieben.

Einschreiben mit Rückschein
→ Bd. 2, S. 206

Die Grundkündigungsfrist für alle Arbeitnehmer ist 4 Wochen zum 15. oder 30. des Monats. Die Kündigungsfrist ist die Zeit von der Abgabe der Kündigung bis zum Verlassen der Arbeitsstelle.

Für Arbeitnehmer mit bis zu 2 Jahren Praxiszugehörigkeit in einer Praxis mit bis zu 20 Arbeitnehmern gilt die Kündigungsfrist zu jedem Datum, wenn es im Arbeitsvertrag festgehalten ist. Darüber hinaus gibt es verlängerte Kündigungsfristen. Sie richten sich nach der Dauer der Praxiszugehörigkeit (Tab. 1).

Dauer der Praxiszugehörigkeit	Kündigungsfrist jeweils zum Ende des Monats
2 Jahre	1 Monat
5 Jahre	2 Monate
8 Jahre	3 Monate
10 Jahre	4 Monate
12 Jahre	5 Monate
15 Jahre	6 Monate
20 Jahre	7 Monate

Tab. 1 Kündigungsfristen

Die verlängerten Kündigungsfristen können tarifvertraglich gekürzt und verlängert werden. Sie gelten nur für die Kündigung durch den Praxisinhaber. Die Kündigungsfrist während der Probezeit beträgt 2 Wochen.

3.3.3 Außerordentliche (fristlose) Kündigung

Diese Kündigung ist nur aus wichtigem Grund möglich. Das durch das Arbeitsverhältnis begründete Vertrauensverhältnis muss so nachhaltig gestört sein, dass dem Vertragspartner die Fortsetzung nicht zugemutet werden kann. Eine fristlose Kündigung kann nur innerhalb von 2 Wochen nach Eintritt des wichtigen Grundes erfolgen.

Der **Arbeitgeber** kann z. B. fristlos kündigen, wenn der Arbeitnehmer
- falsche Zeugnisse vorgelegt hat,
- Diebstahl, Unterschlagung, Betrug begangen hat,
- die Arbeit verlässt oder beharrlich verweigert,
- den Arbeitgeber oder seine Vertreter grob beleidigt oder tätlich wird,
- vorsätzlich Sachen des Arbeitgebers oder eines Mitarbeiters beschädigt.

Der **Arbeitnehmer** kann fristlos kündigen, wenn der Arbeitgeber
- das Arbeitsentgelt nicht zahlt,
- den Arbeitnehmer grob beleidigt oder tätlich wird.

3.3.4 Rechte des Arbeitnehmers nach der Kündigung

Der Arbeitnehmer kann vom Arbeitgeber nach einer Kündigung Folgendes verlangen:
- angemessene Zeit, um einen neuen Arbeitsplatz zu finden
- Rückgabe der Arbeitspapiere (Lohnsteuerkarte, Versicherungsnachweisheft, Zeugnis, evtl. Urlaubsbestätigung)
- Arbeitszeugnis:
  - **einfaches Zeugnis** (Arbeitsbescheinigung, aus der die Art der Tätigkeit und die Dauer hervorgeht)
  - **qualifiziertes Zeugnis** (enthält zusätzlich Führungs- und Leistungsangaben)

Arbeitszeugnis → S. 287

MERKE Die Angaben im Zeugnis müssen wahr sein, dürfen aber nicht nachteilig für den ehemaligen Angestellten sein.

3.4 Arbeitsgerichtsbarkeit

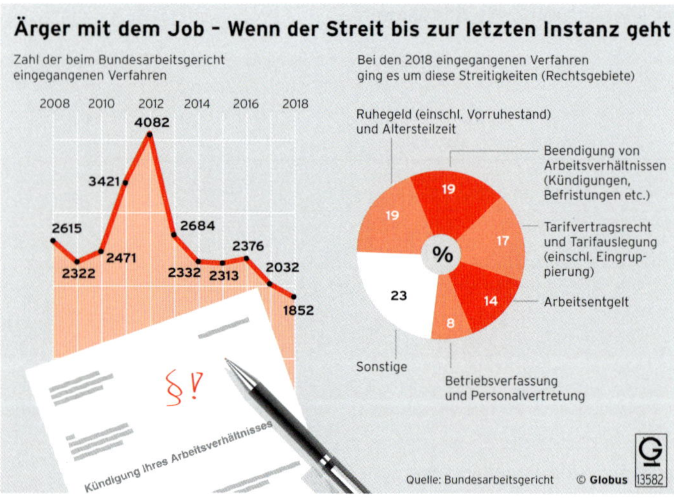

Abb. 1 Gründe für Verfahren vor dem Arbeitsgericht

Im Laufe der wirtschaftlichen Entwicklung wurde das Arbeitsrecht immer vielfältiger und die Meinungsverschiedenheiten aufgrund der gegensätzlichen Interessenlagen von Arbeitgeber und Arbeitnehmer häuften sich (Abb. 1).

Seit 1953 gibt es deshalb eine eigenständige Gerichtsbarkeit für Streitigkeiten aus Arbeitsverhältnissen. Arbeitsgerichte befassen sich mit folgenden Streitigkeiten zwischen
- Arbeitgeber und Arbeitnehmer aufgrund des Arbeitsvertrags
- Ausbilder (Arbeitgeber) und Auszubildendem aufgrund des Ausbildungsvertrags
- den Tarifvertragsparteien aufgrund des Tarifvertrags
- Betriebsrat und Arbeitgeber aufgrund des Betriebsverfassungsrechts
- Arbeitgeber- und Arbeitnehmerverbänden aufgrund des Mitbestimmungsrechts

Eine **Verhandlung** ist nur möglich, wenn ein Kläger vor dem Gericht mündlich oder schriftlich Klage erhebt. Neben seinen Personalien und der Anschrift des Beklagten muss er den Grund der Klage und eventuelle Beweise nennen. Hierzu benötigt man keinen Rechtsanwalt. Man kann einen Vertreter des entsprechenden Verbandes (z. B. MFA mit Vertreter des VmF) mit der Wahrnehmung von Interessen beauftragen oder man vertritt seine Interessen selbst.

VmF (Verband medizinischer Fachberufe e. V.) → Bd. 1, S. 16

Vor dem eigentlichen Verfahren steht in jedem Fall die sogenannte „Güteverhandlung“. Hier versucht der Einzelrichter, eine Einigung (Vergleich) zwischen den gegnerischen Parteien zu erreichen. Der Vergleich wird durch die „kostenlose“ Verhandlung vom Gesetzgeber unterstützt. Gelingt eine Einigung hier nicht, kommt es zum „streitigen Verfahren“ vor der Kammer, der 1. Instanz des **Arbeitsgerichts.**

Eine Verhandlung vor der Kammer kann enden mit
- Vergleich,
- Klagerücknahme durch eine Partei oder
- Urteil.

Das Urteil wird den Parteien zugestellt. Die Gerichtskosten richten sich nach dem Streitwert, einer vom Gericht festzulegenden Summe in Euro, nach der sich die Gebühren richten (z. B. in Kündigungsprozessen 25 % des Jahresgehalts).

Gegen das Urteil des Arbeitsgerichts ist die Berufung zulässig, wenn der Streitwert über 600,00 € liegt. Die Berufung muss beim Landesarbeitsgericht erfolgen. Hier besteht nun Vertretungszwang, d. h., man muss einen Verbandsvertreter oder einen Rechtsanwalt zur Vertretung bestimmen. Vor dem **Landesarbeitsgericht** wird der gesamte Fall neu verhandelt.

Das Verfahren kann enden mit
- Vergleich,
- Klagerücknahme einer Partei oder
- Urteil.

Gegen das Urteil des Landesarbeitsgerichts kann Revision beim **Bundesarbeitsgericht** zugelassen werden. Dies entscheidet das Landesarbeitsgericht, wenn es sich um einen Rechtsstreit von grundsätzlicher Bedeutung handelt. Gegen diese Entscheidung kann Beschwerde eingelegt werden. Ebenso können die Senate des Bundesarbeitsgerichts entscheiden, ob eine Revision zugelassen wird. Ist die Rechtssache von grundsätzlicher Bedeutung, kann auch das Landesarbeitsgericht durch eine „Sprungrevision" übergangen werden. Vor dem Bundesarbeitsgericht besteht Rechtsanwaltszwang.

Fühlt sich ein Beteiligter durch ein Urteil des Bundesarbeitsgerichts in seinen Grundrechten verletzt, steht ihm die Verfassungsbeschwerde beim **Bundesverfassungsgericht** als letzte Instanz offen. Immer öfter muss sich auch der Europäische Gerichtshof mit Arbeitsstreitigkeiten befassen.

Aufgaben

1 Begründen Sie, ob bei einem Bewerbungsgespräch nach
  a Gewerkschaftszugehörigkeit, b Schwerbehinderung,
  c Krankheiten, d Vorstrafen gefragt werden darf.
2 Darf die Ablehnung eines männlichen Bewerbers für die Stelle als Medizinischer Fachangestellter durch das Geschlecht begründet sein?
3 Welche wesentlichen Inhalte muss ein qualifiziertes Arbeitszeugnis enthalten?
4 Wodurch unterscheidet sich der Einzelarbeitsvertrag vom Ausbildungsvertrag? In welcher Form sollte ein Arbeitsvertrag abgeschlossen werden?
5 Einem Medizinisch-technischen Assistenten wird am 19.02.2021 zum 31.03.2021 gekündigt. Er war seit 4 Jahren in der Praxis beschäftigt. Nehmen Sie dazu unter Einbeziehung gesetzlicher Kündigungsfristen Stellung.
6 Ein Fachwirt zur medizinischen ambulanten Versorgung (45 Jahre alt) möchte nach 10-jähriger Praxiszugehörigkeit in spätestens einem Monat die Praxis verlassen. Welche Möglichkeiten hat er?
7 Mit welchen Streitigkeiten befassen sich Arbeitsgerichte?
8 Ist das Arbeitsgericht zuständig?
  a Ihre Wohnung wird Ihnen von Ihrem Arbeitgeber gekündigt.
  b Sie beleidigen einen Kollegen während der Arbeitszeit.
  c Ihr Arbeitgeber verweigert Ihnen die Arbeitspapiere nach Beendigung Ihrer Ausbildung.
  d Sie sind mit einer Formulierung in Ihrem Arbeitszeugnis nicht einverstanden.
  e Sie reklamieren Ihr nicht erhaltenes „Weihnachtsgeld".
9 Wo sehen Sie „Vorteile" des Arbeitsgerichtsverfahrens gegenüber den normalen Gerichtsverfahren vor ordentlichen Gerichten?
10 Welches regionale Arbeitsgericht ist für Sie zuständig?

4 Steuern und Entgeltabrechnung

4.1 Staatseinnahmen

Zur Finanzierung seiner umfassenden Aufgaben benötigt der Staat Einnahmequellen. Zu den größten Ausgaben des Staates zählen regelmäßig Arbeit und Soziales, die Verteidigung, das Verkehrswesen, Bildung und Gesundheit (Abb. 1). Die Ausgaben für die Bundesschuld (Zinsen für Staatskredite) sind durch die restriktive Zinspolitik der EZB stark zurückgegangen. Seit vielen Jahren werden vom Bund keine neuen Kredite mehr benötigt.

Weitere wichtige Staatsaufgaben werden von den Ländern (z. B. Bildung, Polizei, Justiz) und den Kreisen und Gemeinden (z. B. Straßenbau, Kultur, Schulen) wahrgenommen.

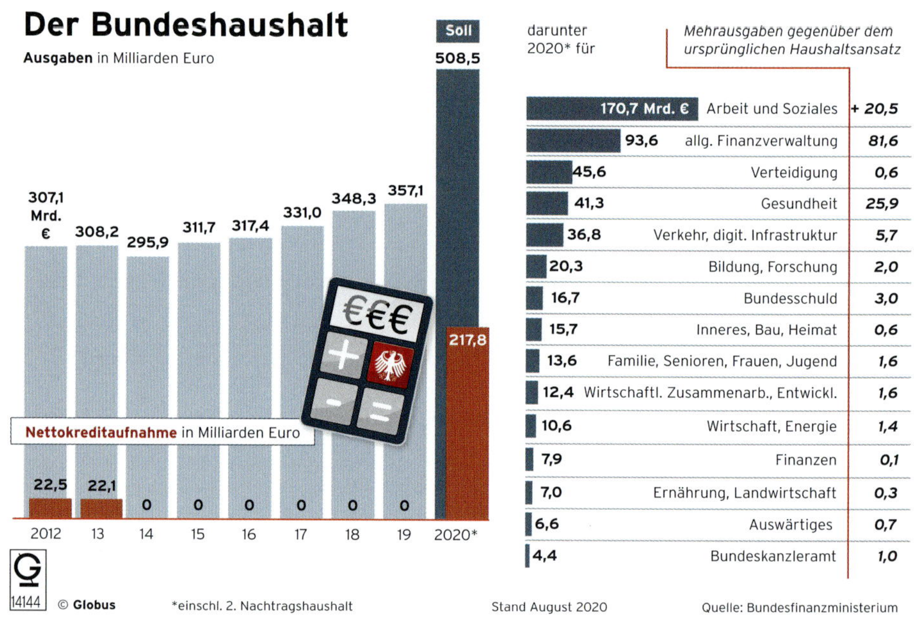

Abb. 1 Staatsausgaben Deutschlands (Stand 2020)

Die wichtigste Einnahmequelle für den Staat bilden die **Steuern**. Es sind einmalige oder laufende Geldleistungen ohne direkte Gegenleistung. Obwohl der Steuerzahler keine direkten Gegenleistungen empfängt, sind ohne diese Abgaben viele, zum Teil unentbehrliche und kostspielige öffentliche Leistungen nicht denkbar, z. B. Bau und Unterhaltung von Straßen und Schulen oder Sozialleistungen. Etwa 80 % der Staatsausgaben werden durch Steuern finanziert. Daneben existieren noch Einnahmen aus

- Zöllen (in der EU abgeschafft),
- Gebühren und Beiträgen für spezielle staatliche Leistungen (z. B. Gebühr für das Ausstellen eines Bundespersonalausweises, Müllabfuhrbeiträge),
- Staatsunternehmen (z. B. Deutsche Bundesbank),
- Sonderabgaben (z. B. Bevorratungszuschläge, Solidaritätszuschläge) und
- der sogenannten Nettokreditaufnahme (vor 2014).

Unter der **Nettokreditaufnahme** versteht man die zusätzliche Kreditaufnahme des Staates im laufenden Jahr, wobei die Tilgung für die Altkredite schon abgegolten ist. Regelmäßig wird diskutiert, ob sich der Staat wieder verschulden muss, um langfristige Aufgaben zu finanzieren, die zukünftigen Generationen zur Verfügung stehen. Auch in besonderen Notzeiten (z. B. Corona-Pandemie) kann es zu zusätzlicher Verschuldung kommen.

In Deutschland werden sehr viele Steuern erhoben (Abb. 1). Dabei gibt es **direkte Steuern**, deren Bezahlung man als Konsument direkt an eine staatliche Stelle leisten muss (z. B. die Kfz-Steuer), und auch sogenannte **indirekte Steuern**, die man als Konsument nicht direkt an den Staat bezahlt (z. B. Umsatz- oder Mehrwertsteuer). Gerade die indirekten Steuern werden vom Staat gerne genutzt, weil der Verbraucher deren Erhöhung nicht so gut realisiert, da sie beim Bezahlen im Preis eines Produktes eingerechnet sind.

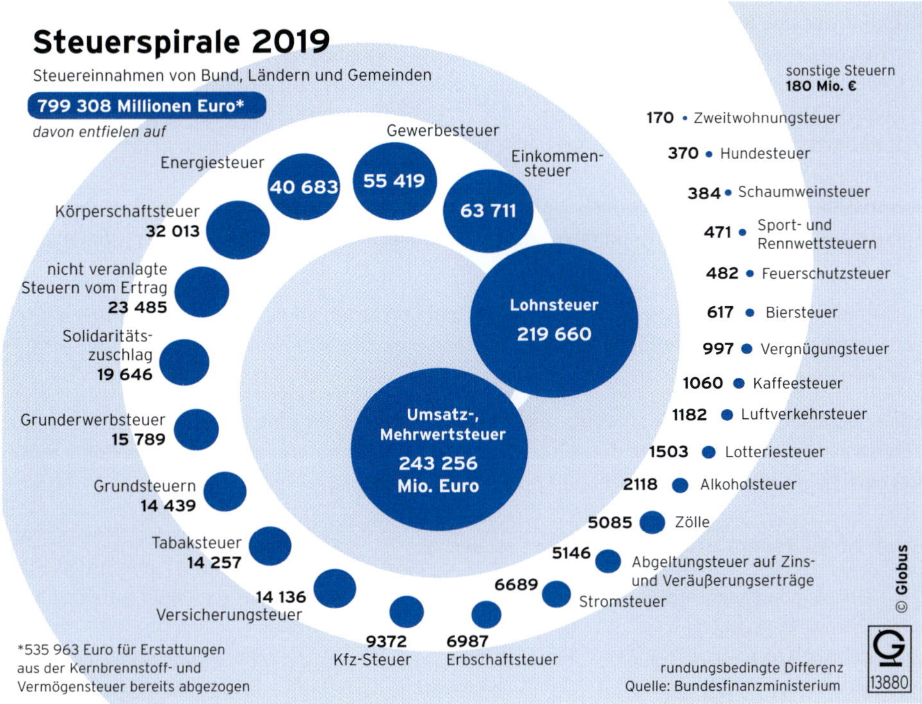

Abb. 1 Steuern in Deutschland

Bagatellsteuern sind solche Steuern, deren Erhebung mehr kostet als sie dem Staat einbringen. Sie dienen häufig zur Steuerung politischer Beschlüsse (z. B. Hundesteuer, Spielautomatensteuer). Manche dieser Steuern sind mittlerweile durch gesellschaftliche oder wirtschaftliche Veränderungen veraltet. Will man aber eine Steuer abschaffen, trifft man immer wieder auf das alte Sprichwort: „Alte Steuer – gute Steuer".

Begründungen für neue Steuern oder Steuererhöhungen finden sich aus vielfältigen Gründen. Zum Beispiel erfolgte die Erhöhung der Tabaksteuer aus gesundheitspolitischen Gründen, die Erhöhung der Lohn- und Einkommensteuer aus sozialpolitischen Gründen und die Erhöhung der Mineralölsteuer sowie die Einführung der „Ökosteuer" aus umweltpolitischen Gesichtspunkten.

4.2 Lohn- und Einkommensteuer

Die Lohnsteuer ist keine eigene Steuerart, sondern Teil der Einkommensteuer. Beim Lohn- und Gehaltsempfänger bedient sich der Staat des Arbeitgebers, um die Einkommensteuer zu erheben (Abzugsverfahren). Wer nur Lohn oder Gehalt bezieht, hat in der Regel seine Einkommensteuerpflicht durch den Lohnsteuerabzug erfüllt. Steuerpflichtig sind alle natürlichen Personen, die ihren Wohnsitz in der Bundesrepublik Deutschland haben (die Einkommensteuer der juristischen Personen ist die Körperschaftsteuer). Folgende Einkünfte unterliegen der Einkommensteuer:

- **Einkünfte aus Land- und Forstwirtschaft:** Darunter fallen auch die Einkünfte aus Wein-, Garten- und Obstanbau.
- **Einkünfte aus Gewerbebetrieb:** Besteuert werden die Einkünfte aus Betrieben, die keine juristische Person sind. Sie sind ebenfalls gewerbesteuerpflichtig.
- **Einkünfte aus selbstständiger Arbeit:** Dazu gehören die Einkünfte aus freiberuflicher Tätigkeit, z. B. die der Ärzte und Zahnärzte. Sie unterliegen nicht der Gewerbesteuer.

- **Einkünfte aus nicht selbstständiger Arbeit (Lohn- und Gehaltseinkommen):** Die Lohnsteuer stellt nur eine besondere Erhebungsform der Einkommensteuer dar. Der Arbeitgeber behält die Lohnsteuer ein und führt sie an das Finanzamt ab. Liegen keine Einkünfte aus selbstständiger Arbeit vor und betragen die Einkünfte mehr als der Grundfreibetrag, muss eine Steuererklärung abgegeben werden. Man wird dann veranlagt und spricht von der sogenannten Pflichtveranlagung. Werbungskosten dürfen in Ansatz gebracht werden (Pauschbetrag 1230,00 €).
- **Einkünfte aus Kapitalvermögen:** Darunter versteht man z. B. Zinsen, Dividenden, Gewinnanteile von Gesellschaftern. Für Sparer gilt ein Pausch(frei)betrag von 1000,00/2000,00 € (ledig/verheiratet). Von den Zinseinnahmen werden 25 % als Abgeltungsteuer von den Banken anonym an die Finanzämter abgeführt.
- **Einkünfte aus Vermietung und Verpachtung:** Das sind beispielsweise Einnahmen aus der Vermietung eines Hauses.
- **Sonstige Einkünfte:** Dazu zählen Einkünfte aus Spekulationsgeschäften (z. B. Gewinne aus Hausverkäufen innerhalb bestimmter Fristen), Gewinne aus Wertpapiergeschäften (innerhalb bestimmter Fristen), Rentenbezüge, alle privaten Veräußerungsgewinne.

Für jeden Steuerpflichtigen werden diese sieben Einkunftsarten addiert und es ergibt sich der sogenannte Gesamtbetrag der Einkünfte. Bei manchen Einkunftsarten können auch Verluste entstehen (negative Einkünfte).

Steuerrechtlich ist es ohne Bedeutung, unter welcher Bezeichnung eine Einnahme erzielt wird. Nur in bestimmten Ausnahmefällen, die sich auch von Zeit zu Zeit ändern, sind Einnahmen lohnsteuerfrei bzw. begrenzt lohnsteuerfrei (Tab. 1).

Voll zu versteuern	Begrenzt steuerfrei	Steuerfrei
– Überstundenzuschläge – Erschwerniszulagen – Leistungszulagen – Sondervergütungen (Urlaubs-, Weihnachtsgeld, 13. Monatsgehalt) – Prämien	– Zuwendungen aufgrund von Praxisjubiläum (Fünftelregelung) – Zuwendungen aufgrund einer Notsituation des Arbeitnehmers (bis 600,00 €) – Zuschlag für Sonn- und Feiertagsarbeit (50 %) – Fahrtkosten von der Wohnung zur Arbeitsstätte, wenn vom Arbeitgeber mit 15 % pauschal versteuert – Essenszuschüsse, wenn vom Arbeitgeber mit 25 % versteuert	– Überlassen typischer Berufskleidung – Reisekostenerstattung – Arbeitnehmersparzulage – Kindergartenzuschüsse – Trinkgelder – Geschenke bei Praxisveranstaltungen (max. zwei pro Jahr) bis 110,00 €/Mitarbeiter – Sachbezüge (z. B. Benzingutschein bis 50,00 €/Mitarbeiter/Monat) – Toto-/Lottogewinne – Schenkungen – Erbschaften – Gesundheitsförderung bis 500,00 €/Jahr

Tab. 1 Steuerrechtliche Sonderfälle von Einnahmen

Nachdem der Gesamtbetrag der Einkünfte ermittelt ist, können noch weitere Abzüge vom Steuerpflichtigen gemacht werden. Sonderausgaben, außergewöhnliche Belastungen und besondere Freibeträge dürfen abgezogen werden.

4.2.1 Sonderausgaben und außergewöhnliche Belastungen

Bei den Sonderausgaben handelt es sich um bestimmte, im Einkommensteuergesetz genau definierte Aufwendungen, die vom Gesamtbetrag der Einkünfte abgezogen werden, wenn sie weder Betriebsausgaben noch Werbungskosten sind. Sonderausgaben sind Kosten der privaten Lebensführung, die jedoch aus sozialpolitischen Gründen ganz oder teilweise abgesetzt werden können.

Unbeschränkt abzugsfähige Sonderausgaben

Zu den unbeschränkt abzugsfähigen Sonderausgaben zählen unter anderem:

- bezahlte Kirchensteuer
- Unterhaltsleistungen
- Ausbildungskosten
- Spenden für politische Parteien und mildtätige Zwecke

Diese Kosten können mit Einschränkungen vom Gesamtbetrag der Einkünfte abgezogen werden. Werden keine dieser Ausgaben vom Arbeitnehmer nachgewiesen, zieht das Finanzamt automatisch 36,00 € bei Ledigen und 72,00 € bei Verheirateten ab (Sonderausgabenpauschbetrag).

Beschränkt abzugsfähige Sonderausgaben

Hierzu zählen Vorsorgeaufwendungen (eigene Beiträge zur Sozialversicherung, Lebens-, Unfall- und Haftpflichtversicherung).

Außergewöhnliche Belastungen

Es gibt Aufwendungen, die weder als Betriebsausgaben oder Werbungskosten noch als Sonderausgaben abzugsfähig sind, die aber wegen der besonderen außergewöhnlichen Belastung des Steuerpflichtigen berücksichtigt werden sollen. Dadurch will man Härten bei der Besteuerung mildern oder beseitigen.

Die Ausgaben müssen zwangsläufig größer sein als bei Steuerpflichtigen mit vergleichbaren Einkommens- und Vermögensverhältnissen und mit vergleichbarem Familienstand. Dabei sind in der Regel die Ausgaben nicht in voller Höhe, sondern nach Anrechnung eines zumutbaren Eigenanteils (1–7 % des Gesamtbetrags der Einkünfte) abziehbar. Für bestimmte Arten von außergewöhnlichen Belastungen gelten statt Anrechnung eines zumutbaren Eigenanteils Höchstgrenzen, über die hinaus kein Abzug möglich ist. Beispiele für außergewöhnliche Belastungen:

- Unterstützung Not leidender Familienangehöriger (auch Kinder über 25 Jahre in Ausbildung)
- Pflege behinderter Menschen
- Verlust durch Diebstahl
- Ehescheidungskosten
- Krankheitskosten

Zudem gibt es sogenannte Pauschbeträge bei außergewöhnlichen Belastungen (Stand 2024):

- Behindertenpauschalbetrag (abhängig vom Grad der Behinderung)
- Kinderfreibetrag (6384,00 € alternativ zum Kindergeld)
- Freibetrag für Betreuungs- und Erziehungs- oder Ausbildungsbedarf (Bedarfsfreibetrag, je Elternteil: 1320,00 € alternativ zum Kindergeld)
- Freibetrag (4260,00 €) für Alleinerziehende (mit einem Kind)
- Altersentlastungsbetrag (ab 65 Jahre höchstens 1900,00 €)

Nach Abzug aller steuerlich zugelassenen Abzugsbeträge ergibt sich das zu versteuernde Einkommen (Abb. 1).

Einkommen
+ aus Land- und Forstwirtschaft
+ aus Gewerbebetrieb
+ aus selbstständiger Arbeit
+ aus nicht selbstständiger Arbeit
+ aus Kapitalvermögen
+ aus Vermietung und Verpachtung
+ sonstige Einkünfte

= Gesamtbetrag der Einkünfte
- Sonderausgaben
- außergewöhnliche Belastungen
- besondere Freibeträge

= zu versteuerndes Einkommen

Abb. 1 Schema zur Ermittlung des zu versteuernden Einkommens

4.2.2 Der Einkommensteuertarif

Vom zu versteuernden Einkommen wird nun die Einkommen- bzw. Lohnsteuer berechnet. Der Einkommensteuertarif (Abb. 1) unterscheidet mehrere Besteuerungszonen (Stand 2021):

- **Grundfreibetragszone (Nullzone):** Liegt das zu versteuernde Einkommen zwischen 0 € und 9744,00 € (2021) bzw. 11 604,00 € (2024), muss keine Steuer bezahlt werden (steuerliches Existenzminimum).
- **Untere Progressionszone (I):** Bei einem zu versteuerndem Einkommen ab 9741,00 € (2024: 11 605,00 €) fällt Einkommensteuer an. Im Eingangsbereich gilt der Eingangssteuersatz von 14 %. Danach steigt der Steuersatz bis zu einem zu versteuerndem Einkommen von 15 288,00 € (2024: 17 005,00 €) linear auf rund 24 % an.
- **Obere Progressionszone (II):** Ab einem zu versteuerndem Einkommen von 15 289,00 € (2024: 17 006,00 €) bis zu 57 918,00 € (2024: 66 760,00 €) steigt der Steuersatz dann ebenfalls linear von 24 % bis auf 42 % an.
- **Obere Proportionalzone (I):** Ab einem zu versteuerndem Einkommen von 57 919,00 € (2024: 66 761,00 €) bleibt der Steuersatz konstant bei 42 %. Dies gilt jedoch nur bis zum Betrag von 274 613,00 € (2024: 277 826,00 €) für Ledige bzw. 549 226,00 € (2024: 555 650,00 €) für Verheiratete.
- **„Reichensteuer" (Proportionalzone II):** Diese zweite Proportionalzone wird als sogenannte Reichensteuer bezeichnet. Ab einem zu versteuernden Einkommen von 274 614,00 € (2024: 277 827,00 €) für Ledige bzw. 549 226,00 € (2024: 555 654,00 €) für Verheiratete beträgt der Steuersatz 45 %.

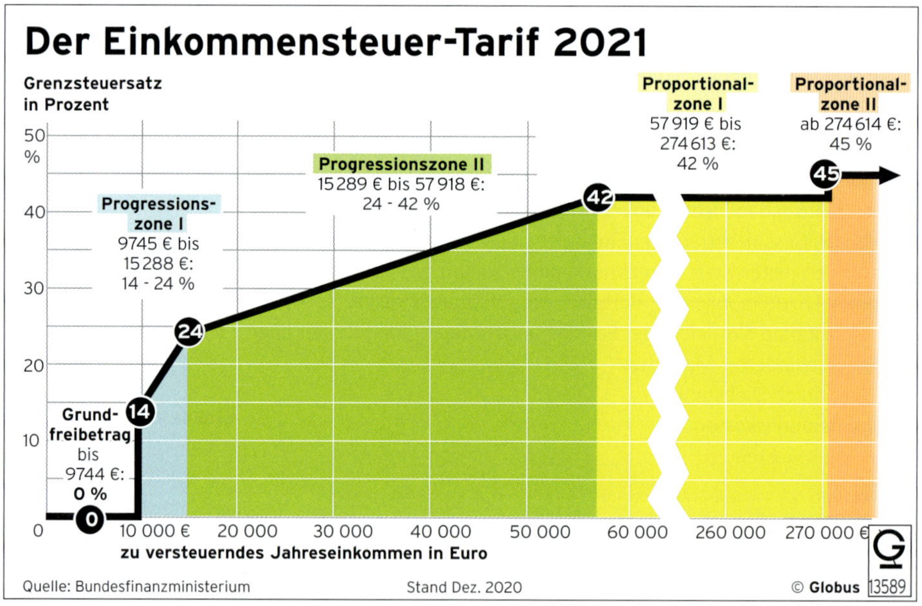

Abb. 1 Der Einkommensteuertarif (Stand 2021)

Veranlagung zur Einkommensteuer auf Antrag

Nach Abschluss eines Kalenderjahres empfiehlt es sich, einen Antrag auf Veranlagung zur Einkommensteuer zu stellen, wenn folgende Voraussetzungen gegeben sind:

- Im vergangenen Jahr wurde zu viel Lohnsteuer abgezogen. Das trifft zu, wenn der Arbeitnehmer schwankenden Lohn bezogen hat (z. B. bei Überstunden, Lohnerhöhungen, Tarifverbesserungen, Beförderungen) oder nicht während des gesamten Kalenderjahres beschäftigt war (z. B. Krankheit, Arbeitslosigkeit, Beurlaubung, Fachschulbesuch)..
- Der Arbeitnehmer kann Freibeträge geltend machen, die bisher nicht berücksichtigt wurden.
- Erhöhte Werbungskosten oder Sonderausgaben, die über die Pauschalbeträge hinausgehen, sind angefallen.
- Es ist für den Arbeitnehmer eine günstigere Steuerklasse anzuwenden, z. B. wegen Eheschließung oder Geburt eines Kindes bis zum 31. Dezember des Jahres (rückwirkend).

Verfahren

Das Finanzamt führt die Antragsveranlagung nicht von Amts wegen durch (bei der Einkommensteuer wird man zur Abgabe des Antrags aufgefordert = Pflichtveranlagung bis zum 31.08. des Folgejahres):

- Der Arbeitgeber muss den Ausgleich unaufgefordert zum Jahresende vornehmen, wenn er mindestens zehn Beschäftigte hat.
- Der Arbeitnehmer kann ihn bis zum Ende des übernächsten Jahres abgeben. Man hat also 2 Jahre Zeit. Erwartet man eine Rückzahlung, z. B. wegen erhöhter Werbungskosten und Sonderausgaben oder außergewöhnlicher Belastungen, wird man den Antrag frühzeitig stellen (der vom Arbeitgeber durchgeführte Ausgleich berücksichtigt diese nicht).
- Auch die Arbeitnehmersparzulage erhält nur, wer dies beim Finanzamt beantragt.

4.3 Entgeltabrechnung (Lohn- bzw. Gehaltsabrechnung)

4.3.1 Vom Bruttoentgelt zum Auszahlungsbetrag

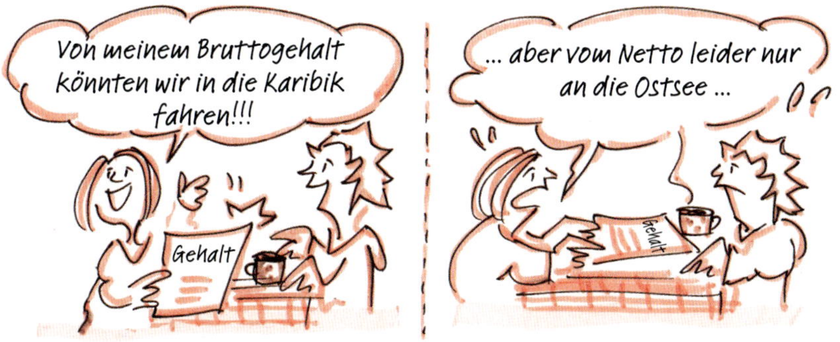
Von meinem Bruttogehalt könnten wir in die Karibik fahren!!!
Gehalt
... aber vom Netto leider nur an die Ostsee ...
Gehalt

Alle Einnahmen, die dem Arbeitnehmer aus einem Dienstverhältnis zufließen, bezeichnet man als Bruttoentgelt oder Gesamt-Brutto (Abb. 1). Es handelt sich dabei um das ungeschmälerte Arbeitseinkommen (Lohn, Gehalt, Ausbildungsvergütung) einschließlich zusätzlicher Leistungen, z. B.:

- Zulagen, z. B. Gefahren-, Lärm-, Hitze-, Schmutzzulagen, Arbeitserschwernisse
- Zuschlägen, z. B. Überstunden, Nacht-, Sonntags-, Feiertagsarbeit
- Zuwendungen, z. B. Gratifikationen des Arbeitgebers, Jubiläums-, Heirats-, Geburts-, Weihnachts-, Urlaubsgeld, vermögenswirksame Leistungen durch den Arbeitgeber
- Sachbezüge, z. B. Waren, Wohnung, Verpflegung, Wertpapiere
- andere, sogenannte geldwerte Vorteile, z. B. verbilligtes Arbeitgeberdarlehen, Geschäftsfahrzeug, Wohnung des Arbeitgebers

Der **Nettoverdienst** verbleibt dem Arbeitnehmer nach Abzug der gesetzlichen Entgeltabzüge (Lohn- und Kirchensteuer, Solidaritätszuschlag und Arbeitnehmerbeiträge zur Sozialversicherung).

Der **Auszahlungsbetrag** kann noch niedriger sein als der Nettoverdienst.

Dies kann aufgrund einer Vereinbarung zwischen Arbeitnehmer und Arbeitgeber der Fall sein (z. B. Rückzahlung eines Arbeitgeberdarlehens, Abführung der Vermögensbildung durch den Arbeitgeber) oder gerichtlich angeordnet sein (z. B. Lohnpfändung).

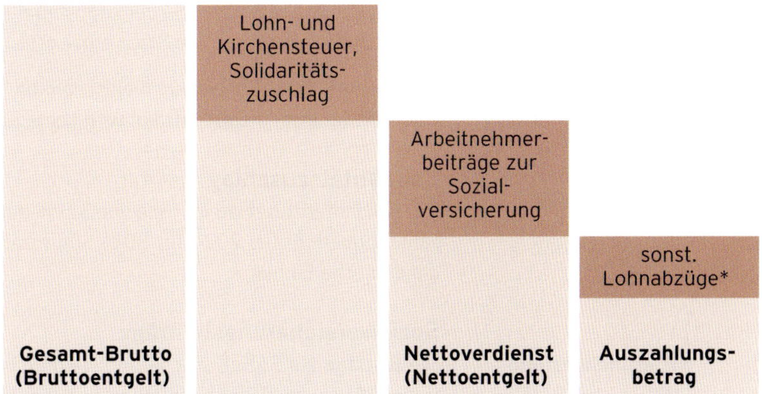

(*gerichtlich angeordnete und vereinbarte Entgeltabzüge, z. B. gepfändete, abgetretene oder aufgerechnete Lohnanteile)

Abb. 1 Gesetzliche Entgeltabzüge

4.3.2 Gesetzliche Entgeltabzüge

Lohnsteuer

Entsprechend den Angaben auf der Lohnsteuerkarte (wird seit 2013 durch ein elektronisches Verfahren ersetzt) muss der Arbeitgeber die Lohnsteuer vom Arbeitnehmer einbehalten und an das zuständige Finanzamt abführen. Alle Arbeitgeber haben Lohnsteuertabellen vorliegen, aus denen die monatliche Lohnsteuer je nach Steuerklasse hervorgeht (Tab. 1).

Seit 2002 kann die Lohnsteuerberechnung nach einer Formel oder nach Tabellen erfolgen. Kinder werden dabei in der Regel nicht berücksichtigt, für sie wird Kindergeld an die Berechtigten ausbezahlt.

Steuerklasse I	gilt für ledige und geschiedene Arbeitnehmer sowie für verheiratete Arbeitnehmer, deren Ehegatte im Ausland wohnt oder die von ihrem Ehegatten dauernd getrennt leben. Verwitwete Arbeitnehmer gehören ebenfalls in die Steuerklasse I, wenn der Ehegatte verstorben ist.
Steuerklasse II	gilt für die in Steuerklasse I genannten Arbeitnehmer, in deren Wohnung mindestens ein Kind gemeldet ist, für das sie einen Kinderfreibetrag oder Kindergeld erhalten. Für Alleinerziehende gilt auch diese Steuerklasse, damit sie den Freibetrag (2024: 6384,00 €) angerechnet bekommen.
Steuerklasse III	gilt für verheiratete Arbeitnehmer, wenn beide Ehegatten im Inland wohnen, nicht dauernd getrennt leben und der Ehegatte des Arbeitnehmers keinen Arbeitslohn bezieht oder Arbeitslohn bezieht und in die Steuerklasse V eingereiht wird.
Steuerklasse IV	gilt für verheiratete Arbeitnehmer, wenn beide Ehegatten Arbeitslohn beziehen, im Inland wohnen und nicht dauernd getrennt leben.
Steuerklasse V	tritt für Ehegatten an die Stelle der Steuerklasse IV, wenn der andere Ehegatte in die Steuerklasse III eingeordnet wird.
Steuerklasse VI	ist auf der zweiten oder weiteren Lohnsteuerkarte(n) von Arbeitnehmern zu bescheinigen, die nebeneinander von mehreren Arbeitgebern Arbeitslohn beziehen.

Tab. 1 Steuerklassen

Kirchensteuer

Die Kirchensteuer wird von verschiedenen Religionsgemeinschaften erhoben. Der Staat zieht im Auftrag der Kirche 8 oder 9 % der Lohnsteuer (nach Bundesländern verschieden) ein. Kinder ermäßigen die Kirchensteuer. Der Staat erhält 8 % der Kirchensteuer für diese Arbeit.

Gehört man einer Religionsgemeinschaft an, die keine Kirchensteuer erhebt, oder gehört man keiner Religionsgemeinschaft an, wird keine Kirchensteuer erhoben.

Solidaritätszuschlag

Der Solidaritätszuschlag in Höhe von 5,5 % der Lohnsteuer wurde in Abhängigkeit von der Kinderzahl erhoben. Er fiel 2024 für 90 % Steuerzahler weg. Er diente der Finanzierung der Kosten für die deutsche Einheit.

Sozialversicherungsbeiträge

Gesundheitsfond → S. 252
Unfallversicherung → S. 252

Die Beiträge zur Sozialversicherung werden je zur Hälfte vom Arbeitnehmer und Arbeitgeber getragen. Auch die Arbeitnehmerbeiträge werden vom Arbeitgeber einbehalten und an die Träger abgeführt. Die Überweisung der Beträge erfolgt an die Krankenkasse bzw. seit 2011 an den Gesundheitsfonds, die die weitere Verteilung vornimmt. Die Unfallversicherung wird voll vom Arbeitgeber getragen.

4.3.3 Sonstige Entgeltabzüge

Gepfändete Lohnanteile

Liegt ein Urteil mit einem Pfändungs- und Überweisungsbeschluss vor, muss der Arbeitgeber bestimmte Lohnanteile zurückbehalten und an Dritte überweisen.

Pfändung
→ S. 201

Hierbei gilt das Prinzip „first come, first serve", das bedeutet: Wenn mehrere Lohnpfändungen vorliegen, werden sie in der Reihenfolge bedient, wie der Pfändungsbeschluss des Gerichts beim Arbeitgeber eintrifft. Aus diesem Grund kann es wichtig sein, den Arbeitgeber eines eventuell säumigen Patienten zu kennen.

Für den Arbeitgeber ist ein verschuldeter Arbeitsnehmer kein Grund zur Sorge, denn dieser ist gerne bereit, Mehrarbeit in Kauf zu nehmen, um seine Schulden zu bezahlen.

Abgetretene (übertragene) Lohnanteile

Tritt der Arbeitnehmer bestimmte Lohnanteile an einen Gläubiger ab, muss der Arbeitgeber diese Lohnanteile an den Gläubiger des Arbeitnehmers überweisen (Lohnabtretung nur über den pfändbaren Teil des Lohns). Grundlage dafür ist der Abtretungsvertrag zwischen dem Arbeitnehmer und seinem Gläubiger.

Aufgerechnete Lohnanteile

Der Arbeitgeber kann eine Forderung an den Arbeitnehmer gegen die Lohnforderung aufrechnen, d. h. ausgleichen. Es darf jedoch nur bis zum pfändbaren Lohnanteil aufgerechnet werden.

Vermögenswirksame Leistungen (VL)

Stellt der Arbeitnehmer beim Arbeitgeber den Antrag auf Sparen nach dem Vermögensbildungsgesetz, muss der Arbeitgeber jährlich 480,00 € bzw. monatlich 40,00 € vom Lohn einbehalten und auf ein Konto des Arbeitnehmers einzahlen. Dies ist vor allem dann interessant, wenn der Arbeitgeber freiwillig oder aufgrund von Betriebsvereinbarungen oder Tarifverträgen Teile des monatlichen Sparbetrags übernimmt. Zusätzlich erhält der Arbeitnehmer am Jahresende auf Antrag eine Arbeitnehmersparzulage vom Finanzamt ausbezahlt (je nach Anlageform 9 oder 20 % des Sparbetrags; hier gelten Einkommensgrenzen).

4.3.4 Entgeltauszahlung

Der Arbeitgeber hat dem Arbeitnehmer schriftliche Lohn- bzw. Gehaltsbelege auszuhändigen. Die Lohnabrechnung muss übersichtlich und dem Arbeitnehmer verständlich sein (Abb. 1, S. 248). Im Einzelnen muss zu ersehen sein:

- Zusammensetzung des Bruttoentgelts
- die gesetzlichen und sonstigen Abzüge
- der Nettoverdienst
- der Auszahlungsbetrag

Video
→ S. 151, PagePlayer

Die Auszahlung muss in bar und in Euro erfolgen. In vielen Arbeitsverträgen bzw. Tarifvereinbarungen wird heute die bargeldlose Zahlung des Arbeitsentgelts festgelegt. Die Zahlung erfolgt meist zum Monatsende. In manchen Wirtschaftsbereichen sind noch wöchentliche Abschlagszahlungen üblich.

Sachleistungen in Form von Kost, Wohnung, Waren und Dienstleistungen können dem Arbeitnehmer nur mit dessen Zustimmung und nur zum Selbstkostenpreis auf den Auszahlungsbetrag angerechnet werden. Bestimmte Höchstsätze sind zu beachten.

Name:	Geburtsdatum:	Steuerklasse:	Personalnummer:
Maximilian Möller	28.02.1993	eins	08152020
Straße, Hausnummer:	**Wohnort:**	**Kinder:**	**Konfession:**
Bahnhofstraße 45	44444 Musterstadt	0	ev.
KK Musterstadt:	**LSt.-Freibetrag (jährlich):**		**Vermögenswirksame Leistungen:**
Zusatzbeitrag: 1,2 %	1800,00 €		40,00 €
			AG-Anteil VL: 21,00 €

Anteil des Arbeitgebers an den vermögenswirksamen Leistungen (Bausparkasse)

Bankverbindung des Arbeitnehmers:
DE12 9551 5555 2222 1111 56
Adresse Arbeitgeber:
Dres. Meierschmidt und Wagenmeier
Raschweg 34, 35390 Gießen

Bausparkasse,
Musterstraße 36,
44444 Musterstadt

Steuerfreibetrag aufgrund erhöhter Werbungskosten, wird für das Jahr festgelegt und anteilig pro Monat angegeben.

Bruttolohn (lt. Arbeitsvertrag):	2045,66		
+ AG-Anteil zu den VL:	21,00		Anteil des Arbeitgebers an den vermögenswirksamen Leistungen (Bausparkasse)
= sozialversicherungspflichtiger Bruttolohn	2066,66		Neuer Bruttolohn, Basis für die Berechnung der Sozialversicherungsbeiträge
- Lohnsteuer-Freibetrag lt. Lohnsteuerkarte	150,00		Steuerfreibetrag aufgrund erhöhter Werbungskosten, wird für das Jahr festgelegt und anteilig pro Monat angegeben.
= lohnsteuerpflichtiger Bruttolohn	1916,66		Zur Berechnung der Lohnsteuer wird die Lohnsteuertabelle hinzugezogen.
Lohnabzüge:			
- Lohnsteuer lt. Tabelle	83,83	**91,37**	
- ev. Kirchensteuer 9 % v. LSt.	7,54		
		523,11	Steuer- und Sozialversicherungsabzug für den AN
Sozialversicherungsbeiträge (AG 50 %/AN 50 %):			
- Rentenversicherung (RV) (18,60 %)	192,14	**431,74**	
- Krankenversicherung (KV) (14,60 %)	150,82		
- Zusatzbeitrag Krankenversicherung (1,20 %)	12,40		
- Arbeitslosenversicherung (AV) (2,60 %)	28,86		
- Pflegeversicherung (PV) (3,40 %)	35,12		
- Zusatzbeitrag PV kinderlos ab 23 Jahre nur AN (0,60 %)	12,40		
Nettolohn:		**1542,89**	
- Sparrate VL	40 ,00		Die gesamte Sparrate der VL geht an die Bausparkasse.
Auszuzahlender Betrag		**1502,89**	

Abb. 1 Beispiel für eine Lohnabrechnung; AG: Arbeitgeber, AN: Arbeitnehmer, VL: Vermögenswirksame Leistungen

4.3.5 Arbeitgeberbelastung

Immer wieder hört man von Arbeitgebern oder von Arbeitgeberverbänden, dass es nicht die Verhandlungen über die Lohnhöhe sind, die ihnen Kopfzerbrechen verursachen, sondern die sogenannten Lohnnebenkosten. Hierunter versteht man folgende Kosten, die für einen Arbeitnehmer neben den „eigentlichen Lohnkosten" zusätzlich anfallen:

- Arbeitgeberanteile zur Sozialversicherung (die Anteile des Krankenversicherungs-, Pflegeversicherungs-, Arbeitslosen- und Rentenversicherungsbeitrags, die Unfallversicherung voll)
- Lohnfortzahlung im Krankheitsfall nach „Aufwendungsausgleichgesetz"
- Lohnzahlung an gesetzlichen Feiertagen
- Lohnzahlung im Urlaub
- betriebliche Altersversorgung
- Sonderzahlungen (z. B. 13. Monatsgehalt, Weihnachtsgeld)
- Umlage-„Versicherungen" U1 (Umlage für die Lohnfortzahlung, prozentual differenziert) und U2 (Umlage für Mutterschutz, muss für alle Arbeitnehmer in Kleinbetrieben bis 30 Mitarbeiter erhoben werden)
- pauschal versteuerte Zahlungen (z. B. Fahrgeld)
- Insolvenzgeldumlage

Von Arbeitnehmern oder Arbeitnehmervertretern hört man immer wieder die Klage, dass es ihnen nicht so sehr um eine Nominallohnerhöhung gehe. Vielmehr gehe es darum, dass dem Arbeitnehmer **real mehr Lohn** zur Verfügung stehe. Dies soll das folgende Beispiel verdeutlichen:

Wenn das Gehalt eines Arbeitnehmers 1500,00 € beträgt und dann um 5 % erhöht wird, beträgt die nominale Erhöhung (5 % von 1500,00 €) somit 75,00 €. Wenn die Preise steigen, ist die Reallohnerhöhung geringer als die Nominallohnerhöhung.

MERKE prozentuale Nominallohnerhöhung (5 %)
abzüglich prozentuale Preissteigerung (3 %)
= prozentuale Reallohnerhöhung (2 %)

Liegen die Preissteigerungen höher als die Nominallohnerhöhungen, kommt es zur Reallohnsenkung.

Aufgaben

1 Stellen Sie eine eigene Reihenfolge der Staatsauf- bzw. -ausgaben auf und vergleichen Sie diese mit dem Bundeshaushalt. Wo liegen die größten Abweichungen?

2 Diskutieren Sie das Für und Wider einer Steuer auf Alkohol.

3 Kann man aufgrund der Höhe des Brutto- oder Nettolohnes etwas über die Höhe des zu versteuernden Einkommens sagen?

4 Handelt es sich um außergewöhnliche Belastungen?
   a Hochzeitsfeier
   b 1500,00 € Zahnersatzkosten
   c Fahrten zwischen Wohnung und Arbeitsstätte, 70 km pro Tag
   d Sozialversicherungsbeiträge
   e Adoptionskosten für ein Kind

5 Wie wird der steigende Lohnsteuersatz begründet?

6 Unter welchen Voraussetzungen ist es für Sie „lohnend", einen Antrag auf Veranlagung zur Einkommensteuer zu stellen?

5 Sparen und Kredit

5.1 Bedeutung des Sparens

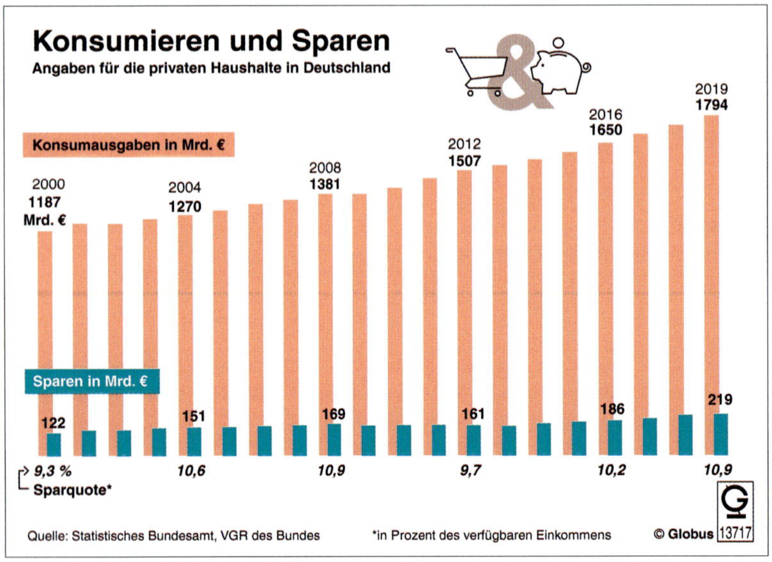

Abb. 1 Sparen und Konsumausgaben

Sparen heißt vorübergehend auf Konsum verzichten. Es hat aber auch einen Selbstzweck: Man kann sich das spätere Leben erleichtern. Gleichzeitig ermöglicht das Sparen erst die Bildung von Kapital. In den letzten Jahren hat sich das gesparte Vermögen stetig erhöht (Abb. 1). Die Ausgaben für Konsum sind kontinuierlich gestiegen, die Sparquote ist hingegen nur leicht gestiegen. Die verschiedenen Beweggründe zum Sparen werden im Folgenden kurz erläutert.

5.1.1 Vorsorgesparen

Der Wunsch, auch bei **außergewöhnlichen Anlässen**, z. B. bei Krankheit, Arbeitslosigkeit, Todesfällen, Unfällen, Hochzeiten, Geburten, ganz oder teilweise unabhängig von fremder Hilfe zu sein, ist ein wichtiger Grund zum Sparen.

Insbesondere das Sparen für die **Versorgung im Alter** ist in den letzten Jahren stark in den Blickpunkt getreten. Durch die Riester-Rente wird dieses Sparen bei zertifizierten Produkten auch staatlich gefördert. Von den vielen zertifizierten Produkten sind die überwiegende Zahl Bankensparpläne, eine Art Sparkonto mit einem Basiszins und Bonuszahlungen. Hierauf werden auch die Zulagen des Staates gezahlt. Nach Ende der Laufzeit wird hieraus die Zusatzrente bezahlt. Die Gesamtrendite schwankt je nach Bank zwischen 0,5 und 2 % (Stand 2024).

Riester-Rente → S. 257

Alle anderen Produkte (insbesondere Fonds) bringen häufig höhere Rendite, sind aber auch mit größeren Risiken belastet.

MERKE Beim Abschluss eines Sparvertrags für die Altersvorsorge sollte darauf geachtet werden, dass das Produkt staatlich zertifiziert ist.

5.1.2 Zwecksparen

Größere Anschaffungen, z. B. Kraftfahrzeuge, Möbel, Urlaub, Haushaltsmaschinen, sind in der Regel erst möglich, wenn ein angemessener Anteil am Kaufpreis durch Eigenmittel gedeckt ist. Das stufenweise Rückzahlen eines Anschaffungskredits verlegt das Sparen in die Zeit nach dem Kauf.

5.1.3 Vermögensbildung

Auch die Bildung von Vermögen kann durch Sparen erreicht werden. Der Unternehmer hat seit jeher den Teil seines Einkommens, den er nicht für private Zwecke verwendet, überwiegend in seinem Unternehmen angelegt. Diese Anlage gilt einerseits als verhältnismäßig sicher gegen Geldentwertung, ist aber andererseits mit dem Unternehmerrisiko behaftet.

Der Arbeitnehmer bringt seine Ersparnisse meist zur Bank, Postbank oder (Bau-)Sparkasse. Mit entsprechendem Einkommen, dem nötigen Sparwillen und einer günstigen Finanzierung ist es dem Arbeitnehmer heute möglich, z. B. ein Eigenheim oder eine Eigentumswohnung zu erwerben.

5.2 Sparformen und Sparförderung

Es gibt heute eine Vielzahl von Möglichkeiten, sein Geld anzulegen. Dabei muss man immer für sich selbst einen Kompromiss zwischen verschiedenen Zielen finden:

- **Verfügbarkeit (Liquidität):** Wie lange will ich die Gelder anlegen? Wie lange will ich auf Liquidität verzichten?
- **Ertrag (Rentabilität):** Was bringt die Geldanlage an Zinsen?
- **Risiko (Sicherheit):** Mit welchem Sicherheitsrisiko ist die Geldanlage verbunden?

Diese Ziele bilden ein „magisches Dreieck“, d.h., ein Ziel schließt häufig das andere aus (Abb. 1). So erhält man z.B. eine hohe Sicherheit der Geldanlage nur auf Kosten einer geringeren Rentabilität. Eine hohe Verfügbarkeit geht ebenfalls zulasten einer hohen Rentabilität. Einen hohen Ertrag versprechen dagegen Geldanlagen mit größerem Risiko.

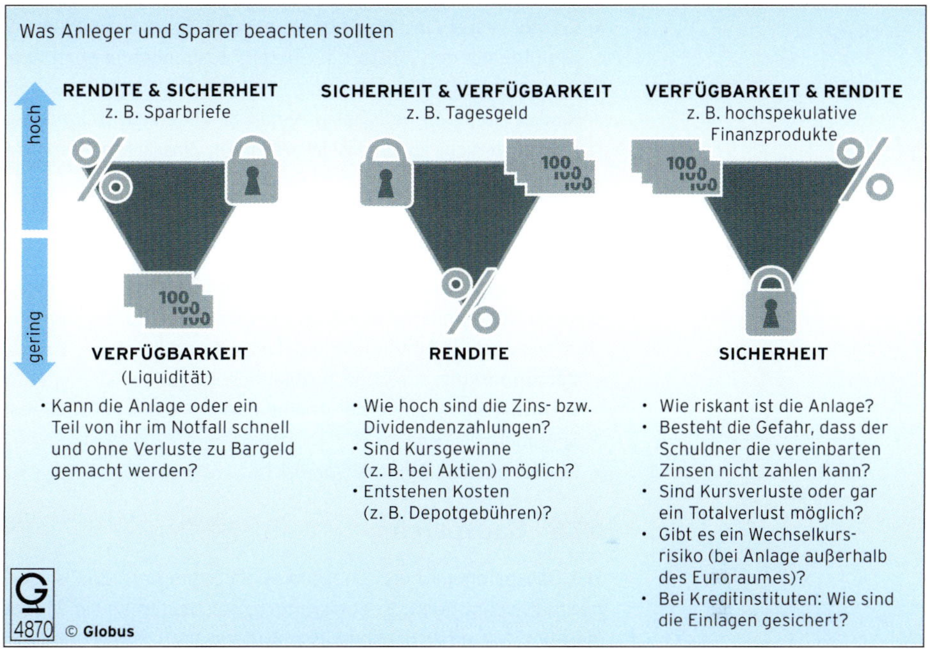

Abb. 1 Magisches Dreieck der Vermögensanlage

5.2.1 Sparstrumpf und Spardose

Die Bedeutung des „Sparstrumpfes“ oder der Spardose ist in den vergangenen Jahrzehnten gesunken. Die ständige Geldentwertung hat diese Form des Sparens fast gänzlich verdrängt. Dennoch ist die sofortige Verfügbarkeit des Geldes und relativ hohe Sicherheit (nicht unter dem Kopfkissen!) immer noch ein Argument für diese Sparform.

5.2.2 Sparbuch (Sparkonto)

Der Banken „liebstes Kind“ ist das Sparbuch. Im Sparbuch wird das Guthaben bei jeder Ein- und Auszahlung staffelförmig fortgeschrieben. Die Zinsen werden jährlich dem Sparkonto gutgeschrieben. Trotz der geringen Zinsen wird noch immer viel Geld auf Sparkonten gehalten.
Durch neue Sparvorschriften haben die Banken heute mehr Spielraum beim Sparbuch. Allerdings machen sie noch wenig Gebrauch davon. Einige Besonderheiten sind z.B. Bonus-, Prämien-, Mehr- oder Festzinssparen.

- **Verfügbarkeit:** je nach vertraglicher Bindung und nach Ablauf einer vereinbarten Kündigungsfrist, Verfügbarkeit auch an Automaten möglich
- **Ertrag:** Der Zinssatz ist variabel, d.h., er wird immer wieder der allgemeinen Zinsentwicklung angepasst. Je länger die Kündigungsfrist, desto höher der Zinssatz. Momentan macht sich wegen der vergleichsweisen niedrigen Verzinsung eine Abkehr vom Sparbuch zugunsten von Fonds bemerkbar.
- **Risiko:** Kommt das Sparbuch abhanden, können Verluste drohen. Man sollte deshalb ein Kennwort vereinbaren, das bei Abhebungen genannt werden muss. Die Aufbewahrung in einem Bankschließfach ist empfehlenswert.

5.2.3 Sparbriefe

Sparbriefe wurden früher von Banken und Sparkassen herausgegeben (ab 500,00 €). Heute werden sie nur noch elektronisch bereitgestellt. Die Zinsen werden halbjährlich oder jährlich ausbezahlt, es sei denn, es handelt sich um einen abgezinsten Sparbrief. Hier ist der Kaufpreis um den Zins abgemindert. Die Rückzahlung erfolgt dann zum sogenannten Nennwert, z. B. wird ein Sparbrief mit einem Nennwert von 2000,00 € für 1500,00 € erworben. Die Rückzahlung erfolgt in 4 Jahren zum Nennwert.

- **Verfügbarkeit:** nach Ablauf der mehrjährigen Laufzeit, Verkauf möglich
- **Ertrag:** Fester Zinssatz über die gesamte Laufzeit. Allgemein steigende oder fallende Zinssätze beeinflussen den Zinssatz für bereits ausgegebene Sparbriefe nicht. Je länger die Laufzeit, desto höher der Zinssatz.
- **Risiko:** Der Sparbriefinhaber nimmt an allgemein steigenden Kapitalmarktzinsen nicht teil, aber auch nicht an allgemein sinkenden Zinssätzen. Wie das Sparbuch sollten auch Sparbriefe sicher verwahrt werden, z. B. im Bankschließfach.

5.2.4 Termineinlagen (Festgeld)

Terminanlagen sind Geldanlagen für eine bestimmte Zeit (mindestens 30 Tage) und über eine bestimmte Höhe (mindestens 5000,00 €). Stehen größere Summen kurzfristig zur Verfügung, sollten sie zumindest als Termingeld angelegt werden.

- **Verfügbarkeit:** sofort nach Ablauf
- **Ertrag:** je nach Länge der Anlage und Höhe des Geldbetrags steigend, höhere Verzinsung als Sparbuch
- **Risiko:** ähnlich dem des Sparbuches

5.2.5 Bausparen

Das Bausparen wird von Bausparkassen organisiert. Ziel ist der Erwerb von Grund und Boden, Eigentumswohnungen, Renovierungen, Ausbauten sowie Modernisierungen von Wohnungen und Häusern. Mit einer Bausparkasse wird ein Vertrag über eine bestimmte Bausparsumme geschlossen. In der Regel verpflichtet sich der Bausparer zur regelmäßigen Zahlung auf sein Bausparkonto. Normalerweise muss der Bausparer 40 % der Bausparsumme ansparen, um über den Restbetrag zur Bausparsumme einen zinsgünstigen Kredit zu erhalten, z. B. Bausparsumme: 50 000,00 €, Einzahlungen, Zinsen, Prämien: 20 000,00 €, Darlehensanspruch: 30 000,00 €. Der Staat fördert das Bausparen durch Prämien.

- **Verfügbarkeit:** Die Bindefrist bei Prämienbegünstigung beträgt 7 Jahre.
- **Ertrag:** Die Guthabenzinsen von etwa 0,1–2,2 %. Dazu kommen evtl. noch Bausparprämie, Arbeitgeberleistungen, Arbeitnehmersparzulage.
- **Risiko:** kein Risiko

In Zeiten von niedrigen Zinsen ist diese Anlageform wenig attraktiv.

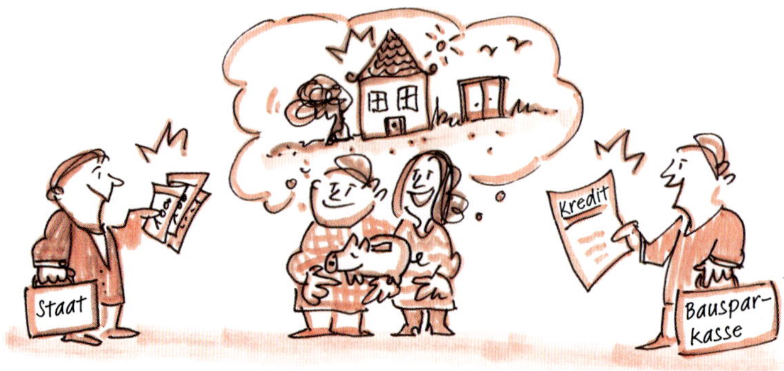

5.2.6 Anlage nach dem Vermögensbildungsgesetz (470,00-€-Gesetz)

Das Vermögensbildungsgesetz fördert vermögenswirksame Leistungen, die der Arbeitgeber zusätzlich zum laufenden Arbeitslohn aufgrund von Tarifverträgen, Betriebsvereinbarungen oder Einzelarbeitsverträgen für seine Arbeitnehmer anlegt. Die Anlage kann für folgende Verträge erfolgen:

- Anlage in Produktivvermögen (Aktien, Aktienfonds)
- Anlage im Bausparvertrag

vermögenswirksame Leistungen
→ S. 273

Beide Anlagen können kombiniert werden. Liegt eine dieser Anlageformen vor, zahlt der Staat dem Arbeitnehmer eine Arbeitnehmersparzulage von

- 20 % bei Anlagen in Produktivvermögen, höchstens bis zu einem Betrag von 400,00 € jährlich (34,00 € monatlich),
- 9 % bei Anlagen in Bausparverträgen, höchstens bis zu einem Betrag von 470,00 € jährlich (40,00 € monatlich).

Anspruch auf die Arbeitnehmersparzulage haben nur Arbeitnehmer, wenn ihr zu versteuerndes Einkommen 40 000,00 € (Ledige) bzw. 80 000,00 € (Verheiratete) nicht übersteigt. Die Auszahlung der Arbeitnehmersparzulage erfolgt auf Antrag am Ende des Jahres (u. U. auch erst Jahre später) durch das Finanzamt. Häufig bezahlen Arbeitgeber auch für Auszubildende zusätzlich freiwillig Teile oder den Gesamtbetrag zu einem Vertrag nach dem Vermögensbildungsgesetz. Die Bindefrist der Verträge beträgt mindestens 6 Jahre (Produktivvermögen) bzw. 7 Jahre (Bausparen).

5.2.7 Anlage nach dem Wohnungsbauprämiengesetz

Die Wohnungsbauprämie (Bausparprämie) wird gewährt für Alleinstehende bis zu einem jährlichen Sparbetrag von 700,00 € und für Verheiratete von 1400,00 €. Der Prämiensatz beträgt 10 %. Das zu versteuernde Einkommen darf hier 35 000,00 € (Ledige) bzw. 70 000,00 € (Verheiratete) nicht übersteigen. Die Bindefrist für die Prämienbegünstigung beträgt 7 Jahre. Ein Vertrag kann frühestens mit 16 Jahren abgeschlossen werden.

Die Anlage nach dem Wohnungsbauprämiengesetz kann hervorragend mit der Anlage nach dem Vermögensbildungsgesetz kombiniert werden (Abb. 1).

400,00 € in Aktienfonds = 20 %	= 80,00 € Prämie
470,00 € in Bausparvertrag	= 42,30 € Prämie
700,00 € in Bausparvertrag zusätzlich	= 70,00 € Prämie
Gesamtjahresprämie	= 192,30 € (ledig)

Annahme: Wenn der Arbeitgeber vermögenswirksame Leistungen von 40,00 € monatlich übernimmt, muss der Arbeitnehmer 91,66 € monatlich selbst bezahlen. Hierfür erhält er nach 7 Jahren, je nach Wertpapieranlage und Zins für den Bausparvertrag, ein Guthaben von ca. 21000,00 €.

Abb. 1 Bausparen in Kombination mit dem 470,00-€-Gesetz

5.2.8 Aktien

Aktien verbriefen Teilhaberrechte am Grundkapital einer Aktiengesellschaft. Der Ertrag der Aktie, die Dividende, richtet sich überwiegend nach dem Gewinn des Unternehmens. Gleichzeitig bildet sich an der Börse ein Kurs für die Aktie. Der Kurs bewertet das Gesamtunternehmen, seine Gewinnsituation, seine Zukunftsaussichten usw. Zusätzlich beeinflussen auch andere Dinge die Kurse, z. B. Kriegsgefahren, Erwartungen, Gerüchte. Massive Kursbewegungen nach unten und oben sind nie ausgeschlossen.

- **Verfügbarkeit:** Jederzeit durch Verkauf an der Börse zum Tageskurs.
- **Ertrag:** Die Höhe der Dividende richtet sich vorwiegend nach dem Gewinn, den die Aktiengesellschaft erzielt hat. Zur Dividende kommen eventuell zusätzlich Arbeitgeberleistungen beim Erwerb der Aktien und Arbeitnehmersparzulage; Kursgewinne möglich.
- **Risiko:** Je nach Ertragslage kann die Dividende auf null sinken. Erhebliche Kursschwankungen sind ebenfalls möglich (hohes Kursrisiko). Eine sichere Verwahrung ist zu empfehlen.

Aktien haben in Niedrigzinsphasen einen hohen Ertrag. Meist gilt das aber erst nach längerer Haltedauer. Sprichwort: Wer genügend Geld hat und es nicht braucht, legt am besten sein Geld in Aktien an.

5.2.9 Sachwerte

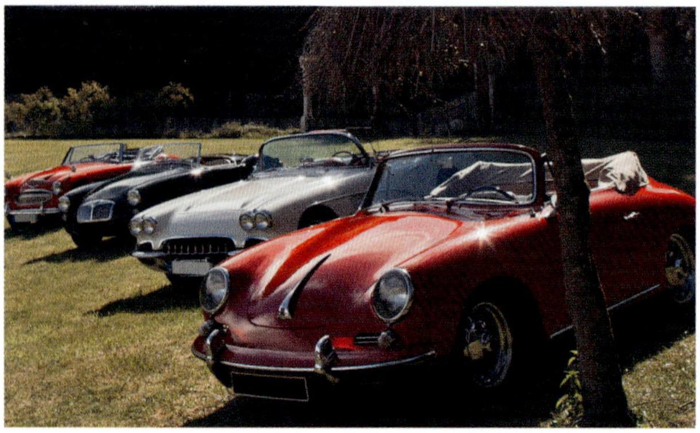

Abb. 1 Oldtimer als Geldanlage

Der Erwerb von Sachwerten gehört nicht unbedingt zum Sparen. Manche Leute verzichten jedoch auf Konsum und legen ihr Geld in Bildern, alten Möbeln, historischem Spielzeug, Schmuck oder Ähnlichem an, in der Hoffnung, dass diese Sachwerte mit der Zeit noch an Wert gewinnen.

Verfügbarkeit, Ertrag und Risiko hängen vom Sachwert ab. Briefmarken (eine Rote Guiana wurde 2014 für umgerechnet 6,97 Mio. € versteigert), Eisenbahnen (Spielzeugtriebwagen ca. 4000,00 € wert) sowie Puppen (Armand-Marseille-Puppe ca. 500,00 € wert) sind hier wohl an erster Stelle zu finden. Aber es gibt auch noch hohe Sammlerwerte bei z. B. alten Autos, alten Gemälde, chinesischer Keramik und Münzen (Abb. 1).

5.3 Kredit am Beispiel eines Anschaffungsdarlehens

5.3.1 Rechtsgrundlagen und Merkmale

Die rechtlichen Grundlagen für das Darlehen finden sich in den folgenden Bestimmungen:

- Bürgerliches Gesetzbuch (BGB)
- Verbraucherschutzrechte (z. B. Verordnung über die Preisauszeichnungspflicht, Verbraucherkreditbestimmungen des BGB)
- Darlehensvertrag

Das Darlehen ist durch folgende Merkmale gekennzeichnet:

- **Übereignung von Geld:** Durch den Darlehensvertrag übereignet der Darlehensgeber (Gläubiger) dem Darlehensnehmer (Schuldner) Geld. Der Schuldner verpflichtet sich, den gleichen Betrag zu erstatten (Tilgung) und die Zinsen zu bezahlen.
- **Zinsen und Kündigung:** Das BGB schreibt jährliche Zinszahlungen und die Kündigungsfristen vor (grundsätzlich 3 Monate). Normalerweise werden in Darlehensverträgen andere Regelungen getroffen.
- **Sicherheiten:** Durch den Darlehensvertrag erhält der Schuldner Kredit (vom lateinischen credere = Vertrauen schenken, glauben). Der Gläubiger vertraut darauf, dass der Schuldner das Darlehen termingerecht zurückzahlt. Trotzdem werden in der Regel Sicherheiten verlangt, z. B. ein geregeltes Einkommen, Wertgegenstände, Hypotheken.

5.3.2 Anschaffungsdarlehen (Verbraucherdarlehensvertrag)

Wird zwischen einem Unternehmer als Kreditgeber und einem Verbraucher als Kreditnehmer ein Darlehensvertrag geschlossen, der 200,00 € übersteigt, muss dieser schriftlich fixiert werden und besondere Bestimmungen (ähnlich dem Ratenkaufvertrag) enthalten:

- Rücktrittsrecht von 2 Wochen
- Nettodarlehensbetrag
- Gesamtbetrag aller Teilzahlungen inklusive Zins und Tilgung (ebenso Restschuld- oder sonstige Versicherung)
- effektiver Jahreszins (Effektivzins)
- Sicherheiten

Das Anschaffungsdarlehen zeichnet sich durch nachfolgende Merkmale aus (Verbraucherdarlehensvertrag):

- **Laufzeit:** Sie erstreckt sich über einen Zeitraum von 6 Monaten bis 6 Jahren (kurz- bis mittelfristiger Kredit).
- **Verwendungszweck:** Anschaffung langlebiger Konsumgüter, z. B. Möbel, Pkw, Elektrogeräte, Bekleidung.
- **Eigenmittel:** Häufig verlangen Kreditinstitute, dass der Kreditnehmer einen angemessenen Anteil am Kaufpreis durch eigene Mittel aufbringt.
- **Darlehenshöhe:** Der Kredit bewegt sich im Allgemeinen zwischen 2000,00 und 20 000,00 €. Oft werden Kleinkredite bis 2000,00 € als **Dispositionskredite** gewährt. Dispositionskredite werden Privatpersonen von Banken zur Überziehung des Girokontos gewährt. Dieser Kredit wird auch Dispokredit genannt.
- **Tilgung:** Hierunter versteht man die Rückzahlung des Kredits in Teilbeträgen. Durch die monatliche Tilgung verringert sich der Kreditbetrag, das bedeutet, dass bei nominal gleichem Zinssatz der Effektivzins immer höher wird.
- **Zins:** Dies ist der Preis für den Kredit. Der im Kreditvertrag angegebene Zinssatz bezieht sich in der Regel auf einen Monat, z. B. 0,5 % pro Monat. Bei diesen zunächst niedrig erscheinenden Zinssätzen ist Vorsicht geboten.
- **Sicherheiten:** Das Kreditinstitut kann vom Schuldner Sicherheiten verlangen, z. B. Fahrzeugbrief beim Pkw-Kauf.

5.3.3 Effektivzins

Wie beim Ratenkauf muss für Anschaffungsdarlehen auch der Effektivzinssatz angegeben werden. Wird der Zinssatz beispielsweise mit 0,5 % pro Monat veranschlagt und Kreditkosten von 2 % des Darlehensbetrags verlangt, ergeben sich unter Berücksichtigung der Laufzeit des Darlehens eine monatliche Belastung und ein Effektivzins nach der in Abb. 1 gezeigten Rechnung.

Darlehensbetrag 25 000,00 €, Zinssatz 0,5 % pro Monat,
Bearbeitungsgebühr 2 % vom Darlehensbetrag,
Laufzeit 36 Monate, monatliche Tilgung:

Monatliche Tilgung: $\frac{25\,000{,}00\ €}{36\ \text{Monate}}$ = 694,44 €

Zinsen: $\frac{0{,}5\,\% \cdot 25\,000{,}00\ €}{100}$ = 125,00 €

Kreditkosten: $\frac{2\,\% \cdot 25\,000{,}00\ €}{100 \cdot 36}$ = 13,89 €

Monatliche Rate: = 833,33 €

Abb. 1 Beispiel für eine Ratenberechnung

Bei oberflächlicher Betrachtung erscheint ein Zinssatz von 0,5 % pro Monat als sehr günstig, denn der Zinssatz auf das Jahr umgerechnet beträgt doch „nur“ 0,5 % · 12 Monate = 6 %. Diese einfache Rechnung berücksichtigt jedoch nicht, dass mit jeder Ratenzahlung das obige Darlehen um 694,44 € abnimmt (jährlich um 694,44 € · 12 Monate = 8333,28 €). Die Zinsbelastung pro Monat (125,00 €) geht aber bei allen Raten von einem stets gleichbleibenden Darlehen (25 000,00 €) aus.

Die tatsächliche, effektive Zinsbelastung (Effektivzins) beträgt etwa das 24-fache des Zinssatzes pro Monat (siehe Effektivzinsformel, Abb. 1). Ebenso werden hier die Kreditkosten eingerechnet.

$$\text{Effektivzinssatz} = (24 \cdot \text{Zinssatz pro Monat}) + \frac{(24 \cdot \text{Kreditkosten prozentual})}{(\text{Laufzeit in Monaten})}$$

Bei Verwendung der Werte aus dem genannten Beispiel ergibt sich:

$$\text{Effektivzinssatz} = 24 \cdot 0{,}5\ \% + \frac{(24 \cdot 2\ \%)}{36}$$

$$= 12\ \% + 1{,}33\ \% = 13{,}33\ \%$$

Abb. 1 Effektivzinsberechnung

Die Kreditinstitute sind nach Preisangabenverordnung und Verbraucherkreditgesetz verpflichtet, dem Darlehensnehmer (Schuldner) den effektiven Jahreszins schriftlich, z. B. im Darlehensvertrag, mitzuteilen.

Vorsicht bei Zinsgleitklauseln: Nicht immer ist der Zinssatz über die gesamte Laufzeit fest. Wird vereinbart, dass sich der Zinssatz entsprechend der Marktlage ändert, so trägt der Verbraucher das Risiko einer Zinserhöhung. Der Darlehensgeber ist lediglich verpflichtet den „anfänglichen effektiven Jahreszins“ anzugeben.

Mit der Effektivzinsberechnung ist es möglich, die Kosten eines Kredites zu vergleichen. Oft spielen aber auch die anderen Wünsche des Verbrauchers eine entscheidende Rolle. Zum Beispiel möchte er die Höhe der Rate und die Länge der Rückzahlung selbst bestimmen.

5.3.4 Gefahren der Kreditaufnahme

Die Kreditaufnahme für die Anschaffung von Gebrauchsgütern ist heute nicht mehr schwierig. In allen Werbeanzeigen versprechen Kreditinstitute oder Makler eine unbürokratische Abwicklung der Kreditauszahlung. Dies sollte jedoch den Konsumenten nicht über die Gefahren bei der Kreditaufnahme hinwegtäuschen.

Vor einer Kreditaufnahme sollte sich jeder folgende Fragen beantworten:
- Können mit den laufenden Einkünften die anfallenden Monatsraten des Kredits zurückgezahlt werden?
- Inwieweit müssen die üblichen Aufwendungen für Güter des täglichen Bedarfs eingeschränkt werden?
- Können die Zahlungsverpflichtungen auch noch erfüllt werden, wenn wegen unvorhergesehener Ereignisse, z. B. Arbeitslosigkeit, Krankheit, Unfall, die laufenden Einnahmen erheblich gekürzt werden?
- Welche Personen (Eltern, Geschwister, Verwandte usw.) können in Fällen größerer Not helfen? Werden sie dies tun?
- Wurden die Kosten des Abzahlungskaufs beim Verkäufer genau mit den Kreditkosten der Bank verglichen? Gibt es unterschiedliche Kreditangebote? Die Bedingungen sollten immer verglichen werden.
- Welche persönlichen Folgen ergeben sich bei einem finanziellen Zusammenbruch?

Ist man trotz aller Sorgfalt in finanzielle Schwierigkeiten geraten, sollte man sich zunächst an die Bank wenden, die den Kredit gewährt hat. In dieser Situation bestehen verschiedene Möglichkeiten:

- Aussetzen der Ratenzahlung
- Ermäßigung der Ratenzahlungen
- Kreditzusammenfassungen
- mit Angehörigen oder guten Freunden in Verbindung setzen und bei speziellen Hilfsorganisationen um Rat und Hilfe nachsuchen
- Verbraucherinsolvenz

Aufgaben

1 Wie viel Prozent ihres monatlich verfügbaren Einkommens spart die Durchschnittsfamilie?

2 Trifft das für Sie auch zu? Wenn nein, warum nicht?

3 Was spricht für das Spardosensparen?

4 Was ist das „magische Dreieck“ der Geldanlage?

5 Sie erben völlig überraschend 50 000,00 € mit der Auflage, sie erst in 10 Jahren zu Konsumzwecken ausgeben zu dürfen. Welche Anlage wählen Sie?

6 In welcher Anlageform wird in Deutschland das meiste Geld angelegt? Warum ist das so?

7 Wo sind die größten Zuwächse zu verzeichnen?

8 Wann werden Sie Ihr Geld in einem Bausparvertrag anlegen?

9 Was spricht für die Geldanlage in Gold?

10 Warum verlangt der Gesetzgeber bei Anschaffungsdarlehen, deren Zinssatz beispielsweise 0,6 % pro Monat beträgt, die Angabe des Effektivzinssatzes?

11 Was versteht man unter einer Zinsgleitklausel?

12 Welche Sicherheit werden Sie von einem Bekannten verlangen, wenn Sie ihm einen zinslosen Kredit über 10 000,00 € für 3 Monate gewähren?

13 Was versteht man unter Tilgung?

14 Was verlangen Sie an zusätzlicher Information, wenn Ihnen jemand einen Kredit über 11 000,00 € zu einem Zinssatz von 0,5 % pro Monat anbietet, mit einer Laufzeit von 24 Monaten? Können Sie sich die Information selbst errechnen?

15 Ein Anschaffungsdarlehen von 18 000,00 € wird unter folgenden Bedingungen gewährt: 0,45 % Zins pro Monat, 800,00 € einmalige Kreditkosten, 50 Monate Laufzeit.
   a Wie hoch ist die monatliche Rate?
   b Berechnen Sie den effektiven Jahreszins mit Näherungsformel.

16 Jemand erhält von einem Verwandten ein Darlehen in Höhe von 20 000,00 € zu 4 % Zins. Der Kredit ist in zwei gleichen Jahresraten jeweils einschließlich Jahreszins zu tilgen. Wie hoch ist die gesamte Zinsbelastung?

17 Welche Überlegungen sollten Sie anstellen, bevor Sie einen Kredit aufnehmen?

6 Bewerbung

Bald ist die Ausbildung geschafft, doch was dann? In den ausbildenden Arztpraxen wird vor der Abschlussprüfung (nach dem BBiG bereits 6 Monate vor Ausbildungsende möglich) ein Gespräch mit dem auszubildenden Medizinischen Fachangestellten geführt, wie es nach der Ausbildung mit ihm weitergeht. In der Regel verlässt der Medizinische Fachangestellte seinen Ausbildungsbetrieb vorerst nicht. Denkt er über einen Wechsel in eine andere Praxis nach, so ist es unbedingt erforderlich, eine ansprechende und vollständige Bewerbung einzureichen. Sie gilt als Ticket in ein neues Arbeitsumfeld.

6.1 Bewerbungsunterlagen

Der Spruch "Für den ersten Eindruck gibt es keine zweite Chance" trifft in Bezug auf eine Bewerbung insofern zu, dass der Bewerber zunächst einen Fuß in der Tür haben muss. Die Bewerbungsunterlagen entscheiden darüber, ob er seinen Traumjob bekommt oder sich weiter auf dem Arbeitsmarkt nach einer passenden Stelle umsehen muss. Deswegen ist bei der Zusammenstellung der Bewerbungsunterlagen Sorgfalt gefragt, denn unmotiviert zusammengesuchte oder gar zusammenkopierte Unterlagen geben dem zukünftigen Arbeitgeber schon einen ersten Eindruck von dem Kandidaten. Er kann dadurch Rückschlüsse auf die Sorgfältigkeit und Gewissenhaftigkeit seines eventuell zukünftigen Mitarbeiters schließen.

Manche Unternehmen bestehen sogar darauf, das Anschreiben handschriftlich zu erhalten, da sie davon ausgehen, dass die Handschrift eines Menschen viel über seinen Charakter erzählt. Um keine Absage zu riskieren und das Interesse des Arbeitgebers zu wecken, sollten die Bewerbungsunterlagen gut durchdacht und einwandfrei sein. Zu diesen zählen das Anschreiben, ein tabellarischer Lebenslauf sowie die geforderten Zeugnisse und Bescheinigungen als Anlage.

6.1.1 Anschreiben

Grundlagen des Schriftverkehrs finden Sie unter: www.deutschepost.de
→ Hilfe & Kontakt
→ Briefe schreiben & gestalten

Der erste, der das Anschreiben zu Gesicht bekommt, ist in der Regel der Arzt oder der Personalverantwortliche. Dieser hat in der Regel nur wenig Zeit, einen ersten Eindruck über den Bewerber zu gewinnen, sodass das Anschreiben übersichtlich und strukturiert gestaltet sein sollte, um die wesentlichen Kerninformationen auf den ersten Blick erkennen zu können. Bereits jetzt soll er die Motivation des Bewerbers spüren und sein Interesse an der neuen Arbeitsstelle. Zu beachten ist, dass das Anschreiben nicht mehr als eine Seite umfassen sollte, denn je mehr Seiten benötigt werden, desto eher wird der Anschein erweckt, dass der Bewerber nicht auf den Punkt kommt und Unnötiges nicht von Nötigem trennen kann.

Das Anschreiben setzt sich in der Regel aus vier Teilen zusammen (Abb. 1). Es sollte nach der **DIN 5008** angefertigt werden (Abb. 1, S. 285).

Einleitung	Die persönliche Anrede mit einleitenden Sätzen, die das Interesse des Gegenübers wecken soll.
Hauptteil	Anhand von Beispielen werden die Qualifikationen des Bewerbers für die ausgeschriebene Stelle verdeutlicht.
Unternehmensbezug	Macht dem zukünftigen Arbeitgeber klar, warum er gerade von diesem Bewerber als Mitarbeiter profitieren würde.
Schlusssatz	Der Bewerber bedankt sich für das Interesse des Arbeitgebers und betont seine Vorfreude auf ein mögliches Kennenlernen.

Abb. 1 Aufteilung eines Anschreibens bei einer Bewerbung

MAIK MUSTERMANN
TELEFON: 064 066554 E-MAIL: M.Muster@hutmail.corn

BAG
Dr. med. Albert F. Meierschmidt
Dr. med. Claudia Wagnermeier
Raschweg 34
35390 Gießen

Musterstadt, 10.07.2020

BEWERBUNG ALS MEDIZINISCHER FACHANGESTELLTER

Sehr geehrter Herr Dr. Meierschmidt,

Ihre Stellenanzeige in der Gießener Presse unter der Ausschreibungsnummer 986758 hat mir sofort zugesagt. Ich habe diesen Sommer meine Ausbildung in der Praxisgemeinschaft Dr. Friedrich und Dr. Möller erfolgreich beendet und möchte meine erworbenen Kenntnisse und Fähigkeiten in Ihrer Praxis unter Beweis stellen.

Einleitung

Dass ich eine schnelle Auffassungsgabe habe, beweist die Tatsache, dass ich meine Ausbildung um ein halbes Jahr verkürzen konnte.

Zu meinen Aufgaben in der Praxis zählten:
- Anwendung der Praxissoftware Medisoft
- hervorragende Kommunikationsfähigkeiten in Bezug auf die Patienten sowie das Praxisteam
- eigenständige Laboruntersuchungen sowie Blutentnahme und Probenversand
- umfassende Verwaltungsarbeiten

Hauptteil

Im Umgang mit kranken Menschen konnte ich besonders meine Empathie und Hilfsbereitschaft miteinbringen. Dr. Möller hätte mich gerne übernommen, konnte mir jedoch keine Vollzeitstelle anbieten.

Unternehmensbezug

Gerne würde ich mich mit Ihnen über eine Mitarbeit in Ihrem Praxisteam und meine Gehaltsvorstellungen unterhalten.

Um einen Termin für ein Vorstellungsgespräch zu vereinbaren, erreichen Sie mich unter der angegebenen Telefonnummer zwischen 17.00 und 20.00 Uhr. Scheuen Sie sich bitte nicht und hinterlassen Sie mir eine Nachricht auf dem Anrufbeantworter.

Vielen Dank, dass Sie sich die Zeit für meinen Lebenslauf genommen haben. Einem persönlichen Gespräch sehe ich mit Freude entgegen.

Schlusssatz

Mit freundlichen Grüßen

Maik Mustermann

Maik Mustermann
Anlagen: Lebenslauf, Zeugnisse und Zertifikate

Abb. 1 Beispiel für ein Anschreiben

6.1.2 Lebenslauf (Curriculum Vitae)

Das wichtigste Element einer Bewerbungsmappe ist der Lebenslauf. Ein überzeugender Lebenslauf entscheidet über den Erfolg der Bewerbung. Er ist sogar oftmals das Erste und Letzte, was sich der Personalverantwortliche anschaut.

Anzufertigen ist er in tabellarischer Form, die eine übersichtliche Darstellung des Werdegangs und der erworbenen Qualifikationen, Erfahrungen und Fähigkeiten des Bewerbers enthält (Abb. 1, S. 286).

Meist genügt nur ein kurzer Blick auf den Lebenslauf, um festzustellen, ob der Bewerber die notwendigen Kompetenzen für die Stelle besitzt. Besonders dann, wenn es viele Konkurrenten gibt. Verständlicherweise hat derjenige die größeren Chancen unter möglichen, vielen Mitbewerbern, der den überzeugenderen Lebenslauf abliefert.

Deswegen ist es wichtig, dass der Lebenslauf nicht nur inhaltlich überzeugt, sondern vor allem übersichtlich aufgebaut und gut strukturiert sein sollte. Ein besonderer Schwerpunkt sollte auf den Kompetenzen liegen, die für das jeweilige Unternehmen und die Stelle wichtig sind. Außerdem gehören auch Hobbys und Interessen hinein – wenn sie einen Bezug zum Unternehmen oder Beruf haben.

LEBENSLAUF MAIK MUSTERMANN

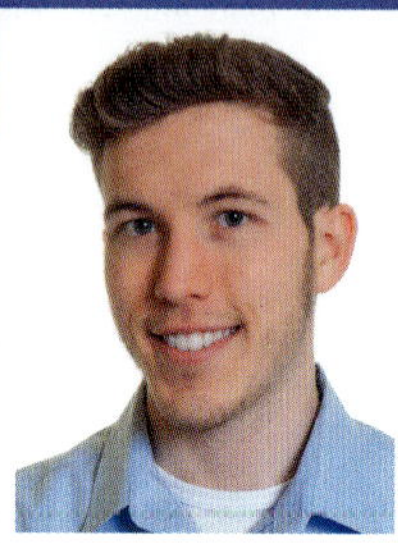

Adresse:	Musterweg 2 98798 Musterstadt
Telefon und E-Mail:	064 066554 M.Muster@hutmail.corn
Geburtstag:	21.02.1997
Nationalität:	deutsch
Familienstand:	ledig

- Anatomie und Physiologie des Patienten beschreiben und analysieren, Patienten beraten und betreuen, Büro- und Verwaltungsarbeiten durchführen
- Hochmotivierter Teamplayer und Streitschlichter

SCHULE UND AUSBILDUNG

07.2004 bis 01.2010	**Grundschule Musterstadt**
09.2010 bis 05.2017	**Gesamtschule Musterstadt** Abschluss: Mittlere Reife, Note 2,0
10.2017 bis 07.2020	**Ausbildungsstätte: Praxisgemeinschaft Dr. Möller** **Ausbildungsstätte: Berufsschule Musterstadt** Abschluss Medizinischer Fachangestellter, Note 1,2

BERUFSERFAHRUNGEN/PRAKTIKA

06.2017 bis 09.2018	Praktikum im Dialysezentrum Musterstadt

FORT- UND WEITERBILDUNG

06.2018 bis 06.2018	Impfmanagement
05.2019 bis 05.2019	Aufbereitung von Medizinprodukten
04.2019 bis 07.2020	Datenschutzbeauftragter der Praxisgemeinschaft Dr. Möller

FÄHIGKEITEN UND QUALIFIKATIONEN

Sprachen	Englisch (in Wort und Schrift)
PC-Kenntnisse	MS Office (MS Word, Excel, PowerPoint)

HOBBIES

Sport	Ausdauertraining, Jogging, Yoga

Musterstadt, 10.07.2020

Maik Mustermann

Maik Mustermann

Abb. 1 Beispiel für einen Lebenslauf

6.1.3 Arbeitszeugnis

Einfache oder auch qualifizierte Arbeitszeugnisse belegen die Leistungen und Erfolge des Medizinischen Fachangestellten und können ihn so für den nächsten Arbeitgeber empfehlen. Ein **einfaches Zeugnis** enthält nur Angaben über die Art und die Dauer der Beschäftigung. Ein **qualifiziertes Zeugnis** beinhaltet den ausführlichen Nachweis über erbrachte Leistungen sowie die Beurteilung zum Verhalten des Mitarbeiters, also alle wesentlichen Angaben für eine Gesamtbeurteilung.

MERKE Die Angaben müssen der Wahrheit entsprechen und sollen wohlwollend formuliert sein.

Der § 630 BGB regelt den Anspruch eines Arbeitnehmers auf ein Arbeitszeugnis nach Beendigung des Arbeitsverhältnisses. Dennoch wird nicht automatisch nach Ausscheiden ein Zeugnis erstellt. Der Arbeitnehmer muss es ausdrücklich verlangen.
Folgende Inhalte müssen enthalten sein (Abb. 1):

- Briefkopf mit Namen und Anschrift der Arztpraxis/des Arbeitgebers
- Art des Zeugnisses (einfaches, qualifiziertes oder Zwischenzeugnis)
- Einleitung mit persönlichen Daten des Mitarbeiters (mit Adresse möglich) einschließlich des Beginns und der Beendigung des Arbeitsverhältnisses
- Tätigkeitsbeschreibung einschließlich des beruflichen Werdegangs des Mitarbeiters
- Leistungsbeurteilung einschließlich einer Zusammenfassung
- eventuell Führungsleistung, wenn dies der Fall war
- Sozialverhalten mit Zusammenfassung
- Grund für die Beendigung des Beschäftigungsverhältnisses
- Schlussformulierung: Gründe für die Beendigung, Dank-, Bedauernsformel, Zukunftswünsche
- Ort, Datum, Unterschrift des Ausstellers

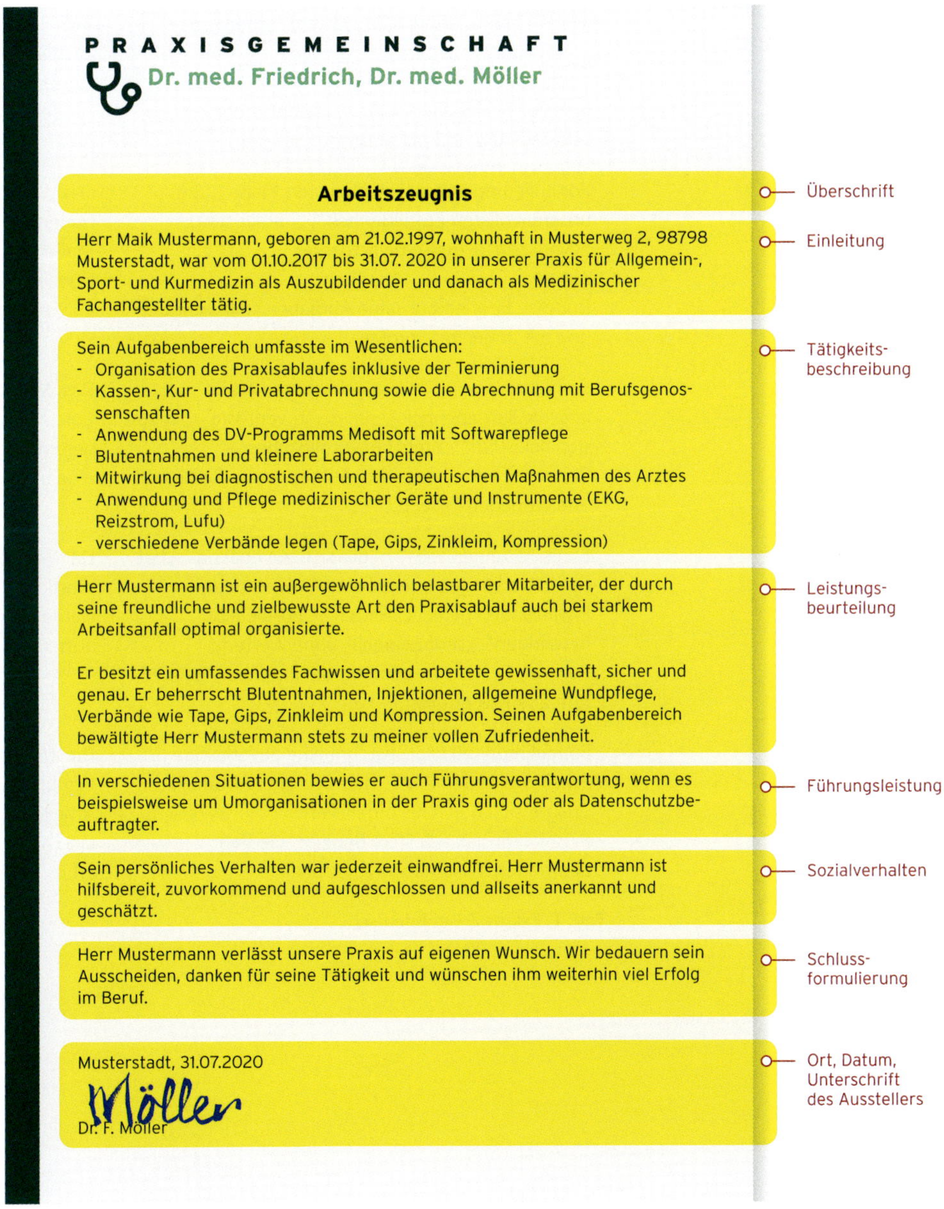
PRAXISGEMEINSCHAFT
Dr. med. Friedrich, Dr. med. Möller

Arbeitszeugnis

Herr Maik Mustermann, geboren am 21.02.1997, wohnhaft in Musterweg 2, 98798 Musterstadt, war vom 01.10.2017 bis 31.07. 2020 in unserer Praxis für Allgemein-, Sport- und Kurmedizin als Auszubildender und danach als Medizinischer Fachangestellter tätig.

Sein Aufgabenbereich umfasste im Wesentlichen:
- Organisation des Praxisablaufes inklusive der Terminierung
- Kassen-, Kur- und Privatabrechnung sowie die Abrechnung mit Berufsgenossenschaften
- Anwendung des DV-Programms Medisoft mit Softwarepflege
- Blutentnahmen und kleinere Laborarbeiten
- Mitwirkung bei diagnostischen und therapeutischen Maßnahmen des Arztes
- Anwendung und Pflege medizinischer Geräte und Instrumente (EKG, Reizstrom, Lufu)
- verschiedene Verbände legen (Tape, Gips, Zinkleim, Kompression)

Herr Mustermann ist ein außergewöhnlich belastbarer Mitarbeiter, der durch seine freundliche und zielbewusste Art den Praxisablauf auch bei starkem Arbeitsanfall optimal organisierte.

Er besitzt ein umfassendes Fachwissen und arbeitete gewissenhaft, sicher und genau. Er beherrscht Blutentnahmen, Injektionen, allgemeine Wundpflege, Verbände wie Tape, Gips, Zinkleim und Kompression. Seinen Aufgabenbereich bewältigte Herr Mustermann stets zu meiner vollen Zufriedenheit.

In verschiedenen Situationen bewies er auch Führungsverantwortung, wenn es beispielsweise um Umorganisationen in der Praxis ging oder als Datenschutzbeauftragter.

Sein persönliches Verhalten war jederzeit einwandfrei. Herr Mustermann ist hilfsbereit, zuvorkommend und aufgeschlossen und allseits anerkannt und geschätzt.

Herr Mustermann verlässt unsere Praxis auf eigenen Wunsch. Wir bedauern sein Ausscheiden, danken für seine Tätigkeit und wünschen ihm weiterhin viel Erfolg im Beruf.

Musterstadt, 31.07.2020

Dr. F. Möller

Abb. 1 Beispiel für ein qualifiziertes Arbeitszeugnis

Je persönlicher und individueller ein Zeugnis geschrieben wurde, desto besser für den Mitarbeiter. Von besonderem Wert ist der Schlusssatz, da aus ihm abzuleiten ist, aus welchem Grund die Beschäftigung beendet wurde. Zum Beispiel weist die Formulierung: „Ich bedauere den Entschluss von Herrn XY, meine Praxis zum 01.08.20XX auf eigenen Wunsch zu verlassen, zutiefst und wünsche ihm auf seinem zukünftigen beruflichen Weg alles erdenklich Gute" darauf hin, dass der Arzt ungewollt einen besonders fähigen Mitarbeiter verliert.

Leider sind Zeugnisse jedoch nicht immer so positiv, wie sie auf den ersten Blick erscheinen. Arbeitszeugnisse müssen zwar immer wohlwollend formuliert sein, allerdings haben Personalverantwortliche im Laufe der Zeit eine gewisse Zeugnissprache entwickelt. Diese macht es ihnen möglich, eine schlechte Bewertung in einem scheinbar positiven Satz zu verstecken (Tab. 1).

Formulierungen zu Leistungen, Motivation und allgemeinem Verhalten	Erklärung und Bedeutung	Note
Formulierungen wie: „immer (stets) im höchsten Maße", „stets zu unserer vollsten Zufriedenheit", „stets außerordentliche Belastbarkeit", „stets ein vorbildliches …" Beispiel: Er erledigte seine Aufgaben stets selbstständig und mit äußerster Sorgfalt.	Das Wort: „stets" ist ein Verstärker sowohl für gute als auch schlechte Leistungen. „Stets" in Kombination mit „äußerst" entspricht einer sehr guten Leistung.	1
Formulierungen wie: „im höchsten Maße", „zu unserer vollsten Zufriedenheit", „immer sehr zuverlässig", „große Belastbarkeit", „stets ein gutes"… Beispiel: Er erledigte seine Aufgaben selbstständig und mit äußerster Sorgfalt.	Das Wort oder die Wortkombinationen „äußerst", „im höchsten Maße" und „immer sehr" signalisieren eine gute Leistung.	2
Formulierungen wie: „im geforderten Maße", „zu unserer Zufriedenheit", „immer zuverlässig", „zeigte sich belastbar", „stets ein vorbildliches …" Beispiel: Er erledigte seine Aufgaben der Reihe nach und zufriedenstellend.	Das Wort oder die Wortkombination „zufriedenstellend" und „im geforderten Maße" bedeuten eine befriedigende Leistung.	3
Formulierungen wie: „zeigte sich zuverlässig", „hat den Erwartungen entsprochen", „konnte den Erwartungen gerecht werden", „problemlos bewältigen", „professionell" ohne Wertung Beispiel: Er hat sich bemüht, die ihm übertragenen Aufgaben zu erfüllen.	Das Wort „bemüht" oder die Wortkombination „gerecht werden" weisen auf eine nur ausreichende Leistung hin.	4
Formulierungen wie: „war um eine zuverlässige Arbeitsweise bemüht", „gab sich große Mühe", „zeigte sich durchaus organisiert" Beispiel: Er hat sich stets bemüht, die ihm übertragenen Aufgaben zu erfüllen.	Die Wortkombinationen „stets bemüht", „um zuverlässige Arbeitsweise bemüht" weisen auf eine mangelhafte, nicht erbrachte Leistung hin.	5

Tab. 1 Exkurs Zeugnisdeutsch

6.2 Vorstellungsgespräch

Wenn eine Bewerbung das Interesse des Arztes geweckt hat, erfolgt eine Einladung zu einem persönlichen Vorstellungs- oder Bewerbungsgespräch. Dieses Treffen findet meist in der Praxis statt. Es dient dem Kennenlernen und dem Austausch über die beschriebenen Erfahrungen und Kenntnisse. Der Bewerber hat nun die Möglichkeit, seinen „zukünftigen" Arbeitgeber von sich zu überzeugen und das bestenfalls in den ersten 1,5 Minuten. Nach Angaben von Personalverantwortlichen wissen diese nach 90 Sekunden, ob der Bewerber für die Stelle infrage kommt oder nicht. Da Bewerbungsgespräche für Bewerber in der Regel keine Routine bedeuten, sondern eine Gleichung mit mehreren Unbekannten darstellt, ist eine gute Vorbereitung auf das Gespräch von großer Wichtigkeit:

- **Kleiderordnung:** Der Bewerber sollte nicht schlampig, aber auch nicht „zugeknöpft" in der Praxis ersteinen. Eine ordentliche Berufskleidung, z. B. Poloshirt oder Bluse und weiße Hose, sieht professionell aus und entspricht dem Dresscode der Branche (Abb. 1).
- **Stressvermeidung:** Nervosität in geringem Maße ist konzentrationsfördernd. Aber der Bewerber sollte genug Zeit einplanen, um sich vorzubereiten, anzuziehen und einen Parkplatz zu finden. Pünktlichkeit ist entscheidend.
- **Ehrlichkeit und Authentizität:** Während des Vorstellungsgesprächs muss der Bewerber oft unangenehme Fragen beantworten, die einem Verhör ähneln. Mithilfe dieser Fragen testet der Arzt die Stressresistenz des Bewerbers. Die Beantwortung der Fragen sollte immer höflich und nach bestem Gewissen erfolgen. Wer sich verstellt, wird schnell enttarnt und kein weiteres Mal eingeladen.

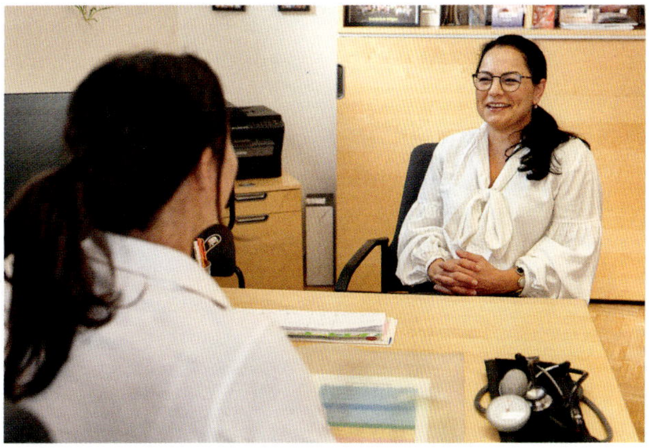

Abb. 1 Vorstellungsgespräch in angemessener Bekleidung

Vorstellungsgespräche verlaufen niemals genau gleich. Dennoch kommen in jedem Bewerbungsgespräch bestimmte Phasen vor:

- **Ankunft, erster Blickkontakt:** Der Arzt holt den Bewerber an der Anmeldung ab und begrüßt ihn (Abb. 2). Ist der Weg bis ins Büro weiter, so beginnt das Gespräch (Smalltalk) oft mit Fragen zur Anreise.
- **Im Büro, Kennenlernphase:** Nachdem sich der Arzt vorgestellt hat, folgt eine kurze Beschreibung der Praxis und ihres Leistungsspektrums. Allerdings kann der Arzt auch fragen, was der Bewerber schon über die Praxis weiß, um zu testen, ob er sich gut auf das Gespräch vorbereitet hat. Einen Orthopäden zu fragen, wo sich das EKG-Zimmer befindet, wäre nicht günstig. Danach folgt meist eine nähere Beschreibung der ausgeschriebenen Stelle. Anschließend erwartet der Arzt, dass der Bewerber ein paar Worte zu seiner Person sagt. Diese kurze Selbstpräsentation kann sehr gut zu Hause vor dem Spiegel geübt werden.

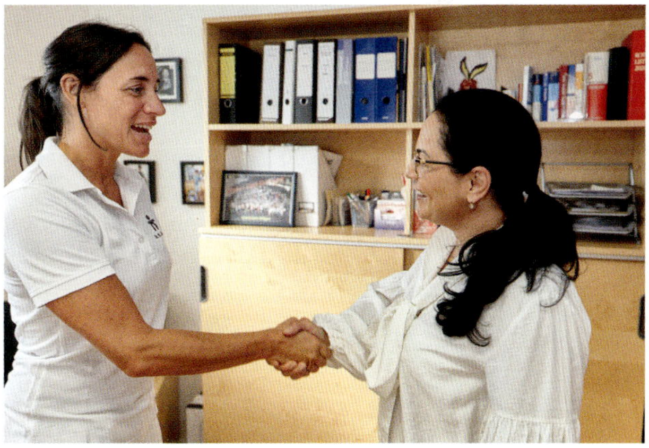

Abb. 2 Begrüßung mit Augenkontakt

- **Motivation und Beweggründe:** Der Arzt will besonders wissen, warum sich der Medizinische Fachangestellte beworben hat. Was ihn an der Stelle reizt und warum er sich für seine Praxis entschieden hat. Dabei muss der MFA darauf achten, dass er seinen letzten Arbeitgeber nicht verunglimpft, denn Kollegen fragen gerne auch einmal telefonisch nach, wie die Leistungen in der Praxis wirklich waren.
- **Beruflicher und privater Werdegang:** Im Vorstellungsgespräch werden sicher auch Fragen nach bestimmten Stationen im Lebenslauf des MFA gestellt. Beispielsweise zu seinen Berufserfahrungen in anderen Fachgebieten oder zu Lücken im Lebenslauf. Diese können entstehen, indem ein Schuljahr wiederholt oder eine längere Reise nach dem Schulabschluss vor der Ausbildung unternommen wurde.

- **Softskills oder Persönlichkeit:** Durch Fragen nach den Stärken und Schwächen des Bewerbers oder wie er sich in bestimmten Situationen verhalten würde, testet der Arzt die Kommunikationsfähigkeit, die im Umgang mit den Patienten und dem Praxisteam ausschlaggebend ist.
- **Eigene Fragen:** Bei einem offenen Bewerbungsgespräch hat der MFA bereits zwischendurch die Möglichkeit, eigene Fragen zu stellen. Häufig wird ihn der Arzt aber vor Ende des Gesprächs direkt darauf ansprechen, ob er noch etwas von ihm wissen möchte. Maximal fünf Fragen sollte sich der MFA schon zu Hause überlegen und diese dann gezielt äußern. Diese könnten sein: Welche Fortbildungsmöglichkeiten kann der Arzt mir bieten? Wie lange habe ich Probezeit? Bezahlen sie auch vermögenswirksame Leistungen? Welche Software benutzen sie in der Praxis?
- **Abschluss:** Bevor der MFA sich verabschiedet, sollte er den Arzt fragen, wie es weitergeht, wann er von ihm hören wird oder ob er in der Praxis Probe arbeiten kann. Diese Möglichkeit erhöht seine Erfolgschancen, denn sie beweist, dass er die Stelle wirklich in Erwägung zieht.

Anstelle des klassischen Vorstellungsgesprächs gibt es auch Sonderfälle, etwa das Telefoninterview, das dann in Betracht kommt, wenn sich ein Bewerber aus einem anderen Bundesland vorstellen möchte und sich die Anreise spart.

Aufgaben

1 Woraus sollten Bewerbungsunterlagen bestehen?
2 Welche Bausteine enthält ein Anschreiben?
3 Zukünftig müssen Sie kein Foto bei der Bewerbung abgeben. Welche Vorteile haben anonymisierte Bewerbungsanschreiben? Welche Nachteile ergeben sich für den Arbeitgeber speziell in Ihrem Beruf?
4 Wie sollte ein Lebenslauf abgefasst sein?
5 Weshalb ist ein qualifiziertes Arbeitszeugnis für Sie wichtig?
6 Ihr Chef überlegt, Sie nach der Ausbildung zu übernehmen. Formulieren Sie für Ihren Chef Gründe, die Ihre Einstellung rechtfertigen.
7 Schreiben Sie für sich anhand der Tabelle 1 auf S. 288 ein a) schlechtes b) sehr gutes Arbeitszeugnis.
8 Ihr Chef bittet Sie, für sich selber ein Arbeitszeugnis zu schreiben. Was halten Sie davon?
9 Wie läuft ein Vorstellungsgespräch formal ab?
10 Worauf achten Sie besonders bei einer Einladung zu einem Vorstellungsgespräch?
11 Wie können Sie sich auf ein Bewerbungsgespräch vorbereiten?
12 Was ist bei der Körperhaltung in einem Vorstellungsgespräch zu beachten?
13 Müssen Sie auf alle Fragen im Bewerbungsgespräch antworten? Begründen Sie Ihre Antwort.

7 Fort- und Weiterbildung

Berufliche **Weiterbildung** ist jeder Bildungsvorgang, der eine vorhandene berufliche Vorbildung vertieft oder erweitert. Sie ist Teil des privat zugänglichen deutschen Bildungskanons. Dagegen wird mit **Fortbildung** in der Regel eine öffentlich zugängliche Bildungsmaßnahme bezeichnet. Sofern die Weiterbildung vom Unternehmen ausgeht und im Unternehmenskontext erfolgt, spricht man von betrieblicher Weiterbildung.

7.1 Fortbildung

Besonders für medizinisches Fachpersonal ist es notwendig, immer auf dem neuesten Stand der Medizin zu bleiben. Denn nicht nur diese, sondern mit ihr auch das Gesundheitswesen und die Anforderungen an das Praxismanagement entwickeln sich stetig weiter. Zum Beispiel wächst die Verantwortung und die Selbstständigkeit des MFA im Praxisumfeld. Fortbildungen sind nicht nur für Ärzte, sondern auch für das Praxisteam relevant – und sie sind auch ein Muss im Rahmen der Sorgfaltspflicht.

Hier finden Sie Informationen der Bundesärztekammer zu Fortbildungen für MFA.
www.fortbildung-mfa.de

7.1.1 Anerkannte Fortbildungen der Ärztekammern

Die erste Adresse für Angebote von Fortbildungen ist die Homepage der jeweiligen Landesärztekammer. Dort werden zahlreiche anerkannte Fortbildungen für Ärzte und MFA angeboten. Ebenso bieten die Fachverbände oder auch Pharmaunternehmen Lehrgänge und Schulungen zu relevanten Themen oder Produkten an.

Nach § 54 BBiG sind die Landesärztekammern zuständig für Fortbildungen im Medizinischen Bereich. Neben der beliebten und oft absolvierten Fortbildung zum Fachwirt ist speziell die Ausbildung zum **Nichtärztlichen Praxisassistenten** (NäPa) für viele Facharztpraxen für Allgemeinmedizin lukrativ.

Der NäPa übernimmt im Rahmen der delegierbaren ärztlichen Leistungen selbstständig Hausbesuche, bei denen der direkte Arztkontakt nicht medizinisch notwendig ist. Dadurch wird der Arzt entlastet und der NäPa leistet einen wertvollen Beitrag zur deutschlandweiten qualitativ hochwertigen ambulanten Versorgung.

Zusätzlich lohnenswerter ist die Tatsache, dass am 01.01.2015 mit dem neuen EBM ein extrabudgetärer Zuschlag für NäPas in Hausarztpraxen eingeführt wurde. Damit ein NäPa in der Arztpraxis eingesetzt werden darf, muss der Arzt eine Genehmigung durch die zuständige Kassenärztliche Vereinigung beantragen.

Informationen zur NäPa-Fortbildung:
www.aerztekammer-bw.de
→ Menü: MFA
→ Fortbildung für MFA
→ Fortbildung zur Nicht-ärztlichen Praxisassistentin

Interessenten können auf drei möglichen Wegen die NäPa-Qualifikation erlangen:
- durch die Fortbildung zum NäPa gemäß dem Curriculum der Bundesärztekammer
- durch Anrechnung der VERAH®-Fortbildung auf die NäPa
- durch Umschreibung von VERAH® auf NäPa

Gemäß Rahmencurriculum der Bundesärztekammer gilt es, einen bis zu 271-stündigen berufsbegleitenden Lehrgang zu absolvieren. Der individuelle Fortbildungsumfang kann sich je nach Ausbildung und Berufserfahrung der Teilnehmer unterscheiden (Tab. 1, S. 292). Mit einer schriftlichen Lernkontrolle endet die Fortbildung zum NäPa.

Inhalte der Fortbildung
- Grundlagen und Rahmenbedingungen beruflichen Handelns/Berufsbild
- medizinische Kompetenz
- Kommunikation/Dokumentation
- Notfallmanagement/erweiterte Notfallkompetenz
- praktische Fortbildung (durch Hausbesuche)

Dauer der Berufstätigkeit	Theoretische Fortbildung	Praktische Fortbildung	Notfall-management	Gesamt
unter 5 Jahre	201 Stunden	50 Stunden	20 Stunden	271 Stunden
unter 10 Jahre	170 Stunden	30 Stunden	20 Stunden	220 Stunden
über 10 Jahre	150 Stunden	20 Stunden	20 Stunden	190 Stunden

Tab. 1 Umfang der Fortbildung zum NäPa

7.1.2 Fortbildungen von Verbänden und Instituten

Für ihre Mitglieder bietet die Gewerkschaft, der Verband medizinischer Fachberufe e.V., eine Vielzahl von kostenfreien oder ermäßigten Fortbildungen an:

- Fachwirt/in für ambulante medizinische Versorgung
- Fachwirt/in im Gesundheits- und Sozialwesen
- VERAH®-Basisqualifikation
- VERAH®-plus

Das PKV-Institut bietet aktuelles Expertenwissen aus den Bereichen Abrechnung, Praxismanagement, QM, Medizinwissen sowie Praxisführung und Kommunikation an.

7.2 Weiterbildung

Ein Zertifikat ist ein Aushängeschild einer guten Praxis. Investiert der Arzt in seine Mitarbeiter, zahlt es sich für ihn in dreierlei Hinsicht aus: Er erlangt höheres Prestige durch regelmäßige Schulungen seines Personals, fachkompetente Mitarbeiter und steuerliche Vorteile, da er die Investitionen veranlagen kann. Außerdem bindet er seine MFA an die Praxis durch die Kostenübernahme für die Weiterbildung, da sich diese oft verpflichten, eine Mindestdauer in der Praxis zu arbeiten.

MERKE Für MFA ist jede Art der Weiterbildung nicht nur finanziell, sondern speziell in Bezug auf die Wissensvermehrung interessant.

7.2.1 Voraussetzung allgemeine Hochschulreife (Abitur)

Mit der allgemeinen Hochschulreife stehen dem MFA alle Türen für sämtliche Studiengänge offen. Da das Medizinstudium nach NC-Vorgaben geregelt ist, kann jeder angehende Medizinstudent nach Ablauf der feststehenden Wartesemester das Medizinstudium aufnehmen. Oftmals nutzen Abiturienten die Wartesemester, um eine Ausbildung im Gesundheitswesen zu absolvieren.

Häufig studieren MFA die Studiengänge Management im Gesundheits- und Sozialwesen oder Hygienemanagement. Die Zulassungsvoraussetzungen sind in der **Rahmenstudienordnung** wie folgt angegeben:

- Wer die allgemeine oder fachgebundene Hochschulreife oder die Fachhochschulreife besitzt und zusätzlich mindestens 2 Jahre Erfahrung in der Praxis oder eine Ausbildung nachweisen kann, wird zum Studium zugelassen. Verfügt ein Bewerber lediglich über die Hochschul- oder Fachhochschulreife, ist eine Zulassung mit der Auflage einer verbindlichen Teilnahme an notwendigen Zusatzmodulen und am Intensiv-Projekt-Betreuungsprogramm möglich.
- Wer die allgemeine Hochschulzugangsberechtigung besitzt, wird zugelassen, da er als beruflich Qualifizierter eine Aufstiegsfortbildung nach den Bestimmungen der Handwerksordnung, des Berufsbildungsgesetzes oder vergleichbaren bundes- oder landesrechtlichen Regelungen bestanden hat. Zusätzlich sind dabei auch vergleichbare Qualifikationen aufgrund einer landesrechtlich geregelten Fortbildungsmaßnahme für Berufe im Gesundheitswesen sowie im sozialpflegerischen oder pädagogischen Bereich zu nennen.
- Wer eine Fachschulausbildung an einer staatlichen oder staatlich anerkannten Schule abgeschlossen hat, wird zum Studium zugelassen.

- Wer als beruflich Qualifizierter in einem zum Studiengang fachlich ähnlichen Beruf eine mindestens 2-jährige Berufsausbildung abgeschlossen hat und im erlernten Beruf mindestens 3 Jahre tätig war, wird zugelassen.
- Es ist eine Eignungsprüfung erforderlich, die in § 4 der Rahmenprüfungsordnung geregelt ist.
- Zeitgleich zum Studium muss eine Tätigkeit oder zumindest ein Praktikum in einem Unternehmen bzw. einer sonstigen Organisation während der gesamten Dauer des Studiums durchgeführt werden.
- Das Studium setzt ein zugelassenes und betreutes Projekt der Studenten in dem Unternehmen bzw. sonstigen Organisation des Studenten voraus.
- Spezielle Zulassungsvoraussetzungen sind in der jeweiligen Studien- und Prüfungsordnung angegeben.

7.2.2 Voraussetzung mittlerer Bildungsabschluss (Mittlere Reife)

Die Ernährungsberatung ist für viele Arztpraxen ein zusätzliches Angebot, um ihr Leistungsspektrum im Bereich Individueller Gesundheitsleistungen (IGeL) auszubauen. Die Teilnahmevoraussetzungen sind ein Realschul- oder vergleichbarer schulischer Abschluss. Auch eine Vorbildung oder Berufserfahrung im medizinischen oder diätetischen Bereich erweist sich als vorteilhaft, ist aber nicht zwingend notwendig für das Erreichen des Lehrgangsziels.

7.2.3 Voraussetzung Hauptschulabschluss

Der Erfolg einer Praxis misst sich an seinem Personal. Heutzutage werden an die verantwortlichen Mitarbeiter durch sich ständig wechselnde gesetzliche Rahmenbedingungen besondere Anforderungen gestellt. Die Organisation von Praxisabläufen ist dabei maßgeblich, da diese zur wirtschaftlich erfolgreichen Führung einer Praxis dazugehören.

Die Voraussetzungen für die Weiterbildung zum Praxismanager sind:
- Keine besonderen Vorkenntnisse, um am Kurs erfolgreich teilzunehmen.
- Eine 2- bis 3-jährige Berufserfahrung ist von Vorteil, um die praxisorientierten Lehrgangsinhalte besser zu verstehen und umzusetzen zu können.

Aufgaben

1 Wodurch unterscheiden sich Fort- und Weiterbildung?
2 Warum ist Weiterbildung für Sie wichtig?
3 Welche Möglichkeiten der Weiterbildung können Sie auswählen?

8 Selbstmanagement

Der Praxisalltag ist gekennzeichnet durch ständig wechselnde Anforderungen an den MFA und den Arzt. Der MFA muss schnell Entscheidungen treffen, die den Anliegen der Patienten gerecht werden. Dabei bleiben ihm im Normalfall nur einige Sekunden, um angemessen zu reagieren. Diesem Zeitdruck ist geschuldet, dass der MFA nach Dienstende müde und erschöpft den Heimweg antritt. Damit das kein Dauerzustand ist, muss der MFA lernen, den Arbeitsalltag bewusst in die Hand zu nehmen. Dies gelingt mit einer guten Planung, Organisation, Motivation und Zielsetzung (Abb. 1).

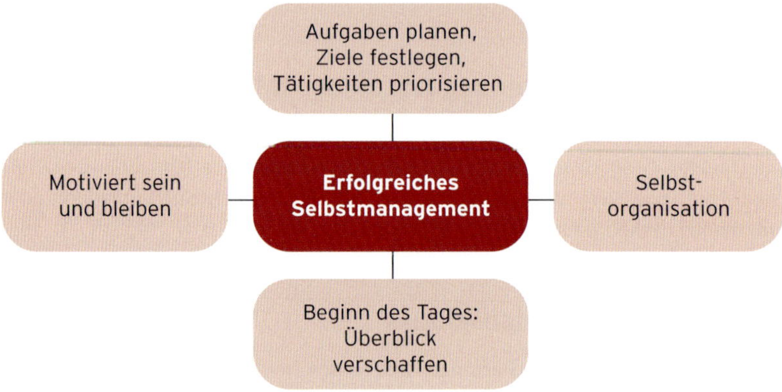

Abb. 1 Grundlagen des Selbstmanagements

Studien haben gezeigt, dass zielstrebige Menschen zufriedener sind und mehr auf ihre Gesundheit achten, was wiederum zu einem langen Leben führt. Zunächst muss das Ziel klar sein, aber nicht zu eng gesteckt, da Ziele jederzeit flexibel und den Umständen entsprechend anzupassen sind. Was nützt jemandem die „Liste der guten Vorsätze" zu Beginn eines Jahres, wenn sie am Ende des Jahres nicht erreicht wurden. Derartige Zielsetzungen frustrieren und sind nicht zweckdienlich.

Maßgeblich für das Erreichen der Ziele ist ein gutes **Zeitmanagement**. Das Wort erweckt den Anschein, als ließe sich die Zeit managen, aber die Zeit vergeht für jeden gleich und das einzige, was gemanagt werden kann, ist die eigene Arbeitsweise.

Damit die Arbeitsweise effizienter wird, kann schon eine gute Planung Erfolg versprechen. Im Folgenden werden einige Planungsmethoden erläutert.

Nach der **ABC-Methode** werden anfallende Aufgaben nach der Wichtigkeit sortiert (Abb. 2):

- A-Aufgaben: sehr wichtig – sofort erledigen
- B-Aufgaben: weniger wichtig – später erledigen oder delegieren
- C-Aufgaben: kaum wichtig bis unwichtig – delegieren oder verwerfen

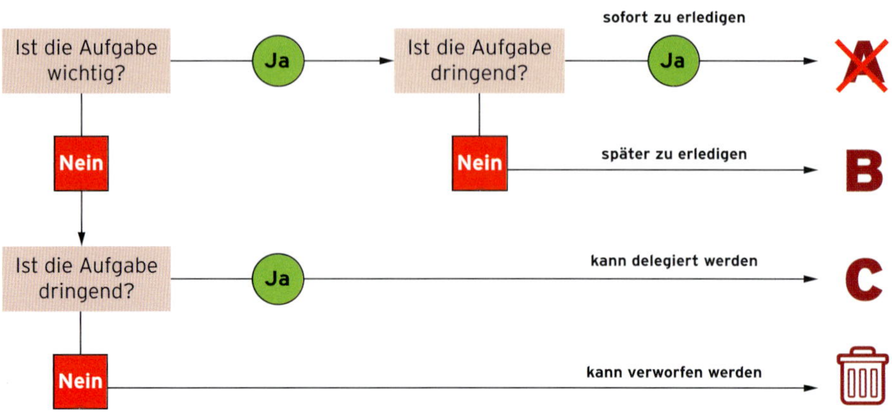

Abb. 2 Vorgehen bei der ABC-Methode

Nach der ALPEN-Methode wird der Tagesablauf festgelegt. Dabei stehen die einzelnen Buchstaben für:

- **A**ufgaben aufschreiben
- **L**änge einschätzen
- **P**ufferzeit einplanen (max. 60 % der Arbeitszeit)
- **E**ntscheidungen priorisieren
- **N**achkontrollieren (Was wurde heute erreicht?)

Nichterreichtes wird auf den nächsten Tag verlegt.

Nach der SMART-Methode können Ziele formuliert werden, nachdem sie realistisch eingeschätzt wurden.

SMART steht für:

- **S**pezifisch: Ziele sollen so spezifisch und konkret wie möglich beschrieben werden.
- **M**essbar: Die Fakten sollten messbar sein.
- **A**ttraktiv: Die Planung sollte Spaß machen.
- **R**ealistisch: Die Ziele sollten erreichbar sein.
- **T**ermingerecht: Die Aufgaben sollten zeitlich eng und realisierbar sein.

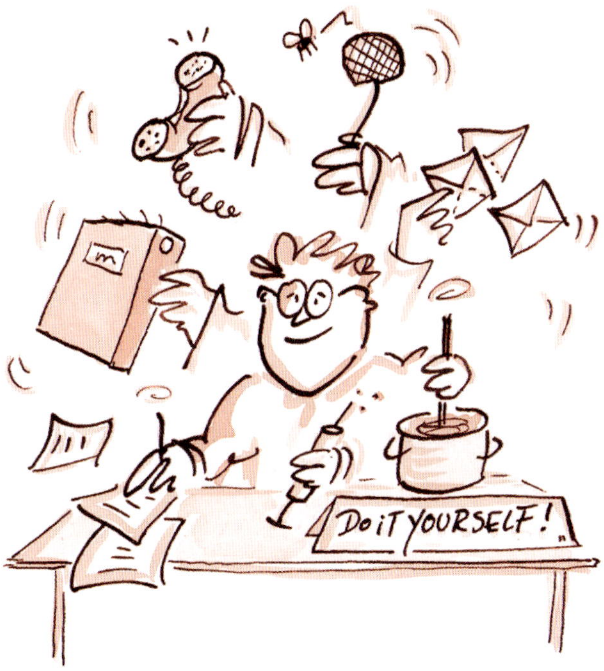

Aufgaben

1 Sie sind ab nächste Woche an der Anmeldung tätig. Sie möchten unbedingt einen guten Job machen und überlegen sich, welche Aufgaben auf Sie zukommen. Erstellen Sie eine kurze Liste.
2 Überlegen Sie sich Ziele, die Ihnen im Praxisalltag weiterhelfen.
3 Ein gutes Zeitmanagement ist unabdingbar. Überlegen Sie, warum dies so ist.
4 Was unterscheidet die ALPEN- von der SMART-Methode? Wo gibt es Gemeinsamkeiten?

Ich kann ...
... erklären, was man unter einem Markt versteht.
... die wesentlichen Merkmale benennen, die auf allen Märkten vorkommen.
... verschiedene Marktformen voneinander abgrenzen.
... die Entwicklung des Preises anhand von Angebots- und Nachfragekurven erläutern.
... an einem konkreten Beispiel aus der Realität zeigen, wie sich Angebot und Nachfrage auf den Preis auswirken.
... erläutern, wie Anbieter versuchen, das Modell der vollständigen Konkurrenz „auszuhebeln".
... die Idee der Sozialen Marktwirtschaft in Deutschland vom Modell der freien Marktwirtschaft unterscheiden.
... Beispiele für die Sozialpolitik in der Sozialen Marktwirtschaft Deutschlands nennen.
... begründen, warum der Staat in den Marktwirtschaftsprozess eingreift
... die Ziele des Stabilitätsgesetzes erläutern.
... weitere Staatsziele in der Wirtschaftspolitik des Staates finden.
... aufzeigen, wie der Staat versucht, eine gerechte Einkommens- und Vermögensverteilung zu erreichen.
... Zielerreichungen des Staates problematisieren.
... die Konjunkturphasen benennen.
... staatliche Maßnahmen erkennen, die konjunkturdämpfend oder konjunkturfördernd wirken.
... aufzeigen, wie sich bestimmte Parameter (Löhne und Gehälter, Preise und Zinssätze, Produktion) im Konjunkturablauf entwickeln.
... definieren, was man unter dem Bruttoinlandsprodukt versteht.
... das nominale vom realen Bruttoinlandsprodukt abgrenzen.
... problematisieren, dass das BIP als Wohlstandsmesser verwendet wird.
... die Sozialversicherungen in Deutschland nennen.
... die Wichtigkeit der Sozialversicherungen begründen.
... die Träger der Sozialversicherungen benennen.
... erklären, welche relevanten Prinzipien die Sozialversicherung ausmachen.
... das Sachleistungs- vom Kostenerstattungsprinzip in der Krankenversicherung unterscheiden.
... die Leistungen der Krankenversicherungen aufzählen.
... die Jahresarbeitsentgeltgrenze in der Krankenversicherung erklären.
... die Beitragsbemessungsgrenze in der Renten- und Krankenversicherung erklären.
... die Abzüge der Sozialversicherungszahlungen auf der Lohnabrechnung an einem Beispiel demonstrieren.
... das Umlageverfahren erklären und weiß, was unter Generationenvertrag verstanden wird.
... erklären, was unter der Wartezeit verstanden wird.
... die Leistungen der Rentenversicherung auflisten.
... erkennen, welche Probleme in den nächsten Jahren in der Rentenversicherung anstehen.
... die Leistungen der Arbeitslosenversicherung darlegen.
... die Wartezeit für die Arbeitslosenversicherung angeben.

Ich kann …

… die Leistungen der privaten Versicherungen von den Leistungen der Sozialversicherungen unterscheiden.

… erklären, was das Äquivalenzprinzip aussagt.

… die Arten von Individualversicherungen unterscheiden.

… die Wichtigkeit von privaten Versicherungen katalogisieren.

… die Inhalte eines Einzelarbeitsvertrags darlegen.

… die Fürsorgepflicht des Arbeitgebers sowie die Treuepflicht des Arbeitnehmers an einem Beispiel erläutern.

… unterschiedliche Beendigungsmöglichkeiten eines Einzelarbeitsvertrags aufzeigen.

… die Grundkündigungsfristen nennen

… Begründungen für eine außerordentliche und eine fristlose Kündigung finden.

… ein einfaches von einem qualifizierten Zeugnis unterscheiden.

… an Beispielen beschreiben, mit welchen Streitigkeiten sich das Arbeitsgericht befasst.

… die Vorteile des Arbeitsgerichtsverfahrens nennen.

… die Haupteinnahmequellen des Staates unterscheiden.

… den Begriff Steuer definieren und kenne den Unterschied zwischen direkten und indirekten Steuern.

… die drei Steuerarten unterscheiden und anhand von Beispielen erklären.

… die sieben Einkunftsarten aufzeigen.

… Beispiele für Einkünfte finden, die steuerfrei erzielt werden können.

… die Steuerklassen nennen und angeben, welche für wen zutrifft.

… beschränkt abzugsfähige von unbeschränkt abzugsfähigen Sonderausgaben unterscheiden.

… Beispiele für außergewöhnliche Belastungen nennen.

… den Einkommensteuertarif inklusive der relevanten Tarifzonen erklären.

… den Netto- vom Bruttolohn ableiten.

… erklären, was man unter gepfändeten Lohnanteilen versteht.

… aufzeigen, was man unter der Arbeitgeberbelastung versteht.

… Sparmotive voneinander abgrenzen.

… Beispiele für Sparanlagen erläutern.

… das magische Dreieck der Geldanlage beurteilen.

… Risikogeldanlagen erkennen.

… Zinsen berechnen, um Kredite zu vergleichen.

… die Gefahren der Kreditaufnahme erkennen.

… Bewerbungsunterlagen zusammenstellen.

… einen Lebenslauf erstellen.

… aufzeigen, wie ein Vorstellungsgespräch abläuft.

… Fort- und Weiterbildungsmöglichkeiten in meinem Beruf ausfindig machen.

… anhand unterschiedlicher Methoden erklären, warum das Selbstmanagement im Praxisalltag entscheidend ist.

Abkürzungsverzeichnis

A.	Arteria; Arterie
ACE	Angiotensin-Converting Enzyme
ACTH	adrenocorticotropes Hormon
ADH	antidiuretisches Hormon
Adj.	Adjektiv; Eigenschaftswort
Aids	Acquired Immunodeficiency Syndrome
AHA	Abstand, Händehygiene, Alltagsmasken
ALT = ALAT	Alaninaminotransferase = GOT
AM	Arzneimittel
AMD	altersbedingte Makuladegeneration
AMG	Arzneimittelgesetz
Anti-HBs	Antikörper gegen Hepatitis-B-Virus-Oberflächen-Antigen
AP	alkalische Phosphatase
Ap	apothekenpflichtig
Ap/ap	azellulärer (zellfreier) Pertussis-Impfstoff
APK	Arzt-Patienten-Kontakt
AOK	Allgemeine Ortskrankenkasse
ARDS	Acute Respiratory Distress Syndrome
ART	antiretrovirale Therapie
ASAT	Aspartataminotransferase = AST= GPT
ASS	Acetylsalicylsäure
AST	Aspartataminotransferase = ASAT = GPT
AT_1	Angiotensinogen-II-Rezeptor Typ 1
ATP	Adenosintriphosphat
AU	Arbeitsunfähigkeitsbescheinigung, Arbeitsunfähigkeit
aVR, aVL, aVF	augmented Voltage (verstärkte Spannung) Right, Left, Foot
BÄK	Bundesärztekammer
BÄO	Bundesärzteordnung
BB	Blutbild; kl. BB = kleines Blutbild, gr. BB = großes Blutbild
BBS	Bundesbehandlungsschein
BEG	Bundesentschädigungsgesetz
Beta-HCG	humanes Chorion-Gonadotropin Beta
BfArM	Bundesinstitut für Arzneimittel und Medizinprodukte
BG	Berufsgenossenschaft
BGA	Blutgasanalyse
BGB	Bürgerliches Gesetzbuch
BGR/BGV	Berufsgenossenschaftliche Regel bzw. Vorschrift
BGW	Berufsgenossenschaft für Gesundheitsdienst und Wohlfahrtspflege
BKK	Betriebskrankenkasse
BKS	Blutkörperchensenkungsgeschwindigkeit
BMÄ	Bewertungsmaßstab – Ärzte
BMI	Body-Mass-Index
BMV-Ä	Bundesmantelvertrag für Ärzte
BNP	B-type Natriuretic Peptide (Herzinsuffizienzmarker)
BPOL	Bundespolizei
BSG	Blutsenkungsgeschwindigkeit
BSNR	Betriebsstättennummer
BSV	Bandscheibenvorfall
BtMG	Betäubungsmittelgesetz
BtMVV	Betäubungsmittelverschreibungsverordnung
BVFG	Bundesvertriebenenflüchtlingsgesetz
BVG	Bundesversorgungsgesetz
BWS	Brustwirbelsäule
BZ	Blutzucker; Blutzuckerspiegel
bzgl.	bezüglich
C	Kohlenstoff (lat. Carboneum)
C bzw. °C	Celsius bzw. Grad Celsius
ca., Ca, Ca.	1. circa, 2. Calcium, 3. Carcinoma
CAGE	Cut down, Annoyed, Guilty, Eye-opener (Alkoholismus-Screeningtest)
CIN	zervikale intraepitheliale Neoplasie
Cl	Chlor; Chlorid
CLED	Cystine Lactose Electrolyte Deficient (Spezial-Nährboden)
CO_2	Kohlen(stoff)dioxid
COPD	Chronic Obstructive Pulmonary Disease
CPAP	Continuous Positive Airway Pressure
CPR	Cardiopulmonary Resuscitation
CRP	C-reaktives Protein
CT	1. Computertomografie, 2. konventionelle Insulintherapie
CTG	Cardiotokografie, Cardiotokogramm
D/d	Diphtherieimpfstoff
DAK	Deutsche Angestellten-Krankenkasse
D(E)XA	Dual-(Energy)-X-Ray-Absorptiometry
DGE	Deutsche Gesellschaft für Ernährung e. V.
DGHM	Deutsche Gesellschaft für Hygiene und Mikrobiologie e. V.
DGSV	Deutsche Gesellschaft für Sterilgutversorgung e. V.
d. h.	das heißt
Diff.-BB	Differenzialblutbild; großes Blutbild
DIN	Deutsches Institut für Normung; Deutsche Industrienorm
DMP	Disease-Management-Programm
DNA/DNS	Desoxyribonukleinsäure
DPP-4	Dipeptidylpeptidase-4
DT	Diphtherie- und Tetanus (Impfung)
DTaP	Diphtherie-Tetanus-Pertussis (Impfung)
EBM	Einheitlicher Bewertungsmaßstab für die ärztlichen Leistungen
EBV	Epstein-Barr-Virus
ED	erektile Dysfunktion (Impotenz)
EDTA	Ethylendiamintetraessigsäure
EDV	Elektronische Datenverarbeitung
EEG	Elektroenzephalografie
eGFR	errechnete glomeruläre Filtrationsrate
E-GO	Ersatzkassen-Gebührenordnung
eGK	elektronische Gesundheitskarte
EHEC	enterohämorrhagische Escherichia coli

EHIC	European Health Insurance Card (Europäische Krankenversicherungskarte)
EKG	Elektrokardiografie
EKV	Arzt-/Ersatzkassenvertrag
ELISA	Enzyme-linked immunosorbent Assay
EN	Europäische Norm
EPO	Erythropoetin
ER	endoplasmatisches Retikulum
ERCP	endoskopisch retrograde Cholangiopankreatikografie
ETEC	enterotoxische Escherichia coli
e. V.	eingetragener Verein
evtl.	eventuell
Ez.	Einzahl
FAMK	Freie Arzt- und Medizinkasse
FASD	Fetale Alkoholspektrum-Störung (Disorder)
FFP2/3	Filtering Face Piece Dichtigkeit 2/3
FSH	Follikel stimulierendes Hormon
FSME	Frühsommer-Meningoenzephalitis
fT_3, fT_4	freie, nicht an Plasmaproteine gebundene, Schilddrüsenhormone
G	Gauge (Maßeinheit für den Außendurchmesser von Kanülen)
GFR	glomeruläre Filtrationsrate
ggf.	gegebenenfalls
GGT = γ-GT	Gamma-GT
Ggt.	Gegenteil
GHS	Globally Harmonized System of Classification and Labelling of Chemicals
GLP-1	Glucagon-like Peptide 1
GKV	Gesetzliche Krankenversicherung
GOÄ	Gebührenordnung für Ärzte
GOT = ASAT	Glutamat-Oxalacetat-Transferase
GPT = ALT	Glutamat-Pyruvat-Transferase
gr.	altgriechisch
GRG	Gesundheits-Reformgesetz
GSG	Gesundheits-Strukturgesetz
GV	Gesamtvertrag
h	Stunde (lat. hora)
HAH	Hämagglutinin-Hemmtest
HAV	Hepatitis-A-Virus
Hb	Hämoglobin
HbA_{1c}	Hämoglobinanteil A_{1c}
HB	Hepatitis B
HBsAg	Hepatitis-B-Oberflächen-Antigen (engl. surface = Oberfläche)
HBV	Hepatitis-B-Virus
HCl	Salzsäure
HCV	Hepatitis-C-Virus
HDL-Cholsterin	High-Density-Lipoprotein-Cholesterin
HdO-Gerät	Hinter-dem-Ohr-Hörgerät
HEK	Hanseatische Krankenkasse
Hg	Hydrargyrum (Quecksilber)
Hib	Hämophilus influenzae b
HIV	humanes Immunschwäche-Virus
hkk	Handelskrankenkasse
Hkt	Hämatokrit
HPV	humanes Papillomvirus
HSV	Herpes-simplex-Virus
HT	Herzton
HVM	Honorarverteilungsmaßstab
HWG	häufiger Wechsel des Geschlechtspartners
HWI	Harnwegsinfekt; Hinterwandinfarkt
HWS	Halswirbelsäule
Hz	Hertz; Einheit für Wellen pro Sekunde
i.a.	intraarteriell (Injektion)
i.c.	intrakutan (Injektion)
ICD	Implantable Cardioverter Defibrillator
ICD-10	International Statistical Classification of Diseases and Related Health Problems, Tenth Revision; Internationale statistische Klassifikation der Krankheiten und verwandter Gesundheitsprobleme, 10. Revision
ICR	Interkostalraum (Zwischenrippenraum)
ICT	intensivierte Insulintherapie
ICW	Initiative Chronische Wunden e. V.
I. E./I. U.	Internationale Einheiten/International Units
iFOBT	immunologischer fäkaler Okkultbluttest
IfSG	Infektionsschutzgesetz
IGeL	individuelle Gesundheitsleistung
IgG, IgM, IgE	Immunglobulin G, M oder E
IGRA	Interferon Gamma Release Assay; Gamma-Interferon-Test
IKK	Innungskrankenkasse
i.m.	intramuskulär (Injektion)
inkl.	inklusive; einschließlich
INR	International Normalized Ratio (Blutgerinnungstest)
ISG	Iliosakralgelenk (Kreuz-Darmbein-Gelenk)
ISO	International Organization for Standardization (internationale Norm)
ITN	Intubationsnarkose
IUP	Intrauterinpessar
i.v.	intravenös (Injektion)
J	Joule (Einheit für Energie)
JArbSchG	Jugendarbeitsschutzgesetz
K	Kalium
KBV	Kassenärztliche Bundesvereinigung
kcal	Kilokalorie(n)
KE	Kohlenhydrateinheit(en)
KHK	koronare Herzkrankheit
kJ	Kilojoule
KKH	Kaufmännische Krankenkasse
KOV	Kriegsopferversorgung
KTW	Krankentransportwagen
KV	Kassenärztliche Vereinigung
KVB	Krankenversorgung der Bundesbahnbeamten
KVK	Krankenversichertenkarte
Kw.	Kurzwort
L	Liter
LÄK	Landesärztekammer
LANR	lebenslange Arztnummer
LASER	Light Amplification by Stimulated Emission of Radiation
LASIK	Laser-in-situ-Keratomileusis

LAST	Lübecker Alkoholabhängigkeits- und -missbrauchs-Screening-Test
lat.	lateinisch
LDH	Laktatdehydrogenase
LDL-Cholesterin	Low-Density-Lipoprotein-Cholesterin
LF	Lernfeld
LKK	Landwirtschaftliche Krankenkasse
LWS	Lendenwirbelsäule
MBG	mittlere Blutglukose
MCH	Mean Corpuscular Hemoglobin; mittleres Erythozytenvolumen
MCHC	Mean Corpuscular Hemoglobin Concentration; mittlere Hämoglobinkonzentration des Zellanteils
MCL	Medioklavikularlinie
MCP	Metoclopramid
MCRA	Mineralocorticoid-Rezeptoragonist
MCV	Mean Corpuscular Volume; mittleres Erythrozytenvolumen
MDR	Medical Device Regulation
MDK	Medizinischer Dienst der Krankenversicherung
med.	medizinisch; die Heilkunde betreffend
MFA	Medizinische Fachangestellte
Mg	Magnesium
MIC	minimal invasive Chirurgie
min	Minute(n)
Mio.	Million
MMR	Masern-Mumps-Röteln-Impfstoff bzw. -Impfung
MMRV	Masern-Mumps-Röteln-Varizellen-Impfstoff bzw. -Impfung
MMS	Mini Mental Status
MP	Medizinprodukt
MPBetreibV	Medizinprodukte-Betreiberverordnung
MPDG	Medizinprodukterecht-Durchführungsgesetz
MRSA	methicillin- bzw. multiresistenter Staphylococcus aureus
MRT	Magnetresonanztomografie (Kernspin)
MTA	Medizinisch-technische Assistentin
MTLA	Medizinisch-technische Laboratorium-Asssistentin
MTRA	Medizinisch-technische Radiologie-Assistentin
MuVo	Mutterschaftsvorsorge
MuSchG	Mutterschutzgesetz
MVZ	Medizinisches Versorgungszentrum
Mz.	Mehrzahl
N.	Nervus; Nerv
N1, N2, N3	Norm-Arzneimittelpackungen für kurzen, mittleren und langfristigen Bedarf
Na	Natrium
NaCl	Natriumchlorid (Kochsalz)
NAKOS	Nationale Kontakt- und Informationsstelle zur Anregung und Unterstützung der Selbsthilfe
NBSNR	Nebenbetriebsstättennummer
NEF	Notarzt-Einsatzfahrzeug
neg. (-)	negativ
NIPT	nicht invasiver Pränataltest
NOAK	neue orale Antikoagulanzien
NSAID	Non-steroidal Anti-inflammatory Drugs (= NSAR)
NSAR	nichtsteroidale Antirheumatika/Antiphlogistika (= NSAID)
NSTEMI	Non ST-segment Elevation Myocardial Infarction
NW	Nebenwirkung
NYHA	New York Heart Association
O; O_2	Sauerstoff (Oxygenium)
OAD	orale Antidiabetika
o. B.	ohne (krankhaften) Befund; Normalbefund
ÖGD	Ösophago-Gastro-Duodenoskopie
OGTT	oraler Glukose-Toleranztest
OP	Operation, Operationssaal
OSAS	obstruktives Schlafapnoesyndrom
OSG	oberes Sprunggelenk
OTC	Over The Counter; apothekenpflichtig
P	Phosphat; Pertussis-Impfstoff
Pap(-Test)	Papanicolaou(-Test)
pAVK	periphere arterielle Verschlusskrankheit
PBeaKK	Postbeamtenkrankenkasse
PC	Personal Computer
p.c./p.m.	post conceptionem/post menstruationem
PCI	perkutane Koronarintervention
PCT	Procalcitonin
PEP	Postexpositionsprophylaxe
pH	potentia Hydrogenii (gibt den Säuregrad eines Stoffs an)
PKV	Private Krankenversicherung
PNS	peripheres Nervensystem
PoC	Point of Care (Schnelltest vor Ort)
p.o.	per os (durch den Mund)
pos. (+)	positiv
p.p.	(Wundheilung) per primam
PPI	Protonenpumpeninhibitoren (-hemmer)
PrEP	Präexpositionsprophylaxe
p.s.	(Wundheilung) per secundam
PSA	prostataspezifisches Antigen; persönliche Schutzausrüstung
PTA	Pharmazeutisch-technische Assistentin
PTT (aPTT)	(aktivierte) partielle Thromboplastinzeit
PVP-Jod	Polyvinylpyrrolidon-Jod
PVS	1) Praxisverwaltungssystem, 2) privatärztliche Verrechnungsstelle
PZN	Pharmazentralnummer
QM	Qualitätsmanagement
RDG	Reinigungs- und Desinfektionsgerät
RF	Rheumafaktor; Raumforderung
RKI	Robert Koch-Institut
Rh+, Rh-	Rhesus-positiv, Rhesus-negativ
Rp	rezeptpflichtig; verschreibungspflichtig
RR	Blutdruck (gemessen nach Riva-Rocci)
RSV	respiratorisches Synzytial-Virus
RTW	Rettungstransportwagen
RVO	Reichsversicherungsordnung

s. siehe
S. Seite
SARS-CoV-2 Severe Acute Respiratory Syndrome Coronavirus 2
s.c. subkutan (Injektion)
sec Sekunde(n)
SGB Sozialgesetzbuch
SGLT2 Sodium Dependent Glucose Co-transporter 2
SHT Schädel-Hirn-Trauma
SI Système International d´Unités
SIT spezifische Immuntherapie (Hyposensibilisierung)
s. o. siehe oben
sog. sogenannte
SSB Sprechstundenbedarf
SSRI selektiver Serotonin-Wiederaufnahmehemmer (Reuptake-Inhibitor)
SS Schwangerschaft
SSW Schwangerschaftswoche(n)
STD/I Sexually Transmitted Diseases/Infections
STEMI ST-segment Elevation Myocardial Infarction
StGB Strafgesetzbuch
STIKO Ständige Impfkommission
StrlSchV Strahlenschutzverordnung
Subst. Substantiv; Hauptwort
SVA zwischenstaatliches Sozialversicherungsabkommen
Syn. Synonym (gleichbedeutendes Wort)
T Tetanusimpfstoff
T_3, T_4 Thyroxin, Trijodthyronin
TAH Thrombozytenaggregationshemmer
TAVI Transkatheter-Aortenklappenimplantation
Tbc/Tb Tuberkulose
TENS transkutane elektrische Nervenstimulation
TEP Totalendoprothese; Gelenkersatz
TGAK Thyreoglobulin-Antikörper
tgl. täglich
TIA transitorische ischämische Attacke
TK Techniker Krankenkasse
TNM/pTNM Tumor-Klassifikation nach Tumorgröße (T), Lymphknoten- (N) und Metastasenanzahl (M), ggf. postoperativ (p) erstellt
TPHA Treponema-pallidum-Hämagglutinationstest
TPPA Treponema-pallidum-Partikelagglutinationstest
TPO Thyreoperoxidase-Antikörper
TPZ Thromboplastinzeit
TRAK TSH-Rezeptor-Antikörper
TRBA 250 Technische Regel für biologische Arbeitsstoffe 250 der BGW
TSH Thyroidea stimulierendes Hormon
U Units (engl. Einheiten)
U40, U11 verschieden konzentrierte Insuline
u. a. unter anderem
u. Ä. und Ähnliches
ugs. umgangssprachlich
u. U. unter Umständen
UV ultraviolettes Licht
UVA, UVB, UVC ultraviolettes Licht langer, mittlerer und kurzer Wellenlänge
UVV Unfallverhütungsvorschriften
V Varizellen-Impfstoff bzw. -Impfung
V. Vena; Vene
V_1-V_6 Brustwandableitungen nach Wilson (V steht für Voltage = Spannung)
v. a. vor allem
V. a. Verdacht auf
VAH Verbund für Angewandte Hygiene e.V.
VdEK Verband der Ersatzkassen e. V.
ver.di Vereinte Dienstleistungsgewerkschaft
VE-Wasser vollständig entmineralisiertes Wasser
vgl. vergleiche
VHF Vorhofflimmern
Vit. Vitamin
VmF Verband medizinischer Fachberufe e. V.
VZV Varicella-Zoster-Virus
W Watt (Einheit für Leistung)
WHO World Health Organization; Weltgesundheitsorganisation
wörtl. wörtlich
z. B. zum Beispiel
Z. n. Zustand nach
ZNS zentrales Nervensystem
z. T. zum Teil

Präfixe

Präfixe (Wortanfänge) für medizinisch relevante Bruchteile (Abkürzung)									
Dezi (d)	10^{-1}	Zenti (c)	10^{-2}	Milli (m)	10^{-3}	Mikro (µ)	10^{-6}	Nano (n)	10^{-9}
Piko (p)	10^{-12}	Femto (f)	10^{-15}						
Präfixe (Wortanfänge) für medizinisch relevante Vielfache (Abkürzung)									
Hekto (h)	10^{2}	Kilo (k)	10^{3}	Mega (M)	10^{6}	Giga (G)	10^{9}	Tera (T)	10^{12}

Stichwortverzeichnis

L

M

Bildquellenverzeichnis

Coverbild: Cornelsen/Werner Krüper;

Produktmarke & Covergestaltung: Rosendahl Berlin - Agentur für Markendesign

Bildquellen:
S. 7: Cornelsen/Werner Krüper; **S. 8:** Cornelsen/Natascha Welz; **S. 9:** Cornelsen/Natascha Welz; **S. 10 mi.:** Cornelsen/Natascha Welz; **S. 10 Abb.1:** Shutterstock.com/Jag_cz; **S. 11:** Cornelsen/Vitaledesign; **S. 12 Abb.1:** Cornelsen/Jörg Mair; **S. 12 Abb.2:** Shutterstock.com/Made sunesa Adi wijaya; **S. 12 un.:** Shutterstock.com/Red Umbrella and Donkey; **S. 13 Abb.1:** Shutterstock.com/chromatos; **S. 13 Abb.2**: Cornelsen/Jörg Mair; **S. 14:** Cornelsen/Jörg Mair; **S. 16:** Shutterstock.com/Lecic; **S. 17:** Dr. med. Uta Groger, Fachärztin für Allgemeinmedizin; **S. 18:** Cornelsen/Angelika Kramer; **S. 19 Abb.1:** Cornelsen/Jörg Mair; **S. 19 Abb.2**: Cornelsen/Angelika Kramer; **S. 20:** Cornelsen/Angelika Kramer; **S. 21 Abb.1-2:** Cornelsen/Angelika Kramer; **S. 22:** Cornelsen/Angelika Kramer; **S. 23 Abb.1-3:** Cornelsen/Angelika Kramer; **S. 24:** Cornelsen/Natascha Welz; **S. 25:** Cornelsen/Angelika Kramer; **S. 26 Abb.1-3:** Cornelsen/ Natascha Welz; **S. 29:** Shutterstock.com/LMproduction; **S. 30:** Shutterstock.com/Jakub Zak; **S. 31 Abb.1:** SARSTEDT AG & Co. KG; **S. 31 un.:** Cornelsen/Natascha Welz; **S. 32 Abb.1:** Med Auxil analysis aids e.K.; **S. 32 Abb.2:** Sysmex Deutschland GmbH, www.sysmex.de; **S. 33 Abb.1:** Shutterstock.com/AnnaVel; **S. 33 Abb.2:** Cornelsen/ Werner Krüper; **S. 33 Abb.3:** Albertinen-Krankenhaus (Hamburg) www.endoskopiebilder.de; **S. 34:** Shutterstock.com/Plamen Galabov; **S. 35:** Shutterstock.com/Roman Zaiets; **S. 36 Abb.1:** Shutterstock.com/Roman Zaiets; **S. 36 Abb.2:** Cornelsen/Angelika Kramer; **S. 36 Abb.3:** Albertinen-Krankenhaus (Hamburg) www.endoskopiebilder.de; **S. 36 un. mi.:** KARL STORZ SE & Co. KG; **S. 37:** Shutterstock.com/Fancy Studio; **S. 38 Abb. 1:** Cornelsen/Angelika Kramer; **S. 38 mi.:** Dr. med. Hans Olejnik, Gastroenterologe Goch; **S. 38 Abb.2:** dpa Picture-Alliance/Phanie; **S. 40 Abb.1-3:** Cornelsen/Natascha Welz; **S. 41 Abb.1-3:** Cornelsen/Natascha Welz; **S. 42 Abb.1:** Cornelsen/Angelika Kramer; **S. 42 Abb.2,3:** Cornelsen/Werner Krüper; **S. 43:** Dr. med. Uta Groger, Fachärztin für Allgemeinmedizin; **S. 44 Abb.1:** Shutterstock.com/Africa Studio; **S. 44 Abb.2:** Shutterstock.com/Elena Veselova; **S. 45 Abb.1:** Cornelsen/Angelika Kramer; **S. 45 Abb.2:** Albertinen Krankenhaus/ Immanuel Albertinen Diakonie; **S. 46 Abb.1:** Cornelsen/Angelika Kramer; **S. 46 Abb.2:** Albertinen Krankenhaus/ Immanuel Albertinen Diakonie; **S. 47 Abb.1:** Illustrationen links: Jörg Mair; Heliobacter pylori rechts: Shutterstock.com/Tatiana Shepeleva; **S. 47 ob. re.:** dpa Picture-Alliance/AP Photo; **S. 48 Abb.1:** Cornelsen/Jörg Mair; **S. 48 Abb.2:** Cornelsen/Angelika Kramer; **S. 49:** Shutterstock.com/Jose Luis Calvo; **S. 50 ob. li.:** Cornelsen/Natascha Welz; **S. 50 Abb.1:** Cornelsen/Angelika Kramer; **S. 51 Abb.1:** Cornelsen/Angelika Kramer; **S. 51 Abb.2:** Cornelsen/Jörg Mair; **S. 52:** Cornelsen/Angelika Kramer; **S. 54:** Cornelsen/Jörg Mair;

S. 56: Cornelsen/Gerda Raichle; **S. 57:** Albertinen Krankenhaus/ Immanuel Albertinen Diakonie; **S. 58 alle:** Cornelsen/Jörg Mair; **S. 59 Abb.1:** Cornelsen/Jörg Mair; **S. 59 Abb.2:** Shutterstock.com/Nalada Nagawasuttama; **S. 59 mi. re.:** Shutterstock.com/aslysun; **S. 60 Abb.1:** Shutterstock.com/Pthawatc; **S. 60 mi. re.:** mauritius images/alamy stock photo/MGPhoto76; **S. 61:** Cornelsen/Angelika Kramer **S. 62 Abb.1:** Shutterstock.com/Convit; **S. 62 Abb.2:** Shutterstock.com/David A Litman; **S. 62 Abb.3:** Shutterstock.com/Casa nayafanaShutterstock/Casa nayafana; **S. 63 ob. li.:** Shutterstock.com/Lukas Gojda; **S. 63 2. v. li.:** Shutterstock.com/4 PM production; **S. 63 3. v. li.:** Shutterstock.com/Nasimi Babaev; **S. 63 ob. re.:** Shutterstock.com/chaiyawat chaidet; **S. 63 un. li.:** Cornelsen/Werner Krüper; **S. 63 un. mi.:** Shutterstock.com/beccarra; **S. 63 un. re.:** Shutterstock.com/David Tadevosian; **S. 65 mi. re.:** Dr. med. Uta Groger, Fachärztin für Allgemeinmedizin; **S. 65 Abb.1 re.:** Shutterstock.com/Kateryna Kon; **S. 65 Abb.1 li.:** Shutterstock.com/Convit; **S. 66 mi. li.:** mauritius images/alamy stock photo/Mediscan; **S. 66 mi. mi.:** Shutterstock.com/donikz; **S. 66 mi. re.:** Albertinen Krankenhaus/ Immanuel Albertinen Diakonie; **S. 66 un.:** Shutterstock.com/portumen; **S. 69 Abb.1,2:** Cornelsen/Satz-Rechen-Zentrum Berlin; **S. 70 un.:** Cornelsen/Angelika Kramer; **S. 70 Abb.1:** Cornelsen/Jörg Mair; **S. 71 Abb.1:** Shutterstock.com/Sezer33; **S. 71 un. re.:** Shutterstock.com/B-D-S Piotr Marcinski; **S. 72 un.:** Dr. med. Uta Groger, Fachärztin für Allgemeinmedizin; **S. 72 Abb.1:** Shutterstock.com/Douglas Olivares; **S. 72 Abb.2:** Shutterstock.com/Daria Baz; **S. 73 un. li.:** Dr. med. Uta Groger, Fachärztin für Allgemeinmedizin; **S. 73 un. re.:** Shutterstock.com/Jacek Chabraszewski; **S. 74 Abb.1:** Shutterstock.com/simon jhuan; **S. 74 Abb.2:** Shutterstock.com/joloei; **S. 74 Abb.3:** Shutterstock.com/Dream79; **S. 76:** Cornelsen/Jörg Mair; **S. 77 alle:** Cornelsen/ Angelika Kramer; **S. 78 (alle):** Cornelsen/Jörg Mair; **S. 78:** Cornelsen/Jörg Mair; **S. 80 Abb.1:** Shutterstock.com/KieferPix; **S. 80 Abb.2:** Shutterstock.com/ANN PATCHANAN; **S. 81:** Cornelsen/Jörg Mair; **S. 82 mi.:** Cornelsen/Werner Krüper; **S. 82 Abb.1:** Shutterstock.com/NataliAlba; **S. 82 re.:** Cornelsen/Werner Krüper; **S. 83 Abb.1:** Shutterstock.com/sweet marshmallow; **S. 83 Abb.2:** Cornelsen/Werner Krüper; **S. 85:** Shutterstock.com/PhotoSGH; **S. 86:** Cornelsen/Jörg Mair; **S. 87 Abb.1:** Shutterstock.com/ittipon; **S. 87 Abb.2:** Cornelsen/ Werner Krüper; **S. 87 Abb.3:** Cornelsen/Werner Krüper; **S. 88 Abb.1,2:** Dr. med. Uta Groger, Fachärztin für Allgemeinmedizin; **S. 89 Abb.1,2:** Cornelsen/Angelika Kramer; **S. 90 Abb.1:** Shutterstock.com/Photographee.eu; **S. 90 Abb.2-3:** Cornelsen/Angelika Kramer; **S. 91 Abb.1-4:** Cornelsen/Gabriele Heinisch; **S. 91 Abb.5:** Cornelsen/Gerda Raichle; **S. 93:** Shutterstock.com/AlexeiLogvinovich; **S. 98:** Cornelsen/vitaledesign; **S. 99:** Sysmex Deutschland GmbH, www.sysmex.de; **S. 100:** Cornelsen/Werner Krüper; **S. 103:** Cornelsen/ Werner Krüper; **S. 104:** Cornelsen/Natascha Welz; **S. 105:** Cornelsen/Natascha Welz; **S. 106:** Cornelsen/Angelika Kramer; **S. 107 Abb.1:** Cornelsen/Angelika Kramer; **S. 107 Abb.2:** Cornelsen/Jörg Mair; **S. 108 Abb.1:** Cornelsen/Jörg Mair; **S. 108 Abb.2:** Cornelsen/Werner Krüper; **S. 108 Abb.3:** Shutterstock.com/Sergii Chepulskyi; **S. 108 Abb.4:** Shutterstock.com/olavs; **S. 108 Abb.5:** Shutterstock.com/2Ban;

S. 109 Abb.1: Cornelsen/Werner Krüper; **S. 109 Abb.2:** Shutterstock.com/Neeila; **S. 109 Abb.3:** Cornelsen/Werner Krüper; **S. 110 Abb.1:** Shutterstock.com/Eva Foreman; **S. 110 Abb.2:** Shutterstock.com/Slay; **S. 110 Abb.3:** Cornelsen/Angelika Kramer; **S. 111 Abb.1:** Shutterstock.com/belushi; **S. 111 Abb.2:** Shutterstock.com/wong sze yuen; **S. 112 Abb.1:** sciencephotolibrary/Â/ABERRATION FILMS LTD; **S. 112 Abb.2:** Shutterstock.com/Gabdrakipova Dilyara; **S. 113 Abb.1:** Shutterstock.com/Fuss Sergey; **S. 113 Abb.2:** Shutterstock.com/frank60; **S. 114 Abb.1:** Shutterstock.com/hanif66; **S. 114 Abb.2:** Shutterstock.com/Levent Konuk; **S. 114 un.:** Shutterstock.com/Olena Yakobchuk; **S. 115 Abb.1-2:** Shutterstock.com/Dermatology11; **S. 115 Abb.3:** Shutterstock.com/Nau Nau; **S. 116 Abb.1 li.:** Shutterstock.com/Nasekomoe; **S. 116 Abb.1 re.:** Shutterstock.com/OliverCh; **S. 116 A-E, S:** Cornelsen/Jörg Mair; **S. 116 Abb.2:** Shutterstock.com/wk1003mike; **S. 117:** Shutterstock.com/Marcel Jancovic; **S. 119 Abb.1,2:** Paul Hartmann AG; **S. 119 Abb.3:** Cornelsen/Angelika Kramer; **S. 120 Abb.1 a:** Shutterstock.com/chatuphot; **S. 120 Abb.1 b:** Paul Hartmann AG; **S. 120 Abb.1 c, 2 c:** Paul Hartmann AG; **S. 120 Abb.1 d:** Shutterstock.com/srisakorn wonglakorn; **S. 120 Abb.2 a:** Shutterstock.com/Ernestine Wassermann; **S. 120 Abb.2 b:** Shutterstock.com/ittipon; **S. 121 Abb.1:** Smith & Nephew GmbH; **S. 121 Abb.2:** Paul Hartmann AG; **S. 121 Abb.3:** mauritius images/Alamy/Scott Camazine; **S. 122 Abb.1-3:** Paul Hartmann AG; **S. 122 Abb.1 c:** Shutterstock.com/Vlad Savin Production; **S. 123 ob. li., ob. re., un.:** Paul Hartmann AG; **S. 123 ob. mi.:** Lohmann & Rauscher GmbH & Co. KG; **S. 124 Abb.1:** Cornelsen/ Werner Krüper; **S. 124 Abb.2:** Shutterstock.com/daniiD; **S. 124 Abb.3:** Cornelsen/Werner Krüper; **S. 125 Instrumente:** Cornelsen/Werner Krüper; **S. 125 un. re.:** Shutterstock.com/Suti Stock Photo; **S. 126:** Cornelsen/Jörg Mair; **S. 127 Abb.1 a:** Shutterstock.com/New Africa; **S. 127 Abb.1 b-d:** Paul Hartmann AG; **S. 128 Abb.1:** Paul Hartmann AG; **S. 128 Abb.2,3:** Cornelsen/ Werner Krüper; **S. 129 Abb.1,6:** Cornelsen/Werner Krüper; **S. 129 Abb.2-5:** Cornelsen/Gabriele Heinisch; **S. 130 Abb.1:** Cornelsen/Gerda Raichle; **S. 130 Abb.2:** medi GmbH & Co. KG; **S. 131 Abb.1:** Shutterstock.com/Petia_is; **S. 131 Abb.2:** Lohmann & Rauscher GmbH & Co. KG; **S. 131 Abb.3-5:** Cornelsen/Angelika Kramer; **S. 132:** Cornelsen/Angelika Kramer; **S. 136:** Shutterstock.com/Criniger kolio; **S. 137:** Cornelsen/vitaledesign; **S. 140:** Shutterstock.com/Petia_is; **S. 142:** Cornelsen/vitaledesign; **S. 143:** Cornelsen/vitaledesign; **S. 144:** Quelle: Deutsche Gesetzliche Unfallversicherung e.V. (DGUV) **S. 151:** Shutterstock.com/Monkey Business Images; **S. 152:** Cornelsen/Natascha Welz; **S. 153:** Cornelsen/Natascha Welz; **S. 155:** Shutterstock.com/Pradit.Ph; **S. 156:** Shutterstock.com/Evgeniya Krutova; **S. 157 Abb.1:** Shutterstock.com/Basileus; **S. 157 Abb.2:** Shutterstock.com/Iakov Filimonov; **S. 159:** Shutterstock.com/Monkey Business Images; **S. 160:** Cornelsen/Gerda Raichle; **S. 161 Abb.1:** Shutterstock.com/Tatyana Dzemileva; **S. 161 Abb.2:** Shutterstock.com/Lukassek; **S. 162 Abb.1:** Shutterstock.com/Roman Samborskyi; **S. 162 Abb.2:** Shutterstock.com/aerogondo2; **S. 163 Grafik.:** picture-alliance/dpa-infografik; **S. 163 Foto:** Shutterstock.com/Tibanna79; **S. 164 Abb.1:** Shutterstock.com/sirtravelalot; **S. 164 Abb.2:** Shutterstock.com/

Photographee.eu; **S. 165 Abb.1:** Hintergrundbild: Shutterstock.com/Helena Lansky; Collage/Text: Cornelsen/VDL; **S. 165 Abb.2:** Shutterstock.com/Photographee.eu; **S. 168 Abb.1:** Shutterstock.com/Alexander Raths; **S. 168 Abb.2:** Shutterstock.com/LightField Studios; **S. 169:** Dr. med. Uta Groger, Fachärztin für Allgemeinmedizin; **S. 170 Abb.1:** Cornelsen/Satz-Rechen-Zentrum Berlin; **S. 170 Abb.2:** Cornelsen/Jörg Mair; **S. 170 un.:** Cornelsen/Angelika Kramer; **S. 171 Abb.1:** Shutterstock.com/Ocskay Bence; **S. 171 ob. li.:** dpa Picture-Alliance/dpa-infografik; **S. 172:** Cornelsen/Angelika Kramer; **S. 174 Abb.1:** Cornelsen/Gerda Raichle; **S. 174 Abb.2:** Cornelsen/Angelika Kramer; **S. 176 Abb.1:** Cornelsen/Natascha Welz; **S. 176 Abb.2:** Cornelsen/Gerda Raichle; **S. 177 Abb.1:** Cornelsen/Natascha Welz; **S. 177 Abb.2:** Shutterstock.com/Tomsickova Tatyana; **S. 178 Abb.1:** Cornelsen/Jörg Mair; **S. 178 Abb.2:** sciencephotolibrary/Â/CNRI Y; **S. 179 Abb.1:** Cornelsen/Angelika Kramer; **S. 179 Abb.2:** Cornelsen/Jörg Mair; **S. 180 Abb.1:** Shutterstock.com/Pavel_D; **S. 180 Abb.2:** Shutterstock.com/edwardolive; **S. 180 ob. li.:** Shutterstock.com/Natalia Semenchenko; **S. 181:** Shutterstock.com/Alexander Raths; **S. 182 Abb.1-2:** Cornelsen/Angelika Kramer; **S. 183 Abb.1-2:** Cornelsen/Werner Krüper; **S. 183 un. re.:** Dr. med. Uta Groger, Fachärztin für Allgemeinmedizin; **S. 184:** Cornelsen/Angelika Kramer; **S. 185 Abb.1:** Shutterstock.com/Blamb; **S. 185 Abb.2:** Shutterstock.com/Jarva Jar; **S. 185 Abb.3:** Cornelsen/Jörg Mair; **S. 185 Abb.4:** Cornelsen/Werner Krüper; **S. 186 Abb.1,2:** Cornelsen/Angelika Kramer; **S. 187 Abb.1:** Cornelsen/Angelika Kramer; **S. 187 Abb.2:** Cornelsen/Jörg Mair; **S. 188 Abb.1,2:** Cornelsen/Jörg Mair; **S. 189 Abb.1:** Cornelsen/Jörg Mair; **S. 189 Abb.2:** Cornelsen/Werner Krüper; **S. 190 Abb.1:** sciencephotolibrary/Â/CUSTOM MEDICAL STOCK PHOTO; **S. 190 Abb. 2 li.:** mauritius images/Science Source; **S. 190 Abb.2 re.:** sciencephotolibrary/Whitten, Paul; **S. 190 Abb.3:** Shutterstock.com/ilusmedical; **S. 191 Abb.1,2:** Cornelsen/Werner Krüper; **S. 191 Abb.3:** Dr. Dirk Werdermann; **S. 192:** Shutterstock.com/polya_olya; **S. 196:** Cornelsen/Vitaledesign; **S. 197:** Cornelsen/Vitaledesign; **S. 198:** Cornelsen/Natascha Welz; **S. 199:** BMJV/Fassung v. 01.07.2017; **S. 200:** Cornelsen/Vitaledesign; **S. 201:** Cornelsen/Vitaledesign; **S. 202:** Cornelsen/Vitaledesign; **S. 203 Abb.1-2:** Cornelsen/Vitaledesign; **S. 204 Abb.1:** Cornelsen/Vitaledesign; **S. 204 un.:** Cornelsen/Natascha Welz; **S. 205:** Cornelsen/Vitaledesign; **S. 206 Abb.1:** Cornelsen/Vitaledesign; **S. 206:** Cornelsen/Vitaledesign; **S. 210:** Cornelsen/Werner Krüper; **S. 212:** Shutterstock.com/Firn; **S. 213:** Cornelsen/vitaledesign; **S. 215 Abb.1:** Gemeinsamer Bundesausschuss; **S. 215 Abb.2:** Bundesministerium für Gesundheit (BMG); **S. 216 Abb.1 li.:** Shutterstock.com/FamVeld; **S. 216 Abb.1 mi.:** Shutterstock.com/Demkat; **S. 216 Abb.1 re.:** Shutterstock.com/Monkey Business Images; **S. 216 Abb.2:** Gemeinsamer Bundesausschuss; **S. 218:** Cornelsen/vitaledesign; **S. 219:** Cornelsen/vitaledesign; **S. 223 Abb.1:** Shutterstock.com/Inside Creative House; **S. 223 Abb.2:** Shutterstock.com/Dmitry Kalinovsky; **S. 224:** Cornelsen/vitaledesign; **S. 226:** Shutterstock.com/Koldunov; **S. 227:** Shutterstock.com/Monkey Business Images; **S. 231:** Cornelsen/Werner Krüper; **S. 232:** Cornelsen/Natascha Welz; **S. 233:** Cornelsen/Natascha Welz; **S. 234 Abb.1:** Shutterstock.com/Bauer Alexander;

S. 234 Abb.2: Cornelsen/Vitaledesign; **S. 235:** Cornelsen/Vitaledesign; **S. 236 Abb.1,2:** Cornelsen/Vitaledesign; **S. 238:** INTERFOTO/Friedrich; **S. 240:** dpa Picture-Alliance/dpa-infografik; **S. 241:** Cornelsen/Vitaledesign; **S. 243:** Cornelsen/Vitaledesign; **S. 245:** Cornelsen/Vitaledesign; **S. 248:** dpa Picture-Alliance/dpa-infografik; **S. 249:** Cornelsen/Natascha Welz; **S. 250:** bpk - Bildagentur für Kunst, Kultur und Geschichte; **S. 252:** Cornelsen/Vitaledesign; **S. 253 Abb.1,2:** Cornelsen/Vitaledesign; **S. 254:** dpa Picture-Alliance/dpa-infografik; **S. 256:** Cornelsen/Vitaledesign; **S. 264:** dpa Picture-Alliance/dpa-infografik; **S. 266:** dpa Picture-Alliance/dpa-infografik; **S. 267:** dpa Picture-Alliance/dpa-infografik; **S. 269:** Cornelsen/Vitaledesign; **S. 270:** dpa Picture-Alliance/dpa-infografik; **S. 271 mi.:** Cornelsen/Natascha Welz; **S. 271 Abb.1:** Cornelsen/Vitaledesign; **S. 274:** Cornelsen/Vitaledesign; **S. 276:** dpa Picture-Alliance/dpa-infografik; **S. 277:** dpa Picture-Alliance/dpa-infografik; **S. 278:** Cornelsen/Natascha Welz; **S. 279:** Cornelsen/Vitaledesign; **S. 280:** Shutterstock.com/Andrey Nastasenko; **S. 281:** Cornelsen/Vitaledesign; **S. 282:** Cornelsen/Vitaledesign; **S. 284:** Cornelsen/Vitaledesign; **S. 285:** Cornelsen/Vitaledesign; **S. 286 Abb. 1:** Cornelsen/Vitaledesign; **S. 286 Foto:** Shutterstock.com/Daniel M Ernst; **S. 287:** Cornelsen/Vitaledesign; **S. 289 Abb.1-2:** Cornelsen/Werner Krüper; **S. 294 Abb.1-2:** Cornelsen/Vitaledesign; **S. 295:** Cornelsen/Natascha Welz.

Übersicht der digitalen Zusatzmaterialien

Lernfeld	Titel
LF 9	1 Ernährung, Verdauung und Stoffwechsel
LF 9	2 Aufbau und Funktion des Verdauungsapparates
LF 9	Aufbau des Verdauungssystems
LF 9	Der Schluckakt
LF 9	Aufbau und Funktionen des Dünndarms
LF 9	Die Aufgaben der Leber
LF 9	Die Gallenblase
LF 9	3 Diagnostik bei Erkrankungen des Gastrointestinaltrakts
LF 9	4 Erkrankungen des Gastrointestinaltrakts
LF 9	5 Stoffwechselstörungen und -erkrankungen
LF 9	6 Endoskopische Untersuchungen / Ultraschalluntersuchungen des Verdauungssystems abrechnen
LF 9	Abrechnungsziffern bei Erkrankungen des Verdauungstraktes
LF 10	1 Die Haut und ihre Aufgaben
LF 10	Der Aufbau der Haut
LF 10	2 Allergien und allergische Erkrankungen
LF 10	3 Häufige Hauterkrankungen
LF 10	4 Wundheilung und Wundversorgung
LF 10	5 Kleine Chirurgie in der Praxis
LF 10	Der Aufbau der Haut
LF 10	6 Abrechnung: Kleine Chirurgie und Wundversorgung
LF 10	7 Abrechnung nach UV-GOÄ

Lernfeld	Titel
LF 10	UV-GOÄ Arbeitsunfall
LF 11	1 Prävention
LF 11	2 Selbsthilfe und Selbsthilfeorganisationen
LF 11	3 Psychosomatik und psychische Erkrankungen
LF 11	4 Behandlung alter Menschen (Geriatrie)
LF 11	5-7 Gerichtliches Mahnverfahren und Verjährung
LF 11	Gerichtliches Mahnverfahren und Vollstreckung
LF 11	Verjährung von Geldansprüchen
LF 11	8 Präventive Leistungen abrechnen
LF 11	Abrechnung: Prävention
LF 12	Berufliche Perspektiven entwickeln
LF 12	Funktionsweise des Gesundheitsfonds
LF 12	Eine Gehaltsabrechnung richtig lesen – vom Brutto zum Nettogehalt

Informationen über Nutzung der PagePlayer-App von Cornelsen finden Sie auf dem hinteren Buchdeckel.